Kowald ■ Zajetz

Therapeutisches Klettern

AF901812

„Mein Ziel beim Klettern ist, das Schwere mit Leichtigkeit zu überwinden. Dazu braucht es Geschicklichkeit und Kraft, aber zuallererst den Glauben daran es zu können."

(Bernd Arnold Ilgner in Rock Warrier: Der stärkste Muskel ist der Kopf. Panico Alpinverlag 2013, S. 12)

Therapeutisches Klettern

Anwendungsfelder in Psychotherapie und Pädagogik

Herausgegeben von

Anne-Claire Kowald und Alexis Konstantin Zajetz

Unter Mitarbeit von

Julia Anderegg, Gabriel S. Dalferth, Hubertus Deimel, Norbert Doll, Jürgen Einwanger, Martin Gumpold, Alexander Heimbeck, Magdalena Hieble, Andreas Hillert, Julia Hufnagl, Albert Iglseder, Stefan Jenuwein, Claudia Kern, Damir Lovric, Gudrun Lumbeck, Gabriele Madlener, Alfred Mollenhauer, Marion Mühlberger, Silke Naab, Stephan Niggehoff, Martin Reiter, Petra Renz, Viola Schreiber, Dalia Tanczos, Ulrich Voderholzer, Susanne Wallner

Mit 25 Abbildungen und 8 Tabellen

Schattauer

Bibliografische Information der Deutschen Nationalbibliothek
Die Deutsche Nationalbibliothek verzeichnet diese Publikation in der Deutschen Nationalbibliografie; detaillierte bibliografische Daten sind im Internet über http://dnb.d-nb.de abrufbar.

Besonderer Hinweis:
Die Medizin unterliegt einem fortwährenden Entwicklungsprozess, sodass alle Angaben, insbesondere zu diagnostischen und therapeutischen Verfahren, immer nur dem Wissensstand zum Zeitpunkt der Drucklegung des Buches entsprechen können. Hinsichtlich der angegebenen Empfehlungen zur Therapie und der Auswahl sowie Dosierung von Medikamenten wurde die größtmögliche Sorgfalt beachtet. Gleichwohl werden die Benutzer aufgefordert, die Beipackzettel und Fachinformationen der Hersteller zur Kontrolle heranzuziehen und im Zweifelsfall einen Spezialisten zu konsultieren. Fragliche Unstimmigkeiten sollten bitte im allgemeinen Interesse dem Verlag mitgeteilt werden. Der Benutzer selbst bleibt verantwortlich für jede diagnostische oder therapeutische Applikation, Medikation und Dosierung.
In diesem Buch sind eingetragene Warenzeichen (geschützte Warennamen) nicht besonders kenntlich gemacht. Es kann also aus dem Fehlen eines entsprechenden Hinweises nicht geschlossen werden, dass es sich um einen freien Warennamen handelt.

Schattauer
www.klett-cotta.de
© 2015 by J. G. Cotta'sche Buchhandlung
Nachfolger GmbH, gegr. 1659, Stuttgart
Alle Rechte vorbehalten
Printed in Germany
Umschlagabbildung: Michael Maili
Autorenfoto Umschlag: © Julia Maetzl
Fotos im Innenteil: Martin Gumpold, Alexis Zajetz
Gesetzt von am-productions GmbH, Wiesloch
Gedruckt und gebunden von Esser printSolutions GmbH, Bretten
ISBN 978-3-608-42968-8

2. Nachdruck, 2021

Projektleitung: Dipl.-Biol. Sabine Poppe
Lektorat: Dr. Doortje Cramer-Scharnagl, Redaktionsbüro TEXT + LEKTORAT, Edewecht

Auch als E-Book erhältlich

Vorwort

„Sehr geehrte Damen und Herren, ich möchte nach einem Klinikaufenthalt aufgrund Anorexie, Posttraumatischer Belastungsstörung und Depression neben der normalen Einzelpsychotherapie eine Möglichkeit finden, auf Körperebene wieder Vertrauen, Selbstwert und Zugang zu meinem Körper aufbauen zu können. Ich würde mich sehr über eine baldige Antwort freuen. Herzliche Grüße."

Diese Zeilen einer Anfrage an das Institut für Therapeutisches Klettern (ITK) illustrieren in konzentrierter Form, worum es in diesem Buch geht und was Klettern als therapeutisches Medium ausmacht. Das Klettern und seine Integration in die pädagogische und therapeutische Praxis sind im letzten Jahrzehnt rasant angestiegen. Anfang der 90er Jahre des vergangenen Jahrhunderts gab es erste Bemühungen, das Klettern in Therapieverfahren zu integrieren. Der Einzug in die Welt der „Therapien" ist einzelnen Menschen zu verdanken, die durch Eigenerfahrungen mit dem Klettern die therapeutische Wirksamkeit erfahren und diese der Social Community durch ihr persönliches Engagement zugänglich gemacht haben. Therapeutisches Klettern wurde anfangs vor allem in der Orthopädie und Neurologie zur Rehabilitation eingesetzt. Inzwischen wird Klettern vermehrt in der ergo- und physiotherapeutischen Praxis sowie im Rahmen von Erlebnispädagogik und Psychotherapien genutzt. Es geht dabei weniger um den sportlichen Effekt des Kletterns, sondern um verschiedene therapeutische und rehabilitative Ansätze: Im Bereich der Motorik gehören die Behandlung von Koordinationsstörungen, die Förderung der Fein- und Grobmotorik, Kraft, Ausdauer sowie der Reaktion und Belastbarkeit dazu. In der Wahrnehmung werden die Tiefen- und Oberflächensensibilität, das Gleichgewicht, die räumliche Wahrnehmung sowie das Körperschema verbessert. Der psychische Bereich wird durch die Förderung von Selbstvertrauen, Selbstwirksamkeitserfahrungen, sozialen Kompetenzen, Verantwortungsbewusstsein und Selbsteinschätzung gestärkt. Des Weiteren wird durch das Definieren eines Ziels, das Erstellen einer Handlungsplanung, die Aufmerksamkeitsregulation und das Erarbeiten von Problemlösungsstrategien die Kognition angesprochen.

Parallel zur starken Zunahme an Klettersportbegeisterten nehmen mehr und mehr Pädagogen und Therapeuten das therapeutische Klettern in ihre praktische Tätigkeit auf. Inzwischen gibt es auch eine stattliche Anzahl von Kliniken und stationären Versorgungseinrichtungen, die eine Kletterwand besitzen. In den Fortbildungen des ITK wird häufig die Frage nach einem Buch in diesem Bereich gestellt. Auch über die Homepage des ITK kommen regelmäßig per E-Mail Anfragen nach Literatur zum therapeutischen Klettern. Diesen häufigen Nachfragen ist zu verdanken, dass in uns die Idee und der Wunsch entstanden, ein solches Grundlagenwerk zu schaffen.

In unseren Ausbildungen merkten wir, dass ein breites Spektrum an Praktikern therapeutisches Klettern einsetzt, dazu gehören u.a.: Psychologen,

Psychotherapeuten, Ärzte, Psychiatrische Krankenpfleger, Sozialarbeiter, Sozialpädagogen, Pädagogen, Physiotherapeuten, Ergotherapeuten, Outdoortrainer, Erlebnispädagogen und Klettertrainer. Auch wenn wir in diesem Buch den Schwerpunkt der Psychotherapie und Pädagogik verfolgt haben, richtet es sich an alle genannten Berufsgruppen und Interesenten.

Im „Feld" des therapeutischen Kletterns ergeben sich oft Überschneidungen der Tätigkeit innerhalb der verschiedenen Berufsgruppen. Um dieser Praxis Rechnung zu tragen, entwickelten wir das Konzept der „Erlebnisqualitäten" (▶ Kap. 1.3), welches vom Erleben ausgeht und nicht von Therapie, Pädagogik etc. Auch das Kapitel über die Wirkfaktoren (▶ Kap. 1.6) ist berufsübergreifend zu verstehen. Dieses Erleben und die Wirkfaktoren können sich alle Berufsgruppen zu Nutze machen, in der Auswertung werden sie sich dann sehr wohl unterscheiden (▶ Kap. 7).

Ein erwähnenswerter Aspekt dieses Buches ist, dass in den Kapiteln über Psychotherapie und klettertherapeutische Interventionen (6.1 bis 6.12) verhaltenstherapeutische und psychodynamische (tiefenpsychologische, psychoanalytische) Ansätze gänzlich gleichwertig behandelt und dargestellt werden. Dies entspricht unserer gelebten Einstellung in diesem Bereich sowie dem multiprofessionellen Team der Autoren dieses Buches.

Als Herausgeber haben wir mit diesem Buch ein Werk geschaffen, in dem Kollegen und Kolleginnen aus der alltäglichen Praxis ihr Wissen und ihre Erfahrungen beschreiben und so einem interessierten Publikum zur Verfügung stellen. Die Vielfalt und Unterschiedlichkeit der einzelnen Beiträge ist daher beabsichtigt und entspricht der praktischen Umsetzung des therapeutischen Kletterns. Wir möchten uns auf diesem Weg bei allen beteiligten Autoren und Autorinnen ganz herzlich bedanken. Wir danken ebenso den im Hintergrund wirkenden Kollegen und Kolleginnen, die uns bei inhaltlichen Diskussionen und der Überarbeitung einzelner Beiträge eine Unterstützung waren.

Dieses erste Grundlagenwerk über das therapeutische Klettern in Psychotherapie und Pädagogik soll allen Therapeuten und Pädagogen, die mit dem therapeutischen Klettern arbeiten, als Leitfaden und „Impulsgeber" dienen. Wir mussten bei diesem Werk den Anspruch auf Vollständigkeit etwas beiseite legen, sonst wäre es nie fertig geworden. Während des Schreibens bedurfte es daher oftmals des „Mutes zur Lücke". Wir freuen uns deshalb über konstruktive und kritische Rückmeldungen und Anregungen, und werden diese in der folgenden Auflage – sofern es diese geben wird – gerne berücksichtigen.

Wir möchten allen Menschen, die das therapeutische Klettern in ihrer Arbeit ein- und umsetzen, viel Freude dabei wünschen. Das therapeutische Klettern ist in unseren Augen ein einzigartiges und wertvolles therapeutisches Medium.

Wien und Salzburg, im Oktober 2014

Anne-Claire Kowald
Alexis Konstantin Zajetz

Anschriften

Herausgeber

Anne-Claire Kowald, M.Sc.
Friesstraße 18–20/18
A-2540 Bad Vöslau
office@psychotherapie-kowald.at

MMag. Alexis Konstantin Zajetz
Hofkirchenstraße 3
A-5020 Salzburg
zajetz@psychotherapie-salzburg.at

Autoren

Julia Anderegg
Cäcilienrain 3
CH-3007 Bern
julia.anderegg@bluewin.ch

Dipl.-Päd. Gabriel S. Dalferth
Scheefstr. 66
D-72074 Tübingen
gabriel@dalferth.eu

Dr. Hubertus Deimel
Deutsche Sporthochschule Köln
Institut für Bewegungstherapie und bewegungsorientierte
Prävention und Rehabilitation
Am Sportpark Müngersdorf 6
D-50933 Köln
deimel@dshs-koeln.de

Norbert Doll
Universitätsklinik für Psychiatrie und
Psychotherapie – Station 12
Calwer Straße 14
D-72076 Tübingen
norbert.doll@med.uni-tuebingen.de

Dipl.-Sozialpäd. (FH) Jürgen Einwanger
Österreichischer Alpenverein
Olympiastraße 37
A-6020 Innsbruck
juergen.einwanger@alpenverein.at

Mag. Martin Gumpold
Dreistetten 24
A-2753 Markt Piesting
info@naturerlebnis.or.at

Dr. Alexander Heimbeck
Am Sandberg 11
D-83135 Schechen
aheimbeck@schoen-kliniken.de

Magdalena Hieble
Schwanden 1
D-87544 Blaichach
leni.hummel@gmx.net

Prof. Dr. Dr. Andreas Hillert
Schön Klinik Roseneck
Am Roseneck 6
D-83209 Prien am Chiemsee
ahillert@schoen-kliniken.de

Julia Hufnagl
Rennweg 45/12
A-1030 Wien
juliahufnagl@gmx.at

Mag. Albert Iglseder
Wilding 3
A-4682 Geboltskirchen
albert.iglseder@teamwerk-outdoor.at

Dipl.-Sportl. Stefan Jenuwein
Wassereggart 5
D-82401 Rottenbuch – OT Schönberg
stefan.jenuwein@herzogsaegmuehle.de

Dipl.-Sportwiss. Claudia Kern
Rechpacherstraße 40
D-80689 München
claudia.kern@tum.de

Anne-Claire Kowald, M.Sc.
Friesstraße 18–20/18
A-2540 Bad Vöslau
office@psychotherapie-kowald.at

Dr. Damir Lovric
Schnetzlerstraße 2
D-76137 Karlsruhe
info@damirlovric.de

Dipl.-Psych. Gudrun Lumbeck
Schön Klinik Roseneck
Droste-Hülshoff-Straße 4
D-83024 Rosenheim
gudrun.lumbeck@gmx.de

Gabriele Madlener
Haldenweg 24
CH-3074 Muri b. Bern
gaby.madlener@bluewin.ch

Alfred Mollenhauer
Universitätsklinik für Psychiatrie und
Psychotherapie – Station 11
Calwer Straße 14
D-72076 Tübingen
alfred.mollenhauer@med.uni-tuebingen.de

Dipl.-Psych. Marion Mühlberger
Moarfeldweg 32/8
A-9900 Lienz
marionhauer@gmx.de

Dr. Silke Naab
Schön Klinik Roseneck
Am Roseneck 6
D-83209 Prien am Chiemsee
snaab@schoen-kliniken.de

Stephan Niggehoff
Psychosomatische Klinik
Schlodderdicher Weg 23a
D-51496 Bergisch Gladbach
sniggehoff@psk-bg.de

Dipl.-Sportwiss. Martin Reiter
Nonn 108
D-83425 Bad Reichenhall
mascht_reiter@web.de

Dipl.-PGW Petra Renz
Universitätsklinik Tübingen – Pflegedirektion
Stabsstelle KV 4 Pflegeforschung
Hoppe-Seyler-Straße 6
D-72076 Tübingen
petra.renz@med.uni-tuebingen.de

Dr. Viola Schreiber
Rafenauerweg 19
D-83209 Prien
viola_schreiber@web.de

Mag. Dalia Tanczos
Wilfersdorf 123
A-8200 Gleisdorf
dalia.tanczos@justiz.gv.at

Prof. Dr. Ulrich Voderholzer
Schön Klinik Roseneck
Am Roseneck 6
D-83209 Prien am Chiemsee
uvoderholzer@schoen-kliniken.de

Mag. Susanne Wallner
Schönngasse 13/23
A-1020 Wien
office@psychologie-wallner.com

MMag. Alexis Konstantin Zajetz
Hofkirchenstraße 3
A-5020 Salzburg
zajetz@psychotherapie-salzburg.at

Inhalt

1 Warum Klettern?

1.1 Klettern in der Entwicklung des Menschen und des Einzelnen – eine interdisziplinäre philosophische Betrachtung

Albert Iglseder

1.1.1 Der Mensch – phylogenetisch

»*Warum klettern? Weil Klettern Leben bedeutet!*« Wenn wir versuchen, das Phänomen **Leben** in seinen vielfältigen Manifestationen von außen zu betrachten, führt uns das zu einer direkten und notwendigen Verbindung mit dem Begriff der **Bewegung**: In allen Formen des Lebendigen finden wir Hinweise auf Bewegtheit, Bewegungsfähigkeit und Bewegungsantrieb. Der Grad an Bewegung ist in unserer Sprache ein Maß für Vitalität.

Wenn wir etwas sehen, das sich – scheinbar aus eigenem Willen und eigener Kraft – bewegt, erkennen wir seine Lebendigkeit, akzeptieren wir seine Existenz. Aus der unmittelbaren alltäglichen Erfahrung heraus halten wir das offensichtlich Unbewegte, das der Bewegung nicht (mehr) Fähige, für tot. Auch weitergehende Differenzierungen treffen wir:

Wenn wir Menschen beobachten, unterscheiden wir mit fein geschultem Sinn zwischen »richtigen« (physiologischen, gesunden) und »falschen« (kranken) Bewegungen. In uns tragen wir das Bild der guten, sinnvollen und uns Menschen entsprechenden Bewegung, unsere individuelle Norm als Ideal. Diese Wahrnehmung ist eine ästhetische; zweckmäßige Bewegungen finden wir schön. Uns gefällt, wenn jemand die »richtige«, unserem persönlichen Schönheitssinn entsprechende Technik bei der Fortbewegung auswählt, seine Körperkraft – u. a. beim Klettern – effizient einsetzt. Unser Urteil entsteht unmittelbar, ohne Absicht, unbewusst und ohne den Einsatz von Vernunft.

Die Fähigkeit für diese Einschätzung, die in spontaner Empathie geschieht, haben wir einerseits aus eigener Bewegungserfahrung heraus, durch Nachahmung, Beobachtung, Vergleich, andererseits dank unserer Erbinformationen, die wir in uns tragen und die uns zu einem großen Teil disponieren. Für uns moderne Menschen wäre auch kein Erlernen und Durchführen einer eigener Bewegungen möglich ohne dieses über Jahrtausende hinweg tradierte und weiterentwickelte Körperwissen (das einerseits die eigenen Erlebnisse und andererseits die Erfahrungen und die Entwicklungen unserer Vorfahren bis hin zu den Vor- und Frühmenschen repräsentiert).

Wir erkennen, reproduzieren und variieren uralte Bewegungen.

Evolutionsgeschichtlich betrachtet, ändern sich Bewegungstechniken von Spezies sehr langsam und ideal an die Erfordernisse der Umwelt angepasst (► Abb. 1-1).

Die verschiedenen (Fort-)Bewegungsarten, die wir in der Tierwelt und Menschheitsgeschichte finden, sind also nicht nur Attribute des Lebendigen, sondern Voraussetzung für das Fortbestehen, sie konstituieren das Lebendige. Der heutige Mensch hat als Kulturwesen seine Umwelt und seinen Lebensstil rasend schnell verändert. Die evolutionär angemessene Anpassung kann auf körperlicher Ebene nicht entsprechend schnell geschehen.

Der Mensch ist frei, die Selbstverständlichkeit von Bewegungsmustern und des Bewegungsalltags ist verloren gegangen. Neben vielen anderen, komplexeren Problematiken zur richtigen Lebensführung in der Moderne steht er vor der simplen Frage: Soll ich mich bewegen und wenn ja, in welcher Form?

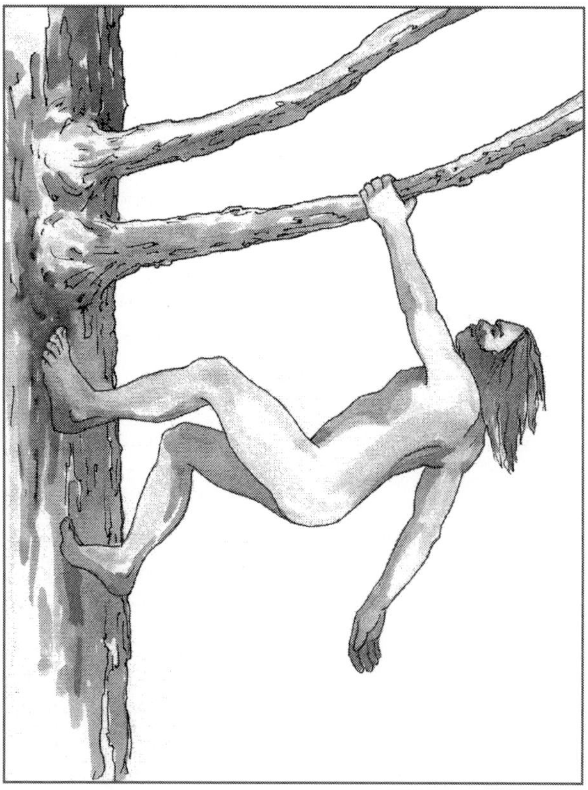

Abb. 1-1 Das Klettern nimmt wegen seines hohen menschheitsgeschichtlichen Alters eine besondere Rolle unter den Bewegungstechniken ein (© Elisabeth Bernauer).

1.1.2 Welche Bewegung entspricht mir als »Exemplar der Gattung Mensch«?

Bewegungstechnisch ist der Mensch ein vielseitiger Generalist. Die Fertigkeit des Kletterns nimmt allerdings unter den verschiedenen Fortbewegungsarten, die der Mensch notwendigerweise beherrschen lernte, aufgrund ihres hohen menschheitsgeschichtlichen Alters eine besondere Rolle ein.

Bis vor etwa 2–3 Millionen Jahren war der Lebensraum Baum für viele unserer früh- und vormenschlichen Ahnen überlebenswichtig. Sie nutzten ihn vermutlich als Schlafplatz, zum Sammeln von Nahrung (Nüsse, Triebe, Blüten, Früchte, Insekten, Vogeleier, Honig, ...), als Beobachtungsposten, Ruheplatz, Fluchtort und Raum für das gesamte soziale Leben einer Gruppe.

Für uns relevant ist ein Blick auf mögliche Emotionen und Assoziationen der Früh- und Vormenschen. Wir wagen uns vor und nehmen an, dass bei der Annäherung an einen zu erkletternden Baum, bei dessen Ersteigung und beim Aufenthalt oben Folgendes erlebt wurde:

- Konzentration (Freude?) bei der Kletterbewegung
- Entspanntheit am Ruheort
- Sicherheit vor Gefahren
- Gruppenidentität und -dynamik, Klärung von Hierarchien
- Spiel
- für Kleinkinder: die Geborgenheit in den Armen der Mutter

Viele Vormenschengruppen lebten in Uferbereichen von Gewässern. Hier fanden sie Nahrung, Wasser und Bäume. Wie viel Zeit des Tages sie tatsächlich auf den Bäumen verbrachten, dazu gibt es unterschiedliche Hypothesen.

In der Frühzeit bedeutete Klettern etwas zu wagen, um das Notwendige zu erreichen, um mit der Gruppe zu sein, um Kontakt mit Partnern zu haben, um an Essen zu gelangen, um in Sicherheit zu sein. Die aktive Bewältigung der Gefahren beim Aufstieg versprach Gefahrenminimierung. Wie auch in anderen alltäglichen Lebensbereichen war das möglichst kontrollierte Eingehen von Risiken die Grundlage für das Überleben.

Wir finden also hier eine sich wiederholende enge Verknüpfung der individuellen Entscheidungssituation samt erforderlicher Risikoeinschätzung mit einer ganz bestimmten Fortbewegungsart, dem Erobern der dritten Dimension: dem Klettern. Klettern ist untrennbar mit diesem besonderen psychischen Aspekt verbunden.

Die Fortbewegung in die Höhe erforderte und erfordert stärkere Fokussierung und neuronale Kontrolle als die Fortbewegung am Boden. Die physiologischen Abläufe sind verändert (die speziellen neuronalen und psychologischen Prozesse werden an anderer Stelle in diesem Buch dargestellt; ▸ Kap. 1.2–1.6).

Wer nicht kletterte, überlebte nicht (wurde gefressen, verhungerte) bzw. wurde sozial ausgegrenzt. Wer gut genug kletterte und nicht zu viel riskierte, überlebte, wurde durch eine innere Hormonausschüttung belohnt, war sexuell attraktiv und konnte seine Erbinformationen – letztlich an uns – weitergeben. Klettern ist also ein erfolgreiches evolutionäres Konzept. Um die in der Abschnittsüberschrift gestellte Frage zu beantworten:

Das Klettern entspricht als Bewegungsform den Exemplaren der Gattung Mensch (als bildhaftes Überzeugungsargument könnten wir hinzusetzen: *»… wie das Tauchen dem Fisch und das Fliegen dem Vogel entspricht«*).

Diese Erkenntnis ist die Basis für den Einsatz verschiedener Varianten des Sportkletterns im therapeutischen und pädagogischen Bereich. Klettern ist in diesem ursprünglichen Sinn also nichts Neues, auch nicht für einen Erwachsenen, der es seiner Erinnerung nach noch nie betrieben hat.

1.1.3 Das Individuum

Wir können davon ausgehen, dass ein Kind, das in einer entsprechenden Umgebung heranwächst, sich »realisiert«. Wenn die physische Umwelt und die Bezugspersonen den entsprechenden Raum lassen, wird es sich »verwirklichen«. Das bedeutet, die in ihm angelegten Dispositionen und Möglichkeiten werden zu Wirklichkeiten. Versuche und erste Erfahrungen werden gemacht, die individuelle Entwicklung kommt durch ständige Rückkopplung mit der Umwelt ins Rollen.

Diesen Entwicklungsprozess können wir aus Eltern- und Pädagogensicht mit aller gebotenen Zurückhaltung beobachten, begleiten und ermöglichen. Unser Vertrauen wird zu einem wirkmächtigen Teil einer idealen Situation für das Wachstum des Keimlings. Philosophisch gesprochen, kann so der Mensch werden, was er ist. Motorisch gesprochen, wird er klettern, wann immer sich die Gelegenheit ergibt.

Der Säugling wird mit einem Handgreifreflex geboren (► Abb. 1-2). Er kann sich mit seinem gesamten Gewicht an die Finger eines Erwachsenen hängen. Diese Fähigkeit hatte den entwicklungsgeschichtlichen Sinn, sich an seine Mutter klammern zu können und seine eigene Körperposition in gewissem Umfang an die Bewegungen der Mutter anzupassen. Dieser Reflex ist ein Rudiment und verschwindet nach einigen Monaten; die Entwicklung der Hand geht weiter. Sie bleibt jedoch ein zentrales Sinnes- und Kommunikationsorgan und Werkzeug. Wichtige Lustquellen werden durch sie erschlossen.

Das Kleinkind erweitert seine selbstständig erreichbare Umwelt durch Kriechen und Krabbeln und letztlich dadurch, dass es sich irgendwo festhält und aufrichtet. Es erobert damit zum ersten Mal die dritte Raumdimension. Die Perspektive und das Körperempfinden verändern sich. Im nächsten Schritt werden Hindernisse über- und Menschen/Möbel erklettert. Die Auge-Hand-Koordina-

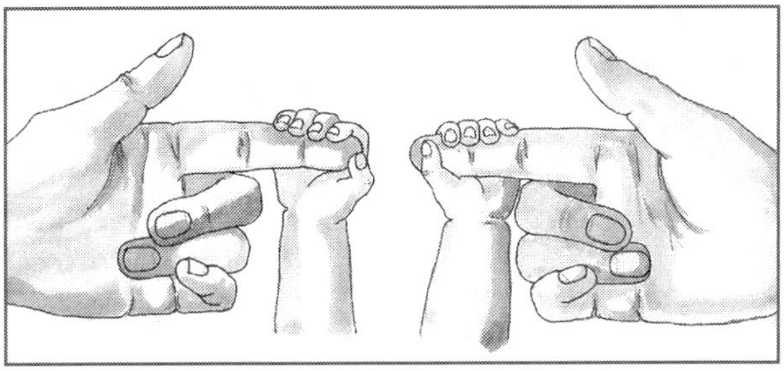

Abb. 1-2 Säuglingen ist der Handgreifreflex angeboren (© Elisabeth Bernauer).

tion hat sich verbessert, Arme und Beine werden beim Klettern grobmotorisch, aber kraft- und freudvoll eingesetzt (▸ Kap. 1.5). Die Auge-Fuß-Koordination ist noch wenig entwickelt.

Diese ersten Phasen des Kletterns durchlaufen Kinder auch dann, wenn sie keine Möglichkeit der Beobachtung und Nachahmung hatten. Sie sind grundgelegt, angeboren. Die Kinder klettern aus eigenem Antrieb, völlig kulturunabhängig und an allem, was sich dazu eignet.

Vorerst klettern Kinder lieber von unten nach oben. Sie haben Freude am »Obensein«, Höhe wird bis zu einem gewissen Grad als positiv und aufregend erlebt.

- Wie hoch will ich?
- Was finde ich schön?
- Was macht mir Angst?
- Finde ich eine Lösung, wenn ich wieder herunter möchte?

Neben diesen Fragen eröffnen sich in der konkreten Klettersituation noch viele weitere Themen; sie haben mit Selbstwirksamkeit, Selbstbestimmung, Verantwortung und Entscheidungen zu tun. Für das Kind stellt das Klettererlebnis einen Entwicklungsanreiz dar, der seine besondere Qualität in seiner **Echtheit** hat. Körperlichkeit, soziale Situation, Gefahr und Grenzen sind real, das eigene Tun hat Konsequenzen in der wirklichen Welt. Lustvolles Wachstum wird möglich.

Wenn wir uns dafür entscheiden, Menschen aus pädagogischen oder therapeutischen Gründen Formen des Sportkletterns anzubieten, kommt uns neben den oben beschriebenen »ursprünglichen« Antrieben heute eine aktuell günstige Situation zugute: **Klettern ist attraktiv**, es entspricht dem Lifestyle, das macht den Einstieg einfacher.

Die Rolle des Kletterns und seiner in breiter Öffentlichkeit bekannten Repräsentanten ist jedoch durchaus zwiespältig. Sowohl der historische als auch der moderne Umgang mit dem Mythos des sportlichen »alpinen« Helden, der für Kraft, Selbstverwirklichung, Mut und Freiheit steht, ist problematisch. Massenmedien und Werbung nutzen diesen Mythos, schreiben die Geschichte fort und setzen sich naturgemäß meistens tendenziös oder völlig unkritisch mit Konsum und Leistungsgesellschaft, mit Körperkult, Risiko, Männer- bzw. Frauenbildern und Heldenverehrung auseinander. Diese (Kletter-)Themen und deren Ambivalenzen können im geeigneten Umfeld durchaus angeregt und fruchtbar diskutiert werden.

Möge es gelingen, unsere wahren inneren Helden zu finden und zu stärken.

1.2 Neurowissenschaftliche Implikationen therapeutischen Kletterns

Damir Lovric

1.2.1 Gehirn und Selbstorganisation

Die Auswirkungen des therapeutischen Kletterns zeigen sich in unterschiedlichen Bereichen und Funktionssystemen. Aus neurowissenschaftlicher Sicht wecken die psychobiologischen Konstrukte von Aufmerksamkeit, Motivation, Selbstregulation und Selbstsicherheit sowie die Kompetenzsteigerung im sensomotorischen System besonderes Interesse.

Informationen der Außenwelt »sensibel« aufzunehmen und – nach Analyse und Handlungsplanung – adäquat »motorisch« auf sie zu reagieren ist ein allgemeines Kennzeichen komplexer lebendiger Organismen. Dabei finden sich Sensorik und Motorik im Sinne einer starken Wechselwirkung zu einem funktionalen Netz vereint. Diese Verbindung liegt u. a. in der Tatsache begründet, dass die gezielte und bewusste Bewegungssteuerung der Kontrolle des somatosensiblen Einstroms und somit der Eigenwahrnehmung des Körpers unterliegt. Umgekehrt kann z. B. nur eine vom motorischen System geführte tastende Hand die Außenwelt umfassend erkunden. Auf Ebene der Großhirnrinde betont die **Common-Coding-Theorie** (Prinz 1987) diese Verwobenheit durch ihr Postulat, Wahrnehmung und Ausführung einer Handlung aktivierten viele gemeinsame Gehirnareale.

Das Gehirn wird heute als selbstorganisiertes System interpretiert. Theoretische Grundlage des hier vertretenen systemtheoretischen Denkens ist die Synergetik, eine von dem Physiker Hermann Haken begründete Theorie der Selbstorganisation, die durch Haken und Schiepek für die Psychologie ausgearbeitet wurde (Haken u. Schiepek 2006). Sie beschreibt die selbstorganisierte Ordnungsbildung in Systemen. Selbstorganisation wird hier als spontane Entstehung und Veränderung funktioneller und struktureller Muster in einem komplexen System verstanden (Schiepek 2011).

Das Gehirn, das sich mit seinen 86 Milliarden Nervenzellen in zahlreiche Subsysteme (adaptive Netzwerke und Funktionssysteme) aufgliedert, vermag ohne eine zentrale Steuerungsstelle seine gesamten Verarbeitungsprozesse zu koordinieren. Über einen kaum vorstellbaren Vernetzungsgrad zwischen den Einzelelementen und die Wirkung aktivierender und hemmender Feedback-Schleifen kommt es zur Ausprägung nichtlinearer Prozesse, die komplexe Aktivierungsmuster, zeitliche Kopplungen dieser Aktivierungsmuster zwischen unterschiedlichen Nervenzellverbänden (Synchronisationen) und Resonanzeffekte hervorzubringen vermögen (Strunk u. Schiepek 2014). D. h. die Organisation der multiplen neuronalen Aktivitäten erwächst aus den Interaktionen, die zwischen diesen Komponenten bestehen. Sie wird dem System nicht von außen vermittelt oder gar aufgezwungen. Die Funktionsweise des menschlichen Gehirns folgt somit dem Primat der selbstregulierten Aktion (Pöhlmann 2011).

Der Mensch ist ein Wesen, das sich die Welt handelnd erschließt.

Dabei bringt er mit seinem motorischen System komplexe Funktionsprozesse einer fein orchestrierten Bewegungsregulation hervor, die von emotionalen, motivationalen und kognitiven Prozessen begleitet werden (Bauer 2011; Pöhlmann 2011). Im aktiven Handlungsvollzug gilt es, den Herausforderungen entgegenzutreten, denn ein raffiniertes Belohnungssystem des menschlichen Gehirns lässt den Akteur ein besonderes **Glücksgefühl** erleben, **wenn eine Herausforderung erfolgreich bewältigt wurde**. Solche Erfahrungen erweitern die **Selbstwirksamkeit** und bewirken **positive Selbstwirksamkeitserwartungen**.

Der Weg dorthin ist jedoch kein geradliniger. Herausforderungen und Belastungen können Grenzen sichtbar werden lassen, das System in eine Instabilität führen. Diese als **Stress** wahrgenommene Phase ist zugleich Lernanregung. Denn über die Instabilität gilt es, in ein neues Gleichgewicht zu kommen.

Eine der zentralen Aufgaben therapeutisch-pädagogischer Arbeit liegt in der Schaffung eines stabilen, sicheren Rahmens, der es dem »System Mensch« erlaubt, genau diese Instabilitäten zu durchschreiten, um neue Gleichgewichtszustände zu ermöglichen und Autoregulationskompetenzen zu erweitern.

1.2.2 (De-)Stabilisierung durch Stress im Kontext neuronaler Systeme – die Kriterien Akzeptanz und Kontrollierbarkeit

Im Allgemeinen werden Belastungssituationen als etwas Krankmachendes angesehen, das es zu überwinden und zu vermeiden gilt. Dem steht jedoch die physiologische Bedeutung der Stressreaktion entgegen, die zum einen eine lebensnotwendige Anpassungsleistung des Organismus darstellt, um kurzfristig mit physischen und/oder emotionalen Stressoren fertig zu werden und eine belastende Situation aktiv zu überwinden – oder sie, wenn es sein muss, zu ertragen.

Zum anderen besitzt **Stress**, sofern er mit der aktiven Bewältigung von Aufgaben assoziiert und ausagiert wird, **stimulierende Eigenschaften**, ohne die eine Lebensgestaltung oder die Entwicklung von Persönlichkeit, Handlungsbereitschaft oder Regulationskompetenz nicht möglich wäre. Physiologisch klar zu unterscheiden sind hierbei die **noradrenerg-adrenerge Stressreaktion** (Sympathikus-Nebennierenmark-Achse [SNA]), die stärker auf Impulsivität, Extraversion und kurzfristige Kontrolle abzielt, und die **cortisolbetonte, langfristigere Stressantwort** (Hypothalamus-Hypophysen-Nebennieren-Achse [HPA]) auf eher »zu ertragende, immobilisierende« Stressoren ohne die Möglichkeit einer zeitnahen Auflösung (Hüther 1997; Rensing et al. 2006).

Entscheidend ist auch die **Bewertung eines Stressors** – unbewusst durch das limbische System sowie über die bewusste Qualifizierung der Situation (Roth 2003). So können auch identische Ereignisse unter identischen Bedingungen von verschiedenen Menschen extrem gegensätzlich bewertet werden und je nach Vorzeichen Angst, Hilflosigkeit, Neugier, Kontrollgefühl oder Lust hervorrufen (Fischer 2007). Bei positiver Bewertung bzw. Einstufung als **kontrollierbar** vermittelt der Stressor über das noradrenerge System v.a. stabilisierende Effekte im ZNS. Hingegen aktiviert Hilflosigkeit, also die Bewertung als **unkontrollierbar**, stärker das HPA-System und damit den cortisolbetonten (Dauer-)Stress. Er reduziert damit die aktivierenden Effekte der Stressreaktion, was auf Dauer zu einer Desensibilisierung mit pathologischen Veränderungen und dauerhaftem emotionalen Ungleichgewicht führt (Hüther 1997).

Grundsätzlich stellen bewältigbare Herausforderungen – wie sie uns z.B. beim therapeutischen Klettern begegnen – immanente und notwendige Bestandteile jedes Lebens dar und sind Voraussetzung für Lernen, Anpassung und Entwicklung (Fischer 2007). In jedem Menschen findet eine »kleine Evolution« statt, die dem Organismus durch Anforderungen, Widrigkeiten und Überraschungen erst seine Vitalität, Diversität und sein Profil verleiht (Fischer et al. 2007). Ohne Herausforderungen, Anstrengungen und Aktivität gibt es auch keine Reife, Plastizität und Belohnung. Erst wenn die Anforderung nicht mehr als kontrollierbare Herausforderung, sondern als unkontrollierbare Belastung erlebt, also nicht mehr aktiv, sondern passiv beantwortet wird, gewinnt Stress pathologische Dimensionen.

1.2.3 Entwicklung als physiologischer Vorgang

Die bisherigen Ausführungen machen deutlich, dass Nervenzellen ihre Erregungsbildung und ihre synaptischen Verschaltungsmuster verändern können. Diese Rückkopplung zwischen äußeren herausfordernden Ereignissen und den funktionell-morphologischen Veränderungen einer Nervenzelle und ihren Verschaltungen wird als **neuronale Plastizität** bezeichnet. Die neurowissenschaftliche Forschung konnte zeigen, dass zwischen Veränderungen des Erlebens und Verhaltens einerseits und der Verknüpfungsstruktur des Gehirns andererseits eine wechselseitige Beziehung besteht. Körper und Geist bilden eine Einheit. Vor diesem Hintergrund erscheint es folgerichtig, dass eine Funktionsänderung neuronaler Systeme essenziell für die Veränderung mentaler Zustände und Prozesse ist (Schiepek 2011).

Die Fähigkeit des Gehirns, sich durch Erfahrung stetig zu verändern, ist in der ersten Lebensdekade am stärksten ausgeprägt, bleibt aber prinzipiell ein Leben lang erhalten. Das Gehirn als lebendes System strebt gleichsam nach Wachstum und Aufbau neuer interner Verknüpfungen. Dabei kann es angeregt und beeinflusst, nicht jedoch i.e.S. gesteuert werden (Herrmann 2006). Im pädagogisch-therapeutischen Kontext finden sich idealerweise besonders günstige Bedingungen für eine neuronale Aktivitäts- und Modifikationsbereitschaft im Rahmen aktiver Handlungsakte. Klettern kann ein solcher Akt sein.

1.2.4 Körper, Bewegung und Neuromodulation

Der stetige Wechsel von Gleichgewichtszuständen und Instabilitäten vollzieht sich auf der Grundlage einer fortlaufenden, dynamischen Repräsentation der aktuellen Körperzustände (Damasio 2011). Dieses Körpererleben und Körperselbstbild bilden für das handelnde Individuum den je eigenen, persönlichen Bezugsrahmen. Es ist der zentrale Punkt, von dessen Mitte aus die Welt konstruiert und die räumliche Vorstellung der Welt möglich wird.

Die Eroberung eigener Gestaltungsräume entwickelt sich durch den Ausbau einer differenzierten Selbstwahrnehmung und durch immer wiederkehrende Momente positiver Handlungserfahrungen. All dies ermöglicht eine Erweiterung der sensomotorischen Basis als Grundlage eines verkörperten Selbsterlebens und des Gefühls der eigenen Lebendigkeit und Handlungsfähigkeit (Baur 2011). Die durch vielfachen Vollzug ermöglichte Steigerung motorischer Kompetenzen, die sich anatomisch u.a. in motorischen corticalen Arealen, dem Kleinhirn und den Basalganglien manifestiert, spielt sich nicht nur auf der Ebene neurophysiologischer Aktivierungsmuster ab. Vielmehr schließt sie auch psychologische Prozesse wie Kompetenzerleben und Selbstwirksamkeit mit ein.

Es ist gerade die aktive, anspruchsvolle Bewegungsausführung, die im erfolgreichen Zusammenspiel von Selbstwahrnehmung und Bewegungsausführung Handlungskompetenz ermöglicht und positive Gefühle und Selbstvertrauen vermittelt.

Neuromodulatorische Botenstoffsysteme – als ausführende Instanzen des limbischen Systems und der Formatio reticularis verstanden – sind am Aufbau dieser Gefühle und somit von emotionalen und motivationalen Prozessen, an Belohnungserwartung und Belohnungsverhalten sowie am positivem Selbsterleben beteiligt. Chemische Botenstoffe können u.a. unterteilt werden in Neurotransmitter (verantwortlich für die schnelle Signalübertragung) und Neuromodulatoren (modulieren die Funktion der jeweils nachfolgenden Zellen). Es sind insbesondere die **Neuromodulatoren**, die eine **zentrale Rolle bei der Entstehung**

emotionaler und motivationaler Prozesse und der Stressregulation spielen. Die bekanntesten von ihnen sollen im Folgenden beschrieben werden: Dopamin, Serotonin, Noradrenalin und Acetylcholin. Nach ihnen werden dopaminerge, serotonerge, noradrenerge und cholinerge Bahnen bzw. Systeme unterschieden. Sie finden sich im Gehirn in charakteristischer Weise verteilt. Von den Zellkörpern (Perikaryen) ausgehend, strahlen die zu Bahnen gebündelten Fortsätze (Axone) in bestimmte, häufig verhaltensrelevante Hirnregionen aus.

Das serotonerge System besitzt als wichtiger Stresspuffer v. a. inhibitorische Eigenschaften (Rensing et al. 2006). Bislang wurden 7 verschiedene Serotoninrezeptorengruppen mit jeweils zahlreichen Untergruppen nachgewiesen, die z. T. unterschiedliche Funktionen vermitteln (Henning u. Netter 2005; ▸ Abb. 1-3). Als bei Weitem wichtigste Rezeptorengruppe finden sich die 5-HT1A-Rezeptoren v. a. in Hippocampus, Septum und Amygdala. Untersuchungen deuten folgerichtig darauf hin, dass sie wesentlich an der emotionalen Modulation beteiligt sind und eine Stimulation zu antidepressiven Effekten führt (Roth 2003).

Zentral spielt Serotonin v. a. eine Rolle bei der Regulierung von Stimmungen, im Sinne einer v. a. inhibitorisch wirkenden Modulation exzessiver Reize und eines Schutzes vor Angst und Depression. Es vermittelt beruhigende, entspannende und schlaffördernde Effekte, wobei kognitive und affektive Aktivierung

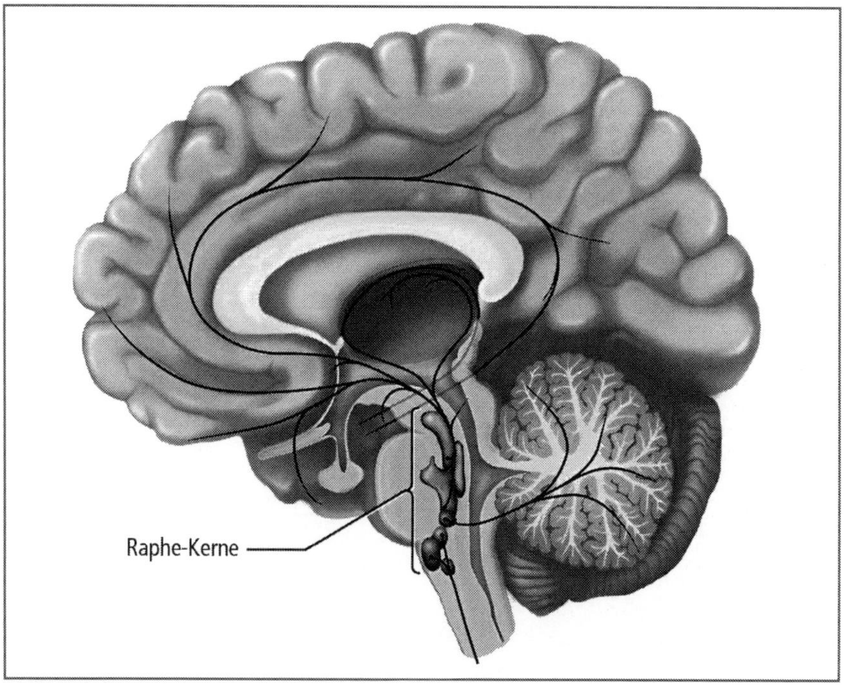

Abb. 1-3 Die Serotonin bildenden Raphe-Kerne des Hirnstamms und ihre Projektionen (© Damir Lovric u. Patrick Bohr, me-di-kom)

gedämpft werden. Dabei nehmen parasympathische Aktivität und Stresstoleranz – im Sinne von verminderter Stressantwort – zu. Umgekehrt lässt sich im Tierversuch durch die Reduzierung von Serotonin gezielt Hyperaktivität, Angst und Schlaflosigkeit erzeugen (Henning u. Netter 2005).

Agonistisch zum Serotonin wirkt das sog. Bindungshormon Oxytocin. Aktuelle Untersuchungen legen nahe, dass Oxytocin generell Einfluss auf die Bindung von Personen nimmt. Die Bindungsfähigkeit wird allgemein gesteigert, das Vertrauen gegenüber Mitmenschen gefördert und die emotionale Kompetenz begünstigt. Ferner baut es Stress ab und wirkt angstlösend. Verschiedene Arten sensorischer Stimulation wie Wärme, Berührung, massageähnliches Streicheln und sexuelle Stimulation führen zu einer erhöhten Oxytocin-Konzentration in Blut und cerebrospinaler Flüssigkeit (Uvnäs-Moberg u. Petersson 2010). Die regulierende Wirkung von Oxytocin auf die neuroendokrine Stressreaktion und das Angsterleben zeigt sich durch eine Abnahme des Cortisolspiegels bei Oxytocingabe sowie eine verringerte Amygdala-Aktivierung als Reaktion auf bedrohliche Stimuli (Kirsch et al. 2005).

Das dopaminerge System (▸ Abb. 1-4), bestehend aus Bahnen, deren Erregung durch den Neuromodulator Dopamin übertragen wird, hat – gemessen an der geringen Zahl seiner Neurone (ca. 200.000) – einen enormen Einfluss auf die

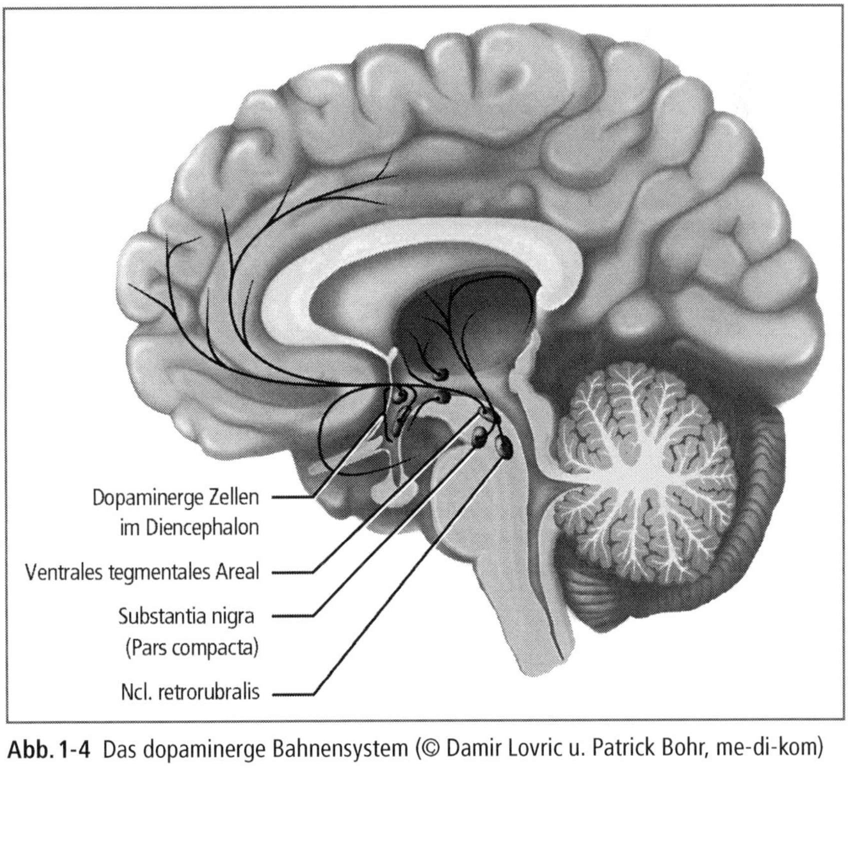

Abb. 1-4 Das dopaminerge Bahnensystem (© Damir Lovric u. Patrick Bohr, me-di-kom)

gesamte neuronale Aktivität. Es wirkt auf klinischer Ebene als Verhaltens-, Emotions- und Motivationsmodulator.

Die meisten dopaminergen Neuronen liegen im Mittelhirn. Von der Substantia nigra (dunkel pigmentierter Teil des Mittelhirns) ziehen dopaminerge Bahnen zum Striatum (Teil der Basalganglien). Man spricht vom nigrostriatalen System. Über das Striatum und dessen dopaminerge Steuerung nehmen Motivation, Emotion und Wahrnehmung sensomotorisch auf neuronaler Ebene wesentlichen Einfluss auf exekutive Bewegungen und Handlungsabläufe. Unter exekutiver Bewegung versteht man in diesem Zusammenhang den motivierten und gezielten, auf die Umwelt reagierenden motorischen Impuls.

Dem ventralen Tegmentum entspringen 2 weitere dopaminerge Bahnsysteme. In ihrer Gesamtheit als mesotelencephales System bezeichnet, projizieren sie einerseits zu Strukturen des limbischen Systems wie Nucleus accumbens (wichtiges neuronales Zentrum des Belohnungssystems), Amygdala (Zentrum emotionaler Bewertung und Erinnerung), Septum und Hippocampus (Zentrum der Gedächtniskonsolidierung). Diese Funktionseinheit wird als mesolimbisches System bezeichnet. Mit dem Begriff Dopamin wird v.a. die Aktivität des mesolimbischen Systems verbunden. Diese führt im physiologischen Rahmen v.a. zu einer motorischen Zuwendung auf emotional oder motivational bedeutsame Reize und ist damit Voraussetzung für zielgerichtetes Handeln. Es kommt zur Verstärkung von Wohlbefinden, Motivation, Aktivität, Impulsivität, positiver Erwartung und Stimmung, zu Annährung und weiteren affektassoziierten Veränderungen. Die höchste Aktivität erreichen hierbei die zum Nucleus accumbens projizierenden Bahnen. Neben dem mesolimbischen System ziehen dopaminerge Bahnen vom Tegmentum zu neocorticalen Gebieten, hier v.a. dem Frontalhirn (mesocorticales System).

Gemeinsam mit Adrenalin und Noradrenalin gehört das Dopamin der Gruppe der Catecholamine an, die auf verschiedene Weisen impuls- und aktivitätssteigernd wirken (Henning u. Netter 2005).

Positive Emotionalität führt zu einer erhöhten dopaminergen Aktivität und umgekehrt. Dopamin wird außerdem durch neue sowie positive Reize und insbesondere deren Erwartung stimuliert, die wiederum durch Dopaminaktivität verstärkt wahrgenommen und genutzt werden. Auf diese Weise stellt sich eine positive Rückkopplung ein – ebenso wie eine negative Rückkopplung bei erniedrigter dopaminerger Aktivität, welche durch die Hemmung von Motivation und positiv besetzter Zielausrichtung das Erlangen positiver Reize vermindert (Roth 2003).

Dopamin kann in diesem Sinne insgesamt als Katalysator für Aktivität und Neugier und – neben dem puffernden Serotonin – als **einer der wichtigsten Stressantagonisten** angesehen werden. Es darf angenommen werden, dass hochstimulierende Aktivitäten wie das therapeutische Klettern Einfluss auf die dopaminerge Ausschüttung nehmen. Das dopaminerge Belohnungssystem reagiert insbesondere dann, wenn Menschen eine Herausforderung aus eigener Kraft zu bewältigen vermögen. Die latente Möglichkeit des Scheiterns bzw. ein gewisses Maß an Ungewissheit, wie für das Klettern typisch, verstärkt noch die dopaminerge Aktivität.

Als Botenstoff der positiven Erwartung und Vorfreude scheint Dopamin allgemein Regulations- und Heilungsprozesse zu unterstützen. Gemeinsam mit den Endorphinen und körpereigenem Morphium stellt es zumindest einen Teil des morphologischen Substrates des sog. Placebo-Effektes dar (Egle 2014; Esch 2012).

Das noradrenerge Kerngebiet (▶ Abb. 1-5) findet sich v.a. im Locus caeruleus im oberen Teil des Pons (Brücke), wo der größte Teil dieses Transmitters gebildet wird. Von dort steigt eine enorme Anzahl an Axonen nicht nur *auf* in viele höhere Hirnregionen wie limbische Zentren (u.a. Amygdala und Hippocampus), Septum, präfrontalen Cortex, Thalamus und Hypothalamus, sondern ebenfalls sehr zahlreich *hinab* in Hirnstamm, Cerebellum und Rückenmark (Roth 2003).

Das dem Adrenalin sehr ähnliche biogene Amin Noradrenalin ist ein zentraler und peripherer Neurotransmitter und zählt wie Dopamin und Adrenalin zu den Catecholaminen. Diese sind nicht nur als Neurotransmitter, sondern auch als Hormone des Nebennierenmarks an Stressreaktionen beteiligt. Als zentraler Neurotransmitter erfüllt Noradrenalin vielfältige, v.a. allgemein aktivierende, exzitatorische Funktionen im Gehirn, z.B. die Steigerung von Aufmerksamkeit, sensorischer Kontraste (»signal-to-noise«), Konzentration, lokomotorische Aktivität und Vigilanz (Koch 2006). Auch Geruchssensitivität sowie zielgerichtete Lern- und Gedächtnisprozesse werden noradrenerg stimuliert (Roth 2003). Mittelbar beeinflusst Noradrenalin auch das emotional oder motivational geprägte

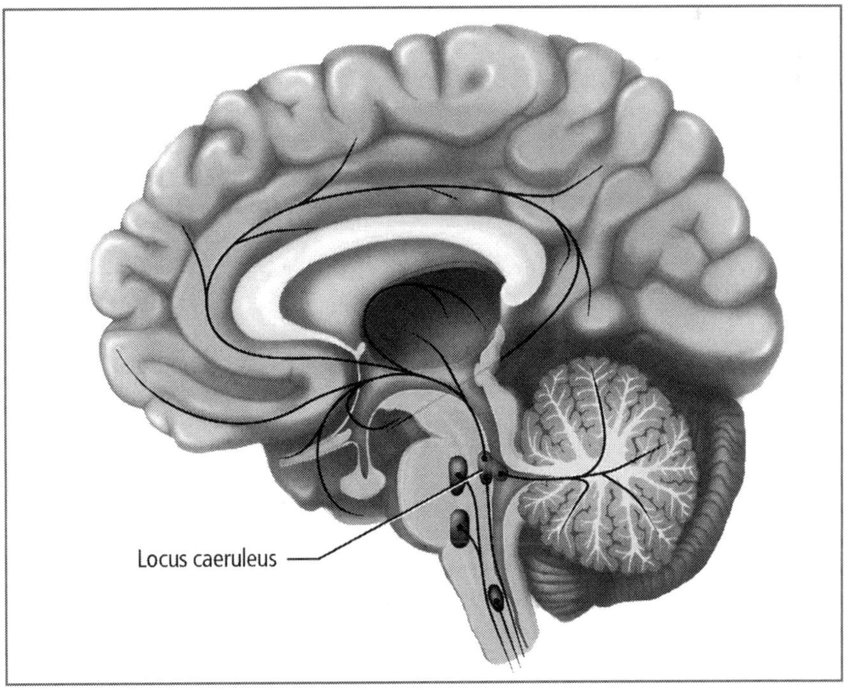

Abb. 1-5 Das noradrenerge Bahnensystem (© Damir Lovric u. Patrick Bohr, me-di-kom)

Verhalten. Es aktiviert dabei parallel stets die Sympathikus-Nebennierenmark-Achse (SNA) und damit Adrenalin und Noradrenalin als Hormone des Nebennierenmarks, die für eine erhöhte physische Aktivität und Energiemobilisation sorgen (Henning u. Netter 2005). Auch auf allgemeine Erregung, Sexualität und Belohnungssystem wirkt sich Noradrenalin stimulierend aus, während es Schlafbedürfnis, Schmerzwahrnehmung und Appetit reduziert.

Früher galt Noradrenalin schlicht als Stresshormon und wurde mit eher negativer Emotionalität assoziiert. Es gibt heute jedoch im Gegenteil viele Hinweise darauf, dass Pessimismus, Ängstlichkeit und Hilflosigkeit gerade mit einer erniedrigten noradrenergen Aktivität assoziiert sind, während eine Steigerung mit Aktivität, positiver Erregung, Kontrolle und exekutiven Funktionen im Rahmen der positiven zielorientierten Extraversion und positiven Aggression in Zusammenhang steht und sich stabilisierend, differenzierend und protektiv auf das ZNS auswirkt (Hüther 1997). All diese Aspekte sind sich bei Aktivitäten wie dem therapeutischen Klettern im hohen Maße aktiviert. In diesem Sinne ist das Noradrenalinsystem ein Katalysator für zielgerichtete Anpassungs-, Lern- und Bewältigungsstrategien unter belastenden, herausfordernden oder neuen Situationen.

Das cholinerge System (▶ Abb. 1-6) überträgt über den Neuromodulator Acetylcholin seine Erregung. Acetylcholin spielt im ZNS eine wichtige Rolle bei der

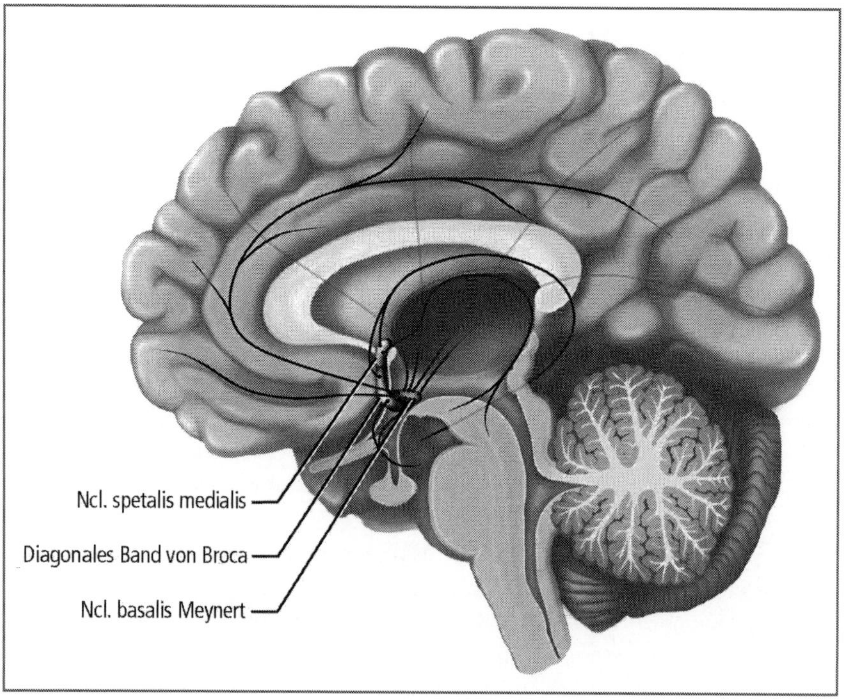

Abb. 1-6 Das cholinerge Bahnensystem (© Damir Lovric u. Patrick Bohr, me-di-kom)

Aufmerksamkeitssteigerung, auch im Rahmen von Stressreaktionen. Cholinerge Bahnen finden sich im ZNS zwar sehr zahlreich, sind aber eher diffus verteilt und besitzen gegenüber den bereits beschriebenen Systemen eine weniger spezifische Funktion für die Emotions- und Anpassungsmodulation.

Ursprungsgebiete cholinerger Bahnen finden sich v. a. im basalen Vorderhirn, namentlich im Nucleus basalis Meynert und im Septum (Rensing et al. 2006). Einige Bahnen ziehen vom dorsalen Tegmentum deszendent zu Thalamus und Hirnstamm, dort speziell zur Formatio reticularis, wo sich auch Locus caeruleus (Zentrum des noradrenergen Systems) und Raphe-Kerne (v. a. am serotonergen System beteiligt) befinden. Speziell die cholinergen Vorderhirnbahnen projizieren zu weiten Teilen des Großhirns und des limbischen Systems und sind an Kognitions-, Lern- und Gedächtnisprozessen beteiligt. Ganz besonders zeigt sich die cholinerge Wirkung beim Aufbau von Aufmerksamkeitsprozessen.

1.2.5 Aufmerksamkeit

Anatomisch anspruchsvoll organisierte Kerne des Hirnstamms (Formatio reticularis) wirken bei der Verarbeitung und Integration zahlreicher Verarbeitungspfade als Knotenpunkte zur Erregungsbündelung.

In Zusammenarbeit mit und nicht zuletzt auch als ein Teil des limbischen Systems zeigt sich die Formatio reticularis für das Aktivitätsniveau des Gehirns verantwortlich. Als eine aus vielen kleinen verstreuten Nervenzellgruppen und kleinen Fortsätzen bestehende »Netzsubstanz« erstreckt sie sich von der Medulla oblongata (dem verlängerten Mark) bis zum Mesencephalon (Mittelhirn). Davon ausgehend ziehen Anteile sowohl zur Großhirnrinde (Cortex) hinauf als auch in das Rückenmark hinab. Die Kerne der Formatio reticularis sind an zahlreichen Funktionen beteiligt:

- Kontrolle und Regulation vegetativer Körperfunktionen
- Mitsteuerung der Sensomotorik (Halte- und Stützmotorik)
- ARAS (aufsteigendes reticuläres aktivierendes System) zur Beeinflussung des Wachheitsgrades und des Bewusstseins

Das ARAS projiziert direkt und über die »unspezifischen« Kerne des Thalamus zur Großhirnrinde und reguliert über diese Bahnen dessen allgemeinen Aktivitätszustand (Arousal). Wachheit, Aufmerksamkeit und damit auch Bewusstsein können nur im Wechselspiel von Cortex und ARAS entstehen.

Die Kerne der Formatio reticularis finden sich in 4 nebeneinander liegenden Reihen oder Zonen organisiert (▶ Abb. 1-7). Neben der – das Serotonin bildenden – medianen Zone (Raphe-Kerne) ist die mediale Zone von besonderem Interesse. Ihre Zellen erhalten zahlreiche Zuflüsse (Kollateralen von einlaufenden sensiblen Bahnen, vom Hypothalamus, vom limbischen System und nicht zuletzt Kollateralen der absteigenden motorischen Bahnen). Eine der zentralen Aufgaben der medialen Zone besteht darin, die von allen Seiten gesammelten Erregungen über das aufsteigende Aktivierungssystem (ARAS) weiterzuleiten.

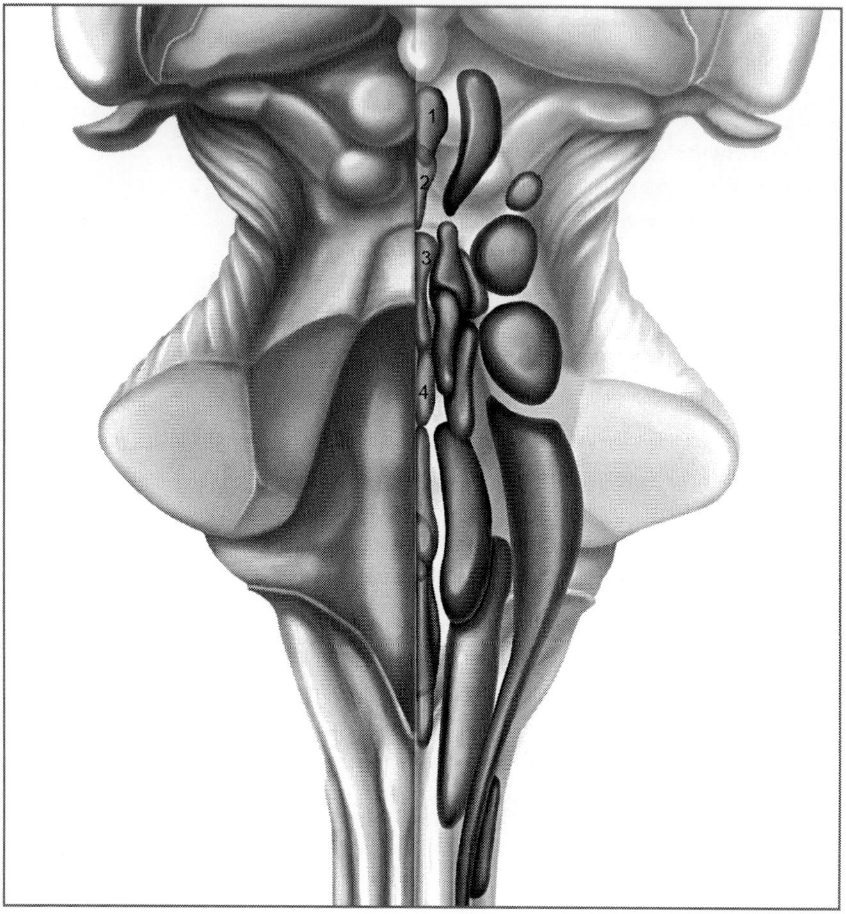

Abb. 1-7 Die 4 Zonen der Formatio reticularis von medial nach lateral: **1** mediane, **2** mediale, **3** intermediäre und **4** laterale Zone bzw. Reihe (©, Damir Lovric u. Patrick Bohr, me-di-kom)

Das Aktivierungssystem erscheint dabei als Konvergenzpunkt sensibler, limbisch-emotionaler, vegetativer und motorisch-exekutiver Anteile. Somit entsteht hier ein komplexer Konvergenzpunkt, dem sich gleichsam der gesamte Organismus mitteilt. Erregungen von innen wie auch von außen treffen hier zusammen, um dann der Großhirnrinde in Form einer Aufmerksamkeitssteigerung übermittelt zu werden. Neues, Interessantes, Herausforderndes oder Gefährliches trifft so auf eine wache und aktivierte Großhirnrinde.

Die Definition des Aufmerksamkeitsbegriffs ist nicht einheitlich. Prinzipiell bezieht er sich auf die Fähigkeit zum Aufbau und zur Aufrechterhaltung eines Aktivierungszustandes, um für den Organismus bedeutsame Informationen erfassen und verarbeiten zu können. Als neurobiologische Grundlage der unterschiedlichen Aspekte von Aufmerksamkeit werden angesehen:

- das ARAS des Hirnstamms
- das cholinerge basale Vorderhirnsystem (das vom ARAS Projektionen erhält und als seine Verlängerung auf corticaler Ebene betrachtet werden kann)
- das noradrenerge System mit dem Locus caeruleus als Ursprungsgebiet (Teil der Formatio reticularis)
- das dopaminerge Vorderhirnbündel
- das serotonerge System, das von den Raphe-Kernen seinen Ausgang nimmt (Teil der Formatio reticularis)
- der Thalamus (intralaminare und reticuläre Kerngebiete)
- das Pulvinar

Darüber hinaus sind je nach Aufmerksamkeitsaspekt unterschiedliche corticale und subcorticale Areale beteiligt: präfrontaler Cortex, cingulärer Cortex, Parietalcortex und die Basalganglien.

Motivation, emotionale Aktivierung und Aufmerksamkeit können nur bedingt direkt willentlich erzeugt werden. Vielmehr gilt es, sie im geschützten Rahmen einer von Vertrauen getragenen Beziehung und mit der Schaffung von Erfahrungsräumen zu prozessieren und zu aktualisieren. Spezielle Trainings wie das therapeutische Klettern sind in der Lage, die Aufmerksamkeitsfokussierung der Kinder zu verbessern und sie in die Lage zu versetzen, anspruchsvolle Handlungsabfolgen effektiver zu bewältigen. Dazu gehört auch der Ausbau von Handlungs- und Reaktionskontrollen, d. h. inhibitorischer Regulationen, um ein übereiltes Herangehen an Aufgaben zu verhindern und ein reflektiertes Arbeiten zu ermöglichen (Lauth u. Schlottke 2002).

Vor dem Hintergrund einer noch am Anfang stehenden wissenschaftlichen Analyse der Wirkeffekte des therapeutischen Kletterns sollten die hier vorgetragenen neurowissenschaftlichen Grundlagen zu den möglichen Wirkorten des therapeutischen Kletterns als provisorisch und vorläufig angesehen werden. Die aufgeführten Punkte stehen im Einklang mit den von Lukowski (2010) postulierten **Wirkprinzipien** therapeutischen Kletterns:

Wirkprinzipien des therapeutischen Kletterns

- Angstreduktion durch schrittweise Konfrontation mit einer Grundangst und deren Überwindung (mit der Vorstellung einer Übertragbarkeit der Erfahrung auf andere ängstigende Phänomene)
- eine daraus resultierende verbesserte Inhibitions- und Regulationsfähigkeit im Hinblick auf bedrohliche Prozesse
- neuromodulatorische Effekte durch Beeinflussung der Transmittersysteme

Abschließend soll – wie auch von Lukowski empfohlen – die Frage nach dem Verhältnis von spezifischer Therapietechnik (hier das therapeutische Klettern), Veränderungsprozessen und therapeutischer Beziehung gestellt werden.

1.2.6 Das Gehirn ist sozial

Mit Hüther (2008) sei hier die soziale Seite von Gehirnentwicklung und -funktion betont. Wie Spitzer (2010) weist auch er auf die Tatsache hin, dass das menschliche Gehirn immer lernt (wenn auch nicht immer das, was es soll). V.a. lernt es die Dinge, die ihm helfen, sich in der Welt zurechtzufinden. Das meiste davon bezieht sich wiederum auf andere Menschen und die Beziehungsgestaltung zu diesen (Markowitsch u. Welzer 2005). Sozial bedeutsame Prozesse laufen sogar dann ab, wenn das Gehirn vermeintlich ruht. Diese sog. Eigenaktivität des Gehirns läuft während des unbeeinflussten Ruhezustandes, somit ohne spezifische Außenstimulation ab und wird durch eine solche augenblicklich deaktiviert. Dieses sog. Ruhenetzwerk, das sich z.B. während eines entspannten Gedankenwanderns oder Fantasierens aufbaut, wird auch Default-Mode-Network oder Resting-State-Network genannt (Schiepek 2011; Raichle et al. 2001; ▸ Abb. 1-8).

Das Default-Mode-Network ist immer dann aktiv, wenn autobiografische Erinnerungen aufgerufen, bedeutsame Entscheidungen getroffen, gedankliche Vorwegnahmen zukünftiger Ereignisse konstruiert oder die Übernahme der Perspektive anderer (Theory of Mind) vollzogen werden. Damit wird klar, wie bedeutsam der soziale Dialog und damit die Beziehungsgestaltung für unser Ge-

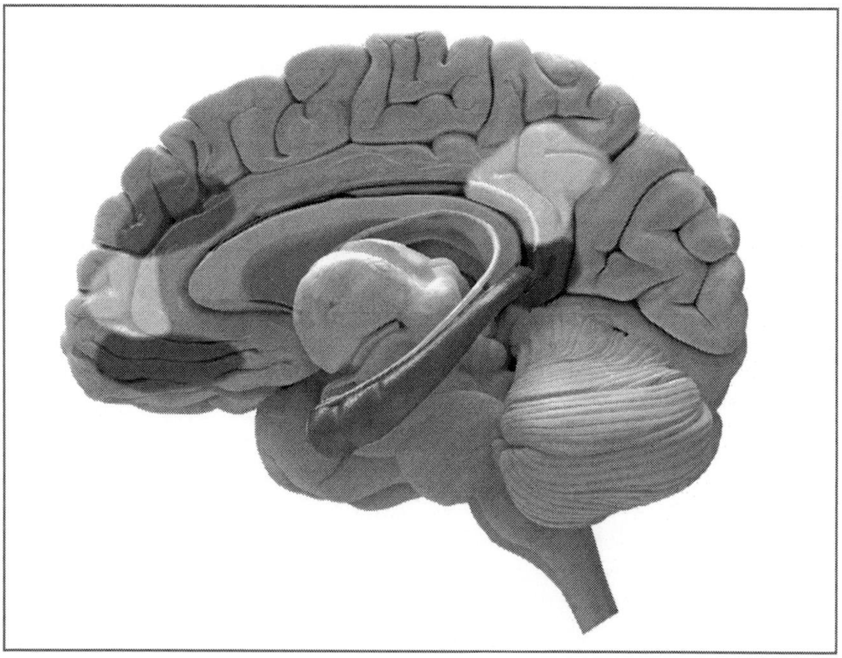

Abb. 1-8 Alle Areale des Default-Mode-Netzwerkes bzw. Ruhenetzwerkes (© Damir Lovric u. Patrick Bohr, me-di-kom)

hirn sind – zeigen doch alle genannten Aufgaben einen Selbstbezug sowie eine Verarbeitung von Beziehungsaspekten zu anderen Personen (Vaitl 2012).

Insofern überrascht es nicht, wenn die Neurowissenschaft feststellt, dass Angst, Überforderung und Druck die Bildung komplexer Verschaltungen im Gehirn behindern. Offenheit und Neugier gehen verloren und weichen der Ohnmacht. Als zentraler Aspekt, der genau diesen Zustand zu verhindern vermag – gleichsam als Fundament für Entwicklungs- und Lernprozesse –, wird das Konzept des Vertrauens genannt (Hüther 2008): Vertrauen in die eigenen Möglichkeiten, Fähigkeiten und Fertigkeiten ebenso wie Vertrauen in die Lösbarkeit schwieriger Situationen gemeinsam mit anderen Menschen (Egle 2014; Hüther 2008). Alle aufgeführten Aspekte sind zentrale Bestandteile der therapeutischen Begleitung insbesondere stark aktivierender und zugleich körperlich anspruchsvoller Trainings wie dem therapeutischen Klettern. Während die Psychotherapieforschung die Wirksamkeit schulenspezifischer Methoden und Interventionen stark relativiert, zeigen gleichzeitig zahlreiche Untersuchungen, dass die **Qualität der therapeutischen Beziehung** entscheidend für den Erfolg von Psychotherapien ist (Grawe et al. 1998; Lambert u. Ogles 2004).

> Der Aufbau einer tragfähigen therapeutischen Beziehung darf somit nicht nur als eine unbedeutende Wirkvariable des Therapieprozesses angesehen werden. Vielmehr stellt sie einen entscheidenden Wirkfaktor der therapeutischen Arbeit dar.

Aus Sicht der Synergetik werden im Rahmen einer (Psycho-)Therapie Bedingungen geschaffen, die Selbstorganisation und Veränderung möglich machen (Strunk u. Schiepek 2014), hin zu einer erhöhten Autoregulationsfähigkeit des Menschen. Über eine die gesamte Leiblichkeit mit einbeziehenden Trainingsaktivität eingebunden in eine von Vertrauen getragene therapeutische Beziehung, wird gerade beim therapeutischen Klettern der Therapeut als Modell, als positives Verhaltensbeispiel gefordert, der mit Empathie und Sorgfalt Sicherheit vermittelt und Begeisterung schafft (Leiberg u. Singer 2013).

Fischer (2007) sprach von psychischen Störungen als Passungsstörungen. Ziel einer jeden Therapie wäre somit eine optimale Passung von Individuum und Umwelt. Aber auch die Passung nach innen ist gemeint: eine Kohärenz zwischen den bewussten Zielen und unbewussten Sehnsüchten, Ängsten und Bedürfnissen, sprich eine Passung bzw. Widerspruchsfreiheit zwischen dem, was ein Mensch tut, und dem, was er möchte.

> Therapeutisches Klettern kann im wahrsten Sinne des Wortes eine Bewegung hin zu mehr Passung und damit gesunder Selbstregulationsfähigkeit sein.

1.3 Erlebnisqualitäten des Kletterns

Anne-Claire Kowald, Alexis Zajetz

Die Erlebnisqualitäten sind jene Klammer, die die Arbeit mit Klettern über alle Berufsgruppen hinweg zusammenhält. Was die Berufsgruppen und Ansätze dann unterscheidet, ist, *wie* das Erleben geplant, begleitet und ausgewertet wird.

Ein Beispiel: Frau H. wird auf der Basis ihres Perfektionismus und ihrer hohen Ansprüche an sich selbst sehr bald die Erlebnisqualität »Leistung« im Erleben finden – egal, ob sie im Rahmen eines Outdoor-Trainings, einer sozialpädagogischen Maßnahme oder einer Psychotherapie klettert. Aber *wie* ich die Übungen plane (Auswahl der Übung, allein oder in der Gruppe), wie ich Frau H. während des Geschehens begleite und wie ich das Ganze auswerte, wird starke Unterschiede zu anderen Fällen aufweisen.

Doch alle Berufsgruppen werden sich intensiv mit dem Erleben beschäftigen und haben sich dazu eine sehr erlebnisreiche Sportart ausgesucht.

Was ist nun genau unter einer Erlebnisqualität zu verstehen? Die grundlegende Frage dazu ist: »*Was passiert psychisch beim Klettern?*« Diese Frage ist allgemeiner formuliert als »*Welche Emotionen tauchen beim Klettern auf?*« oder »*Welche Denkprozesse sind im Gange?*« Deswegen sind die Antworten darauf auch psychische Aspekte, Prozesse und Empfindungen, die keiner allgemeinen Kategorie zugeordnet werden können außer eben der Frage »*Was passiert psychisch beim Klettern?*« Und so zeigen sich in diesem Bereich so unterschiedliche Aspekte wie Freude, Planung und Körpererfahrung.

Ein weiterer wichtiger Aspekt in der praktischen Arbeit mit den Erlebnisqualitäten ist, dass wir durch die Auswahl und Gestaltung der Übungen nicht planen können, *was* im Klienten passiert, sondern nur mit einer gewissen Wahrscheinlichkeit eine Erlebnisqualität antippen können, indem dann »*etwas* passiert« – es können aber auch ganz andere Gewichtungen des Erlebens auftreten.

Ein Beispiel: Für eine Patientengruppe in einer Klinik bereite ich 6 Boulder vor, die immer ein bisschen schwieriger werden. Aus meiner Klettererfahrung und der Kenntnis der Gruppe heraus gestalte ich die letzten beiden Boulder richtig schwierig. Was wird passieren? Es könnte sein, dass ich mit dieser Übung die Erlebnisqualität »Leistung« bei einigen antippen kann, und zwar in einer Art und Weise, die es nahelegt, bei jeder Erlebnisqualität ein Spektrum mitzudenken. Das heißt, bei einem Patienten kann diese Übung Leistungsverweigerung triggern, beim anderen verbissene Selbstüberforderung, beim dritten Aufgeben, kaum dass es schwieriger wird, oder aber dass jemand endlich wieder einmal Freude an Leistung und Herausforderung empfindet. Es kann auch sein, dass andere Qualitäten stark in den Vordergrund treten. Ich habe durch die Auswahl der Übung auf Basis meiner Erfahrung die Erlebnisqualität »Leistung« nur wahrscheinlicher gemacht.

Diese Offenheit für das, was Menschen beim Klettern erleben, widerspricht an manchen Stellen den fast mechanistischen Aufträgen, die man von sich selbst oder vom Kunden bekommen kann, wie z. B.: Nach dieser Übung ist das Vertrauen zu anderen Menschen gestiegen. Das kann passieren, aber es kann auch sein, dass es für manche besser ist, weniger leicht zu vertrauen und besser auf sich aufzupassen. Insofern sind die Erlebnisqualitäten als Spektrum zu verstehen, entlang dem viel passieren kann und das dann individuell auf seine Bedeutung untersucht werden kann.

1.3.1 Angst

Ich wage zu behaupten, dass die meisten Menschen beim Seilklettern Angst empfinden. Warum klettern sie dann? Wir werden vielleicht einige Antworten finden, die die Formulierung »trotz der Angst« beinhalten, und einige Antworten werden in Richtung »wegen der Angst« gehen. Und warum wegen der Angst? Erstens weil Angst und Lust einen Zusammenhang pflegen, der u. a. von Balint in seinem Buch »Angstlust und Regression« thematisiert wurde (Balint 2014) und neurobiologisch inzwischen gut beschreibbar ist. Um das Ganze zu komplettieren, nehme ich noch das Explorationsverhalten aus der Bindungstheorie als Erklärungsmodell hinzu. In verschiedenen Intensitäten könnte das Explorationsverhalten über das ganze Leben ein Teil unseres Antriebes bleiben. Wie bringe ich aber ein Lebewesen zum Explorieren? Indem ich es belohne! In der Exploration wird häufig das Furchtsystem (im Gegensatz zum Paniksystem) aktiviert, und wenn wir eine spannende und teilweise angstauslösende Situation bewältigt haben, werden Dopamin und Endomorphin ausgeschüttet – wir haben zuerst Angst und dann Lust. Seilklettern ist ein sehr starkes Bild für das Explorationsverhalten: Von einer sicheren Basis weg bewegen wir uns in ein immer gefährlicher werdendes Terrain und schauen dabei immer wieder einmal zurück, ob die sichere Basis noch vorhanden ist!

Zusammenfassend heißt das: Ein Aspekt des Angsterlebens ist die »natürliche« Angst, welche das Explorationsverhalten begleitet. Sie mündet nach oder während des Tuns, bei erfolgreicher Bewältigung der Situation, in Belohnung.

Der Umgang mit der Angst kann nun je nach psychischer Struktur und Art der psychischen Problematik Besonderheiten aufweisen, die das Erleben der Angst teilweise radikal ändern: so z. B. die Coping-Mechanismen des Phobikers, die dissoziative Verarbeitung des traumatisierten Menschen, die Abspaltung, die Verdrängung, das Sich-selbst-Beweisen des Kontraphobikers. Und da die Situation, in teilweise lebensbedrohlicher Höhe an 10 mm Polyamid zu hängen, für sehr viele Menschen angstauslösend ist, sind wir im Tun sehr bald mit solchen Coping-Mechanismen konfrontiert und können diese bewusstmachen und bearbeiten.

Klettern ist in besonderem Maße mit der Vorstellung von Mut verbunden. Teilnehmer sind immer wieder überrascht zu hören, dass auch berühmte Kletterer Angst haben oder dass wir als Kursleiter auch Angst beim Klettern kennen. Es ist ein bedeutender Punkt bei der Erlebnisqualität Angst, dass das Ziel nicht die Angstfreiheit ist (so würden wir uns u. a. um die »Belohnung« bringen), sondern der gelungene Umgang mit der Angst. Dieser Punkt ist auch wichtig den Selbstwert betreffend, weg vom Denken *»Ich bin ein Angsthase, und das sind die Mutigen«* hin zu *»Alle haben Angst, aber können verschieden gut damit umgehen«* – und diesen Umgang kann man lernen! Es wird immer noch Unterschiede geben, die u. a. unseren Anlagen geschuldet sind, aber eben nicht nach dem Motto *»Die einen haben nie Angst, und ich habe immer Angst«*.

Lohnend bei der Erlebnisqualität Angst ist die Differenzierung der Ängste. So können die Teilnehmer Angst haben vor:

- dem Versagen (nur vor sich oder vor den anderen)
- dem Versagen des Materials
- dem Versagen des Sicherers
- der Höhe
- dem Loslassen
- dem Schmerz
- dem Tod (natürlich dann verbunden mit Material, Sicherer, …)

Solche Differenzierungen können in sehr erkenntnisreiche Gespräche münden und in der Folge natürlich zu einer Bearbeitung des im Klettern Erkannten.

Als Abschluss möchte ich einen Ausspruch des englischen Kinderarztes D. W. Winnicott auf das Klettern umdeuten, und zwar sein Diktum: »There is no such a thing as a baby«. Was er damit meinte, ist, dass die wichtigste Betreuungsperson immer mitgedacht werden muss, zum einen, was die physikalischen Aspekte betrifft (also Wärme, Ernährung, Pflege) aber unbedingt auch, was die psychischen Aspekte des Babys betrifft. In diesem Sinne ist im Bereich des Seilkletterns ein wichtiger Gedanke: »There is no such a thing as a climber«. Ein ganz wichtiger Punkt, der sich in der Arbeit mit Klienten, Patienten oder auch normalen Kunden von Kletterkursen bewährt hat, ist, dass das psychische Geschehen des Kletterers nicht ohne den Sicherer gesehen werden kann. Ganz oft liegt der Schlüssel zu weniger Angst im größeren Vertrauen zum Sicherungspartner – und nicht in Atemübungen, dem inneren Dialog etc. des Kletterers selbst. Natürlich *auch* in Letztgenanntem, aber mein erster Blick geht immer in Richtung Sicherer, Beziehung zum Sicherer und Vertrauen zu diesem. Dreht man an dieser Schraube, ist es oft erstaunlich, was plötzlich 15 m weiter oben möglich ist!

1.3.2 Aufmerksamkeitsregulation

Der Griff in die Wirklichkeit

Für den Kletterer ist der Fels oder die Kletterwand in der Halle nicht veränderbar; er ist mit einem »harten Medium« konfrontiert. Will der Fels erklettert werden, muss seine Struktur wahrgenommen werden, Griff und Tritte müssen gefunden werden. Ohne Wahrnehmung von und Konzentration auf die Umgebung ist beim Klettern kein Weiterkommen möglich.

Wahrnehmung und Konzentration

»Achtsam greife ich mit der linken Hand nach dem grünen, rauen Griff über mir, fühle, ob ich ihn halten kann, greife danach. Den rechten Fuß setze ich auf einen gelben kleinen Tritt – wird er mich halten? Trägt er mich? Vorsichtig ziehe ich mich nach oben. 7 oder 8 m habe ich mich schon in die Höhe gearbeitet. Während des Kletterns habe ich alles um mich vergessen, ich sehe nur noch die nächsten Griffe und Tritte und das Ziel vor mir, den Zielgriff und die Kette ganz oben an der Wand.«

Als Kletterer muss man sich ständig entscheiden. Wer klettert, muss fortwährend den sicheren Griff lösen um weiterzuklettern, um einen weiteren Schritt in die Höhe zu machen. Er muss immer wieder Gewohntes aufgeben und sich für etwas Neues – einen neuen Griff oder Tritt, eine neue Körperposition – entscheiden. Der Kletterer wird gefordert, sich auch in schwierigen Situationen zu entschließen und zu handeln (▶ Kap. 10).

Mit diesen und ähnlichen Worten beschreiben Klienten die Bewegungsform des Kletterns als eine wunderbare Möglichkeit, ganz im Hier und Jetzt zu sein. Das Denken wird auf das momentan Notwendigste fokussiert. Im Vordergrund stehen für den Kletterer das Handeln und das Treffen von Entscheidungen. Als »Griff in die Wirklichkeit« – so beschreiben Klienten immer wieder eine für sie wesentliche Erlebnisqualität des therapeutischen Kletterns.

Während des Kletterns vergessen die meisten Menschen ihre alltäglichen Sorgen und Probleme. Dies kann einen heilsamen therapeutischen Effekt haben. Die ständige Wahrnehmung des gegenwärtigen Moments ermöglicht eine erhöhte Wachsamkeit für geistige Vorgänge, also ein ausgedehnteres Bewusstsein für aufkommende Gedanken, Gefühle und Sinneseindrücke (Bishop et al. 2004).

Wenn Klienten den Unterschied erleben zwischen einem voll konzentrierten Klettern, dem man seine ganze Aufmerksamkeit schenkt, und einem Klettern, bei dem man aufgrund einer Ablenkung nicht bei der Sache bleiben kann, ist das für viele so beeindruckend, dass sie motiviert sind, ihre ganze Aufmerksamkeit und Konzentration auf das Klettern zu richten.

Aufmerksamkeit und Natur

Die Natur bietet viele Wahrnehmungsmöglichkeiten für den Menschen. Die Arbeit in der Natur hat v. a. für Kinder und Jugendliche den großen Vorteil, von der ständigen Reizüberflutung aus dem Alltag verschont zu bleiben. Sie können sich leichter auf eine Sache konzentrieren und ihr die entsprechende Aufmerksamkeit widmen. Dadurch werden auch die einzelnen Sinne, mit denen sie gerade wahrnehmen, besser geschult. Sie lernen, diese differenziert zu gebrauchen und Reize gezielt zu verarbeiten.

Aufmerksamkeit und Risiko

Klettern ist eine Risikosportart, die viel Vorbereitung, Wissen, Aufmerksamkeit und Konzentration erfordert. Durch die Nähe zur Wand hat der Kletterer wenig Möglichkeit zu raumfassenden Blicken, was eine gute Konzentration unterstützt. Jeder Aufmerksamkeitsmangel – wenn er an etwas anderes denkt oder von starken Emotionen wie Ärger oder Angst überwältigt wird – hat meist sofort Konsequenzen: Er rutscht ab oder fällt ins Seil.

1.3.3 Beziehung und Soziales

Mein Leben hängt an einem Seil

Beim Klettern sind die Kletterpartner ständig aufeinander bezogen, beim Seilklettern sogar durch das Seil miteinander verbunden. Der Kletternde braucht einen Sicherungspartner, weil »sein Leben am Seil hängt«. Dadurch erhält diese wechselseitige Beziehung eine enorme Wichtigkeit. Im Optimalfall empfindet der Kletterer Vertrauen und Sicherheit dem Sichernden gegenüber; der Sichernde ist mit seiner ganzen Aufmerksamkeit beim Kletternden und achtet auf dessen Bedürfnisse und seine Sicherheit.

> Zwischen den Kletterpartnern sollte Vertrauen bestehen, damit sie sich miteinander sicher fühlen können.

Das Sichern eines Kletternden erfordert in hohem Maße Konzentration und Aufmerksamkeit. Es ermöglicht die Erfahrung, für eine begrenzte Zeit für einen anderen Menschen von existenzieller Bedeutung zu sein (Gilsdorf 2004). Als Metapher für diese aufeinander gerichtete Bezogenheit begegnet uns hier das Seil im »Aneinander-gebunden- und Miteinander-verbunden-Sein«.

Erleben in der Gruppe

Der soziale Aspekt des Kletterns begegnet uns v.a. beim Bouldern. Teil einer Gruppe zu sein, gemeinsam ein Boulderproblem zu lösen oder Kletterspiele in Teams zu erleben, fördert das Empfinden von Gemeinschaftsgefühl und Zugehörigkeit.

Auch in der Erlebnispädagogik spielt die soziale Funktion von Emotionen in Gruppen eine bedeutende Rolle. Die Pädagogen versuchen anfangs in Gruppenprozessen positive Erlebnisse in der Gemeinschaft einzuleiten. Durch die gemeinsam empfundene Freude werden die Gruppe und das Vertrauen in sie gestärkt. Das Erleben der positiven Konsequenzen kooperativen Verhaltens führt dazu, dass die Teilnehmer in Zukunft wertschätzender und offener miteinander umgehen. In weiterer Folge können dann auch gezielt Übungen gewählt werden, die einen offenen Ausgang des Ergebnisses zulassen, damit die Gruppe auch einmal mit Misserfolg und den damit verbundenen Emotionen konfrontiert wird und damit umzugehen lernt (Gumpold 2010).

Beziehung und Kommunikation

Die Art und Weise, wie wir beim Klettern miteinander kommunizieren, ist ein weiterer bedeutender Faktor dieser Erlebnisqualität. Beim therapeutischen Klettern geht es in der verbalen Kommunikation um folgende Punkte:

1. Vorbesprechung (Anamnese, Ängste, Grenzen), Regeln, Kommandos (Information zum Material, Regeln am Fels und in der Halle, Vereinbaren gewisser Kommandos)
2. Kommunikation während des Kletterns: Wie geht es dem Kletternden? Welche Schwierigkeiten hat er? Braucht er Unterstützung oder Hilfestellung?
3. Reflexion des Erlebten: Was hat ein Mensch erlebt? Wie ist es ihm an dieser oder jener Stelle in der Route gegangen?

Wesentlich hierbei sind: Klarheit und Deutlichkeit (z. B. Lautstärke) im verbalen Ausdruck und in den Kommandos, was an Handlungen vorgenommen werden soll. Raum für den verbalen Austausch über die psychische Befindlichkeit des Kletterers ist nach jeder Übung zu empfehlen. Als Therapeuten achten wir dabei besonders auf die Körpersprache, den Blick und den Gesichtsausdruck der Klienten.

Erlebnisse gewinnen durch Erinnern und Erzählen eine klarere Gestalt und gleichzeitig eine weitere Veränderung, indem sie interpretiert und reflektiert werden. In der Reflexion gelingt die Aneignung von Erlebnissen leichter, als wenn diese nur als Gedanken im Kopf des Betroffenen bleiben. Weitere Themen in der Kommunikation sind der Transfer des Erlebten und Erlernten in den Alltag des Klienten.

Fallbeispiel

Ans Ziel gelangen

Ein Klient gibt in einer Kletterroute jeweils ca. 1 m vor dem Ziel auf und möchte hinuntergelassen werden. Auf die Frage, ob er dies aus seinem Leben kenne, nicht an seine Ziele zu kommen, antwortet er mit *»Ja!«*. Gerade erst vergangene Woche habe er einen Termin in einer Stadt gehabt und sei 45 Minuten mit dem Auto um sein Ziel gekreist, ohne es zu finden. Dann habe er aufgegeben und sei verärgert und frustriert wieder heimgefahren. Gemeinsam erarbeiten wir konkrete Strategien und Techniken für die nicht geschaffte Kletterroute. Wir überlegen gemeinsam, wie er diese letzte Passage klettern kann, welchen Griff er mit welcher Hand nehmen könnte, wohin zu steigen optimal wäre. Nachdem er wieder in die Route einsteigt, gelingt es ihm mit seinen neuen Bewältigungsstrategien an sein Ziel zu gelangen. Wir reflektieren anschließend den Transfer in den Alltag, wie er diese soeben erprobte und erlebte neue Verhaltensweise in seinem täglichen Leben umsetzen könnte. Eine Strategie ist für ihn z. B., sich das nächste Mal vorab zu überlegen, was er in einer Stadt, die er nicht gut kennt, brauchen könnte, um sein Ziel zu finden.

1.3.4 Freude und Flow

Mit dem Leben im Fluss sein

Der Kletterer bewegt sich im Optimalfall zwischen dem hohen Aufforderungscharakter und der Motivation, eine Kletterroute zu schaffen. Wenn es durch präzise Interventionen seitens der Therapeuten gelingt, die richtige Balance zu finden, in der die Herausforderung weder zu hoch noch zu niedrig ist, wird der Klient die höchste Zufriedenheit und das größte Erlebnis erreichen. Durch das therapeutische Klettern stellen sich dann Zufriedenheit, Glücksgefühle und Entwicklung ein (▸ Kap. 10).

Die meisten von uns kennen diesen Zustand des vollständigen Einsseins mit sich und der Welt während einer Tätigkeit. Wenn die Herausforderungen der Umwelt in vollkommener Resonanz mit unseren Fähigkeiten stehen, dann empfinden wir Glück und einen Flow-Zustand (Csíkszentmihály 2013). Es ist das Gefühl der völligen Vertiefung und des Aufgehens in einer Tätigkeit. Unser Zeitgefühl verschwindet, die alltäglichen Sorgen treten in den Hintergrund und wir haben das Gefühl der Kontrolle über unsere Tätigkeit. Wer schon einmal geklettert ist, hat dabei mit hoher Wahrscheinlichkeit diesen Flow-Zustand erlebt.

Voraussetzung für einen Flow-Zustand ist, dass einem die Aktivität gefällt, sie ein deutliches Ziel hat und dass die Anforderung gerade so hoch ist, dass sie die volle Konzentration erfordert, den Menschen aber gleichzeitig nicht überfordert. Das Lernzonen-Modell (▸ Kap. 3.2.2) macht dabei deutlich, dass erst das Verlassen der Komfortzone Lernen und Entwicklung ermöglicht. Auch das Gefühl der Freude und des Stolzes stellen sich meist erst dann ein, wenn der Kletterer eine Herausforderung bewältigt hat.

Als Pädagogen sind wir hier gefragt, die »richtigen« Interventionen und Aufgabenstellungen zu finden. Gelingt es dem Pädagogen, die Übung so zu wählen, dass der Klient optimal gefordert, aber nicht überfordert ist, kann dieser während des Kletterns in einen Flow-Zustand gelangen. Die dann eintretende Selbst- und Zeitvergessenheit durch die hundertprozentig erforderte Aufmerksamkeit ermöglicht es, die Bewegungsabläufe in einer harmonischen Einheit zwischen Körper und Geist zu erleben (Csíkszentmihály 2013).

Ich bin stolz auf …

Zusätzlich zur Freude und zum Flow-Erleben kann Klettern das Gefühl von Stolz auslösen. Der Klient ist stolz, weil er mit seinen bereits erarbeiteten Fähigkeiten, aber auch mit Anstrengung sein Ziel erreicht hat. Stolz ist das Gefühl einer großen Genugtuung und Zufriedenheit mit sich selbst. Der Stolz ist die Freude, die dem Wissen entspringt, etwas Besonderes, Bewundernswertes oder Erfolgversprechendes geleistet zu haben. Klettern an sich ist eine Aktivität, die viele Möglichkeiten dazu bietet, Stolz und Freude zu erleben, weil es ständig um das Bewältigen von »Problemen« und um das Suchen nach Lösungen geht, die sehr wohl auch anstrengend sind und Leistung erfordern. Bei vielen Menschen löst das Klettern und das Bezwingen der Höhe auch das Gefühl aus, ein »Held« oder eine »Heldin« zu sein. Denn hoch hinauf zu klettern erfordert Mut und das Überwinden von Ängsten. Für den Aufbau eines positiven Selbstwertgefühls ist es von zentraler Bedeutung, Stolz entwickeln und Erreichtes als Erfolg eigener Leistung sehen und wertzuschätzen zu können.

Wesentlich für das Erleben von Freude und Stolz ist die Einstellung, die wir zu einer Sache haben. Kann ein Klient das erreichte Ziel – z. B. zum ersten Mal das Top einer Route erklommen zu haben – als etwas Besonderes sehen und spürt er auch die »Leistung«, die er dafür erbracht hat, z. B. »*Es war sehr anstrengend und ich weiß, dass ich alles gegeben habe!*«, so vermag er Freude und Stolz zu empfinden.

Für das therapeutische Klettern bedeutet dies, dass wir einerseits darauf achten, wie unsere Klienten ihre Leistungen gedanklich bewerten. Andererseits setzen wir mit ihnen Ziele fest, die für sie erreichbar sind und somit zu Freude und Erfolgserlebnissen führen können.

1.3.5 Grenzen

Eigene Grenzen ausloten

Grenzen sind wertvoll, um sich selbst einschätzen zu können. Sie geben Auskunft darüber, wie weit man gehen kann, um bestimmte Emotionen und körperliche Gefühle zu erleben bzw. zu vermeiden. Sie helfen dabei, sich besser kennen und spüren zu lernen.

Die individuellen physischen und psychischen Grenzen sind beim therapeutischen Klettern deutlich erfahrbar. Beim Klettern liegen vielfach erlebte Grenzen in den Faktoren Höhe, Kraft, Ausdauer, Motivation, Frustrationstoleranz, Konzentration, Selbstvertrauen usw.

Grenzerfahrungen beim Klettern sind auch die Konfrontation mit den eigenen Ängsten. Niggehoff (Niggehoff 2003; ▶ Kap. 10) schreibt, dass die subjektive Angst abzustürzen, welche objektiv mittels Toprope-Sicherung nie vorhanden sein dürfte, jeden Teilnehmer zu sich selbst führe. So könne Angst auch als ein Teil des »wahren Ichs« gesehen werden, denn es fallen »Masken« weg und der Einzelne ist gefordert, sich mit seiner Angst und Persönlichkeitsstruktur auseinanderzusetzen (▶ Kap. 10.2.4).

Das Erkennen und Bewusstwerden persönlicher Grenzen und die Möglichkeiten, diese dem Gegenüber mitzuteilen, erarbeiten wir im therapeutischen Setting. Anfangs kann eine Grenze beim Klettern anhand einer bestimmten Höhe erlebt werden, die der Klient nicht überschreiten will und kann. Gerade bei Klienten mit Angststörungen ist in den ersten Stunden zentral, dass sie in ihrer

Komfortzone bleiben. Der Mensch braucht ein Gefühl von Sicherheit, um an seine Grenzen gehen zu können.

Um persönliche Grenzen auszuloten, können die Teilnehmer angeregt werden, sich zu überlegen, welche Höhe sie an der Wand erklettern möchten. Gleich nach der Route wird reflektiert, wie weit sie tatsächlich gekommen sind, weshalb sie die vorgenommene Höhe erreicht, nicht erreicht oder vielleicht sogar überschritten haben.

Grenzen bezüglich der Kletterhöhe sollen langsam erarbeitet werden, indem die Teilnehmer aufgefordert werden, beim Hinaufklettern immer einen Bezug zum Boden herzustellen, indem sie hinunterschauen. Dadurch können sie immer im Bewusstsein behalten, auf welcher Höhe sie sich gerade befinden. Grenzen in Bezug auf körperliche Fähigkeiten erfahren Klienten in schwierigeren Routen. Auch hier kann es indiziert sein, dass sich ein Klient »mal so richtig spüren soll« und ganz an sein Kräftelimit gehen kann. Meist sind die Teilnehmer dann überrascht, wie viel mehr möglich ist, als sie sich zugetraut hätten. Das therapeutische Klettern ermöglicht es, psychische und physische Grenzen kennen zu lernen. Durch die Vielfalt bei der Auswahl an Schwierigkeitsgraden von Kletterrouten ist es möglich, jeden Menschen an seine individuellen Grenzen zu führen oder ihn bewusst in seiner Komfortzone zu belassen.

Meine Körpergrenzen

Kann ich meine Körpergrenzen deutlich und klar wahrnehmen? Erlebe ich mich als eigenständige und differenzierte Persönlichkeit? Das Kind lernt in seiner Entwicklung, Nein zu sagen, wenn sein Bewusstsein über das eigene Ich hinauswächst und es die Fähigkeit entfaltet, sich als eine eigenständige Persönlichkeit wahrzunehmen.

Beim Klettern ist die eigene Körperreichweite – das Ausspannen der Extremitäten, Hände und Füße – ständig erfahrbar und die Körpergrenzen sind somit stets spürbar. Die Klienten nehmen über ihre Körpergrenzen haptisch mit ihren Händen die Wand und die Griffe wahr, spüren somit die Körpergrenze »Hand« und »Finger« und die Oberfläche des Griffes. Manchmal erfordert eine Kletterpassage, die ganze Reichweite des eigenen Körpers einzusetzen. Der Klient muss sich ganz weit strecken, um zu einem weit entfernten Tritt oder Griff zu kommen. Der Körper wird also mit seiner Reichweite, seiner Kraft, Stärke, Fitness und seinen Körpergrenzen wahrgenommen.

Grenzen und das Lernzonen-Modell

Über seine Grenzen zu gehen, kann eine entwicklungsfördernde Grenzüberschreitung, aber auch Panik bedeuten. Klettern erfordert die Bereitschaft zum Eingehen von Risiken und somit auch ein Akzeptieren und Überwinden der eigenen Grenzen.

»Klettern heißt Widerstände bearbeiten«, so Bernd Heckmair (Heckmair u. Michl 1998, S. 156).

Fühlt sich ein Klient in seinem Tun und Handeln – beim Klettern – sicher, befindet er sich nach dem Lernzonen-Modell in der sog. Komfortzone (▸ Kap. 3.2.2). Er ist in einem Zustand der Selbstsicherheit und des Kompetenzerlebens, handelt routiniert und erfahren, lernt aber im Grunde nichts Neues. Die Chance zu Wachstum und Kompetenzerweiterung erhält der Klient erst mit einer gewissen Risikobereitschaft, Selbstüberwindung und Neugierde, sich in die benachbarte Zone – die Lernzone – hineinzuwagen. Diese Zone beinhaltet neue Herausforderungen und Lernfelder, und das aktuelle Kompetenzniveau wird um eine entsprechende Stufe erweitert. Befindet sich ein Mensch in dieser Zone, signalisiert ihm dies sein Körper durch Herzklopfen, Schwitzen, durch ein allgemein erhöhtes Erregungsniveau und eine gesteigerte Aufmerksamkeit. Werden die körperlichen Symptome jedoch zu stark und die mentale Anforderung zu hoch, geraten die Betreffenden in die Panikzone (Senninger 2000). Das Lernzonen-Modell wird im Kapitel 3 genau erläutert. Es kann den Teilnehmern altersadäquat erklärt werden (Sketches, Zeichnungen usw.) und so dem Einzelnen eine Unterstützung sein, indem er sich bewusst macht, wann er sich in welcher Zone befindet.

Für Klettertherapeuten ist es von Bedeutung, darauf zu achten, dass die Klienten (v. a. Menschen mit Angststörungen) nicht in die Panikzone geraten. Hilfreich dafür ist es, immer wieder nachzufragen, wie es dem Klienten momentan geht, sodass sich dieser seiner selbst, seiner aktuellen physischen und psychischen Empfindungen und Grenzen bewusst wird.

Vor- und Nachteile von Grenzen

»Bis hierhin und nicht weiter« – dies ist ein Satz, der dann in uns auftaucht, wenn wir wissen, dass wir eine persönliche Grenze erreicht haben. Oft ist dieser innere Gedanke den Klienten aber gar nicht bewusst, sondern sie nehmen Gefühle von Wut, Ärger, Anspannung oder Angst wahr. Persönliche Grenzen dienen einerseits v. a. dem eigenen Schutz – sie schützen vor Überforderung, Enttäuschungen, Schmerzen oder Ängsten. Menschen mit psychischen Störungen kennen und spüren ihre eigenen Grenzen oftmals nicht. Das therapeutische Klettern hilft, individuelle physische und psychische Grenzen wieder wahrzunehmen.

Voraussetzung für einen guten Umgang mit den eigenen Grenzen ist ein gesundes Selbstwertgefühl, die Fähigkeit, sich als wertvoll und wichtig zu empfinden, denn dann können auch die eigenen Grenzen als wertvoll und wichtig angenommen werden. Im therapeutischen Setting können wir uns mit unseren Klienten folgende Fragen stellen:

- *»Wie kann ich meine Grenzen überhaupt spüren und wahrnehmen?«*
- *»Wo liegen meine ganz persönlichen Grenzen und wie entstehen sie?«*
- *»Wie gehe ich mit meinen Grenzen um?«*

So wichtig dieser Schutz vor Überforderung, Enttäuschung, Schmerzen oder Ängsten in jedem Fall ist, können persönliche Grenzen aber auch »Begrenzungen« für einen Menschen sein. Deshalb ist es sinnvoll, sich im Prozess des therapeutischen Kletterns sowohl damit zu befassen, wie jemand damit umgehen kann, wenn er seine Grenzen überschritten hat, als auch damit, welche Einschränkungen Grenzen in seinem Leben verursachen können.

Regeln als Grenzen

In jedem sozialen Kontext entstehen notwendige Regeln. Sie dienen dazu, komplexe Situationen hilfreich zu steuern und zu strukturieren, bieten einen sicheren Rahmen für Entfaltung, sorgen für einen reibungslosen Ablauf im Spiel und im Alltag, sind Absprachen, auf die wir uns verlassen können, und setzen klare Grenzen (Gumpold 2010).

Ein wesentlicher Aspekt, dem beim Klettern Aufmerksamkeit und Konzentration geschenkt werden muss, sind die Sicherheitsvorkehrungen: die Kletterregeln. Die Verantwortung dafür liegt beim therapeutischen Klettern in erster Linie beim Therapeuten oder Pädagogen. Wechseln die Teilnehmer einer Gruppe sich beim Sichern und Klettern ab, müssen auch sie die Kletterregeln beherrschen und genau eingewiesen worden sein. Hierzu gehören der Partner-Check vor jedem Start, die volle Aufmerksamkeit beim Sichern, die richtige Bedienung der Sicherungsgeräte, eine klare Kommunikation, die ausschließliche Verwendung von Toprope-Verankerungen, die an 2 unabhängigen Sicherungspunkten fixiert sind, um nur einige der wichtigsten Kletterregeln zu nennen (▸ Kap. 2.4).

Regeln sind v. a. in erlebnispädagogischen Settings von zentraler Bedeutung. Regeln müssen für alle Beteiligten einzuhalten sein und dürfen niemanden überfordern. Besonders in Kinder- und Jugendlichengruppen ist es ein Balanceakt, nicht zu viele oder zu wenige Regeln aufzustellen. Zu viel Kontrolle verhindert Selbstverantwortung und erstickt eigene Strukturierungsversuche im Keim (Köckenberger 2004).

1.3.6 Körpererfahrung

Die Präsenz des Körpers ist einer der größten Vorteile des therapeutischen Kletterns. Von diesem Vorteil sollte häufig Gebrauch gemacht werden. Wie kann dies praktisch aussehen?

1. Erfragen körperlicher Sensationen, klassisch sind hier die Fragen im Bereich von Anspannung und Entspannung.
2. Erfragen, wo Gefühle im Körper wahrgenommen werden: »*Wo fühlen Sie die Trauer, die Wut, die Angst im Körper?*«
3. transferorientierte Übungen wie der »Bewegungsraum« o. Ä. aus dem Bereich der Psychomotorik

Speziell im Bereich der psychosomatischen Erkrankungen sind körpertherapeutische Methoden naturgemäß besonders indiziert, ermöglichen sie es doch, die Verbindung und gegenseitige Wirkung von körperlichem und psychischem Geschehen zu erleben und zu verstehen. Hier gibt es also eine Verwandtschaft zum Biofeedback.

Die Körpererfahrung kann sich äußern in der Beschäftigung mit dem eigenen Kletterstil und dem Spiel mit anderen Kletterstilen. Im Kletterstil – man könnte ihn auch den Ausdruck des Kletterns nennen – zeigen sich komplexe Merkmale und Persönlichkeitsstile der Person. Im Ausprobieren anderer Stile kann ich erfahren, wer ich vielleicht auch bin und wie sich andere Stile anfühlen. Dies kann den Weg zu Veränderung bahnen. Anweisungen in diese Richtung könnten beispielsweise sein:

- *»Klettere einmal wie eine mutige Person.«*
- *»Klettere, wie dein Vater klettern würde.«* (Cave: eher für therapeutisches Geschehen!)
- *»Klettere wie ein geduldiger Mensch.«*
- *»Klettere wie Angelika.«* (Angelika wäre eine Teilnehmerin der Gruppe.)

Ein Aspekt der Erlebnisqualität Körpererfahrung ist, den eigenen Körper als Möglichkeit zu erleben, Freude oder Lust zu erfahren. Wenn der Körper stark negativ besetzt ist, ist er ein Ort der Unlust und nichts, von dem Freude ausgehen könnte. Der Körper wird abgelehnt, hässlich gefunden, abgespalten und als dysfunktional erlebt. Der Trick (so könnte man fast sagen) ist, dass das Klettern etwas ist, das vielen Leuten Spaß macht, und wir als Kursleiter können die Schwierigkeit so geschickt wählen, dass sich Erfolge sofort einstellen. So kann über seine sportliche Funktion eine erste positive Brücke zum Körper geschlagen werden. Im Verlauf der Arbeit können dann bei Gelegenheit und günstigem Verlauf auch Aspekte der Zuneigung zum Körper (zu »mir«) eingebracht werden.

Die Körpererfahrung kann auch im Bereich der Schmerztherapie genutzt werden. Der stark fokussierende Charakter des Kletterns führt häufig dazu, dass die Aufmerksamkeit vom Schmerz abgezogen wird – ein erstes Erleben, dass die Intensität des Schmerzes auch etwas mit Fokussierung zu tun hat. Ein weiterer Punkt ist, dass der Schmerz oft als geringer wahrgenommen wird, wenn etwas Spaß macht. Schließlich kann das Erleben von Anspannung und Entspannung in Folge häufig in Zusammenhang mit dem Schmerzerleben gebracht werden.

Die stärkere Erfahrung des pädagogischen oder therapeutischen Geschehens über den Körper ermöglicht es, dass dieses besser »gemerkt« wird. Wenn man gleich nach einem Gespräch über Entspannung in einer Route versucht, entspannter zu klettern und dann über die körperlichen und »psychischen« Gefühle sprechen kann, wird dies ein anderes Erleben und Einprägen sein, als wenn man nur im Sessel sitzend darüber spricht.

1.3.7 Leistung

Klettern weist hinsichtlich der Leistung einige Besonderheiten auf: Die Leistung wird in den meisten Fällen allein erbracht. Klettern ist keine klassische Teamsportart, d. h. Schaffen oder Versagen kann sehr klar einem selbst zugeordnet werden. Klettern hat wenig mit Glück zu tun. Es gibt keine Netzkante, die gnädig nachgibt oder eben nicht, sondern der Fels oder die Griffe in der Halle bleiben gleich und geben ein eindeutiges Feedback. Man ist insofern auch leistungsmäßig nicht abhängig von einem »Gegner«. Und das Klettern lässt sich gut in Schwierigkeitsgraden objektivieren. Es gibt Unterschiede je nach Gebiet oder Kletterhalle, was die Bewertung der Schwierigkeit betrifft, aber im Großen kann man da nicht schwindeln. Man könnte dies alles als **Klarheit in Bezug auf Leistung** zusammenfassen.

In der Werbung finden sich immer wieder Bilder von Kletterern, wenn es darum geht, Leistung oder »Aufstieg« auf der Karriereleiter darzustellen. Es wirkt ganz klar: Beim Klettern geht es ums »Raufkommen«, und um das allein. Bei einigen Kletterern mündet dies in eine Verbissenheit, sodass Freud und Leid nur mehr vom Schaffen eines gewissen Schwierigkeitsgrades abhängen. Genau dies ist eine der ersten Brücken zum Alltag. Diese Verbissenheit wird sich auch im restlichen Leben dieser Menschen finden lassen und umgekehrt. Andere Verhaltensweisen und Kognitionen, die gerne im Bereich Leistung auftreten:

- etwas gar nicht erst zu probieren (*»Das schaffe ich sowieso nicht!«*)
- schnell aufgeben, wenn der erste Versuch nicht gelingt
- Ausreden für das Scheitern suchen und finden (*»Der Schuh ist schlecht!«, »Die Route ist blöd geschraubt!«*)
- wenn man etwas geschafft hat, Aussagen treffen wie: *»Das ist ja gar nichts im Vergleich zu …«*, also die eigene Leistung nicht anerkennen bzw. bagatellisieren
- die eigene Leistungsfähigkeit überschätzen (hier gilt das oben Gesagte: Route oder Boulder werden ein klares Feedback zu dieser Überschätzung geben)
- verbissen weiterprobieren, obwohl das Tun aussichtslos ist

All diese Dinge können im Sinne der Förderung der Selbstreflexion und Selbsterkenntnis im Klettern aufgespürt und es können Parallelen zum Alltag gezogen werden. Die therapeutische und pädagogische Aufbereitung wird dann neben den eben erwähnten Aspekten das Erleben anderer Aspekte beinhalten: Wie fühlt es sich an, etwas doch zu probieren? Wie fühlt sich der erlebte Fortschritt an, wenn man an etwas dranbleibt? Wie fühlt sich das »Loslassen« einer verbissenen Leistungsvorgabe an? Häufig ist auch das zweifache Spüren wichtig: Wie fühlt es sich *im Körper* an und wir fühlt es sich *psychisch* an?

Ein kurzer Blick in die Geschichte des Kletterns unterstreicht noch mehr die besondere Bedeutung des Aspektes Leistung. Die frühen Protagonisten des Klettersportes waren Sinnbilder für »Leistung an der Grenze des Menschenmöglichen« und in manchen Gehirnen mögen diese Ikonen noch präsent sein. Dies hat, wie im Kapitel 1.4 beschrieben, den Vorteil, dass Klettern als etwas Besonderes wahrgenommen wird, führt aber vielleicht auch dazu, dass der Leistungsaspekt sehr schnell präsent ist. Beachvolleyball könnte hier z. B. andere Assoziationen wecken.

Wenn es um Leistung geht, rückt aus tiefenpsychologischer Sicht jener Persönlichkeitsanteil ins Zentrum der Beobachtung, der für Bestrafung bei Versagen und Belohnung bei Erfolg (Stolz, positiver Selbstwert) zuständig ist: das Über-Ich. Dieser Anteil wird unter dem Blickwinkel Leistung sehr präsent sein, und das in mehrfacher Hinsicht: Häufig wird es um eine Milderung im Bereich des bestrafenden (»archaischen«) Über-Ich gehen.

In manchen Fälle wird eine Analyse des Ich-Ideals (unter welchen Bedingungen finde ich mich gut, toll etc.) im Zentrum stehen mit nachfolgender Annäherung an das Real-Selbst, um so die Differenz zwischen beiden zu verringern. Mehr Zufriedenheit kann so Einzug in die Psyche halten, statt des Gefühls, täglich an den eigenen Idealen zu scheitern.

Ein anderer Aspekt der Arbeit am Über-Ich wird der Aspekt sein, an etwas dranzubleiben. Man könnte dies gemeinhin als Disziplin oder Durchhaltevermögen bezeichnen. Wichtig ist hier das Maß. Die Pervertierung von Disziplin, wie sie im Bereich der Anorexie oder des Burnouts Thema ist, ist nicht das Ziel. Wenn Durchhalten immer nur als etwas Strenges, Unnachgiebiges erlebt wurde – noch dazu ohne einen Gewinn in der Unternehmung zu sehen –, wird es nun um das Erleben gehen, dass es sich lohnt, auch einmal durchzuhalten, wenn das Ziel selbstgewählt und bedeutsam ist.

In vielen Erlebnisqualitäten wird es wichtig sein, das eigene Denken und Erleben als Therapeut oder Pädagoge gut zu kennen. Von besonderer Bedeutung wird dies im Bereich Leistung sein. Ein strenges Über-Ich mit übersteigertem Ich-Ideal würde hier einer gelungenen Interaktion mit den Klienten im Weg stehen. Etwas zu schaffen wird dann zum Primat, und die Motivation zur Leistung überschießend. Die Erfahrung lehrt aber, dass bei vielen Klienten das bewusste »Nicht-leisten-Müssen« einen wesentlichen Schritt darstellt. Dies zu begleiten wird nicht möglich sein, wenn sich der Therapeut selbst unreflektiert vornehmlich über Leistung definiert (▸ Kap. 8.4).

1.3.8 Lernen/Lehren

Der Grundgedanke dieser Erlebnisqualität ist es, dass die Möglichkeit für psychische Entwicklung nicht erst *nach* dem Beibringen der Sicherungskenntnisse oder der Klettertechnik beginnt, sondern dabei schon voll vorhanden ist. Ein klassisches Beispiel: Am Beginn des Knotenlernens sagt einer der Teilnehmer: »*Ich bin ganz schlecht bei Knoten*«, oder: »*Das kann ich nicht!*« Die Chance, in diesem Moment therapeutisch oder pädagogisch wirken zu können, sollte klar bewusst sein. Kurz gesagt ist das Ziel, dass nach dem Lernen das Grundgefühl oder die Bewertung folgendermaßen lautet:

- »*So schlecht bin ich gar nicht.*«
- »*Das ging besser als erwartet.*«

- *»Auf mich wurde vom Tempo her Rücksicht genommen.«*
- *»Ich wurde unterstützt.«*
- *»Bisher wurde ich oft schlecht unterrichtet, aber wenn man mir das gut zeigt, kann ich das auch.«*

Haben die »Schüler« nach dem Lernen das Gefühl, der Lehrer könne ganz toll klettern und Klettern sei sehr schwierig, dann stand eher die Selbstdarstellung des Unterrichtenden im Vordergrund. Haben die Schüler hingegen das Gefühl, Klettern sei gar nicht so schwer und sie hätten alles gut geschafft, dann ging es eher um den Fortschritt der Schüler.

Ein wichtiger Punkt aus praktischer Sicht: damit solche Dinge im Rahmen des Lehrens gelingen, braucht man genügend Zeit. Dies ist bei der Planung der Einheit zu berücksichtigen! Die Grundeinstellung dabei sollte sein: Schon beim Lehren kann ich viel Positives bewirken. Es geht nicht darum, möglichst schnell zu unterrichten, damit dann genügend Zeit für das Therapieren bleibt. Ein wichtiger Punkt aufseiten des Pädagogen oder Therapeuten ist, dass die Inhalte selbst sehr gut beherrscht werden müssen, um Varianten des Unterrichtens parat zu haben und sehr flexibel auf die Bedürfnisse der Klienten eingehen zu können.

Hat man in einer Einheit Teilnehmer mit sehr verschiedenem Kenntnisstand, empfiehlt es sich, schon Erfahrenere zu bitten, die Einsteiger zu unterstützen. Dies schult die Empathie und kann bei Gelingen einen guten Beitrag in Richtung Selbstwert leisten. Die Auswahl der Personen ist hier mit Bedacht vorzunehmen, damit das Unternehmen nicht scheitert.

Ein praktischer Zugang im Bereich Lernen kann es auch sein, größere Unterrichtseinheiten an Teilnehmer zu delegieren, die sich dann entweder in der Stunde oder davor vorbereiten. Solch ein Prozess wird aber immer in lückenloser Anwesenheit des Therapeuten oder Pädagogen stattfinden müssen, um die Sicherheit und Richtigkeit der Inhalte garantieren zu können.

Der Bereich »Lernen« weist einig Parallelen zu Entwicklungsprozessen allgemein auf – sowohl im metaphorischen Sinne als auch als Möglichkeit des Transfers. Der therapeutische Prozess kann in gewisser Hinsicht auch als Lernen bezeichnet werden, oder der Einstieg in eine neue Firma und einen neuen Beruf. So können die im Lernen auftauchenden Schwierigkeiten, Besonderheiten und Erfolge oft gut verwertet werden, z. B.:

- *»Ich bin schlecht beim Lernen.«* (als mögliche Grundeinstellung)
- *»Wenn etwas nicht gleich gelingt, werde ich es gar nicht lernen.«* (als eine Art mangelndes Prozessbewusstsein)
- *»Ich darf mit keine Hilfe holen beim Lernen, das würde bedeuten, ich bin …«*
- *»Ich muss alles allein schaffen.«*
- *»Wenn mir etwas gelingt, dann ist das Zufall.«*

Das Lehren wiederum ist eine perfekte Möglichkeit, Empathie zu trainieren oder in diesem Bereich Selbsterfahrung zu betreiben: Wie gut kann ich auf andere eingehen und mich in ihre Situation, ihr Wissen, ihre Weltsicht, ihre aktuelle emotionale Situation einfühlen?

1.3.9 Nähe und Distanz

Bindung und Klettern?

Beim Klettern erleben die meisten Menschen ein Wechselspiel von Autonomie und Bezogensein. Autonomie im Sinne von Selbstständigkeit, Selbstbestimmung und Entscheidungsfreiheit: »*Entscheide ich mich jetzt dafür, diesen Griff mit der rechten oder mit der linken Hand zu nehmen? Mache ich die Bewegung über die schwere Stelle schnell oder langsam? Oder ist hier meine Grenze erreicht und ich setze mich ins Seil?*« Die Erfahrung von Bezogensein und von Bindung erlebe ich als Kletternder insofern, als ich auf meinen Sicherungspartner angewiesen bin, ihm vertraue und ihn als mir gegenüber verantwortlich erlebe. Ich muss mich auf diese Beziehung verlassen können und meine Bedürfnisse – z. B. mehr Zug am Seil oder Tipps für eine schwere Stelle – mitteilen können.

Für das therapeutische Klettern bedeutet dies Folgendes: Wir als Therapeuten oder Pädagogen sind für diese gewisse Zeit »Bezugsperson« unserer Klienten. Das heißt, wir achten darauf, dass sich diese möglichst sicher und beschützt bei uns fühlen, damit sie sich auf das Abenteuer Klettern (Exploration) einlassen können.

Bedürfnis nach Freiheit, Grenzen, Selbstständigkeit und Verantwortung

Menschen, v. a. Kinder, haben das Bedürfnis, in einem gegebenen Rahmen freie Entscheidungen zu treffen und mit den daraus folgenden Konsequenzen konfrontiert zu werden. Dazu ist der ungestörte Prozess einer Handlung entscheidend.

> »Das Kind nimmt etwas wahr. Die intrinsische Motivation kommt hinzu (Impuls, Gefühl, Interesse). Das Kind vollzieht eine Handlung, eine Aktivität. Das Kind nimmt Bezug zu dem Geschaffenen, es bewertet. Nun kann das Kind Verantwortung für das Geschaffene übernehmen. Das Kind bekommt Selbstwertgefühl. Es folgt die Selbstständigkeit. Im letzten Schritt kommt die Selbsterkenntnis.«
>
> *(Berthold u. Ziegenspeck 2002, S. 47 f.)*

Wenn dieser Prozess ungestört ablaufen kann, lernen Menschen, Verantwortung für ihr Tun zu übernehmen und selbstständig zu agieren. Dadurch steigert sich ihr Selbstwertgefühl (Berthold u. Ziegenspeck 2002). Dies bedeutet für uns Therapeuten und Pädagogen, diesen Bedürfnissen unserer Klienten nach Freiheit, Grenzen, Selbstständigkeit und Verantwortung empathisch Raum zu geben und gleichzeitig für einen Rahmen zu sorgen, der Sicherheit und Schutz bietet.

1.3.10 Planung und Ziele

Im Kapitel 8.2 wurde bereits auf die Aspekte »Planung« und »Zielformulierung« beim Klettern Bezug genommen. Dadurch, dass die Routen und Boulder im Fels und auch in der Halle (zumindest eine Phase lang) fix sind, bekommt der Aspekt der Planung besondere Bedeutung. Ich kann mir diese Woche eine Route von unten ansehen und sie nächste Woche im Rahmen eines On-Sight-Versuches klettern. Ähnliches wird so nicht möglich sein beim Wellenreiten, Kiten, Volleyballspielen, Ausdruckstanz etc. Diese »Fixierung« des Mediums bietet also besondere Möglichkeiten, wenn es um zielgerichtetes, planvolles Handeln geht – und zwar in sehr verschiedenen Dimensionen: mit Blick auf den gesamten Klettersport vom 1-Zug-Boulder bis zu den 50 Seillängen des Windlegergrates am Dachstein; mit Blick auf das therapeutische Klettern vom 1-Zug-Boulder bis zu einer ganzen Toprope-Route mit 35 Zügen. Dies ermöglicht es, das Medium Klettern sehr gezielt auf die Bedürfnisse des Klienten anpassen zu können, also vom vorausschauenden Klettern (immer zumindest einen Zug weiterdenken als jener, der gerade geklettert wird) bis zum Planen einer ganzen Routen von unten mit allen taktischen Aspekten – und allen Möglichkeiten dazwischen. Hier lassen sich oft wunderbare Metaphern oder Transfers ins Alltagsleben finden: Wie geplant gehe ich Projekte an, kann ich überhaupt planen, wie ungeduldig werde ich dabei, was für Folgen hat ungeplantes Handeln, wann gilt es spontan zu sein, wann eher bewusst planend? Das Ganze lässt sich dann auch noch wahlweise einzeln, als Paar oder als Gruppe therapeutisch verwenden.

An beiden Enden des Spektrums werden wir jeweils spezielle Störungsbilder finden, also vom Planungs-Overkill und der Unentschlossenheit des eher zwanghaft Strukturierten bis zum gnadenlos Ungeplanten des Menschen mit ADHS. Hier gilt es, sich selbst zu erfahren und nachfolgend zu forschen: Möchte ich mich da verändern? Wenn ja, in welche Richtung? Was gehört zu meinem Wesen und was ist eher Pathologie?

Das Klettern bietet allein schon durch die Varianten der Begehungsstile einer Route reiche Möglichkeiten, sich mit Planung zu beschäftigen. Bei der Planung eines On-Sight-Versuches wird es darum gehen, alle Informationen zu sammeln, die man von unten bekommen kann, aber zugleich, falls sich das Geplante dann nicht umsetzen lässt, spontan zu entscheiden – also umzuplanen oder sich von Anfang an Planungsalternativen bereitzulegen. Planung und Spontaneität müssen zusammen funktionieren, um Erfolg zu haben. Bei einem Rotpunktversuch im Sinne eines längeren Projektes sind andere planerische Fähigkeiten gefragt: Es geht um ein längeres Durchhalten und möglichst genaues Auswendiglernen von Bewegungsabläufen und taktischen Elementen, nachdem man sich sehr genau mit der Route auseinandergesetzt hat. Dies verlangt u.a. manchmal ein Umplanen, obwohl man sich schon sehr auf eine Bewegungslösung festgelegt hat.

1.3.11 Selbstwert – Selbstwirksamkeit

Was kann ich aus mir heraus schaffen?

Gelingt es einem Klienten, das Top einer Kletterroute zu erreichen, so hat er es aus eigener Kraft geschafft. Kletterprobleme können vom Therapeuten so gestaltet werden, dass der Klient Erfolge erzielt. Das Auswählen des optimalen Schweregrades oder einer Aufgabenstellung, die zu bewältigen ist, sind dabei zentrale Faktoren. Hilfreich sind hier die Klettererfahrungen des Therapeuten selbst, um die Schwierigkeit einer Kletterroute oder die Herausforderung einer Übung richtig einschätzen zu können. Das Gelingen einer Kletterroute kann der Kletterer zu einem großen Teil sich selbst verdanken, denn er spielt nicht in einem Team wie etwa beim Volleyball. Gilsdorf betont, dass das Klettern ein großes Potenzial zur Steigerung des Selbstwertgefühls beinhalte (Gilsdorf 2004).

Es gibt Kletterpassagen, die für den Klienten so schwer sind, dass er anfangs glaubt, sie nie schaffen zu können. Durch Beharrlichkeit und Willenskraft, die im Optimalfall aus einer intrinsischen Motivation heraus entstehen, kann er der Lösung durch Üben Schritt für Schritt näherkommen. Vom Pädagogen oder Therapeuten angeleitet und begleitet, übt und optimiert er die Bewegungsabläufe, bis es schließlich möglich ist, diese Kletterpassage zu klettern. Solche Erlebnisse bestärken den Selbstwert von Menschen. Die dabei erlebte Selbstwirksamkeit ist von Bedeutung, denn er spürt, wozu er fähig ist, wenn er an einer Sache konzentriert dranbleibt und Energie investiert. Am Selbstwert zu arbeiten, bedeutet auch, Meilensteine und Leistungen bzw. Erfolge zu würdigen (auch wenn sie erst nach einem längeren Zeitraum eintreten) und dem Klienten den Fortschritt bewusst zu machen.

Wesentliche Aspekte der Selbstwirksamkeitserfahrung sind das Erleben der eigenen Kraft und Lebendigkeit sowie das persönliche Kompetenzerleben. Die Erwartung, aufgrund eigener Kompetenzen eine Handlung erfolgreich ausführen zu können, ist bei relativ vielen Patienten meist nur gering ausgeprägt. An sich selbst zu glauben und sich in seiner Selbstwirksamkeit zu spüren hängt eng mit dem eigenen Körpererleben und der individuellen Körperwahrnehmung zusammen (Kowald 2012).

Beim therapeutischen Klettern kann die erlebte Selbstwirksamkeit Stufe um Stufe gefördert werden. Durch das steigende Vertrauen in sich selbst, eine schwierige Lage meistern zu können, kann Selbstwirksamkeit kontinuierlich aufgebaut und stabil gehalten werden. Erfolge (und Misserfolge) werden eigenen Kompetenzen zugeschrieben, und Erfolgserfahrungen können mit therapeutischer Unterstützung auf Alltagserfahrungen übertragen werden. Hat ein Klient die Möglichkeit, eine Route mehrmals zu klettern, so kann er erleben, dass mit jedem Mal die Route vertrauter und leichter erscheint, sich Unsicherheit und Anstrengung reduzieren und er am Ende stolz sein kann auf diesen Erfolg.

Ein neues Selbstbild

Neue Erfahrungen und Erfolgserlebnisse – wie z. B. »*Ich als mutige Kletterin traue mich, in diese Höhen zu klettern*« – verändern das Selbstbild und das Empfinden von sich selbst. Menschen müssen ihre Stärken und Qualitäten im Leben spüren und verwirklichen, um einen kraftvollen Selbstwert entwickeln zu können. Sie brauchen auch positive Rückmeldungen anderer Menschen. Das führt zur Korrektur negativer Glaubenssätze und stärkt das Selbstwertgefühl. Besonders beim Bouldern ist ein selbstwertstärkender Aspekt das »Sich-Erleben in einer Gruppe«, das Erfahren der eigenen sozialen Kompetenzen und die Regulation von Nähe und Distanz sehr zentral (z. B. mit wem man eine Partnerübung machen möchte, mit wem nicht). Positive und wertschätzende Rückmeldungen – z. B. der Gruppenmitglieder untereinander – können als gezielte Interventionen eingesetzt und angeregt werden.

1.3.12 Vertrauen

Was fördert mein Vertrauen? Was gefährdet mein Vertrauen?

Vertrauen geben, Vertrauen bekommen, aber auch Misstrauen sind zentrale Erfahrungen beim Klettern. Grundlage ist daher die Vertrauensbildung in den Kletterpartner und das Material. Da beim Seilklettern sprichwörtlich das eigene Leben einem anderen Menschen in die Hände gegeben wird, kommt der Seilschaft eine besondere Form der Sozialbeziehung zu. Entscheidend dabei ist es, eine Atmosphäre und Bedingungen zu schaffen, durch die Vertrauen entstehen und wachsen kann (► Kap. 10.2).

Bei dieser Erlebnisqualität stellen sich die grundsätzlichen Fragen:

- **Vertrauen geben:** Was brauche ich, um jemandem vertrauen zu können?
- **Vertrauen bekommen:** Was kann ich tun, damit mir vertraut wird?

Wir erarbeiten anfangs mit unseren Klienten ihre individuellen Aspekte, durch die sie Vertrauen geben und Vertrauen bekommen können. Meist sind Informationen über die Herstellung und die Belastbarkeit von Gurten, Seilen, Karabinern hilfreich, damit die Klienten dem Material vertrauen können. Vertrauen in das Material und in die Sicherung wird langsam aufgebaut. Besonders mit Kindern und Jugendlichen ist es wesentlich, den verantwortungsvollen Umgang mit dem Material herauszuarbeiten. Denn nur wer sein Material sorgsam behandelt und das Bewusstsein der Konsequenzen von schlecht behandeltem Material hat, kann ihm in Folge dann auch vertrauen. Spezielle Material- und Sicherheitsvereinbarungen sollten deshalb v. a. mit Kindern und Jugendlichen von Anfang an vereinbart werden (► Kap. 5.3.3).

Andererseits kann mit dem Klienten individuell erarbeitet werden, was er beim Klettern benötigt, um sich sicher zu fühlen und um vertrauen zu können. Dies kann sehr unterschiedlich sein, denn der eine braucht mehr Zug am Seil, ein anderer mehr Kommunikation mit dem Sicherer, mehr Aufmerksamkeit oder Erklärungen. Oftmals wünschen sich Klienten anfangs z. B. mehr Zug am Seil, damit sie den Halt auch wirklich spüren. Es kann auch sein, dass beim therapeutischen Klettern dem Therapeuten ein Klient »blind« (naiv) vertraut. Fällt uns so ein Verhalten auf, haben wir die Möglichkeit dies anzusprechen. Denn die Konsequenzen blinden Vertrauens auch im alltäglichen Leben können zum Nachteil des Klienten sein – bis hin zur »Lebensgefahr«.

Bei dieser Erlebnisqualität können folgende Faktoren erarbeitet werden, wobei alle Aspekte zur Förderung von Selbstbestimmtheit beitragen:

- Was braucht jemand, um vertrauen zu können?
- Wie sollte Kommunikation aussehen, die Vertrauen fördert?
- Wie kann der Klient als Grundlage des Vertrauens sensibel und empathisch auf die Bedürfnisse eines anderen eingehen?
- Wann ist es gut, jemandem nicht zu vertrauen und dies sogar zu artikulieren (*»Ich möchte lieber von Herrn X gesichert werden«*)?

Das Sichern eines Kletternden erfordert Konzentration und ermöglicht die Erfahrung, zumindest vorübergehend für einen anderen Menschen von existenzieller Bedeutung zu sein (Gilsdorf 2004). Vertrauenerweckende Eigenschaften einer Sicherungsperson sind das Beherrschen der Sicherungstechnik, Körpergewicht, Körperkraft, Aufmerksamkeit, Konzentrationsfähigkeit sowie die Fähigkeit Kompetenz und Ruhe auszustrahlen.

Aufbau von Vertrauen

In den ersten Klettertherapiestunden kann es von Vorteil für den Aufbau von Vertrauen zwischen Klient und Therapeut oder innerhalb einer Gruppe sein, mit Vertrauensübungen am Boden zu beginnen. Bevor die Klienten auf die Boulderwand gehen, sollten die Sicherheitsregeln (▸ Kap. 2.4) besprochen und vereinbart werden.

Diese Vertrauensübungen müssen noch nicht direkt etwas mit dem Klettern zu tun haben, bereiten die Beteiligten aber auf die kommende Situation vor. Hier eignen sich Partnerübungen, z. B. mit verbundenen Augen über Hindernisse zu führen oder auch mit geschlossenen Augen querzubouldern. Dabei bleiben die Füße am Boden auf der Matte und der »blinde« Teilnehmer sucht nur mit den Händen nach neuen Griffen. Der Partner bietet verbale Unterstützung an. Als nächster Schritt kann vorsichtiges blindes Bouldern in Absprunghöhe ausprobiert werden.

Weiterführende Übungen sollen das Vertrauen auf die Situation an der Kletterwand übertragen. Das Einüben der Sicherungstechniken erfordert hundertprozentige Aufmerksamkeit und Konzentration des Klettertherapeuten, sodass die Klienten den Ablauf und das »Handling« verstehen und umsetzen können.

Nachdem die Sicherungstechniken erlernt wurden, ist die Übung »Ins Seil hineinsetzen/Sturztraining« auf geringer Höhe (1–1,5 m über dem Boden; ▶ S. 263 f.) eine gute Möglichkeit, Vertrauen auf der einen (Kletterer) und Verantwortung auf der anderen (Sicherer) Seite zu erleben. Der Kletterer erkennt, dass der Partner darauf bedacht ist, dass er sicher wieder am Boden ankommt. Diese Erfahrung, auf den anderen angewiesen und von ihm abhängig zu sein, kann die Entwicklung eines gegenseitigen Vertrauens, die Verantwortung füreinander und das Gemeinschaftsgefühl fördern (Braun u. Heidorn 2006; ▶ Kap. 9).

Selbstvertrauen

Die Erlebnisqualität »Vertrauen« bringt nicht zuletzt das Thema Selbstvertrauen mit sich: Inwiefern hat ein Klient Vertrauen in sich selbst, in seine Fähigkeiten, in seine Körperkraft, seine mentale Stärke usw.? Sich selbst vertrauen zu können ist eng verwoben mit der Entfaltung der Metakompetenzen (▶ Kap. 1.5). Hat ein Mensch gelernt, vorausschauend denken und handeln zu können? Kann er bei der Lösung von Problemen die aufkommenden anderen Bedürfnisse differenzieren? Haben die eigenen Bezugspersonen (Bindungspersonen) einem Vertrauen oder Misstrauen entgegengebracht? Die persönlichen Erfahrungen mit der Entfaltung dieser Metakompetenzen und Erfahrungen des Gelingens im Sinne der Problemlösung tragen wesentlich zu einem gesunden Selbstvertrauen bei.

1.3.13 Wirklichkeit

Nicht wenige Therapeuten und Pädagogen werden den Zugang zum Klettern als Medium über das eigene Erleben beim Klettern finden – wie viel das mit einem macht, wie viele Emotionen geweckt werden, wie viel im Kopf passiert, wie wichtig die psychische Komponente beim Klettern ist. Alle werden manchmal Angst erleben, Leistung wird immer wieder Thema sein, Vertrauen, Soziales und Antrieb. Was aber nicht als erstes ins Rampenlicht rückt, ist eine besondere Qualität des Kletterns, nämlich den Kletterer in die Wirklichkeit zurückzuholen oder zu halten. Dies fiel 2 Krankenpflegern aus der Akutpsychiatrie auf (▶ Kap. 10.1), die diese Erlebnisqualität in unseren Kanon einbrachten.

Werfen wir einen Blick auf die von Hölter (2011, S. 271) erwähnten wichtigen Aspekte einer Bewegungstherapie für schizophren erkrankte Menschen, so wird klar, warum dies so ist. Das Klettern wirkt wie für die Erfüllung dieser Aufgaben gemacht:

- primäre Aktivierung: einfache, sinnliche Wahrnehmungen (taktil, kinästhetisch, vestibulär, akustisch, visuell)
- Überwindung von Passivität
- Ermöglichung sozialer Kontakte
- Gruppenerfahrungen
- Ermöglichung eigenständiger, selbstkontrollierter Bewegungshandlungen im Umgang mit Objekten und mit anderen

- Vermittlung des Körperschemas und der Körperstruktur
- klare Strukturierung und Abgrenzung
- Wahrnehmung des Bodens als Halt und Ausgangsbasis für die eigene Stabilität

Was bei der Erlebnisqualität »Wirklichkeit« von großer Bedeutung sein könnte, sind die in Kapitel 1.4 erwähnten besonderen Merkmale des Kletterns als therapeutisches oder pädagogisches Medium: Ursprünglichkeit der Bewegung, starker Aufforderungscharakter (Negativsymptomatik!) und die gute Dosierbarkeit (weder Über- noch Unterstimulierung als wichtiger Punkt bei Schizophrenien). Wenige Sportarten bzw. Bewegungsformen bieten diese Möglichkeiten so ausgeprägt.

Fallbeispiel

Ein Beispiel aus der Praxis

Ein Patient mit schizoaffektiver Psychose, gegenwärtig schwer depressiv, nahm gerne am Klettern teil, wobei er die meiste Zeit nur zusah, regelmäßig aber 2 Züge an der Kletterwand machte und sich wieder hinsetzte. Er zog aus dieser minimalen (!) Aktion große Befriedigung und viel Selbstwert. Solch minimale Aktionsmöglichkeiten sind in vielen anderen Sportarten in dieser Form nicht möglich.

Man darf sich den Übergang zwischen einer floriden Schizophrenie mit Wahnbildung und einer voll intakten Realitätskontrolle nicht »digital«, also übergangslos, vorstellen, sondern mit vielen Zwischenstufen und Schattierungen. Diese Zwischenstufen sind das primäre Anwendungsgebiet des Kletterns. Bei Wahnbildung oder stark ausgeprägter Negativsymptomatik stößt das Klettern natürlich auch an seine Grenzen bzw. ist einfach nicht indiziert.

1.4 Warum eignet sich Klettern als therapeutisches Medium?

Alexis Zajetz

Es gibt unspezifische und spezifische Faktoren, die Klettern zu einem geeigneten Medium von Therapie und Pädagogik machen. Zu den unspezifischen Faktoren, die auch der Arbeit mit Pferden, Tanz, Musik und anderen Medien zu eigen sind, zählen:

- Das, worüber ich spreche, ist oft gerade erst erlebt worden.
- Änderungen, also etwas anderes auszuprobieren, können sofort umgesetzt werden.
- Therapeut/Pädagoge und Klient können über »etwas Drittes« miteinander kommunizieren.

- Durch den Wirkfaktor »Erleben« (▶ Kap. 1.6) geschehen während der Einheit auch Dinge ohne das Zutun des Leiters.
- Vieles zeigt sich klarer und unmittelbarer, wenn Therapie und Pädagogik sich nicht im Reden erschöpfen; das Medium verführt dazu, sich sehr unmittelbar zu zeigen, da man selbstvergessen im Tun ist.
- Freude und Genuss können unmittelbarer in der Einheit stattfinden.

Im Folgenden stellen wir die spezifischen Faktoren dar, von denen wir annehmen, dass sie Klettern zu einem besonders gut geeigneten therapeutischen/pädagogischen Medium machen.

Die Ursprünglichkeit der Bewegung: Klettern stellt unsere ursprünglichste Bewegungsform dar, so unsere Behauptung. Diese Behauptung stützt sich erstens auf evolutionäre Überlegungen, wie viele Millionen Jahre wir kletternd unser Dasein verbrachten und wie viele Jahre wir gingen. Auch unser Bewegungsapparat ist, bis auf die schlechte Greiffunktion der Füße, nach wie vor sehr stark aufs Klettern ausgerichtet. Gute Geher haben 4 Beine. Beim Fliegen, Schwimmen und Laufen sind wir klar unterlegen, jedoch welches Tier gleicher Größe könnte eine Route im Grad 12 UIAA klettern? Wir behaupten ernsthaft: keines.

Die Ursprünglichkeit der Bewegung erweist sich auch als besonders hilfreich, weil sie das Spektrum, mit wem man eine bewegungsbezogene Therapie machen kann, extrem erweitert. So ist sie z. B. bei der Arbeit mit behinderten, neurologisch erkrankten und schizophrenen Patienten hilfreich, da hier der Rückgriff auf archaische Bewegungsmuster vieles ermöglicht.

Abschließend noch 2 Beispiele für die behauptete Ursprünglichkeit: In Kletterhallen konnten wir immer wieder beobachten, dass Kleinkinder, gerade des Gehens mächtig, ungefragt auf die Kletterwände zu torkelten und dann, zu diesem Zeitpunkt schon durch Betreuungspersonen gesichert, in der Kletterwand viel geschickter agierten als am Boden (nicht nur wegen der Enthebung vom Gleichgewichtsproblem). Ein zweites Beispiel wurde mir von einer neurologisch arbeitenden Physiotherapeutin erzählt: Ein durch einen Schlaganfall beeinträchtigte Frau konnte mit der Hand der betroffenen Seite keine auf einen Tisch stehenden Gegenstände greifen; auf der Kletterwand hingegen kam es zu einem Greifen, als die Therapeutin vorsichtig die Unterstützung zurücknahm. Dies konnte dann auf das Ergreifen von Gegenständen transferiert werden – vielleicht ein Rückgriff auf sehr alte Muster.

Der starke Aufforderungscharakter ist aus unserer Sicht Folge dieser archaischen Verbindung zum Klettern, soll jedoch nochmals speziell hervorgehoben werden. Durch ihn kann das Klettern im Sinne einer Aktivierung (Depression!) gut eingesetzt werden. Der Freude am und aufs Klettern können sich viele Menschen nicht entziehen.

Die gute Dosierbarkeit: Das Klettern bietet sowohl die physischen als auch die psychischen Komponenten betreffend sehr gute Möglichkeiten der Dosierung. Es kann sehr fein abgestuft gearbeitet werden, was die Schwierigkeit oder die

Höhe des Kletterns betrifft. Diese feinen Abstufungen ermöglichen ein gutes Eingehen auf die Bedürfnisse des Klienten bzw. eine günstige Einstellung der Anforderungen, um Erfolgserlebnisse zu garantieren oder Expositionen im Bereich von Phobien ideal zu gestalten.

Die Möglichkeit, bei großer objektiver Sicherheit intensive subjektive Reize zu setzen: Durch die moderne Sicherungstechnik, die Normierung der künstlichen Kletterwände und des Klettermaterials können Rahmenbedingungen geschaffen werden, welche das intensive Erleben einer Abenteuersportart bei sehr sicheren Bedingungen möglich machen.

Wichtig: Die absolute Mehrheit der Kletterunfälle passiert aufgrund menschlichen Versagens! Eine solide Kletterausbildung, hohe Aufmerksamkeit und ständige Weiterbildung sind notwendig, um diese objektive Sicherheit zu garantieren!

Der Nimbus des Kletterns beinhaltet für den Kletterneuling (mit diesem werden wir es in Therapie und Erlebnispädagogik meist zu tun haben) häufig Idealisierung, Heroismus und Bewunderung. Dass man es schafft zu klettern, wird als großer Wert und als etwas Besonderes empfunden. Manchmal mussten in Therapieeinheiten sogar Fotos angefertigt werden, damit den Angehörigen daheim glaubhaft gezeigt werden konnte, dass man wirklich geklettert war. (Wobei es oft eine wichtige Intervention ist, diesen Nimbus der »angstlosen Nordwandbezwinger« zu dekonstruieren und ein differenziertes und menschlicheres Bild von Mut und Angst zu zeichnen.)

Das gegenseitige Vertrauen: Natürlich bieten auch andere Sportarten die Möglichkeit, Vertrauen zu thematisieren, und viele Übungen der Erlebnispädagogik bauen darauf auf. Dennoch ist das Klettern eines der Medien, über die am klarsten die Verantwortung für das Leben des anderen – eben nicht nur metaphorisch – thematisiert werden kann.

Reiche Metaphorik bzw. »transferfreundliche« Themen: Das Klettern bietet vielfältige Metaphern – sich fallen lassen, aufgefangen werden, nach oben kommen, aufsteigen, absteigen, die Kräfte einteilen, sich steigern, blind vertrauen (beim Blindklettern), Seilschaften eingehen, das Seil als Verbindung zweier Menschen.

Klettern bietet ausgezeichnete Möglichkeiten für die Psycho-, Physio- und Ergotherapie. Eine erstaunliche Tatsache, so finden wir, und führen dies als Abrundung dieser Aufstellung auf die Tatsache zurück, dass Kletterbewegungen für uns etwas sehr Ursprüngliches darstellen, das uns nicht zuletzt psychisch tief berühren kann.

1.5 Erfahrungslernen und Erlebnistherapie

Anne-Claire Kowald

1.5.1 Erfahrungslernen: Das Gehirn bleibt ein Leben lang lernfähig

Wie hängen das Sammeln von Erfahrungen und der Prozess des Lernens zusammen? Besteht eine Verbindung zwischen Klettern und Neuropsychologie? – Die Neurowissenschaftler haben in den letzten Jahren aufgezeigt, dass das menschliche Gehirn wesentlich durch jene Erfahrungen geprägt wird, die der Mensch in der Phase seiner Hirnentwicklung, also v. a. als Kind, macht. Immer dann, wenn ein Kind etwas Neues erlebt, wenn es etwas dazulernt, werden die dabei in seinem Gehirn aktiven Verschaltungsmuster der Nervenzellen und Synapsen gebahnt und gefestigt. Die neuesten Ergebnisse aus der Neurowissenschaft zeigen auf, dass stete Wiederholung einer Sache zu jeder Zeit Nervenbahnen im Gehirn wachsen lässt und sich die Vernetzung der Gehirnzellen dadurch verstärkt. Das Gehirn ist somit lebenslang lernfähig und neuronale Bahnungen (»Landkarten«) bleiben ein Leben lang veränderbar (Osten 2008).

Die ersten Verknüpfungen zwischen den motorischen und den sensorischen Bahnen sind bereits beim Embryo zu beobachten. Diese entstehen durch seine Bewegungen zunächst im Rückenmark und später auch in den für die Bewegungskoordination zuständigen Schaltzentren im Gehirn.

> Lernen findet also von Anfang an durch Nutzung und Übung der entsprechenden Körperfunktionen statt.

In diesem Zusammenhang erwähnt Hüther (2013), dass die allererste und wichtigste Aufgabe des Gehirns nicht das Denken, sondern das Herstellen, Aufrechterhalten und Gestalten von Beziehungen sei. Später lernen Kinder v. a. durch Nachahmen und Beobachten ihrer Vorbilder und der Menschen, mit denen sie in Beziehung stehen. Sie übernehmen deren Verhaltensweisen, Meinungen, Überzeugungen und Vorstellungen. Auch die Fähigkeit des sog. Resonanz- oder Imitationslernens (Spiegelneuronen) spielt für das Lernen durch Erfahrungen bei Kindern eine wesentliche Rolle.

Hat ein Kleinkind eine sichere Bindung und daher die Erfahrung gemacht, dass es seine Welt erkunden darf (Explorationsverhalten), dass seine Bezugspersonen ihm dahingehend Vertrauen entgegenbringen, haben diese Fertigkeiten einen wesentlichen Einfluss auf die gesamte Entwicklung dieses Menschen. Denn er hat als Kind gelernt, dass Exploration und Lernen gefördert und unterstützt werden. Kinder benötigen ausreichend Bewegungsspielraum um zu lernen. Vieles, das im späteren Leben eines erwachsenen Menschen von enormer

Bedeutung ist, wie z.B. Bewusstsein, Beziehungen, Selbstbestimmtheit, Orientierung an eigenen Ressourcen usw., erfahren und lernen Kinder durch ihre eigenen Erlebnisse in ihrem sozialen und ökologischen Umfeld.

Neue, wertvolle Erfahrungen macht ein Kind meist dann, wenn es vor einem Problem steht und dann durch eigenes Ausprobieren dafür eine Lösung findet oder sich die Lösung von anderen abschauen kann. So werden Selbstvertrauen und das Vertrauen in andere gefestigt und der Mut zur Bewältigung neuer, schwieriger Herausforderungen gestärkt. Dies gelingt umso besser, wenn das Kind weder unter- noch überfordert ist und die Situationen als zu bewältigend erscheinen (Hüther 2013).

Erfahrungslernen findet also in einem ausgewogenen Verhältnis zwischen persönlichen Fähigkeiten und der Anforderung einer Situation statt.

Diese Erkenntnis der Neurowissenschaft – dass Lernen dann am besten funktioniert, wenn der Mensch weder über- noch unterfordert ist – spielt eine zentrale Rolle bei der Planung und Gestaltung einer Klettertherapie. Die Klienten sollen in der therapeutischen »Lernsituation«, in der sie neue Verhaltensweisen und Bewegungen ausprobieren, ein deutliches Ziel vor Augen haben. Sie erhalten durch die Kletterwand eine unmittelbare Rückmeldung über ihre Aktivität, z.B. wie hoch sie kommen. Im Idealfall besteht ein ausgewogenes Verhältnis zwischen der äußeren Anforderung (Kletterroute) und den individuellen Fähigkeiten diese zu bewältigen, sodass weder Langeweile noch Überforderung entsteht (Csíkszentmihály 2013). Menschen können dann am besten eine für sie wertvolle neue Erfahrung machen, also etwas Neues lernen, wenn sie eine Schwierigkeit mit ihren persönlichen Bewältigungsstrategien selbst meistern.

> »Eine der wichtigsten Erkenntnisse der Hirnforschung der letzten Jahre besagt, dass das Gehirn immer lerne, und dass es das am besten lerne, was einem Menschen dabei helfe, sich in seiner Welt zurechtzufinden und die Probleme, die auf ihn zukommen, zu lösen. Das Gehirn ist also nicht zum Auswendiglernen von Inhalten, sondern zum Lösen von Problemen konzipiert.«
>
> *(Hüther 2013, S. 7)*

1.5.2 Erlebnistherapie

Wir arbeiten mit den Erlebnissen der Menschen

Als Klettertherapeuten bedienen wir uns der Erlebnisse, die unsere Klienten beim Klettern machen, und setzen die Intervention so, dass wir einen therapeutischen Effekt erzielen. Wir arbeiten also vorwiegend »erlebnistherapeutisch«. Die Prozesse in der Erlebnistherapie beziehen den Menschen in seinem ganzheitlichen Sein und Erleben, also körperlich, emotional, kognitiv und sozial, mit ein. Darin, hierbei gezielte Interventionen zu setzen, um gewisse therapeutische

Effekte zu erreichen – z. B. das Vertrauen zu stärken –, liegen die Kunst, die Schwierigkeit und das Potenzial des therapeutischen Kletterns.

Beim therapeutischen Klettern haben wir die Möglichkeit, über das Sprechen hinaus unseren Klienten Themen wie Vertrauen, Selbstwirksamkeit oder Stolz durch unsere Interventionen und Übungen erlebbar zu machen. So setzen wir die Vertrauensübung »Schaukeln« (▸ S. 269) ein, um Vertrauen spürbar und erfahrbar zu machen.

Die Kunst und Herausforderung für uns Therapeuten und Pädagogen liegt somit darin, die »richtige« Intervention zu setzen, damit der Klient genau das erfährt, worum es in seiner Therapie geht.

Dazu benötigen wir das Konzept der Erlebnisqualitäten (▸ Kap. 1.3) als theoretische Basis einerseits; andererseits ist ein intensiver verbaler Austausch sowie das Anbieten von emotionaler Verfügbarkeit nötig (Brisch 2009). Es ist dabei zentral, an den Emotionen und dem Erleben des Klienten teilzuhaben, um zu wissen, was in ihm vorgeht. Ein und dieselbe Intervention – z. B. das Schaukeln am Seil – lösen bei unterschiedlichen Menschen Unterschiedliches aus.

Fallbeispiel

Jugendlicher mit Impulskontrollstörung

Ein Jugendlicher, 15 Jahre alt, mit einer diagnostizierten kombinierten Störung des Sozialverhaltens und der Emotionen und einem hohen Risiko für eine spätere dissoziale Persönlichkeitsentwicklung, seit 1 Jahr in Fremdunterbringung, klettert in seiner ersten Klettertherapie-Stunde zum dritten Mal in seinem Leben. Der Jugendliche zeigt sich gut kontaktfähig bei gleichzeitiger hoher innerer Anspannung. Die Diagnostik beschreibt zusätzlich eine mangelnde Fähigkeit zu problemorientiertem Handeln, eine Impulskontrollstörung sowie eine erhöhte Neigung zu riskantem Verhalten.

Der Jugendliche zeigt sich gleich anfangs sehr motiviert und klettert die Boulderwand hinauf. Dies scheint ihm noch recht leichtzufallen. Als Nächstes suchen wir zusammen eine flache Kletterroute (Platte) aus und er klettert mit allen Griffen und Tritten die Wand recht zügig empor. Kurz vor dem Top wird die Wand etwas steiler, worauf er sich sofort ins Seil setzt und hinuntergelassen werden will. Unten angekommen meint er, ihm sei die Kraft ausgegangen und außerdem habe es dort oben nicht mehr genügend Griffe für ihn gegeben.

An der steileren Stelle (er war hier auch schon sehr weit oben) ist erstmals das Gefühl von Angst (Stress) aufgetaucht. Bevor er überhaupt versucht hat, diese zu bewältigen, wollte er wieder hinunter. Seine mangelnde Fähigkeit zu problemorientiertem Handeln wird dadurch ganz deutlich. Fehlendes Selbstvertrauen und defizitäre Selbstwirksamkeitserfahrungen könnten die Gründe dafür sein, dass er nicht den geringsten Versuch unternimmt, die Schwierigkeit zu bewältigen. Seine Grenzen hat er scheinbar bereits hier erfahren. Persönliche Grenzen waren der Inhalt seiner Gedanken: *»Das ist mir zu schwer«, »Ich weiß nicht, was ich hier tun kann«*; er fühlte Angst.

Im weiteren Prozess des therapeutischen Kletterns bedeutet dies, dass wir an folgenden Aspekten arbeiten werden:

- Strategische Kompetenz: Gemeinsam werden wir überlegen, was er versuchen kann, um diese für ihn schwere Stelle zu lösen und somit zu überwinden. Wo sind gute Griffe, wo kann er hinsteigen?
- Problemlösungskompetenz: Wir werden erarbeiten, wie er sich einem Problem annähern und Lösungen dafür finden kann. Zuerst einmal muss die Schwierigkeit geortet werden: Wo genau tritt das Problem auf? Dann wird gemeinsam überlegt, welche Ressourcen dort zu finden sind: Welche Griffe könnten gut sein, wo gibt es Tritte?
- Handlungskompetenz: Hier wird es darum gehen, dass er vom Denken und Fühlen ins Handeln kommt, dass er z.B. trotz einer gewissen Aufregung versucht, die schwere Stelle zu klettern, und dass er die Folgen seines Handelns erkennt – z.B. Stolz darüber, es geschafft zu haben, oder der Umgang mit Stress.
- Motivation und Konzentrationsfähigkeit werden für all die vorhergehenden Aspekte erforderlich sein, d.h. wir erarbeiten, was seine Motivation ist und wie er sich auf die Lösung des Problems fokussieren kann.
- Frustrationstoleranz und Impulskontrolle werden weitere Aspekte sein, mit denen er, sobald eine Situation seine Fähigkeiten sehr fordert oder er sogar Überforderung erlebt, konfrontiert sein wird.

Die Erlebnistherapie nach Kurt Hahn setzt am Bereitstellen und Erwerben bestimmter Erfahrungen – auch Metakompetenzen (Hüther 2013) genannt – an. Tabelle 1-1 soll deutlich machen, welche Zusammenhänge zwischen den Metakompetenzen (die zugleich pädagogische und therapeutische Ziele sind) und dem Konzept der Erlebnisqualitäten bestehen. Jede Metakompetenz erfordert und berührt gleich mehrere Erlebnisqualitäten.

Mit all diesen Metakompetenzen und Erlebnisqualitäten sind Klienten beim therapeutischen Klettern konfrontiert. Beim Klettern spüren sie ihre Frustrationstoleranz, sie erleben ganz eindeutig und direkt, ob sie schnell aufgeben, wenn ihnen etwas nicht gleich gelingt, oder ob sie bei der Sache bleiben. Sie spüren, ob sie Frust aushalten und mehrere Versuche starten, um ein Problem anzugehen, oder ob sie schnell aufgeben. Sie bemerken ihre Handlungskompetenz, wenn sie sich etwas zugetraut haben und dies für sie einen Erfolg bedeutet. Sie werden sich ihrer strategischen Kompetenz gewahr, wenn sie vorausschauend klettern.

Unsere Erfahrung zeigt, dass sich die Erlebnisse bei Klienten nur bis zu einem gewissen Punkt vorausplanen lassen. Die Wirksamkeit des therapeutischen Kletterns und das Hinführen zu einer bestimmten Erlebnisqualität lassen sich nur in einem gewissen Maße direkt beeinflussen. Deshalb sind das theoretische Wissen über die Erlebnisqualitäten und ein gutes In-Beziehung-Sein mit dem Klienten die bedeutenden 2 Faktoren, um die bestmögliche Übung und Intervention setzen zu können.

Ein Beispiel: Es kann sein, dass ich mit einem Kind mit ADHS vordergründig therapeutisch an seiner Konzentrationsfähigkeit und seinen Erfolgserlebnissen

Tab. 1-1 Zusammenhang von Metakompetenzen und Erlebnisqualitäten

Metakompetenz	Beschreibung der Kompetenz	Erlebnisqualität
strategische Kompetenz	vorausschauend denken und handeln zu können	• Planung/Ziele • Lernen • Vertrauen • Aufmerksamkeitsregulation • Körpererfahrung/ körperliche Fitness
Problemlösungskompetenz	komplexe Probleme zu durchschauen	• Planung/Ziele • Vertrauen • Selbstwert/erlebte Selbstwirksamkeit
Handlungskompetenz, Umsicht	die Folgen des eigenen Handelns abschätzen zu können	• Selbstwert/erlebte Selbstwirksamkeit • Vertrauen • Angst/Mut • Körpererfahrung/ körperliche Fitness
Motivation (intrinsisch und extrinsisch) und Konzentrationsfähigkeit	die Aufmerksamkeit auf die Lösung eines bestimmten Problems fokussieren und sich dabei entsprechend konzentrieren zu können	• Aufmerksamkeitsregulation • Angst/Mut • Leistung • Beziehung/Soziales • Nähe/Distanz

arbeiten will und mit ihm gemeinsam an der Boulderwand einen leichten Boulder zusammenstelle, das Kind jedoch an einer Stelle den Boulder nicht gleich auf Anhieb schafft und dadurch Frustration erfährt. Die ausgewählte Übung hat bei diesem Kind nicht nur die gewollten Erlebnisse der Konzentrationsfähigkeit und des Erfolges, sondern auch seine geringe Frustrationstoleranz deutlich gemacht.

Wesentlich für uns Klettertherapeuten ist demnach das Bewusstsein über die Bandbreite der beim Klettern ausgelösten Erlebnisse und Gefühle. Die verbale Kommunikation mit dem Klienten (»*Was haben Sie soeben erlebt und wie sind Sie damit umgegangen?*«) und die Fähigkeit zur Empathie, zum »Mitschwingen« ermöglichen uns, ganz nah an seinem Erleben zu bleiben.

»*Was haben Sie soeben erlebt und wie sind Sie damit umgegangen?*« Diese Frage ermöglicht dem Klienten, dass er über sich selbst und über das, was er gerade erlebt hat, nachdenkt. In der Reflexion kann er sich darüber bewusst werden, was er soeben erfahren und gefühlt hat und wie er damit umgegangen ist. Er entdeckt so gewisse Verhaltensmuster und Parallelen zu seinem Alltag, z. B. »*Meine Frustrationstoleranz bei der Arbeit, wenn mir nicht gleich etwas gelingt, ist auch sehr niedrig*«. Er erkennt gewohnte Denkmuster und erwirbt dadurch Selbsterkenntnisse.

Die Frage: »*Was brauchen Sie von mir und was können Sie anders machen, damit Sie weniger Angst und mehr Vertrauen spüren können?*« ermöglicht es, das Erleben direkt zu beeinflussen und zu verändern. Antwortet der Klient darauf: »*Ich brauche mehr Zug am Seil, sodass ich mich besser gehalten fühle*«, ermöglichen wir ihm in seiner nächsten Route diese Erfahrung und werden das Seil straffer ziehen. Nach dieser Erfahrung wird dies wieder besprochen: »*Wie war das jetzt, mehr Zug am Seil zu spüren?*«

Das Herzstück der Erlebnistherapie

Wir haben die Möglichkeit, unseren Klienten Themen und Inhalte **erfahrbar** zu machen! Sie können Vertrauen erleben, Selbstwirksamkeit, Freude und Stolz empfinden, sich in ihrer Handlungskompetenz sehen. Sie bauen Beziehungen und Vertrauen zu anderen Menschen auf, spüren sich körperlich und erkennen ihren Zugang zum Lernen. Das wertvolle und besondere Potenzial des therapeutischen Kletterns ist: Wir ermöglichen den Menschen über unsere Interventionen unmittelbar neue Erfahrungen.

Metaphern

Auf welchen Berg kletterst Du zurzeit in Deinem Leben? Was sind die Situationen in deinem Leben, in denen du immer wieder den Halt verlierst? Wie kannst du dich absichern?

Ein weiterer bedeutender Aspekt der Erlebnistherapie ist das Arbeiten mit Metaphern. Ein Wort oder eine Situation werden dabei in ihrer übertragenen Bedeutung eingesetzt. Wohl kaum eine andere Sportart bietet so vielfältige Metaphern wie das Klettern. Aufstieg, Absturz, Fallen, Gehaltenwerden – darum geht es auch im Leben.

»**Den Gipfel zu erklimmen**« ist eine positiv besetzte Metapher, sie beinhaltet das Gewinnen von Überblick, Draufsicht und Erfahrungen. Beim Klettern nehmen wir in der äußeren Welt Höhe und Tiefe wahr. In der inneren Welt entspricht das z. B. Glück oder Leben und Unglück oder Tod.

Wer oben ist, der schaut von einem höheren Standpunkt auf die Welt herab. Von dort oben sieht alles kleiner, beherrschbarer, aber auch unwichtiger aus, als es uns vom Boden aus erscheint. Der Kletterer erfährt eine gewisse Distanz zu den Dingen. Das Seil kann, als »Nabelschnur« zur Sicherungsperson, als Beziehungs- und Bindungsmetapher, aber auch als eine Verbindung zum Boden gesehen werden. Als metaphorische Erfahrungen (metaphorischer Ansatz nach Stephen Bacon 1983) gelten stellvertretende Erlebnisse aus der Therapie (Mikrokosmos) für eine tatsächliche, alltägliche Situation des Lebens (Makrokosmos), z. B. das Gefühl gehalten zu werden, sein Ziel zu erreichen, sich fallen lassen können usw.

Metaphorische Fragen an die Klienten

- *»Wer oder was gibt Ihnen Halt in Ihrem Leben?«*
- *»Suchen Sie sich immer den leichtesten oder den schwersten Weg zu Ihrem Ziel?«*
- *»Wo finden Sie festen Boden in Ihrem Alltag?«*
- *»An welchem Seil halten Sie sich fest?«*
- *»Wo fällt es Ihnen besonders schwer loszulassen?«*

Grundlagen aus der Erlebnistherapie

Neben den Metakompetenzen und den Metaphern stellen folgende Grundlagen aus der Erlebnistherapie eine Basis für die Aufgabenstellungen und Interventionen des therapeutischen Kletterns dar:

- **Ressourcenorientierung:** Wahrnehmen, Zugänglichmachen und Fördern von Stärken und Kompetenzen; Ermöglichen neuer, korrigierender (emotionaler) Erfahrungen; Stärkung des Selbstwertgefühls; Stärkung sozialer Verantwortung; Erleben eigener Grenzen.
- **Handlungs- und Erlebnisorientierung:** Erfahrungen sind (durch das Setting) direkt und unmittelbar spürbar und wirken auf innerpsychische Prozesse, z. B. das Erleben von Vertrauen und Gehaltenwerden.
- **Prozessorientierung:** Die therapeutischen Aufgabenstellungen sind prozessorientiert. Erzielte Veränderungen auf der Verhaltensebene wirken sich auf der Ebene innerpsychischer Prozesse aus, z. B. verändert die erlebte eigene Handlungskompetenz die Selbstwahrnehmung der Patientin.
- **Beziehungen:** Übernahme von Verantwortung für sich selbst und für andere; Vertrauen auf die eigenen Fähigkeiten und die des Kletter-(Sicherungs-)Partners; Gruppensettings bieten ein breites Feld für soziales Lernen an und für das Bewusstwerden von Verhaltensstrategien in sozialen Settings.
- **Selbstbestimmtheit:** Die jeweilige Herausforderung wird von den Patienten selbst bestimmt (»challenge by choice«). Das bedeutet, dass der Grad des Einlassens auf eine Aufgabenstellung selbstbestimmt ist und der Patient sich möglichst gut spüren sollte. Darüber, selbst nicht zu klettern, aber andere zu sichern, über die Schwierigkeit einer Kletterroute oder die Höhe des zu erreichenden Kletterziels kann selbst entschieden werden.
- **Metaphorisches Lernen:** Sinnbildhafte Bezüge zwischen dem Handeln, dem Erleben und der aktuellen Lebenswelt der Patienten werden hergestellt (Übertragungsphänomene).
- **Bewusstsein:** Reflexion dient dazu, das Erlebte bewusst verstehen und einordnen zu können und einen Transfer zum eigenen Lebensalltag herzustellen.

Die neuen unmittelbaren Erfahrungen werden in der Therapiesituation mit den Patienten reflektiert: »*Wie war es für Sie, Vertrauen zu erleben?*«, »*Was hat dazu beigetragen, dass es Ihnen möglich war zu vertrauen?*«. So können die Erfahrungen einen innerpsychischen Veränderungsprozess anstoßen. Der Transfer des Gelernten in die Alltagssituationen wird dadurch erheblich erleichtert.

Ist es einem Patienten in der Therapie leichter gefallen, sich aufgrund erlebter Selbstkompetenz selbst zu vertrauen, wird es ihm in einer ähnlichen Alltagssituation ebenfalls leichter fallen, sich selbst zu vertrauen. Das therapeutische Klettern bietet einen neuen Rahmen zur Bearbeitung ganz elementarer psychotherapeutischer Themen, wie etwa Selbstwerterleben, Selbstwirksamkeitserfahrungen, Vertrauen in andere und sich selbst, Abhängigkeit vs. Unabhängigkeit, eigene Grenzen und Ängste, Frustrationstoleranz, Beziehung und soziale Einbindung, Geborgenheit usw.

Wenn der Klient nun in einer neuen und erfolgreichen Weise reagieren kann, dann bekommt diese neue Verhaltensstrategie eine unbewusste Verknüpfung mit seinem Alltag. So wie die alten Verhaltensmuster in die Therapie hineintransferiert werden (Übertragungsphänomene), passiert das Gleiche in umgekehrter Richtung. Dies ist zunächst unabhängig davon, inwieweit dieser Prozess vom Patienten bewusst (z. B. über die Reflexionen) verarbeitet wird. Im Ergebnis heißt das, dass dem Patienten in künftigen Situationen gleicher Struktur nun ein neues Verhaltensmuster zur Verfügung steht.

Zusammenfassend kann gesagt werden, dass Patienten sich beim therapeutischen Klettern gleichzeitig in 2 Realitäten befinden: in der erlebnistherapeutischen Situation (Mikrokosmos) und der gleichgestalteten Alltagssituation (Makrokosmos).

1.6 Warum wirkt therapeutisches Klettern? Effekte und Wirkfaktoren

Anne-Claire Kowald, Alexis Zajetz

1.6.1 Einleitung

Als Pädagogen und Therapeuten, die mit dem therapeutischen Klettern arbeiten, stehen wir vor 2 grundsätzlichen Fragen:

- Warum und worauf therapeutisches Klettern wirkt
- Wodurch wir Klettertherapeuten wirken

Im Laufe der Jahre ist das im Folgenden vorgestellte theoretische Modell über die Effekte und Wirkfaktoren des therapeutischen Kletterns entstanden. Dieses Kapitel stellt Theorien und Modelle über die Wirkung von Therapie und Pädagogik im Allgemeinen vor und stellt dabei die Verbindung zum therapeutischen Klettern her. In Kapitel 1.6.2 beschäftigen wir uns damit, *warum* und *worauf* das therapeutische Klettern wirkt. In Kapitel 1.6.3 werden die Effekte und Wirkfaktoren beschrieben, durch die wir Klettertherapeuten wirken, also das »*Wodurch*«.

Im Unterschied zu den meisten anderen Kapiteln in diesem Buch findet der Leser in diesem Abschnitt Inhalte vor, die viele Informationen zusammenführen, die zum Nachdenken und zur Bewusstseinsbildung anregen sollen. Der Text ist sicher keine »leichte Kost«, darauf möchten wir hinweisen. Die dargestellte Theorie umfasst die Darlegung unserer Thesen zur Wirkung des therapeutischen Kletterns. Für den Einsatz des therapeutischen Kletterns ist es für Therapeuten und Pädagogen eine Notwendigkeit, sich ein Bewusstsein über die vielschichtigen Impulse, die mit dieser Intervention gesetzt werden, zu verschaffen.

Dieses Modell umfasst physische, emotionale, kognitive und soziale Wirkbereiche. Es bildet eine theoretische Basis für das therapeutische Klettern. Dieser Leitfaden soll eine grundlegende Unterstützung für die Handlungsplanung und das Setzen von Interventionen beim therapeutischen Klettern sein. Der Mensch benötigt Konzepte und Modelle zum Erreichen seiner Ziele. In diesem Buch gehen wir von dem Modell aus, dass körperliche Aktivierung wie das Klettern einen Einfluss auf unsere Emotionen und unsere Gedanken hat. Wir gehen auch davon aus, dass eine positive Gruppenerfahrung beim Bouldern sich auf das Selbstwertgefühl eines Menschen auswirkt und dieses stärkt. Mit diesen Modellen beziehen wir uns auf einen spezifischen Ausschnitt der Realität. Wir treffen Aussagen über diese Realität und können damit wiederum Vorhersagen treffen.

Ein Beispiel, um die Komplexität der Wirkbereiche des therapeutischen Kletterns zu erläutern: Ein Jugendlicher mit einem sozial schwierigen Hintergrund, der im Laufe seines Lebens kaum gesundes Selbstwertgefühl und Selbstvertrauen entwickeln konnte, hat die Möglichkeit, in einem gruppentherapeutischen Setting beim Klettern an der Boulderwand neue Erfahrungen zu sammeln. Die positive Gruppenerfahrung, von den anderen Gruppenmitgliedern unterstützt zu werden, einander Mut zu machen und zu helfen, sich einem anderen anzuvertrauen, all dies wird eine positive Wirkung auf seine sozialen Kompetenzen haben. Die Erfahrung zu machen, ein Teil einer Gruppe zu sein und die eine oder andere Stärke an sich zu erkennen, wird sich stärkend auf sein Selbstwertgefühl auswirken.

An diesem Beispiel merken wir jedoch auch, wie sensibel sämtliche Wirkbereiche sind und welche große Verantwortung Therapeuten und Pädagogen tragen, die damit arbeiten. Die Gruppendynamik sollte dabei genau beobachtet werden, sodass dieser Jugendliche auch tatsächlich salutogene – also gesundheitsfördernde – Erfahrungen machen kann.

1.6.2 Effekte und Wirkfaktoren des therapeutischen Kletterns

Im Folgenden möchten wir unser **theoretisches Modell über Effekte und Wirkfaktoren** des therapeutischen Kletterns vorstellen. Dabei gehen wir von der Annahme aus, dass Therapie und Pädagogik auf den Körper, die Seele, den Geist und die sozialen Interaktionen eines Menschen wirken. Die theoretische Basis dafür bietet die integrative Therapie – in den 1960er-Jahren von Hilarion Petzold gegründet –, die als ganzheitliches therapeutisches Verfahren sowohl Psychotherapie, Leibtherapie, Soziotherapie als auch die Arbeit mit kreativen Medien umfasst. Der Mensch wird als »ganzer Mensch«, also in seiner leiblichen, emotionalen und kognitiven Realität und in seinen sozialen und ökologischen Bezügen wahrgenommen (Rahm et al. 1999) – und diese umfassen wiederum die Wirkbereiche der therapeutischen Arbeit. Des Weiteren beziehen wir uns in diesem Kapitel auf das Modell von Hofferer (2000).

Effekte und Wirkfaktoren des therapeutischen Kletterns umfassen:

- **physische Wirkfaktoren:** auf die Physiologie des Menschen, auf seinen Körper bezogen (▸ Tab. 1-2)
- **emotionale Wirkfaktoren:** auf seine Seele, sein Erleben, Spüren, auf all seine Emotionen bezogen (▸ Tab. 1-3)
- **kognitive Wirkfaktoren:** auf seinen Geist, sein Denken, sein Bewusstsein bezogen (▸ Tab. 1-4)
- **soziale Wirkfaktoren:** auf seine sozialen Interaktionen, seine Beziehungen und Mentalisierungen bezogen (▸ Tab. 1-5)

Tab. 1-2 Physische Wirkfaktoren und Effekte des therapeutischen Kletterns

Wirkfaktoren und Effekte	Erläuterung/Erklärung/Zusammenfassung
neurobiologische Wirkfaktoren	Auswirkung körperlicher Aktivität auf die Neurotransmitterregulation
Entwicklung koordinativer Fähigkeiten (Weineck 2010, S. 539 ff.)	**Kopplungsfähigkeit:** Fähigkeit, Teilkörperbewegungen untereinander und in Beziehung zu der auf ein bestimmtes Handlungsziel gerichteten Gesamtkörperbewegung zweckmäßig zu koordinieren **Differenzierungsfähigkeit:** Fähigkeit zum Erreichen einer hohen Feinabstimmung einzelner Teilkörperbewegungen und Bewegungsphasen, die mit großer Genauigkeit und Ökonomie durchgeführt werden kann

Tab. 1-2 *Fortsetzung*

Wirkfaktoren und Effekte	Erläuterung/Erklärung/Zusammenfassung
Entwicklung koordinativer Fähigkeiten (Weineck 2010, S. 539 ff.)	**Gleichgewichtsfähigkeit:** Fähigkeit, den gesamten Körper im Gleichgewicht zu halten und nach Bewegung dieses Gleichgewicht wiederherzustellen **Umstellungsfähigkeit:** Fähigkeit, während eines Handlungsablaufes auf eine wahrgenommene Situationsveränderung das Handlungsprogramm der neuen Gegebenheit anzupassen (Flexibilität) **Rhythmisierungsfähigkeit:** Fähigkeit, einen von außen vorgegebenen Rhythmus zu erfassen und motorisch zu reproduzieren sowie den eigenen verinnerlichten Rhythmus in einer Bewegung zu realisieren **Reaktionsfähigkeit:** Fähigkeit, auf einen bestimmten äußeren Reiz oder ein Signal mit einer schnellen und adäquaten körperlichen Aktion zu reagieren
Movement Produced Information (MPI)	physische Aktivierung und Konditionsförderung durch multiple sensorische und motorische Stimulierung; Bewegungen wie Haltung, Mimik oder Gestik informieren das Gehirn und wirken darauf; Förderung ausgeglichener Tonusregulation und Entspannungsfähigkeit

Tab. 1-3 Emotionale Wirkfaktoren und Effekte des therapeutischen Kletterns

Wirkfaktoren und Effekte	Erläuterung/Erklärung/Zusammenfassung
persönliche Erfahrungen	Das, was wir selbst erfahren haben, wirkt stärker und intensiver, als wenn wir nur darüber gesprochen hätten.
Erlebnisse	subjektiv verstanden: besondere Ereignisse, die einen hohen Erinnerungsgrad aufweisen und außergewöhnliche Emotionen wecken
korrigierende emotionale Erfahrungen	neue positive Erfahrungen zu machen und zu lernen, Emotionen erst einmal wahrzunehmen, voneinander zu unterscheiden und danach zu benennen
Erarbeitung positiver Zukunftsperspektiven	das gemeinsame Entwickeln positiver Lebensziele und Zukunftsperspektiven, Förderung von Mut und Abschwächen von Befürchtungen

Tab. 1-3 *Fortsetzung*

Wirkfaktoren und Effekte	Erläuterung/Erklärung/Zusammenfassung
ressourcenorientierte Erlebnisaktivierung und Förderung kreativer Erlebnismöglichkeiten	sich in seinen Stärken zu erleben, lernen seine Ressourcen besser zu nutzen und das vorhandene Ressourcenpotenzial zu vergrößern, Anregung zu kreativem und schöpferischem Tun als Form der Lebensbewältigung, der Entlastung und Bearbeitung von Problemen, der Selbstverwirklichung; somit Anregung zu »salutogenen Erfahrungen«
Unterstützung und Begleitung bei der Bewältigung von Alltagsproblemen bzw. der Lebensrealität	gemeinsames Suchen nach Lösungen und Bewältigungsstrategien für ganz konkrete Problemstellungen, Transfer der Lösungen in alltägliche Situationen
Förderung und Steigerung des positiven Selbstkonzeptes	Selbstwirksamkeitserfahrungen ermöglichen direktes Erleben von Handlungen, Kompetenzerweiterung durch ein »Wachsen an seinen Grenzen«

Tab. 1-4 Kognitive Wirkfaktoren und Effekte des therapeutischen Kletterns

Wirkfaktoren und Effekte	Erläuterung/Erklärung/Zusammenfassung
Phänomene wahrnehmen, erfassen, verstehen und erklären	das Einordnen und Verstehen von Erlebtem, Gewinnung eines Bewusstseins für die Ursprünge, Hintergründe und Funktionen problematischen Erlebens und Verhaltens
Förderung von Einsicht, Sinnerleben, Evidenzerfahrungen	Einsicht in Lebens- und Problemzusammenhänge, Verstehen von Zusammenhängen und Hintergründen
Mentally Imagined Motor-Actions (MIM)	Gefühle und Leiblichkeit werden über vorgestellte Bilder beeinflusst oder verändert.
Visualisieren	bildhafte Vorstellung eines gewissen Ziels mit den dazugehörigen Gefühlen
Förderung von Lernmöglichkeiten, Lernprozessen und Interessen	Die persönlichen Formen des Lernens und des Interesses werden thematisiert, die individuellen »Lernstile« bewusst; konstruktive Potenziale können erkannt und entwickelt werden.

Tab. 1-5 Soziale Wirkfaktoren und Effekte des therapeutischen Kletterns

Wirkfaktoren und Effekte	Erläuterung/Erklärung/Zusammenfassung
Förderung tragfähiger sozialer Netzwerke und Ermöglichung von Solidaritätserfahrungen	Entwicklung einer aktiven Beziehungsgestaltung und Aufbau eines tragfähigen sozialen Netzwerkes; der Mensch benötigt einen Raum bzw. Platz in seinem sozialen Umfeld zum Sein, er benötigt Bezugspersonen, die ihn in seinem So-Sein annehmen und durch die er die Erfahrung seiner Einzigartigkeit machen kann.
Beziehung	Die Erfahrung einer emotionalen Verbindung zu einem anderen Menschen, eines »sicheren Hafens«, den man bei Stress oder Angst aufsuchen kann, das Hier und Jetzt des Miteinanderseins und Miteinander-Kommunizierens; Denken, Handeln und Fühlen sind gegenseitig aufeinander bezogen.
einfühlendes Verstehen	Korrigierende emotionale Erfahrungen des Miteinanders wirken als Gegenpol zu negativen biografischen Einflüssen und Erinnerungen; sich in das Erleben des anderen Menschen einzufühlen und nichtwertend auf ihn einzugehen.
emotionale Annahme und Stütze	Das Eingehen auf die momentane Befindlichkeit und die Bedürfnisse des Klienten; dieser erlebt dadurch Akzeptanz, Ermutigung, Trost und positive Zuwendung; Selbstwertgefühl, Selbstakzeptanz und Selbstvertrauen werden dadurch gefördert.
Förderung kommunikativer Kompetenz und Beziehungsfähigkeit	die Fähigkeit, mit anderen Menschen in Beziehung zu sein, die Erschließung und Erprobung von Kommunikationsmöglichkeiten und der Transfer in den Alltag
Förderung des emotionalen Ausdrucks	Das Zeigen von Gefühlen und das Sprechen darüber weisen eine heilsame Wirkung auf.
Erarbeitung positiver Zukunftsperspektiven	Auseinandersetzung mit Plänen, Zukunftsvisionen und Lebenszielen
soziale Kompetenz	eine Vielzahl von Fertigkeiten, die für die soziale Interaktion nützlich oder notwendig sind; die Fähigkeit, andere zu verstehen sowie sich ihnen gegenüber der Situation angemessen und geschickt zu verhalten
Interactional Movement Coordination (IMC)	Synchronisierung in Kommunikation und Interaktion (Spiegelneuronen)
Mentalisierung	die Fähigkeit, am Verhalten des anderen »ablesen« zu können, was in ihm vorgeht

Physische Wirkfaktoren

Dieses Kapitel soll die Zusammenhänge und die gegenseitige Beeinflussung von körperlicher Aktivität bzw. körpertherapeutischem Arbeiten zu den Emotionen, den Kognitionen und dem sozialen Verhalten eines Menschen im Rahmen des therapeutischen Kletterns herauskristallisieren.

Neurobiologische Wirkfaktoren

Körperliche Aktivität unter Ausdauerbedingungen – somit auch das Klettern – hat eine klinisch beachtenswerte Wirkung. Sie nimmt deshalb in der pädagogischen und therapeutischen Arbeit immer häufiger eine wesentliche Rolle ein. Wir wissen aus zahlreichen Studien, dass ein Zusammenhang zwischen körperlicher Aktivität, der Konzentration von Neurotransmittern sowie der Zunahme der Serotoninproduktion im limbischen System besteht. Dies wird im Kapitel 1.2 näher beschrieben.

Entwicklung koordinativer Fähigkeiten

Therapeutisches Klettern fördert und entwickelt die Wahrnehmung und Erfahrungen der physischen und psychischen Grundbedürfnisse bei Kindern und Jugendlichen. Es ermöglicht die Entwicklung und Festigung der Grundfertigkeiten in den koordinativen Fähigkeiten sowie der Wahrnehmungs- und Konzentrationsfähigkeit. Klettern befriedigt das Grundbedürfnis des Kindes nach intensiver Bewegung und führt zu einer Verbesserung der allgemeinen Vitalität und der konditionellen Fähigkeiten.

Die koordinativen Fähigkeiten lassen sich bei Kindern im Alter zwischen dem 7. Lebensjahr bis zum Eintritt der Pubertät am besten entwickeln und fördern. Die einzelnen Komponenten erhalten in dieser Zeit ihren größten Entwicklungsschub (Weineck 2010). Der rechtzeitige Erwerb koordinativer Fähigkeiten ist deshalb für den späteren Grad der Entwicklungsfähigkeit grundlegend. Unter den koordinativen Fähigkeiten werden folgende Fertigkeiten verstanden: Kopplungsfähigkeit, Differenzierungsfähigkeit, Gleichgewichtsfähigkeit, Orientierungsfähigkeit, Rhythmisierungsfähigkeit, Reaktionsfähigkeit und Umstellungsfähigkeit. Kinder und Jugendliche erlernen dabei bei gewollten oder ungewollten Bewegungen, die Orientierung nicht zu verlieren, auf verschiedene Reize schnell und adäquat zu reagieren, den Körper im Gleichgewicht zu halten bzw. das Gleichgewicht wiederherzustellen, einen Bewegungsablauf im eigenen Rhythmus auszuführen, einen Bewegungsablauf sicher, ökonomisch (richtige Dosierung des Krafteinsatzes) und genau durchzuführen, sie erwerben Flexibilität sowie die Fähigkeit, Teilkörperbewegungen mit Gesamtkörperbewegungen zu koordinieren.

Movement Produced Information (MPI)

In der integrativen Therapie werden Leib- und Bewegungsphänomene genutzt, um spezifische therapeutische Effekte zu erzielen. Ein Lächeln informiert das Gehirn und erhöht den Endorphin-Level, eine aufrechtere Haltung bewirkt eine emotionale Aufrichtung, mehr Selbstbewusstsein und einen größeren Weitblick. Die Veränderung von Gestik, Mimik und Haltung wirken sich auf den emotionalen und kognitiven Bereich des Menschen aus. Die integrative Therapie spricht hier von »**Movement Produced Information**« bzw. von »Bottom-up-Techniken« (Petzold 2003).

Beim Lächeln eines Klienten am Top einer Kletterroute, weil er Freude und Stolz darüber empfindet, die Schwierigkeiten mit seiner eigenen Körperkraft, seinem Mut und Willen überwunden und geschafft zu haben, wird die Aufmerksamkeit auf das leibliche Selbsterleben gerichtet. Diese Aktivitäten informieren das Gehirn; körperliche Aktionen lösen emotionale Reaktionen aus. Klettern bietet genuin etwas Antriebsteigerndes und die Möglichkeit, unmittelbar Freude zu erleben. Die Movement Produced Information (MPI) fördert somit einen positiven Selbstbezug, eine differenzierte leibliche Selbstwahrnehmung, eine Bekräftigung positiver Kontrollüberzeugungen, sie unterstützt eine ausgeglichene Tonusregulation und Entspannungsfähigkeit.

> »Ich fühle, also bin ich!«
>
> *(Petzold 2003, S. 607)*

Emotionale Wirkfaktoren

Persönliche Erfahrungen haben eine Wirkung, wenn Körper, Seele und Geist mit einbezogen werden. Beim Klettern spürt der Kletterer seinen Körper: Muskelkraft, aufsteigende Körperwärme, Herzschlag ... Er fühlt Emotionen wie Freude, Unsicherheit, Vertrauen und er hat Gedanken wie z. B. »*Das schaff ich sicher!*« Therapie wird intensiver, wenn körperliche Erlebnisse in Zusammenhang mit dem therapeutischen Thema – z. B. der Förderung des Selbstwertes – stehen. Es ist für Klienten ein großer Unterschied, ob der Therapeut mit ihnen über das Thema Vertrauen *nur* spricht oder ob sie Vertrauen während des Kletterns erleben können.

Unter einem **Erlebnis** wird ein besonderes Ereignis aus subjektiver Sicht des Erlebenden verstanden, welches einen hohen Erinnerungsgrad aufweist und außergewöhnliche Emotionen weckt (Müller 2002). Ein Erlebnis ist also eine absolut subjektive Erfahrung.

> »Erlebnisse sind Bewusstseinsvorgänge, in denen der Mensch tief innerlich und ganzheitlich von der Sinn- und Wertfülle eines Gegenstandes ergriffen wird. Der Mensch wird im Kern seiner Persönlichkeit betroffen von dem wesenhaften Zug, der ihm aus einem Stück Welt entgegenstrahlt.«
>
> *(Klawe u. Bräuer 2001, S. 12)*

Klettern ist eine Bewegungsform, die eine Vielzahl an Emotionen und Erlebnissen hervorruft (▶ Kap. 1.3). Das therapeutische Klettern ermöglicht Kindern und

Jugendlichen das Verbinden von Lust und Leistung. Hofferer und Royer (2000) zeigen auf, dass Kinder zur Bewältigung ihrer Probleme komplexe Situationen mit einer hohen Erlebnisqualität benötigen. Das therapeutische Klettern stellt hierfür eine ideale Methode dar. Kinder können beim Klettern ihr Erleben unmittelbar zum Ausdruck bringen. Gleichzeitig bietet es die Chance, ihre Probleme und Konflikte zu überwinden. In diesem enorm »komplexen Anforderungsraum«, so Hofferer, steht das Kind mit dem Therapeuten in einer ganz realen und fassbaren Situation, in der konkrete Beziehungs-, Ich-Aktivitäts- und Bewältigungserfahrungen gemacht werden können (Hofferer u. Royer 2000).

Von Bedeutung als Wirkfaktor für das therapeutische Klettern sind auch die sog. **korrigierenden emotionalen Erfahrungen**. Dabei geht es meist darum, zuerst einmal zu lernen, die eigenen Emotionen überhaupt wahrzunehmen, voneinander zu differenzieren und sie anschließend benennen zu können. Auch die »Nach-Beelterung« – das Erleben der Therapeutin als »gute Mutter« oder des Therapeuten als »guter Vater« – kann durch deren einfühlendes Verstehen und Wertschätzung einen Mangel ausgleichen und eine neue positive Erfahrung ermöglichen (soziale Wirkfaktoren, ▶ S. 62 ff.).

Dem Wirkfaktor der **ressourcenorientierten Erlebnisaktivierung und Förderung kreativer Erlebnismöglichkeiten** kommt beim therapeutischen Klettern eine wesentliche Rolle zu. Die Klienten können sich in ihren Stärken erleben, lernen ihre Ressourcen besser zu nutzen und ihr Ressourcenpotenzial zu vergrößern. Sie machen Selbstwirksamkeitserfahrungen, ihr Erlebens- und Handlungsspielraum wird erweitert und es gelingen positive Bewältigungserfahrungen im Umgang mit ihren Problemen. Durch Bewegung, Spiel oder Experimente werden alternative Erfahrungsmöglichkeiten bereitgestellt, die zur Entwicklung von Selbstwahrnehmung, persönlicher Souveränität und Vielfalt der Persönlichkeit beitragen (weitere Anregungen ▶ Kap. 9). Das therapeutische Klettern kann somit leibliche Bewusstheit (»Awareness« und »Consciousness«) unterstützen, indem die Klienten aufgefordert werden, körperliche Empfindungen wahrzunehmen, die sich in ihren Gefühlen entfalten (Petzold 2003).

Häufig sind die Möglichkeiten der Klienten zum Erleben und Erfahren der Welt sehr reduziert bzw. beschnitten. Konkret heißt dies für das therapeutische Klettern, dass Klienten Anregungen zu kreativem Tun bekommen können. In der Literatur wird z. B. bei Petzold die »heilungsfördernde Wirkung« vielfältiger, sensibler Wahrnehmungen mit allen Sinnen, z. B. auch der Natur, sowie die »heilende Kraft des Schöpferischen« immer wieder beleuchtet (Petzold 2003, S. 1042). Klettern ermöglicht den Zugang zu salutogenen Erfahrungen, denn in jeder Situation ist der Kletterer herausgefordert, das Kletterproblem auf seine Art und Weise kreativ zu lösen.

Diese Anregungen, die das Klettern mit sich bringt, stehen symbolisch für eine Form der Lebensbewältigung, der Entlastung, der Bearbeitung von Problemen und der Selbstverwirklichung. Beim therapeutischen Klettern werden oftmals Lösungen für ein Kletterproblem von Therapeut und Klient gemeinsam erarbeitet. Hier dürfen durchaus kreative Lösungsideen umgesetzt werden. Dies eröffnet einen Zugang zu »salutogenen Erlebnissen«, wenn der Klient die Erfahrung macht, ein Problem gelöst zu haben.

Eine **Unterstützung und Begleitung bei der Bewältigung von Alltagsproblemen bzw. der Lebensrealität** gehört zu den besonders wirksamen Therapiefaktoren. Viele der Klienten haben die Erfahrung gemacht, dass sie häufig mit ihren Problemen alleingelassen wurden. Eine therapeutische Beziehung, in der der Therapeut die Probleme des Klienten ernst nimmt und mit diesem gemeinsam nach Lösungen und Bewältigungsstrategien sucht, ist für eine gelingende therapeutische Beziehung von großer Bedeutung. Beim Klettern stößt der Kletterer meist relativ rasch auf ein »Kletterproblem«, auf eine vorerst unüberwindbar scheinende schwierige Passage in einer Kletterroute. Ein gemeinsames Suchen und Finden von Lösungsmöglichkeiten kann eine heilsame Erfahrung für einen Klienten sein.

Das therapeutische Klettern ist auch ein Medium zur **Förderung und Steigerung des positiven Selbstkonzeptes und von Selbstwirksamkeitserfahrungen.** Der herausragende Aspekt liegt in der Unmittelbarkeit des selbstwirkenden Ursache-Wirkung-Erlebnisses »Klettern«. Die Klienten erleben auf unverfälschte Art und Weise die Auswirkungen ihres Handelns: unkonzentriertes Verhalten, ungenaues Greifen oder Treten führen meist zu einem Abrutschen oder Herabfallen aus der Senkrechten. Die Kletterwand tritt hier als »dritte Einheit« zwischen Klient und Therapeut. Der Therapeut muss selbst nicht unbedingt als Feedback-Gebender eingreifen. Der Vorgang erklärt sich dem Klienten von selbst. Die Bedeutung des Kletterns für die Entfaltung von Selbstkonzept und Selbstwirksamkeit liegt dabei auch in den Grenzerfahrungen, die das Klettern mit sich bringt. Erst durch diese Erfahrungen ist ein Wachstum im Sinne von Kompetenzerweiterung möglich: **An seinen Grenzen wachsen!** Erklärungsgrundlage dafür bildet das Lernzonen-Modell (▸ Kap. 3.2.2). Die Erlebnispädagogik zieht es zur Erklärung handlungsorientierter Lernprozesse heran. Durch zahlreiche positive Erfahrungen wird der Klient von seinem Können überzeugt. Diese subjektive Bewertung des persönlichen Handelns ist von großer Bedeutung (Deffner 2009).

Kognitive Wirkfaktoren

Der Prozess des Verstehens beginnt mit dem **Wahrnehmen der Phänomene.** Welche körperlichen, emotionalen, kognitiven Phänomene nimmt ein Klient während des Kletterns wahr? Als Beispiel: »*An dieser Stelle traue ich mich nicht mehr weiter*« oder »*Ich gebe alles, um mein Ziel zu erreichen, auch wenn ich danach völlig erschöpft bin*«. Der nächste Schritt im Prozess des Verstehens ist das **Erfassen** von Strukturzusammenhängen im Selbst- und Weltbezug. Kennt ein Klient von sich die soeben wahrgenommenen Phänomene, »sich oftmals etwas nicht zuzutrauen« oder »bis zur Erschöpfung zu arbeiten«?

Ein weiterer Schritt in diesem Prozess ist das **Verstehen.** Kann der Klient sich selbst und sein Erleben einordnen und verstehen? Als Beispiel: »*Weshalb traue ich mich nicht weiterzuklettern? Was befürchte ich?*« oder »*Weshalb ist mir das*

Erreichen meiner Ziele wichtiger als mein psychisches und physisches Wohlbefinden?« Der kognitive Wirkfaktor von Therapie kann hier eine »motivationale Klärung« bewirken. Dies bedeutet, dass der Klient ein klares Bewusstsein für die Ursprünge, Hintergründe und Funktionen seines problematischen Erlebens und Handelns gewinnen kann. Gelingen diese Schritte von Wahrnehmen, Erfassen und Verstehen, gelangt der therapeutische Prozess zum **Erklären**. Kann der Klient nun Klarheit in Bezug auf sich selbst oder andere bekommen?

Hofferer (2000) erwähnt die Förderung und Verbesserung der Wahrnehmungs- und der Konzentrationsfähigkeit bei Kindern und Jugendlichen. Sie erlernen mit ihren Sinnen differenzierter wahrzunehmen und sind mit ihrer ganzen Konzentration und Aufmerksamkeit bei der Sache.

Zusätzlich zum Verstehen ist für die kognitiven Wirkfaktoren die **Förderung von Einsicht, Sinnerleben und Evidenzerfahrungen** von zentraler Bedeutung – nämlich die Einsicht in Lebens- und Problemzusammenhänge bzw. Krankheitsbedingungen. Beim therapeutischen Klettern geht es darum, dass die Klienten Zusammenhänge und Hintergründe – also Ursachen und Wirkungen – verstehen und handlungsleitende Übungsmöglichkeiten für die Strukturierung ihres Alltags erhalten (Transfer; Petzold 2003). Die Frage *»Mit welchen Problemen könnte der Klient in der nächsten Route konfrontiert sein?«* kann für Selbstwirksamkeitserfahrungen, Handlungsplanung, vorausschauendes Denken, Mentalisierung und den Transfer in den Alltag von Bedeutung sein. Hat der Klient dann für die Kletterroute eine Bewältigungsstrategie gefunden – z. B. sich die Herausforderungen genau anzusehen, im Voraus zu überlegen, wie er sie angehen wird, und genug Pausen einzulegen, damit er am Ziel nicht völlig erschöpft ankommt –, dann kann der Transfer in seinen Alltag besprochen werden. Welche der soeben erfahrenen Bewältigungsstrategien (in unserem Beispiel: Handlungsplanung und Zeiten für Erholung einplanen) könnten ihm bei den anstehenden Herausforderungen oder Problemen in seinem Job nützlich sein?

> Das erfasste, verstandene und erklärte Wahrgenommene eröffnet neue oder andere Blickwinkel auf die Wirklichkeit, die Lebenswelt.

Im Abschnitt »Physische Wirkfaktoren« (▶ S. 57 f.) wurde die Movement Produced Information (MPI) beschrieben. Als Gegenstück dazu gibt es bei den kognitiven Wirkfaktoren die **Mentally Imagined Motor-Actions (MIM)**. Hier werden mentale Ansätze verwendet, um Gefühle und Leiblichkeit zu beeinflussen (Petzold 2003). Bei den MIM auch »Top-down-Techniken« bzw. »From Mind to Muscle« (Waibel u. Jakob-Krieger 2009) genannt, werden über Vorstellungen, Bilder oder Imaginationen Einflüsse bzw. Veränderungen auf der Ebene der Leiblichkeit angestoßen.

Aus dem Sport, v. a. dem Skisport, ist den meisten das **Visualisieren** (Mentaltraining) ein Begriff. Skirennläufer stellen sich mit geschlossenen Augen ihre Rennstrecke vor und machen mit den Händen und dem Körper die Bewegungen dazu. Sportler stellen sich oftmals im Zuge eines solchen Mentaltrainings ihr Ziel – z. B. die Siegerehrung auf dem 1. Platz – vor. Bei dieser bildhaften Vorstellung eines bestimmten Ziels sind die dazugehörigen Gefühle von enormer Bedeutung.

Beim therapeutischen Klettern kann der Klient dazu angeleitet werden, sich z. B. vorzustellen, am Top der Kletterroute angekommen zu sein oder einen bestimmten Bewegungsablauf für eine schwere Kletterpassage einzuüben. Einerseits kann er sich eine bildhafte Vorstellung davon machen und andererseits die dazugehörigen Gefühle erwecken. So können erwünschte Bewegungsabläufe richtig abgespeichert und neu »einprogrammiert« werden. Die Vorstellung, das Ziel zu erreichen, verstärkt die entsprechende und notwendige Willensentscheidung und Motivation. Insbesondere Menschen mit Depressionen malen sich im Voraus oft aus, dass ihnen etwas nicht gelingen wird. Eine therapeutische Intervention kann hier sein, dass sie versuchen sollen, sich das Ankommen am Top vorzustellen. Wie würde es sich anfühlen, dort oben zu sein?

Therapeutische Prozesse sind Lernprozesse. Das Leben ist ein ständiges Lernen in der Auseinandersetzung mit der Umwelt. Ein weiterer kognitiver Wirkfaktor ist die **Förderung von Lernmöglichkeiten, Lernprozessen und Interessen.** Bei vielen Klienten kann beobachtet werden, dass ihre Probleme u. a. auch damit verbunden sind, dass ihre Lernmöglichkeiten und Interessen gehemmt, eingeschränkt oder behindert worden sind.

Soziale Wirkfaktoren

Förderung tragfähiger sozialer Netzwerke und Ermöglichung von Solidaritätserfahrungen: Der Mensch wird in ein soziales System, in schon bestehende Beziehungen (z. B. zwischen den Eltern, den Geschwistern und den Eltern, den Großeltern usw.) hineingeboren. Er bekommt in diesem System einen Platz, *seinen* Platz. Er braucht »Raum zum Sein«, er benötigt aber auch Bezugspersonen, die ihn in seinem Sosein annehmen und wertschätzen. Für seine Entwicklung sind auch die Erfahrung seiner Einzigartigkeit, der Bezug zu einem Wertesystem und zu Sinnerfahrungen von größter Bedeutung. Vor allem beim Bouldern in Gruppen kann an der Entwicklung einer aktiven Beziehungsgestaltung und am Aufbau eines tragfähigen sozialen Netzwerkes gearbeitet werden. Hofferer (2000) erwähnt in diesem Zusammenhang die Förderung von sozialer Wahrnehmung, Verantwortung und Disziplin bei Kindern und Jugendlichen.

Wirkfaktor Beziehung: Die Bindungstheorie befasst sich mit den frühen Einflüssen der Interaktion zwischen Mutter (Bezugsperson) und Kind und deren Bedeutung für die emotionale Entwicklung des Kindes. Sie versucht so die Entstehung und Veränderung von starken gefühlsmäßigen Bindungen zwischen Individuen in ihrem gesamten Leben zu erklären. Sie versteht Bindung als ein Emotionsregulationsmuster (z. B. Selbstberuhigung, Ausdruck des Bedürfnisses, Ablenkung, kognitive Regulation), das vom Säugling in Situationen aktiviert wird, in denen er Stress, Angst, negative Emotionen oder Überforderung erlebt und sich nicht selbst ausreichend regulieren kann (Brisch 2009; ▶ Kap. 6.2).

Der Mensch hat ein grundlegendes, angeborenes Bedürfnis nach Beziehung und Bindung, welches sowohl in der frühkindlichen Entwicklung als auch in der Therapie von zentraler Bedeutung ist. Ausgehend von diesen Erkenntnissen betonen Stern und Kernberg die wichtige Bedeutung des Beziehungsgeschehens innerhalb des therapeutischen Prozesses (Kernberg 1992).

Beziehung an sich gilt seit Langem in der pädagogischen und therapeutischen Arbeit als Wirkfaktor. Die Beziehungsarbeit zwischen Pädagoge/Therapeut und Klient ist daher der entscheidende Faktor für ein Gelingen der Therapie. In gewissem Sinne vernetzen sich in diesem Wirkfaktor die soeben beschriebenen Wirkfaktoren von Körper, Emotion und Kognition.

Basis jeder pädagogischen und therapeutischen Tätigkeit ist die Beziehung. Die Qualität der Beziehung ist der Rahmen, die Grundlage und das Medium des pädagogischen und therapeutischen Entwicklungsprozesses.

Ein Aspekt von Beziehung ist der Wirkfaktor **einfühlendes Verstehen.** Der Klient soll sich möglichst von seinem Therapeuten »so gesehen fühlen, wie er ist«. Er soll sich in seiner Lebenssituation, mit seinen Problemen, seinem Leiden gesehen und verstanden fühlen. Vonseiten des Therapeuten erfordert dies, dass er bereit ist, sich seinem Klienten gegenüber empathisch, mitfühlend und wertschätzend zu verhalten. Er spürt genau die Gefühle und persönlichen Bedeutungen, die der Klient erlebt, und teilt dieses Verstehen dem Klienten mit.

Ein weiterer Wirkfaktor auf der Beziehungsebene ist **emotionale Annahme und Stütze.** Die Klienten erfahren und erleben beim therapeutischen Klettern oft zum ersten Mal das Eingehen des Therapeuten auf ihre momentane Befindlichkeit und die daraus resultierenden Bedürfnisse. Es kann vorkommen, dass ein Klient an einem Tag mehr Zug am Seil benötigt als in den vorangehenden Stunden, weil er an diesem Tag emotional instabil ist. Emotionale Annahme und Stütze bedeutet: Akzeptanz, Entlastung, Trost, Ermutigung, positive Zuwendung, insbesondere Förderung von Selbstwertgefühl, Selbstakzeptanz und Selbstvertrauen. Dies bewirkt eine Reduktion negativer Gefühle und Kognitionen, wie z. B. Minderwertigkeit, Schuld, erlernte Hilflosigkeit, Scham usw. Der Therapeut kann den Klienten an einer schweren Stelle ermutigen und ihn daran erinnern, dass er ein ganz ähnliches Kletterproblem in einer anderen Route gerade eben selbst gut gelöst hat. Somit kann der Therapeut auf Ressourcen und bewährte Problemlösungsstrategien zurückgreifen und diese aktivieren. Dieser Wirkfaktor der emotionalen Annahme und Stütze ist mit dem des einfühlenden Verstehens unlösbar verbunden.

Die **Förderung kommunikativer Kompetenz und Beziehungsfähigkeit** stellt einen weiteren Faktor dar, der beim therapeutischen Klettern eine zentrale Rolle einnimmt. Viele Klienten sind in ihren Möglichkeiten, mit anderen Menschen zu kommunizieren, eingeschränkt. Es fehlt ihnen an sozialen Kompetenzen (»social skills«), an Rollenflexibilität, an Ausdrucksvermögen. Es mangelt ihnen an Empathie, weil sie diese selbst nie erhalten haben. Beim therapeutischen Klettern werden diese Kompetenzen und Fähigkeiten auf eine ganz natürliche Art und Weise gefördert. Denn Kletterer und Sicherer müssen miteinander reden und sich gegenseitig mitteilen, was jeder braucht. Es kann sein, dass der Kletterer ein strafferes Seil einfordert und dass der Sicherer sich vom Kletterer wünscht, dass dieser nicht so schnell hinaufklettert, weil er mit dem Sichern gar nicht nachkommt.

Pädagogen und Therapeuten können den Klienten hier Hilfestellungen geben, um neue Kommunikationsmöglichkeiten zu erproben und in ihrem Alltag schlussendlich auch umzusetzen. Gelingende Kommunikation macht Menschen kommunikativer und kommunikativ kompetenter.

Das Zeigen von Gefühlen und das Sprechen darüber bewirkt eine kathartische – reinigende – Entlastung (Schelp u. Kemmler 1988). Die **Förderung emotionalen Ausdrucks** findet sich besonders in erlebnisaktivierenden Verfahren, wie z. B. dem therapeutischen Klettern. Gerade mit Blick auf die neuere Emotionspsychologie wird dem Faktor »Förderung emotionalen Ausdrucks« zunehmend Beachtung zu schenken sein, insbesondere wenn man Psychotherapie als »emotionale Differenzierungsarbeit«, als Behandlung »dysfunktionaler emotionaler Stile« oder als die Beeinflussung von »Grundstimmungen« auffasst. Als Klettertherapeuten können wir den Klienten nach einer Übung auf der Boulderwand oder beim Seilklettern fragen: »*Wie hat es sich eben angefühlt?*« oder »*Welche Gefühle haben Sie an der leichteren Passage, welche an der schwierigeren Stelle wahrgenommen?*«

Die Identität eines Menschen gründet nicht nur in seiner Vergangenheit. Sie umfasst auch seine gegenwärtige Befindlichkeit und seine Zukunftsvorstellungen, Wünsche, Visionen, Erwartungen an das Leben. Fehlende Lebensziele oder ein zusammengebrochener Zukunftshorizont kennzeichnen viele Krisen und psychische Erkrankungen. Die **Erarbeitung positiver Zukunftsperspektiven** ist daher äußerst relevant. Hier geht es um den Aufbau und die Bekräftigung von Sicherheit und Hoffnungen, den Abbau von Befürchtungen und Katastrophenerwartungen, um die Auseinandersetzung mit Plänen, Zukunftsvisionen und Lebenszielen (Petzold 2003). Es können z. B. Ziele für die nächste Kletterroute erarbeitet werden, beispielsweise wenn der Klient sich etwas mehr zutrauen und die Klettertechnik »dynamisches Klettern« üben möchte oder der Klient mit restlichen Kraftressourcen am Top der Kletterroute ankommen will.

Soziale Kompetenz: Deffner (2009) beschreibt die Entwicklung sozialer Fähigkeiten beim therapeutischen Klettern folgendermaßen: **Soziales Lernen** geschehe in Handlungsfeldern wie dem therapeutischen Klettern, welche die Fähigkeit zu Kooperation, positiver Emotionalität, Problemlösung, Kommunikation, Vertrauen und Integration erfordern. Durch das Klettern könnten mit gezielten Angeboten die sozial-emotionalen Kompetenzen der Klienten gefördert und verbessert werden. Gelingt es den Therapeuten oder Pädagogen, die Lösungs- und Handlungsanforderungen des Angebotes so zu gestalten, dass sie dem Kompetenzniveau des Klienten möglichst entsprechen, erlebt dieser in hohem Maße seine

Selbstwirksamkeit. Dies beinhaltet ein sukzessives Erweitern seiner Grenzen – durch das Auswählen einer neuen und etwas anspruchsvolleren Route – mit dem Fokus auf dem Ermöglichen von Erfolgserlebnissen (Deffner 2009).

Neben den Movement Produced Information (MPI) bei den körperlichen Wirkfaktoren und den Mentally Imagined Motor Actions (MIM) bei den kognitiven Wirkfaktoren kann im Bereich der sozialen Wirkfaktoren die **Interactional Movement Coordination** (IMC) wirken. Damit ist die stattfindende Synchronisierung in Kommunikation bzw. Interaktion gemeint, wie sie sich bei Modellvorgaben, Nachahmung oder Widerspiegelung zeigt (Petzold 2003, S. 1080 ff.) Die Entdeckung der Spiegelneuronen hat diese Vorgänge jetzt neurowissenschaftlich fundiert. Wertvoll sind in diesem Fall gruppentherapeutische Settings, in denen die Teilnehmer sich gegenseitig beim Klettern zuschauen können, einander Hilfestellungen und Tipps geben.

Die **Mentalisierung** gilt als weiterer zentraler Wirkfaktor des therapeutischen Kletterns. Damit ist die Fähigkeit gemeint, am Verhalten des anderen »ablesen« zu können, was in dessen Kopf vorgeht. Beim Klettern kann sich der Sicherer anhand seiner Beobachtungen, wie der Kletterer sich verhält – z. B. unsicher wirkende Bewegungen – in den Kletterer »hineindenken« und dessen Gefühle, Gedanken oder Wünsche daraus ableiten. Wesentlich dabei ist die Erkenntnis, dass es dabei immer um die *eigenen* Vorstellungen über die Gefühle, Einstellungen, Überzeugungen, Wünsche oder Gedanken des anderen geht. So kann der Sicherer den Kletterer fragen, ob er sich nun etwas Bestimmtes wünsche, um wieder sicherer klettern zu können. Beim therapeutischen Klettern kann somit gegenseitig geübt und erfahren werden, ob die eigenen Mentalisierungen auch mit den realen Gedanken des anderen übereinstimmen.

Die Wirksamkeit des therapeutischen Kletterns lässt sich durch ein komplexes Zusammenspiel vieler Faktoren innerhalb eines intersubjektiven Prozesses beschreiben.

1.6.3 Wodurch wirken wir Therapeuten oder Pädagogen beim therapeutischen Klettern?

Die oben genannten Faktoren beschreiben, *»warum«* und *»worauf«* therapeutisches Klettern wirkt. Im diesem Abschnitt stellen wir Überlegungen an, *»wodurch«* wir als Pädagogen oder Therapeuten wirken, um bewusster vorgehen zu können. Diese Unterscheidung mag auf den ersten Blick überflüssig wirken, da beides denkungsgleich wirkt – sie ist es jedoch nicht.

Ein Beispiel: Wenn eine Gruppe miteinander interagiert und sich dabei im Sinne eines sozialen Wirkfaktors viel ereignet, kann es sein, dass wir uns ganz aus dem Prozess heraushalten, nur auf das Erleben setzen und selbst sozial nicht vorkommen. Der Wirkfaktor könnte aus Teilnehmersicht »Beziehungen und Soziales«, aus Therapeutensicht »Erleben« sein.

Folgende Einteilung dessen, »*wodurch*« wir wirken, hat sich im Rahmen unserer Ausbildungen am Institut für Therapeutisches Klettern (ITK) und unserer Erfahrungen aus der Praxis über die Jahre bewährt:

- Beziehung
- Erkenntnis
- Erleben

Anhand dieser Einteilung ist es möglich, unser Tun gestalten und hinterfragen zu können, und zwar vor dem Hintergrund der Frage: »*Was steht gerade im Fokus meiner Intervention?*« Die 3 Punkte werden im Folgenden näher erklärt.

Ein erster entscheidender Wirkfaktor ist die **Beziehung** zwischen dem Betreuer und dem Klienten. Im Rahmen dieser idealerweise gelungenen Beziehung können neben alte Beziehungsmuster neue Muster gestellt werden, welche dann im Alltag immer häufiger aktiviert werden können bzw. auch den Umgang des Klienten mit sich selbst mitbestimmen. Wie sehr ich von diesem Wirkfaktor Gebrauch machen kann, hängt natürlich entscheidend davon ab, wie viel Zeit zur Verfügung steht. Manchmal jahrelange Betreuungssituationen, z. B. in einem sozialpädagogischen Setting, bilden hier eine ideale Basis. Im Sinne der Objektbeziehungstheorie kommt es zur Etablierung neuer Objektbeziehungsdyaden. Gerade bei der Begleitung im Rahmen schwerer Persönlichkeitsstörungen kommt dem Faktor Beziehung eine große Bedeutung zu, stellt die Störung doch quasi den konstanten Versuch dar, Beziehung zu vermeiden, auszunutzen oder zu zerstören.

Den zweiten Faktor bezeichnen wir als **(Selbst-)Erkenntnis**. Damit ist jede Form von Bewusstwerdung gemeint. Ein paar Beispiele für Erkenntnisse:

- Wie sehen meine Beziehungsmuster aus?
- Warum stresst mich eine autoritäre Person so sehr?
- Auch andere Personen fühlen so wie ich (oft ist der Gedanke »*nuuur ich …*«).
- Wenn ich den Nacken entspanne, werden die Kopfschmerzen weniger.
- Als Gruppe konnten wir mehr erreichen, es zahlt sich aus, mit anderen zu kommunizieren.
- Ich bin sehr kreativ.
- Meine Großmutter hat meinen Körper hässlich gefunden, nun finde ich das auch.

Die Art der Erkenntnisse und die Techniken, sie zu gewinnen, wird sich zwischen den Berufsgruppen sehr unterscheiden (► Kap. 7).

Den dritten Faktor haben wir **Erlebnis** getauft. Hier geht es also nicht um die Beziehung zum Therapeuten oder Pädagogen und auch nicht direkt um eine Erkenntnis, sondern um das Spüren und Erleben.

Ein Beispiel: Ein Klient seilt sich selbst ab (natürlich unter Einhaltung höchster Sicherheitsstandards). Dabei passiert »nichts« auf der Beziehungsebene und er muss nicht notwendigerweise eine Erkenntnis aus diesem Erlebnis ziehen.

Trotzdem kann dieses Erleben ein entscheidender Faktor für diesen Menschen sein. Oder die Gruppe formt mit ihren Armen und Händen eine Art Wiege, in der jemand geschaukelt wird. Dieses Gefühl oder Erleben kann auch ohne intellektuelle Aufarbeitung wirksam sein.

Diese 3 Punkte helfen bei der Planung (und der rollenden Planung während des Geschehens) im Sinne der Überlegung, *worauf* ich gerade fokussieren möchte: Geht es mir sehr um die Beziehung, geht es mir um verbale Interventionen und nachfolgende Erkenntnisse, oder fokussiere ich vornehmlich auf das Erleben des Klienten (was oft eine eher zurückhaltende Begleitung des Leiters voraussetzt)?

Ein Beispiel: Ein Klient schafft eine Route nicht. Wie arbeite ich dies nun therapeutisch auf?

1. **Beziehung:** In der nachfolgenden Interaktion verhalte ich mich dem Konzept der Feinfühligkeit von Ainsworth entsprechend, zeige Präsenz und Empathie (► Kap. 6.2). Darauf reagiert der Klient zurückweisend.
2. **Erkenntnis:** Ich versuche gemeinsam mit dem Klienten zu verstehen, wie es sein kann, dass er diese Art der Behandlung nicht annehmen kann. Die Erkenntnis könnte z. B. sein: Ich bin das nicht wert, deswegen kann und darf ich das nicht annehmen.
3. **Erleben:** Ich interveniere gar nicht, sondern lasse den Klienten in seinem Erleben. Mögliche Effekte: Er lernt, mit Versagen umzugehen, oder er probiert es noch einmal und ist (sehr selbstwirksam) stolz auf sich.

Literatur

Literatur zu Abschnitt 1.2

Baur J. Neuropsychologie. Körperselbstbild. In: Dederich M, Jantzen W, Walthes R. Sinne, Körper, Bewegung. Stuttgart: Kohlhammer 2011; 179–80.

Blair G. Fine cuts of empathy and amygdala: dissociable deficits in psychopathy and autism. Q J Exp Psychol 2008; 61: 157–70.

Buchheim A. Sozio-emotionale Bindung. In: Schiepek G: Neurobiologie der Psychotherapie. Stuttgart: Schattauer 2011; 340–5.

Buchheim A et al. Neuronale Korrelate und Veränderungen bei chronisch-depressiven Patienten während einer psychoanalytischen Psychotherapie. Psychotherapeut 2012; 57: 219–26.

Damasio AR. Selbst ist der Mensch. München: Siedler 2011.

Egle U. Psychosomatische Schmerztherapie. Grundlagen, Diagnostik, Therapie und Begutachtung. Stuttgart: Kohlhammer 2014.

Esch T. Die Neurobiologie des Glücks. Stuttgart: Thieme 2012.

Fischer G. Kausale Psychotherapie. Kröning: Asanger 2006.

Fischer G. Stress im Beruf. Wenn schon, dann aber richtig. Kröning: Asanger 2007.

Fan Y et al. Is there a core neural network in empathy? An fMRI based quantitative meta-analysis. Neurosci Biobehav Rev 2008; 35: 903–11.

Grawe K. Psychologische Therapie. Göttingen: Hogrefe 1998.

Grodd W, Beckmann CF. Resting-State-fMRT. In: Schneider F, Fink G. Funktionelle MRT in Neurologie und Psychiatrie. Heidelberg, Berlin: Springer 2013; 230–5.

Grunewald M. Begriffsbestimmung zwischen Psychologie und Physiologie. In: Grunewald M, Beyer L. Der bewegte Sinn. Basel, Boston, Berlin: Birkhäuser 2001; 4–7.
Haken H, Schiepek G. Synergetik in der Psychologie. Selbstorganisation verstehen und gestalten. Göttingen: Hogrefe 2006.
Henning J, Netter P (Hrsg.). Biopsychologische Grundlagen der Persönlichkeit. München: Elsevier, Spektrum Akademischer Verlag 2005.
Herrmann U. Gehirngerechtes Lehren und Lernen. In: Herrmann U. Neurodidaktik. Grundlagen und Vorschläge für gehirngerechtes Lehren und Lernen. Weinheim, Basel: Beltz 2006; 8–12.
Hüther G. Biologie der Angst. Göttingen: Vandenhoeck & Ruprecht 1997.
Hüther G. Neurobiologische Implikationen der therapeutischen Beziehung. In: Hermer M, Röhrle B. Handbuch Therapeutische Beziehung. Tübingen: Dgvt 2008; 233–48.
Kirsch P et al. Oxytocin modulates neural circuitry for social cognition and fear in humans. J Neurosci 2005; 25: 11489–93.
Koch C. Neuropharmakologische Gundlagen. In: Förstl H, Hautzinger M, Roth G. Neurobiologie psychischer Störungen. Heidelberg, Springer 2011; 200–1.
Lambert JJ, Ogles BM. The efficacy and effectiveness of psychotherapy. In: Lambert MJ. Bergin and Garfield's handbook of psychotherapy and behavior change, 5th ed. New York: Wiley & Sons 2004; 139–93.
Lauth GW, Schlottke PF. Training mit aufmerksamkeitsgestörten Kindern. Beltz 2002.
Leiberg S, Singer T. Empathie. In: Schröger E, Kölsch S. Affektive und kognitive Neurowissenschaft. Enzyklopädie der Psychologie, Bd. 5. Göttingen: Hogrefe 2013; 119–24.
Lukowski T. Therapeutisches Klettern. erleben und lernen 2010; 3: 19–21.
Markowitsch H, Welzer H. Das autobiographische Gedächtnis. Klett-Cotta 2005.
Orlinsky D et al. Fifty years of psychotherapy processoutcome research: continuity and change. In: Lambert MJ. Bergin and Garfield's handbook of psychotherapy and behavior change. New York: Wiley & Sons 2004; 307–89.
Pöhlmann R. Koordination und Können. Bewegung als funktionelle Organe. In: Dederich M, Jantzen W, Walthes R. Sinne, Körper, Bewegung. Göttingen: Kohlhammer 2001; 204–9.
Prinz W. Ideomotor action. In: Heuer H, Sanders AF. Perspective of perception and action. Hamm: Erlbaum 1987; 47–76.
Raichle ME et al. A default mode of brain function. Proc Nat Acad Sci 2001; 98(2): 676–82.
Rensing L et al. Mensch im Stress. Heidelberg: Spektrum 2006.
Roth G. Das Gehirn und seine Wirklichkeit. Frankfurt am Main: Suhrkamp 1996.
Roth G. Denken, Fühlen, Handeln. Frankfurt am Main: Suhrkamp 2003.
Schiepek G. Neurobiologie der Psychotherapie. Stuttgart: Schattauer 2011.
Schiepek G. Grundlagen systemischer Therapie und Beratung. Göttingen: Hogrefe 2013.
Spitzer M. Geist im Netz. Modelle für Lernen, Denken und Handeln. Heidelberg: Spektrum Akademischer Verlag 1996.

Spitzer M. Medizin für die Bildung. Ein Weg aus der Krise. Heidelberg: Spektrum Akademischer Verlag 2010.
Strunk G, Schiepek G. Das therapeutische Chaos. Göttingen: Hogrefe 2014.
Uvnäs-Moberg K, Petersson M. Role of oxytocin and oxytocin related effects in manual therapies. In: King H, änig W, Patterson M. The science and clinical application of manual therapy. Ediburgh: Churchill Livingstone, Elsevier 2010.
Vaitl D. Veränderte Bewusstseinszustände. Stuttgart: Schattauer 2012.

Literatur zu Abschnitt 1.3

Balint M. Angstlust und Regression. Stuttgart: Klett-Cotta 2014.
Berthold M, Ziegenspeck JW. Der Wald als erlebnispädagogischer Lernort für Kinder. Lüneburg: Edition Erlebnispädagogik 2002.
Bishop SR, Lau M. Mindfulness: a proposed operational definition. Clinical Psychology: Science and Practice 2004; 11(3): 230–41.
Braun I, Heidorn G. Klettern – aber sicher! Basiswissen zum Sportklettern und Bouldern. München: Südwest 2006.
Csíkszentmihály M. Flow. Das Geheimnis des Glücks, 16. Aufl. Stuttgart: Klett-Cotta 2013.
Gilsdorf R. Von der Erlebnispädagogik zur Erlebnistherapie. Perspektiven erfahrungsorientierten Lernens auf der Grundlage systemischer und prozessdirektiver Ansätze. Bergisch Gladbach: EHP 2004.
Gumpold M. Interventionsmöglichkeiten der naturnahen Erlebnispädagogik: bei Kindern mit ADHS (Aufmerksamkeitsdefizit Hyperaktivitätsstörung) Saarbrücken: VDM Verlag Dr. Müller 2010.
Heckmair B, Michl W. Erleben und Lernen. Einstieg in die Erlebnispädagogik, 3. Aufl. Neuwied: Luchterhand 1998.
Hölter G. Bewegungstherapie bei psychischen Erkrankungen. Köln: Deutscher Ärzte-Verlag 2011.
Köckenberger H. Bewegungsspiele mit Alltagsmaterial. Dortmund: Verlag Modernes Lernen 2004.
Kowald AC. Das Erlebnis Klettern als bewegungstherapeutischer Ansatz im Rahmen der Integrativen Therapie. Saarbrücken: AV Akademikerverlag 2012.
Niggehoff S. Klettern als erlebnispädagogisches Medium in der Entwöhnungsbehandlung Drogenabhängiger. Praxis der Psychomotorik 2003; 3: 191–5.
Senninger T. Abenteuer leiten – in Abenteuer lernen. Münster: Ökotopia 2000.

Literatur zu Abschnitt 1.5

Brisch K-H. Bindungsstörungen. Von der Bindungstheorie zur Therapie, 9. Aufl. Stuttgart: Klett-Cotta 2009.
Csíkszentmihály M. Flow. Das Geheimnis des Glücks, 16. Aufl. Stuttgart: Klett-Cotta 2013.
Hüther G. Sich bewegen … Sich zu bewegen lernen heißt für's Leben lernen! Die erfahrungsabhängige Verankerung sensomotorischer Repräsentanzen und Metakompetenzen während der Hirnentwicklung. http://www.gerald-huether.de/populaer/veroeffentlichungen-von-gerald-huether/texte/sich-bewegen-gerald-huether/index.php (Zugriffsdatum: 20.1.2013).
Osten P. Evolution, Familie & Persönlichkeitsentwicklung – Integrative Perspektiven in der Ätiologie psychischer Störungen. Wien: Krammer 2008.

Schödlbauer C, Hartmut F, Michl W. Metaphern: Schnellstraßen, Saumpfade und Sackgassen des Lernens. Augsburg: Ziel-Verlag 1999.

Literatur zu Abschnitt 1.6

Bleckwedel J. Zur Diskussion: Jenseits von Richtungen und Schulen wartet die Vernunft. Ein Beitrag zur Debatte um die Zulassung von psychotherapeutischen Verfahren und Methoden. Psychotherapeutenjournal 2006; 4: 377–9.

Brisch K-H. Bindungsstörungen. Von der Bindungstheorie zur Therapie, 9. Aufl. Stuttgart: Klett-Cotta 2009.

Deffner C. Klettern macht stark! Förderung der kindlichen Selbstkonzeptentwicklung durch Klettern. In: Motorik 2009; 3: 159–64. http://www.carmendeffner.de/pdf/klettern-macht-stark.pdf (Zugriffsdatum: 30.8.2013).

Hofferer M, Royer S. Klettern mit Kindern mit Problemverhalten. Praktische Anwendung in der kommunikationspädagogisch-kinderpsychotherapeutischen Behandlung. 2000. http://bidok.uibk.ac.at/library/hofferer-klettern.html?hls=klettern (Zugriffsdatum: 23.10.2009).

Kernberg OF. Objektbeziehungen und Praxis der Psychoanalyse. Stuttgart: Klett-Cotta 1992.

Klawe W, Bräuer W. Erlebnispädagogik zwischen Alltag und Alaska: Praxis und Perspektiven der Erlebnispädagogik in den Hilfen zur Erziehung, 2. Aufl. Weinheim, München: Juventa 2001.

Müller W. Outdoor Training für Fach- und Führungskräfte. Saarbrücken: VDM Verlag Dr. Müller 2002.

Petzold HG. Integrative Therapie. Modelle, Theorien & Methoden einer schulenübergreifenden Psychotherapie, Band I–III, 2. Aufl. Paderborn: Junfermann 2003.

Rahm D, Otte H, Bosse S, Ruhe-Hollenbach H. Einführung in die Integrative Therapie – Grundlagen und Praxis, 4. Aufl. Paderborn: Junfermann 1999.

Rehm M. Interaktionspädagogik im Schulungsbereich. Unveröffentlichtes Schulungsskript. Augsburg: bfz 1997.

Schelp T, Kemmler L. Emotion und Psychotherapie. Huber: Bern 1988.

Schiepek G. Neurobiologie der Psychotherapie, 2. Aufl. Stuttgart: Schattauer 2010.

Waibel MJ, Jakob-Krieger C. Integrative Bewegungstherapie. Störungsspezifische und ressourcenorientierte Praxis. Stuttgart: Schattauer 2009.

Weineck J. Optimales Training. Leistungsphysiologische Trainingslehre unter besonderer Berücksichtigung des Kinder- und Jugendtrainings. Balingen: Spitta 2010.

2 Ausbildung, Sicherheit und rechtliche Fragen

Dalia Tanczos, Alexis Zajetz

2.1 Rechtliches und Ausbildung

Ausbildung und rechtliche Aspekte des therapeutischen Kletterns gehören aus unserer Sicht so eng zusammen, dass wir diese beiden Punkte in einem Kapitel behandeln. Auch zählen diese beiden Punkte gemeinsam zu den häufigsten Anfragen, die wir innerhalb des Institutes für Therapeutisches Klettern (ITK) erhalten. Im Kapitel 2.3 gehen wir speziell darauf ein, warum es wichtig ist, einschlägige Kletterausbildungen zu absolvieren.

Das therapeutische Klettern steht inmitten einer Schnittmenge aus 2 Feldern: dem Klettern und dem psychosozialen Bereich. Im psychosozialen Bereich kann es nun sein, dass wir durch die Art unserer Tätigkeit und unsere Berufsausbildung unter ein spezielles Berufsgesetz fallen. Das heißt, dass neben den Gesetzen, die natürlich jederzeit für alle Bürger gelten, wir uns beim therapeutischen Klettern in 2 Rechtsräumen bewegen. Ein klinischer Psychologe, der mit Jugendlichen mit psychiatrischen Diagnosen klettert, muss sich rechtlich mit Gesetzen beschäftigen, die einerseits seinen Beruf als klinischer Psychologe regeln, und andererseits mit Gesetzen (falls vorhanden, s. u.), die das Klettern regeln; Gleiches gilt für den Psychotherapeuten, Physiotherapeuten etc.

Die dritte Möglichkeit ist, dass wir uns zwar mit Gesetzen beschäftigen müssen, die das Klettern regeln, aber unser Tun im psychosozialen Bereich unter keine Regelung fällt. Dies betrifft z. B. den Bereich der Erlebnispädagogik. Diese »rechtsfreien Räume« sind jeweils sehr groß, bis sie an geregelte Bereiche stoßen, also in unserem Fall z. B. an Berufsgesetze.

Im Folgenden besprechen wir die beiden geregelten Bereiche – also jenen des Kletterns und jenen der Berufsrechte – im Detail.

2.1.1 Verwaltungsrecht

In welchen Gesetzen findet das Klettern explizite Erwähnung? In der weit überwiegenden Mehrzahl der Fälle sind dies die Bergführergesetze (manchmal Landessportgesetze). Diese Gesetze sind in Deutschland, Österreich und der Schweiz Sache der Bundesländer (Kantone), d. h. in Österreich sollte es 9 Bergführergesetze geben. De facto sind es jedoch nur 7, weil das Burgenland und Wien keines haben. (*Noch* keines, muss man sagen, denn jenes für Wien [Stand 2014] ist gerade in Arbeit. In Ermangelung von Bergen wurde es bisher als unnötig betrachtet.) In Bayern gibt es ein Bergführergesetz, in Schleswig-Holstein nicht; die zugrunde liegende Logik ist die gleiche.

Das heißt, die erste Möglichkeit, sich über die gesetzliche Lage im Bereich des Kletterns zu informieren, ist, nachzuschauen, ob es für das Bundesland, in dem man tätig werden möchte, ein Gesetz für Klettern gibt. Wie erwähnt, sucht man am besten nach dem entsprechenden Bergführergesetz.

Zu beachten ist, dass es rechtlich nicht um das Bundesland geht, in dem sich mein »Firmensitz« befindet oder in dem ich lebe, sondern darum, wo ich arbeite. Wenn ich im Burgenland den Firmensitz habe und in Tirol als Klettertherapeut arbeite, fällt meine Tätigkeit also unter das Tiroler Bergführergesetz.

Die Bergführergesetze unterscheiden sich stark in ihrem Entstehungsdatum und in ihrer Ausführlichkeit. Ihre Grundidee ist es immer, gewisse Bereiche des Bergsportes (für uns relevant: des Kletterns) rechtlich dem Beruf des Bergführers vorzubehalten, und zwar v. a. in Sinne der gewerbsmäßigen Durchführung. Die genaue Lektüre dieser Gesetze schafft relative Klarheit, wie der Bereich Klettern in dem Bundesland, in dem ich arbeite, geregelt ist.

Oft beziehen sich die Gesetze aber vorrangig auf den alpinen Bereich, sodass Sportklettern oder gar Kletterhallen nicht erwähnt sind. (Wir sprechen hier nur vom Sportklettern, den therapeutischen oder pädagogischen Bereich haben wir noch gar nicht berührt!) Bis einschließlich 2014 findet das therapeutische Klettern in keinem Gesetz Erwähnung. Vielleicht wird es erstmals in dem in Planung befindlichen Tiroler Gesetz zur Regelung des neu gegründeten Berufes des »Sportkletterlehrers« berücksichtigt.

Das heißt, die Tätigkeit des therapeutischen Kletterns ist gesetzlich nicht explizit geregelt, außer sie fällt durch die Art des Kletterns unter das Bergführergesetz.

Ein (Extrem-)Beispiel: Wenn ich mit einem Klienten eine alpine Mehrseillängen-Route mache, dabei mobile Sicherungsgeräte verwende und Geld dafür verlange, bin ich erstens wahnsinnig, zweitens falle ich in vielen Bundesländern unter das Bergführergesetz (»Nur der Bergführer ist berechtigt …«) und werde, wenn es jemand mitbekommt, zu Recht angeklagt.

Ein realistischeres Beispiel: Auch das Begehen von Klettersteigen fällt oft unter die entsprechenden Bergführergesetze.

Ein wesentlicher Punkt, der sehr dafür spricht, diese Bereiche Bergführern vorzubehalten: Wenn in einer Kletterhalle etwas passiert, kann ich problemlos Hilfe herbeirufen und den Klienten in den allermeisten Fälle leicht zu mir holen (also ablassen). Wie viel Know-how ist notwendig, um jemanden im alpinen Gelände, aus einer Wand oder einem Klettersteig zu bergen!

2.1.2 Berufsrecht

Der zweite Rechtsbereich betrifft jene Teile und Aspekte des therapeutischen Kletterns, die mit den pädagogischen oder therapeutischen Interventionen zu tun haben. Unsere Empfehlung ist ganz klar, sich entweder streng in den gesetzlichen Grenzen des erlernten Berufes oder aber in den rechtsfreien Bereichen zu bewegen. Hier tut man sich natürlich innerhalb einer Klinik leichter, da die eigene Rolle klarer definiert ist. Die häufigste Frage an das ITK ist, was man nach der Ausbildung im Bereich Therapieklettern machen dürfe. Die Antwort ist, nicht mehr als zuvor, da **die Berufsausbildung darüber entscheidet**, was wir im psychosozialen Bereich mit Klienten unternehmen dürfen.

Eine empfehlenswerte Möglichkeit sein Portfolio zu bereichern ist es, sich mit jemandem zusammenzutun und das Klettern im Team anzubieten, also z. B. ein Team aus Kletterlehrer und Psychologen zu bilden oder eines aus Physio- und Psychotherapeuten. Erstens ist die Arbeit zu zweit sehr viel angenehmer als allein, zweitens ergibt die Teamarbeit oft besonders positive, inhaltliche Synergien, und drittens bewegt man sich so aus rechtlichen Grauzonen heraus.

Das wichtigste Abgrenzungskriterium ist das bekannte Vorliegen einer Diagnose im Sinne der ICD-10. Außerhalb der Klinik ist es in diesem Fall empfehlenswert, dass ein klinischer Psychologe, Psychotherapeut oder Psychiater im »Kletter-Team« ist.

2.2 Haftungsfragen

Im Bewusstsein und mit der Absicht nur einen kurzen, allgemeinverständlichen Abriss zu liefern, befassen wir uns im Folgenden mit den juristischen Folgen von Unfällen. In allen Lebensbereichen zeichnet sich die Tendenz ab, im Schadensfall sofort nach möglichen Verantwortlichen zu suchen. Dem müssen sich auch oder gerade Therapeuten stellen, deren Tätigkeit aufgrund der Kombination einer relativ komplexen Sportart mit den besonderen psychosozialen Anforderungen der Sportausübenden doppelt gefahrengeneigt ist. Doch besteht kein Grund für übertriebene Angst vor Haftung: Die Gerichte und Staatsanwaltschaften beweisen bei der Beurteilung von Kletterunfällen Augenmaß. Wer sich an das in der Ausbildung Erlernte hält, sich laufend fortbildet und die Sorgfalt aufwendet, die man vernünftigerweise von ihm verlangen kann, braucht sich um die gerichtlichen Folgen eines Unfalles nicht zu sorgen.

Haften heißt im Prinzip nichts anderes als das Einstehen für – meist – eigenes Fehlverhalten. Die Konsequenzen können zivil- wie strafrechtlicher Natur sein. Das Strafrecht, dessen Zweck die Abhaltung des Einzelnen wie der Allgemeinheit von strafbaren Taten ist, sieht als Folge eines Fehlverhaltens bedingte oder unbedingte Geld- und Freiheitsstrafen vor. Unbedingte Strafen *muss* man bezahlen oder verbüßen. Bedingte Strafen werden nicht (sofort) vollzogen. Sie sollen als eine Art Damoklesschwert über dem Verurteilten schweben und müssen nur dann bezahlt bzw. verbüßt werden, wenn man innerhalb der Probezeit ein weiteres Delikt begeht und das Gericht dann der Meinung ist, der Vollzug sei notwendig, um den Täter von weiteren strafbaren Handlungen abzuhalten. Das bedeutet, dass man nach positivem Ablauf der Probezeit die verhängte Strafe überhaupt nicht mehr antreten bzw. bezahlen muss.

In weniger schweren Fällen kennt das österreichische Recht die Diversion: Mit Zustimmung des Täters kann das Gericht von einer Bestrafung absehen, wenn der Täter beispielsweise zu gemeinnützigen Leistungen oder einem außergerichtlichen Tatausgleich bereit ist. Die Staatsanwaltschaften, die für die Republik Österreich die Anklage vertreten, gehen hier regional durchaus unterschiedlich vor. Während im Osten Österreichs bei eindeutigen Sicherungsfehlern, die zu einer Verletzung des Kletterpartners führten, dem Täter eine Diversion angeboten wird, sieht die Staatsanwaltschaft Innsbruck aufgrund der Schwere der Tat keine andere Möglichkeit, als den Täter wegen fahrlässiger Körperverletzung anzuklagen. Mit diesem Vorgehen will man den Sichernden die Wichtigkeit und Ernsthaftigkeit des Sicherungsvorganges vor Augen führen und ein Signal an die Klettersporttreibenden senden: Man halte schließlich buchstäblich das Leben seines Seilpartners in Händen.

Die **zivilrechtlichen Folgen** eines Kletterunfalles bestehen in der Leistung von Schadenersatz und damit Bezahlung von Geldbeträgen. Der Schädiger kann zu Schmerzensgeld für erlittene Schmerzen, Bezahlung der Heilungs- und Rehabilitationskosten, Unterhaltsleistungen für unversorgte Kinder oder Ehegatten des Verunfallten, Ersatz der Begräbniskosten oder Bezahlung von Verdienstausfall verurteilt werden. Hinsichtlich der zivilrechtlichen Haftung ist hervorzuheben, dass neben dem direkten Schädiger (also z. B. dem Therapieleiter, der die Gruppengröße falsch wählt oder einen psychisch damit überforderten Klienten zum Vorsteigen oder Sichern einteilt) immer auch der Vertragspartner vom Geschädigten auf Schadensersatz geklagt werden kann, mit dem er das Therapieklettern gegen Entgelt vereinbart hat. Damit erreicht der Kläger einen größeren Haftungsfonds: Er erhofft sich, zumindest vom finanziell potenteren Beklagten seinen Schadenersatz auch tatsächlich ausbezahlt zu erhalten. Vertragspartner können auch Krankenanstaltenträger sein, wenn das Klettern im Rahmen der Therapie stattfindet. Dass diese Leistung eventuell von einem Dritten – der Krankenkasse – bezahlt wird, ändert daran nichts.

Besonderes gilt für das Klettern im Rahmen des **Schulbetriebs**: Da das Abhalten von Schulveranstaltungen als Vollziehung der Gesetze gewertet wird, können hier Lehrer und Erzieher vom Geschädigten nicht direkt auf Schadensersatz geklagt werden. Der Kläger hat sich stattdessen an den Schulträger zu halten, der sich grundsätzlich den von ihm bezahlten Schadenersatz vom Klettertherapeuten zurückholen könnte. Derartige Regresse sind aber extrem selten und auch nur sehr eingeschränkt möglich. Strafrechtlich bleibt man aber natürlich auch im Schulbetrieb immer persönlich verantwortlich!

Das Hauptproblem jedes Haftungsfalles mit klettertechnischem Hintergrund ist – egal ob zivil- oder strafrechtlich – das Fehlen gesetzlicher Normen, die das

»richtige« Verhalten des Betreuers beschreiben und die detailliert Fehlverhalten definieren, wie dies etwa im Bereich des Verkehrsrechts die Straßenverkehrsordnung tut. Es gibt kein »Klettergesetz«, mit dem etwa Anseilmethoden oder Gruppenhöchstgrenzen geregelt wären. Die routinemäßig von einem Klettertherapeuten während des Kletterns zu treffenden und die das Klettern selbst betreffenden Entscheidungen sind im Gegensatz zu den Fragen der Berufsausübung überhaupt nicht in Gesetzen geregelt. Dies wird zwar von manchen als unbefriedigend empfunden, gewährt aber gleichzeitig dem einzelnen Agierenden eine große Entscheidungsfreiheit, die es gilt, (eigen)verantwortlich auszuüben.

Kommt es zu einem Unfall, hat im Strafverfahren zunächst der Staatsanwalt und in weiterer Folge, im Straf- wie im Zivilverfahren, ein Richter zu prüfen, ob das Verhalten des Therapeuten zu einer strafrechtlichen Verurteilung und/oder einer Haftung gegenüber dem Unfallopfer führt. Geschädigte können genauso Teilnehmer der eigenen Gruppe sein wie außenstehende Dritte, die etwa durch einen unkontrolliert stürzenden Kletterer verletzt werden. Um zu beurteilen, ob ein Tun von der Rechtsordnung nicht mehr toleriert wird, mit anderen Worten »fahrlässig« war, wird mangels gesetzlicher Normen im Bereich des Kletterns eine »Maßfigur« herangezogen.

Das Gericht ist mangels einschlägiger Gesetze darauf angewiesen, die »allgemein anerkannten Verhaltensregeln« beim Klettern zu eruieren und (meist durch Beiziehung von Sachverständigen) zu überprüfen, ob der jeweilige Therapeut gegen eine derartige objektive Verhaltensnorm verstoßen hat. Die Kriterien, wann eine sicherheitsfördernde Maßnahme – etwa das Klettern nur im Toprope oder das Sichern nur durch den Therapeuten und nicht durch andere Kursteilnehmer – in der Praxis schon so weit Standard geworden ist, dass man von »allgemeiner Anerkennung« sprechen kann, sind (Zimmermann u. Vorhofer 2005; Ermacora 2008):

- Anwendung in der Aus- und Weiterbildung
- Empfehlungen der Berufsverbände
- Publikation in der (Alpin-)Literatur
- ständige Verwendung in der Praxis

Beim therapeutischen Klettern steht neben den aus der Besonderheit des Sports resultierenden Konsequenzen immer im Vordergrund, dass mit Menschen mit besonderen Bedürfnissen, in außergewöhnlichen Lebenssituationen gearbeitet wird. Daher wird nicht allein gefragt, wie der durchschnittliche Übungsleiter/Instruktor/Klettertrainer in der gleichen Situation gehandelt hätte, sondern es werden auch die aus der therapeutischen Situation gegebenen Herausforderungen beurteilt. Dies wird wohl zwangsläufig dazu führen, dass in Gerichtsverfahren nach Unfällen nicht nur die klettertechnischen, sondern auch die psychiatrischen und psychosozialen Aspekte durch einschlägig erfahrene Sachverständige beleuchtet werden müssen.

Die Tatsache der Existenz spezieller Ausbildungen für Klettertherapeuten ist hier doppelt relevant, zumal bei der Frage, wie sich der durchschnittliche Klettertherapeut verhalten hätte, der Staatsanwalt/Richter in einem Verfahren an den zu bestellenden Sachverständigen stets die Frage richten wird, was in der einschlägigen Ausbildung unterrichtet wird. Die Absolvierung genau dieser Ausbildung bietet somit nicht nur den Vorteil der eigenen Wissensmehrung, sondern zudem den Nachweis, »auf dem Stand der Technik« zu sein.

Hieraus resultiert natürlich auch eine rechtliche Verpflichtung zur laufenden Fortbildung. Gerade im Bereich des Kletterns sind Standards einem stetigen Wandel unterworfen. Gerichte und Staatsanwaltschaften beurteilen Fehlverhalten immer nach dem zum Unfallzeitpunkt jeweils aktuellen Stand der Technik oder – je nach Fragestellung – Stand der medizinischen, psychiatrischen oder psychologischen Wissenschaft.

Oft ist ein einziges Schadensereignis Ursache für die Anhebung des Anforderungsprofils, wie etwa beim »Flying-Fox-Fall« (OLG Graz 2002). Unfallursache war die Verwendung eines klassischen – damals noch als Standard betrachteten – Twistlock-Karabiners, der über keine Arretierung verfügte und bei dem eine einfache Vierteldrehung der Verschlusshülse zur Öffnung genügte. Die bei der Benutzung der Flying-Fox-Anlage auftretenden Schwingungen hatten ausgereicht, um durch die im Karabiner befindliche Bandschlinge diesen zu öffnen und so zum tödlichen Absturz eines Schülers zu führen. Konkret verneinte das Oberlandesgericht Graz im Zivilverfahren eine Haftung (wie vorher auch schon das Strafgericht). Zukünftige Fälle, in denen sich dasselbe Risiko verwirklicht, könnten jedoch mit einer Verurteilung enden, weil die Gefahrengeneigtheit der im Anlassfall noch nicht haftungsbegründenden Handlung dann bereits bekannt sein müsste (Tanczos 2009).

Daraus folgt als dringende Empfehlung die Lektüre der einschlägigen Fachzeitschriften und der Besuch von Fortbildungsveranstaltungen, um beispielsweise über risikobehaftete Sicherungsgeräte und deren richtige Handhabung so früh wie möglich informiert zu sein.

Der geschilderte Unfall war im Übrigen Anlass für eine Lehrmeinungsänderung und Empfehlungen des Kuratoriums für Alpine Sicherheit (Ermacora 2003).

2.3 Ausbildung

Wir vom ITK empfehlen, unbedingt eine einschlägige Kletterausbildung zu machen, auch wenn diese rechtlich oft nicht notwendig ist! Viele Gründe sprechen dafür:

- Die Ausbildung erhöht die Sicherheit und minimiert die Verletzungswahrscheinlichkeit der Klienten.
- Sie hilft dabei, dass wir als Leiter nicht (unwissentlich) fahrlässig handeln. Woher weiß ich, was Stand der Sicherungstechnik ist? Durch eine Ausbildung.

Nur wenn ich dies weiß und danach handle, kann ich es bewusst vermeiden, fahrlässig zu handeln. Und dies ist gut für die Klienten und uns als Leiter.

- Sie gewährleistet Sicherheit im Tun. Wir sollten während unseres Tuns in einem therapeutischen oder pädagogischen Kontext auch viel Sicherheits-Know-how verinnerlicht haben und uns auf dieses Know-how »automatisch« verlassen können.
- Kletterausbildungen verlangen Praxis. Diese Praxis in »normalen« Kletterkursen liefert viel Erfahrungshintergrund im Sinne des Sicherheitsmanagements, aber auch der Klettertechnik, für unser Tun in einem psychosozialen Kontext.
- Leiter von Kletterhallen können, wenn wir in ihrer Kletterhalle therapeutisches Klettern betreiben wollen, von uns verlangen, dass wir eine Kletterausbildung haben. Das *müssen* sie natürlich nicht, aber sie *dürfen* es für ihre Halle verlangen. Damit wir hier nicht rechtlich diskutieren müssen, ist es angenehmer, solch eine Ausbildung zu haben.
- Versicherungen verlangen teilweise den Nachweis einer Ausbildung im Kletterbereich, um überhaupt einen Vertrag abschließen zu können.
- Relativ häufig wird von Vorgesetzten im Bereich von Kliniken solch eine Ausbildung gefordert (da sie sich selbst ja die Beurteilung des Sicherungskönnens berechtigterweise nicht zutrauen).

In Deutschland, Österreich und der Schweiz werden die Kletterausbildungen teils von den alpinen Vereinen, teils vom Staat angeboten. In Deutschland beispielsweise empfiehlt es sich, den »Betreuer künstliche Kletterwände« beim DAV zu machen (die nächste Stufe wäre der Trainer C, ebenfalls beim DAV). Für Österreich ist die 1. Stufe der »Übungsleiter Sportklettern« (ÖAV, Naturfreunde Österreich) und die 2. Stufe der »Instruktor Sportklettern Breitensport« (Bundessportakademie). In der Schweiz wird die Leiter-Ausbildung im Bereich Sportklettern in den ersten 3 Ausbildungsstufen (»Leiter Sportklettern«, »Kursleiter Sportklettern« und »J+S-Nachwuchstrainer Sportklettern«) über Jugend+Sport (J+S), die größte Sportförderorganisation des Bundes, angeboten. Für die professionelle Ebene bietet der Schweizer Bergführerverband (SBV) die Spezialausbildung »Kletterlehrer« an.

In der Schweiz fallen die professionelle Aktivität des Bergführers und des Kletterlehrers unter das seit dem 1.1.2014 geltende Bundesgesetz über das Bergführerwesen und weitere Risikoaktivitäten.

Mit all diesen Ausbildungen gehen Pflichten einher: einerseits jener, für den alpinen Verein etwas zu tun (was auf alle Fälle insgesamt empfehlenswert ist, um Erfahrung in der Anwendung und dem Unterrichten von Klettern zu bekommen), und andererseits jener zur Fortbildung. Wie oben erläutert, schützt Unwissen nicht vor Strafe: Wenn sich im Bereich der Sicherungstechnik etwas ändert und ich dies im Rahmen von Fortbildungen nicht mitbekomme, hilft die Aussage »*Das habe ich nicht gewusst*« nicht weiter – ich würde trotzdem haften, sofern es sich um Fahrlässigkeit gehandelt hat.

Ein weiterer wichtiger Fortbildungsaspekt ist die Lektüre eines Sicherheitsmagazins wie »bergundsteigen«. Das Jahresabonnement kostet wenig im Vergleich dazu, wie viel Sicherheits-Wissen eine solche Zeitschrift liefert. Die alten Ausgaben von »bergundsteigen« können auf der Seite www.bergundsteigen.at unter »Archiv« – u. a. nach Themen sortiert – angesehen werden. Dabei gibt es auch einen Bereich nur zu rechtlichen Fragen des Bergsports. Gänzlich dem Thema Unfälle und deren Rechtsfolgen widmet sich die Zeitschrift »analyse.berg«. Ebenfalls empfehlenswert ist die Vereinszeitschrift des DAV, »Panorama«, in der oft Artikel über das Klettern zu finden sind. Schließlich seien noch die 3 Bände von »Sicherheit und Risiko in Fels und Eis« von Pit Schubert, dem ehemaligen Leiter der DAV Sicherheitsforschung erwähnt, v. a. der Band I (Schubert 2009).

2.4 Sicherheit

Es kann nicht oft genug wiederholt werden: Grundlage der Sicherheit sind eine qualitätsvolle Ausbildung und die dazugehörigen Fortbildungen. Im Folgenden erwähnen wir einige grundsätzliche Aspekte die Sicherheit des Boulderns und Seilkletterns betreffend. Da es in gewissen Bereichen Unterschiede zwischen den Staaten gibt und es den Rahmen und das Kernthema des Buches sprengen würde, hier ins Detail zu gehen, beschränken wir uns auf diese allgemeinen Kernpunkte des Sicherheitsmanagements.

2.4.1 Bouldern

Folgende Regeln empfehlen wir als Basisaspekte der Sicherheit beim Bouldern stets zu beachten:

- Man sollte nur an Stellen bouldern, unten denen sich Bouldermatten befinden. Diese Regel klingt trivial, wird aber dennoch nicht immer eingehalten.
- Auf den Matten dürfen sich keine Gegenstände befinden, sonst wird die Funktion der Matte, den Sturz zu dämpfen, ad absurdum geführt. »Klassische Gegenstände« sind: Trinkflaschen, Sicherungsgeräte, Kletterschuhe, Inbus-Schlüssel und Menschen (!). Wichtig ist, immer der Kletterregel zu entsprechen und nicht übereinander zu klettern.
- Es darf keine Spalten in den Bouldermatten geben. Diese Spalten entstehen, wenn sich 2 Matten berühren und nicht fachgerecht mit einer Plane geschlossen werden, oder wenn die Matten zu weit von der Boulderwand entfernt liegen; an diesen Stellen darf nicht gebouldert werden!
- Bewegt man sich in einem Boulderbereich, in dem es starke Überhänge oder 180-Grad-Dächer gibt: Abstand halten! Kletterer fliegen erstaunlich weit, falls sie in diesen Bereichen stürzen, v. a. während dynamischer Züge.

- Spotten ist eine wichtige Möglichkeit des Sicherns beim Bouldern. Diese Fertigkeit ist aber nicht einfach. Hier sind wieder die Ausbildungen zu erwähnen, in denen man lernt, wann man überhaupt spotten soll und wie dies genau aussieht.
- Vor dem Klettern müssen sich die Teilnehmer erwärmen. Je älter die Teilnehmer sind, desto länger sollte das Erwärmen dauern und desto sanfter muss mit dem Klettern begonnen werden.
- Beim Bouldern ist es sehr zu empfehlen, den Klettergurt abzulegen. Wenn er doch einmal oben bleibt, muss unbedingt (!) alles an Eisen (Karabiner, Sicherungsgeräte) vom Gurt gegeben werden.

2.4.2 Seilklettern

Folgende Regeln empfehlen wir als Basisaspekte der Sicherheit beim Seilklettern stets zu beachten:

- Vor jedem Start hat ein Partner-Check zu erfolgen! Zudem ist als wichtiger Punkt im Bereich des therapeutischen Kletterns Folgendes zu beachten: Der Leiter checkt in den meisten Fälle trotz des Partner-Checks zusätzlich, ob bei den beiden Seilpartnern alles passt! Dies geschieht aus verschiedensten Gründen. Aufgrund der psychischen Erkrankung können wir nicht davon ausgehen, dass die Klienten immer voll konzentriert sind, sich des Ernstes der Lage bewusst sind oder intellektuell in der Lage sind, den Partner-Check gut durchführen zu können. Wir lehren den Partner-Check zwar möglichst oft (u. a. aus pädagogischen oder therapeutischen Gründen), aber häufig ist ein zusätzlicher Leiter-Check wichtig.
- In vielen Fälle lösen wir die Dreier-Seilschaft mit einer zusätzlichen Person als Hintersicherer am Bremsseil nicht auf. Bei Kindern lösen wir diese zu keiner Zeit auf.
- Der Leiter sollte während der ganzen Zeit Sichtkontakt zu den Teilnehmern halten. Dies gelingt deutlich besser, wenn man zu zweit ist – eine Empfehlung mehr für dieses Setting! Anders als in normalen Kletterkursen müssen wir davon ausgehen, dass die psychische Problematik einen teilweise großen Einfluss auf das Sicherungsverhalten haben kann.
- Das Heranführen ans Seilklettern darf, kann und soll teilweise um einiges langsamer erfolgen als in normalen Kletterkursen. Hier gilt es, bewusst im Kopf umzuschalten und auf keinen Fall ein 08/15-Programm abzuspulen – einerseits, weil das Lehren an sich bereits pädagogisch und therapeutisch wertvoll ist, und andererseits, um mehr Zeit zu haben, ein Gefühl für die Teilnehmer und ihre Möglichkeiten zur Verantwortungsübernahme bzw. ihre motorischen Möglichkeiten zu bekommen.
- Es gibt natürlich kein gesetzliches Verbot des Vorstieges im Bereich des Therapiekletterns, jedoch gibt es aus unserer Sicht keinen Grund, diesen zu verwenden. Unseres Erachtens bietet der Vorstieg pädagogisch oder therapeutisch keinerlei Vorteile, die die Risiken eines Sturzes mit Verletzungsfolge rechtfertigen würden.

- Klettersteige fallen für uns einerseits ganz klar ins Revier der Bergführer und andererseits stellen sie sicherheitstechnisch ein viel größeres Risiko dar als das Sportklettern in Hallen, ja selbst in Klettergärten. Der Sturzfaktor ist – neben den Anprallverletzungen – nach wie vor ein großes Sicherheitsproblem in Klettersteigen.
- Hochseilgärten bieten eine normierte Umgebung und v. a. durch die modernen Selbstsicherungsverfahren (»Fast-Unmöglichkeit« sich ganz auszuhängen) ein recht hohes Maß an Sicherheit. Auch in diesem Bereich empfehlen wir aber eine Ausbildung. Aus psychologisch-pädagogischer Sicht ist zu beachten, dass es in Hochseilgärten teilweise sehr schwierig ist, jemanden aus der Panikzone zu bringen, da man nicht direkt ablassen kann. Eine Bergung aus dem Hochseilgarten kann leicht 45 Minuten dauern und stellt mit seinem recht auffälligen Gesamtaufwand keinen angenehmen Prozess dar (Scham!). Manchmal sind die Stufen, in denen das Gelände schwieriger wird, auch sehr groß; eine langsame Annäherung an Höhe und Schwierigkeit des Durchkletterns ist dann schlecht möglich.

Literatur

Literatur zu Abschnitt 2.2

Ermacora A. Kanzaniberg. Straf- und Zivilverfahren nach Flying Fox Unfall. Bergundsteigen 2003; 3: 16–9.

Ermacora A. Bergsport vor dem Gesetz. Bericht über ein Alpinseminar für RichterInnen und Staatsanwälte/Innen, 27.–30. Januar 2008, Kühtai (Tirol). Bergundsteigen 2008; 1: 22–7.

Oberlandesgericht Graz 4.11.2002, 2 R 163/02 m (Landesgericht Klagenfurt 22.7.2002, 23 Cg 209/01 m). ZVR 2004; 4: 134–44.

Tanczos D. Führen am Berg aus Gefälligkeit. Zivilrechtliche Haftungsfragen im nicht kommerziellen Bergsport. In: Schobersberger W et al. Jahrbuch 2009 der Österreichischen Gesellschaft für Alpin- und Höhenmedizin. Österreichische Gesellschaft für Alpin- und Höhenmedizin 2009; 301–9.

Zimmermann W., Vorhofer G. Alpinseminar des OLG Innsbruck 2004 in Galtür. ZVR 2005; 1: 4–9.

Literatur zu Abschnitt 2.3

Schubert P. Sicherheit und Risiko in Fels und Eis, 8. Aufl. München: Bergverlag Rother 2009.

3 Erlebnispädagogik

Jürgen Einwanger

In diesem Kapitel darf ich Sie einladen, gemeinsam mit mir über den Stellenwert, die Möglichkeiten und Wirkpotenziale von »Klettern in der Erlebnispädagogik« nachzudenken. Um dies tun zu können, möchte ich Ihnen zunächst in groben Zügen meinen Zugang zur Erlebnispädagogik vorstellen. Aus dieser Perspektive betrachte ich die Methode »therapeutisches Klettern« und ergänze mit einem kurzen Einblick in das Lernzonen-Modell und die Bedeutung des Risikos als Lernbedingung. 2 Fallbeispiele aus meiner persönlichen Erfahrung schließen das Kapitel ab. Insgesamt ist mein Beitrag eher der eines Praktikers, denn der eines Wissenschaftlers; damit werde ich mir gerecht und versuche – so meine Hoffnung –, für Sie als Leser einen Nutzen für Ihre direkte Arbeit mit Kindern, Jugendlichen und Erwachsenen zu bieten.

3.1 Grundannahmen zum erlebnispädagogischen Handlungsfeld

Erlebnispädagogik ist einer der wichtigsten Handlungsansätze in der sozialen Arbeit. Erlebnisse und Natur werden als Lern- und Erfahrungsraum genutzt, Persönlichkeitsbildung wird im Hinblick auf soziale, individuelle und ökologische Lernziele als Zielsetzung formuliert.

Folgender Ausschnitt des Beitrags »Erlebnispädagogik und Jugendarbeit« (▸ Kap. 3.1.1) gibt einen Einblick in die theoretischen Grundlagen erlebnispädagogischer Lernprozesse und ist damit Fundament für das folgende Kapitel. Der vollständige Text von Gasser et al. ist 2011 als Expertise im »6. Bericht zur Lage der Jugend in Österreich« erschienen.

3.1.1 Vom handlungsorientierten Lernen bis zur Erlebnistherapie

Die Handlungsorientierung ist ein Lernmodell, das sich aus der Reformpädagogik heraus entwickelt hat. Ansätze finden sich bei Johann Heinrich Pestalozzi, Friedrich Fröbel und John Dewey ebenso wie bei Célestin Freinet oder Maria Montessori. Auch heute gilt dieser Ansatz als produktives didaktisch-methodisches Konzept.

Aktion – Reflexion – Transfer

Den erlebnispädagogischen Lernprozess beschrieben Luckner und Nadler (1997) wie folgt: In der Regel wird er dadurch erreicht, dass die Teilnehmer in eine neuartige Situation gebracht werden, in der sich einzigartige Problemlösungsaufgaben stellen. Gleichzeitig wird ein kooperatives Umfeld geschaffen, sodass die Aufgaben zu bewältigen sind und Erfolgserlebnisse möglich werden. Über eine Reflexion werden schließlich Generalisierung und Transfer der neuen Lebenserfahrung angestrebt. Wachstum und Lernen haben immer etwas mit Risiko zu tun, mit einem Aufbruch ins Unbekannte, Ungewisse und Unvorhersagbare.

Der nicht mehr aktive Verein Erlebnispädagogik Austria (EPA) hat den Begriff Erlebnispädagogik enger gefasst:

> »Erlebnispädagogik im Bereich der Sozialpädagogik ist ein handlungsorientierter Ansatz, der die Elemente Erlebnis (persönlich bedeutsame Natur-, Gruppen- und Ich-Erlebnisse), Gruppe (Interaktionserfahrungen mit der Gruppe – soziales Lernen) und Natur (heilende Kraft der Natur) in einem Konzept pädagogisch zielgerichtet verbindet. Durch einen förderlichen Rahmen, durch begründbare Inhalte und entsprechende Methoden werden ganzheitliche (emotionale, motorische und kognitive) Lernprozesse mit situationsübergreifender Wirkung (Transfer) angestrebt, die je nach Zielformulierung und Konzeption schwerpunktmäßig einen erkennbaren präventiven, sozialpädagogischen und/oder therapeutischen Einfluss auf die Persönlichkeitsentfaltung haben. Rahmen, Inhalte und Methoden müssen auf die Zielgruppe und die Ziele abgestimmt werden.«
>
> *(Gasser et al. 2011, S. 438)*

Ziele – Rahmenbedingungen – Motivation

Priest und Gass (2005) unterscheiden die Angebote in Programmtypen nach den Zielen:

- Beim 1. Programmtyp, »**Freizeit und Erholung**«, ist der Zweck, die Gefühle zu verändern. Die Ergebnisse sollen Spaß und Genuss sein, das Auftanken der Energie steht im Vordergrund.
- Im 2. Programmtyp, »**Erziehung/Bildung**«, ist der Zweck, das Denken zu verändern. Als Ergebnisse sollen neue Ideen, neue Konzepte, ein anderes Bewusstsein und neue Einstellungen entwickelt werden.
- Der 3. Programmtyp, »**Entwicklungsförderung**«, hat den Zweck einer Verhaltensänderung. Das Ergebnis ist die Verstärkung funktionaler Verhaltensweisen.
- Im 4. Programmtyp, »**Therapie**«, ist der Zweck die Veränderung von Fehlverhalten. Die Ziele orientieren sich an der Verminderung dysfunktionaler Verhaltensweisen.

Ein weiteres Orientierungsangebot ist die Unterscheidung durch die **Motivation**. Es gilt dabei, die Grundrichtungen der Angebote in 2 Grundinteressen zu teilen:

zum einen als primäres Interesse der Persönlichkeitsbildung, zum anderen als primär kommerzielles Interesse (► Abb. 3-1).

Versucht man, das bisher Dargestellte auf **3 Vektoren** (Ziele, Motivation, Rahmenbedingungen) zu übertragen, ergibt sich die in Abbildung 3-2 dargestellte räumliche Darstellung eines erlebnispädagogischen Lernfeldes.

Je besser die Elemente der 3 Vektoren aufeinander abgestimmt sind, desto optimaler ist das Lernfeld für die einzelnen Teilnehmer aufbereitet. Entscheidend in der Konzeptgestaltung ist auch, ob das Lernen über freies Spiel, Übungen oder Settings mit Ernstfallcharakter gestaltet ist – dies ist jeweils abhängig von der Zielgruppe und den Zielen.

3.1.2 Differenzierung am Beispiel Klettern

Die Grundlage für die verschiedenen Zugänge zum und für die Nutzungsvielfalt des Kletterns beschreibt das **Modell der Handlungsmotivationen** (► Abb. 3-1). Durch dieses Modell entsteht eine recht übersichtliche Darstellung unterscheidbarer Ansätze, die hilft, verschiedene Bezeichnungen differenzierter betrachten und damit auch besser anwenden zu können.

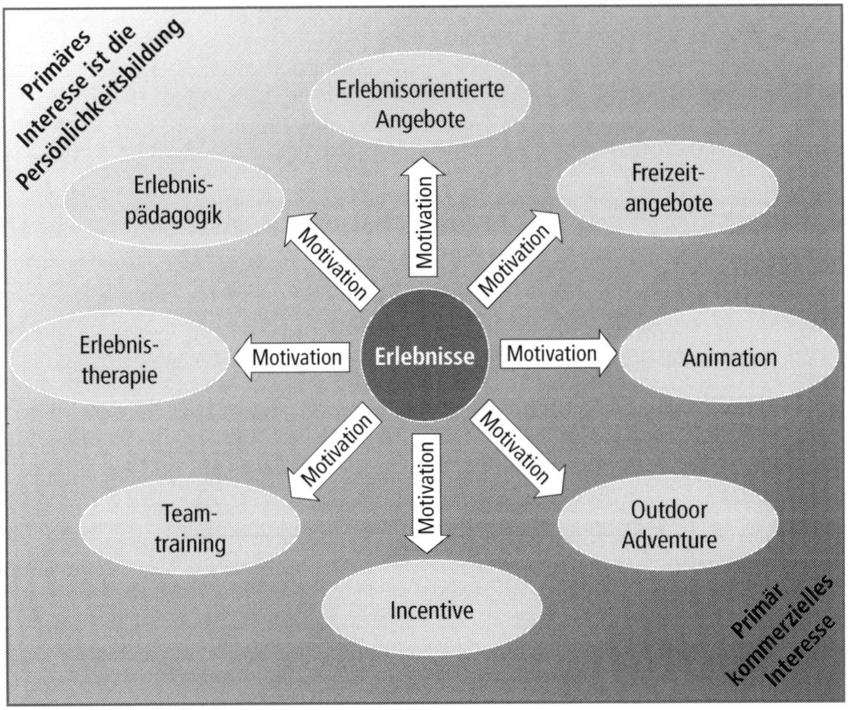

Abb. 3-1 Modell der Handlungsmotivationen

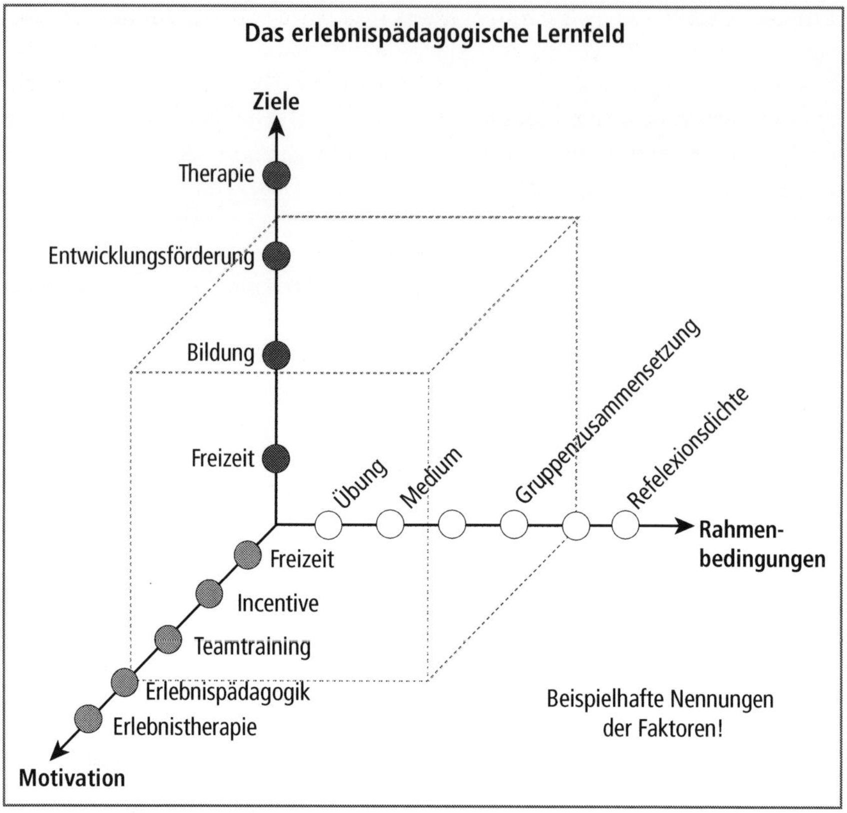

Abb. 3-2 Vektorenmodell (mod. nach Werner Ebner)

Modell der Handlungsmotivationen

So gibt es nach diesem Modell 8 z. T. recht deutlich unterscheidbare Motivationslagen, um mit Gruppen aktiv zu werden. Alle diese Zugänge sind aufgrund des jeweils unterschiedlichen Auftrags an die Leitung und der daran geknüpften, folglich ebenfalls unterschiedlichen Erwartungen der Teilnehmer einzuordnen. Dies erleichtert nicht nur die Kommunikation über die Dinge, sondern hilft, in den einzelnen Disziplinen die dort nötigen Handlungsweisen zu reflektieren und die Qualität der Angebote den Bedürfnissen angepasst zu entwickeln.

Die Grafik erlaubt zusätzlich eine Differenzierung nach den übergeordneten handlungsleitenden Interessen. Der Verlauf von links oben (primäres Interesse ist die Persönlichkeitsbildung) nach rechts unten (primär kommerzielles Interesse) verdeutlicht diese und markiert auch einen Übergangsbereich, in dem es wohl um beides geht.

Noch eine weitere Perspektive lässt sich in die Grafik des Modells legen: Von links nach rechts nimmt der Stellenwert und damit die Intensität von Reflexion und Nachbearbeitung ab. Während in der Therapie ein sehr ausgeprägter Fokus auf Auswertung und Transferpotenzialen liegt, wird z.B. der Animateur eines Clubs in verwunderte Gesichter schauen, wenn er versucht, die metaphorischen Zusammenhänge zum Alltagserleben herzustellen. Dies ist weder sein Handlungsmotiv noch das seiner Gäste.

Handlungsmotivationen beim therapeutischen Klettern

Therapeutisches Klettern ist genauso wenig wie alle anderen Outdooraktivitäten per se »Erlebnispädagogik«. Aber wie unterscheidet sich beides denn nun in der Praxis? Am einfachsten lässt sich dies beantworten, wenn man die Motivationen einmal kurz durchspielt: Klettern im Rahmen **erlebnisorientierter** Schulprojekttage kann dazu beitragen, Klassengemeinschaften und Kommunikation zu verbessern. Wenn man mit einem Freund zum Klettern geht, ist das eine klassische **Freizeitaktivität** – bezahlt jemand im Rahmen eines Cluburlaubs dafür, dass ein Mitarbeiter des Clubs zu lustigen Kletterspielen einlädt, passt der Begriff **Animation**. Touristische Anbieter schnüren ein aufregendes Paket an **Outdoorabenteuern**, damit der Kunde im nächsten Jahr wiederkommt – ein Teil des Pakets könnte Klettern sein. Während der Anbieter von **Incentives** dem Auftrag der Firma folgend das Klettern so einbauen wird, dass der gemeinsame Spaß mit den Kollegen im Mittelpunkt steht. Sollte die Herausforderung im Rahmen eines **Teamtrainings** eine größere sein, wird Klettern hier v.a. als persönliche Grenzerfahrung und Teamaufgabe inszeniert. Klettern in der **Therapie** findet meist in Einzelsettings statt. Die Interventionsform wird dementsprechend spezifisch und gezielt an die Thematik angepasst.

Erlebnispädagogik beschreibt, wie in der Standortbestimmung des Österreichischen Alpenvereins (OEAV) formuliert, die Handlungsmotivation, (sozial-) pädagogisch zu arbeiten. Wichtige Eckpunkte sind hierbei (alpenverein akademie 2013, S. 7):

Eckpunkte erlebnispädagogischer Handlungsmotivationen

1. Rahmen und Aufgabe ist meist das soziale Lernen in Gruppen: Lernziele beziehen sich auf individuelle Themen des Kompetenzgewinns der einzelnen Teilnehmenden. Die Bearbeitung der Themen liegt teilweise auch im starken Interesse der Gruppe.
2. Die Zielgruppe erlebnispädagogischer Ansätze sind primär Jugendliche: Entwicklungsförderung und die Etablierung neuer Verhaltensmuster beschreiben die Ziele.
3. Erlebnispädagogik braucht Zeit und Beziehung: Diese Grundlagen sind Voraussetzung für nachhaltiges Arbeiten und die Chance auf Transferleistungen in das Alltagshandeln.
4. Die Maßnahmen werden so weit wie möglich der individuellen Situation angepasst: Je nach Zielen und Teilnehmenden werden mögliche Hilfestellungen für die Persönlichkeitsentwicklung konzipiert.

5. Ein explizit ausgesprochener Auftrag mit Zielformulierung ist Legitimationsgrundlage: Er liefert die Berechtigung zur erlebnispädagogischen Intervention.
6. Primärer Handlungsraum sind Naturlandschaften: Neben der sozialen Beziehung ist es auch die Naturbeziehung, der wir einen sehr hohen Stellenwert einräumen.

Für das therapeutische Klettern in der Erlebnispädagogik bedeutet dies, dass je nach Thema und persönlichem Entwicklungsdefizit die Inszenierung und die Begleitung individuell gestaltet werden. Das Augenmerk liegt auf dem pädagogischen Auftrag.

3.2 Klettern als Lernchance

Durch die erlebnispädagogische Herangehensweise, die Persönlichkeitsentwicklung und die Tatsachen, dass der pädagogische Auftrag im Mittelpunkt steht, ergeben sich für die Auswahl und Gestaltung des Gesamtsettings »therapeutisches Klettern« einige grundlegende Parameter. Ausgehend von der individualisierten Zielsetzung werden Spielart des Kletterns und Grad der Herausforderung gewählt. Ob Bouldern, Sport- oder Alpinklettern, hängt neben den organisatorischen und logistischen Einflussfaktoren v.a. von den erhofften pädagogischen Transfers ab. Gleiches gilt für die Entscheidung »Halle oder Fels«.

3.2.1 Mögliche erlebnispädagogische Zielsetzungen beim Klettern

Nachdem, wie in Kapitel 1.3 dieses Buches beschrieben, Entwicklungsprozesse und damit auch erlebnispädagogische Zielsetzungen immer personenbezogen sind, werden diese jeweils »klientenbezogen« ausgearbeitet. Dennoch lassen sich aus den Erfahrungswerten mögliche Ziele formulieren, die speziell beim therapeutischen Klettern möglich erscheinen (Einwanger u. Michl 1998):

- Die Teilnehmer können Prozesse erleben, bei denen gegenseitiges Vertrauen und das Tragen von Verantwortung für sich und andere selbstverständlich und unabdingbar ist. Dabei kann mit Spaß erlebt werden, wie man sich gesichert schwierigen Situationen stellen kann, wie man andere in gefahrvollen Momenten halten und ihnen helfen kann. Der Einzelne ist durch die Situation gezwungen, Hilfe anzunehmen und anderen zu helfen.
- Die Teilnehmer können aus eigener Kraft im direkten Kontakt mit einem neuen Medium physische und psychische Belastungen und Grenzen erleben. Dabei müssen Ängste überwunden werden.
- Die Jugendlichen müssen konzentriert die Stellen suchen, die Halt bieten.
- Externale Attribuierungsstrategien sind nicht sinnvoll – nicht der Sichernde ist schuld, wenn der Kletternde eine Route nicht schafft. Die oft üb-

lichen Muster der Schuldzuweisung werden deutlich und können bearbeitet werden.

- Eingefahrene, vermeintliche Lösungsmechanismen wie »Null Bock«, Abwehr, Ausweichen, Verweigern, Zerstören, Autoaggression versagen.
- Für den Erfolg genügt es nicht, nur ein Stück zu gehen und dann abzubrechen. Sich zu motivieren, durchzuhalten, Ausdauer zu zeigen ist unerlässlich, um weiterzukommen.
- Die neue Umgebung, die fremden Abläufe und die damit verbundenen Anforderungen ermöglichen ein neues Lern- und Leistungsfeld.
- Ein vollständiges Annehmen der Situation und Durchhalten ist notwendig. Ab einem bestimmten Punkt gibt es kein Zurück mehr. Damit ist die Herausforderung zwingend vollständig angenommen. Ein Erfolgserlebnis stellt sich zwangsläufig ein.
- Einer Entscheidung folgt unausweichlich die Konsequenz.
- Nach jeder Etappe wird ein Erfolg sichtbar. Dadurch wird Energie für den Aufbau eines neuen Selbstwertgefühls frei.
- Individuelle Bedürfnisse müssen hinter dem Gemeinwohl zurückstehen. Die Fähigkeit der Gruppe ist mehr als die Summe der Fähigkeiten der Einzelnen.

> »Das Klettern erweist sich hiermit als geradezu ideales Tätigkeitsfeld für das gemeinsame Erbringen von verantwortlicher Leistung in einer Sozietät unter Ernstfallbedingungen. Unter Leistung ist hier nicht nur Können zu verstehen, sondern auch exploratives und kooperatives Handeln. Damit wird der Kletterer nicht nur seinem genetisch angelegten Instinktsystem gerecht, sondern erlebt auch Lust an Leistung und erwirbt Fähigkeiten zur Arbeit im Team. Beides sind Grundvoraussetzungen für Erfolg in der Arbeitswelt, ja für positive Entwicklungen unserer Gesellschaft überhaupt.«
>
> *(Cube 1996, S. 9)*

Michl und Heckmair sehen als Lern- und Erfahrungsmöglichkeiten v. a. Mut, Vertrauen und Verantwortungsbewusstsein (Heckmair u. Michl 2008, S. 236) sowie die Chance, Widerstände zu bearbeiten (Heckmair u. Michl 2008, S. 198). Sie betonen auch, dass Klettern in den meisten pädagogischen Umsetzungsarten sehr sicher ist:

> »Felsklettern gilt, ebenso wie beispielsweise Gleitschirmfliegen, als spektakuläre Natursportart, die einer Leistungselite vorbehalten bleibt. […] Entgegen der landläufigen Meinung ist Klettern in sportlichem Stil unter Berücksichtigung der entsprechenden Sicherheitsvorkehrungen objektiv relativ ungefährlich.«
>
> *(Heckmair u. Michl 2008, S. 197 ff.)*

3.2.2 Lernzonen-Modell

Das Lernzonen- oder auch Komfortzonen-Modell ist eine wichtige Grundlage für die individuelle Planung erlebnispädagogischer Interventionen. Menschen lernen wenig Neues, wenn sie unterfordert sind, können aber auch aus der Überforderung selten Nützliches für die Erweiterung ihrer Lebensstrategien ableiten. Die Grenzen zwischen den Zonen sind individuell und themenbezogen sehr unterschiedlich. »Fördern durch Fordern« und »Bewährungs- statt Bewahrungspädagogik« sind abgeleitet die Kurzformeln. Das Lernzonen-Modell unterscheidet 3 Zonen: die Komfort-, die Lern- und die Panikzone (▶ Abb. 3-3).

Komfortzone bedeutet, dass Kompetenzen und Strategien für die Bewältigung der Situation bereits vorhanden sind. Man fühlt sich wohl, hat alles im Griff und verwendet Strategien, die sich bereits bewährt haben.

Im Bereich der **Lernzone** verlangen Verunsicherung und Ungewohntes die Entwicklung neuer Strategien. Dadurch werden bisher nicht bewusste oder nicht vorhandene Kompetenzen erlernt und in das Handlungsrepertoire integriert. Lernerfahrung entsteht dabei gleichermaßen durch Erfolg wie durch Misserfolg. Erkenntnisse und Erfahrungen aus der Lernzone können bei entsprechender Wiederholung in die Komfortzone integriert werden.

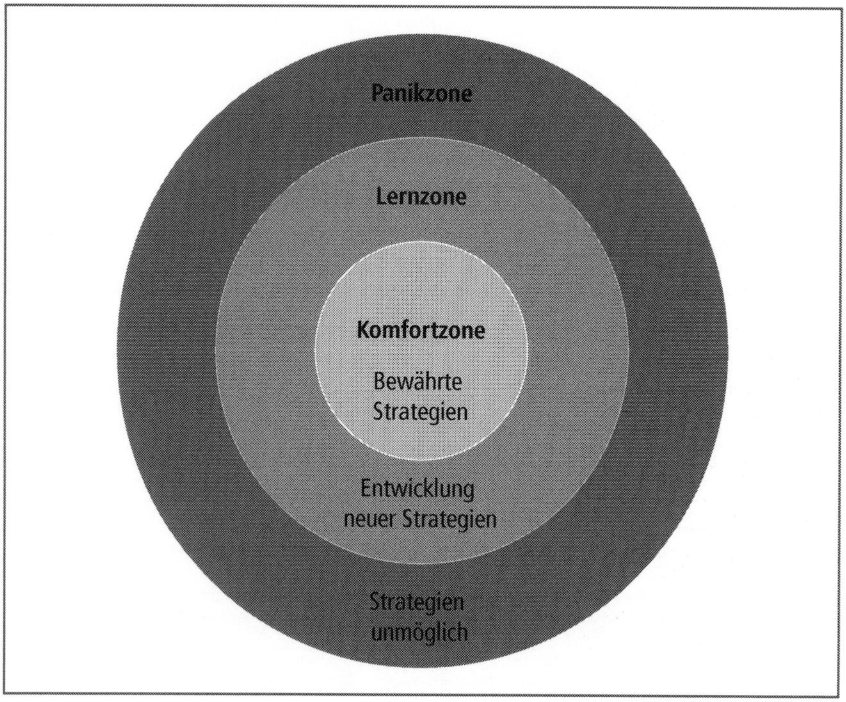

Abb. 3-3 Lernzonen-Modell (mod. nach Senninger 2000, S. 26)

Die **Panikzone** beschreibt den Bereich, in dem keine Strategien mehr möglich sind. Panik, Weglaufen, Aggression, Angriff und Blackout sind mögliche Verhaltensmuster. Erfahrungen in dieser Zone sind für die persönliche Entwicklung nicht nützlich, sondern sie frustrieren oder sind gefährlich.

Fragestellungen im Rahmen des therapeutischen Kletterns

Für die Begleitung von Klienten im Rahmen des therapeutischen Kletterns ergeben sich daraus interessante Fragestellungen: Woran merken Pädagoge/Therapeuten, in welcher Zone sich ein Klient gerade befindet, und wie kann man mit dem Klienten erarbeiten, dass dieser selbst ein Gefühl dafür bekommt?

Am Beispiel »therapeutisches Klettern« wird deutlich, dass die Grenzübergänge zwischen den Zonen sehr von der individuellen Vorerfahrung abhängen. Klienten, die noch keinerlei Berührung mit Klettern hatten, verlassen unter Umständen bereits beim Anlegen der Kletterausrüstung und beim Knüpfen der Knoten ihre Komfortzone. Das Vertrauen in sich selbst und den Sicherungspartner auch bei technisch subjektiv sehr leichten Routen ist für viele eine noch größere Herausforderung. Für die Annäherung an Ungewohntes und damit unter Umständen auch Ängstigendes verwenden Menschen die unterschiedlichsten Strategien. Als hilfreiches Modell hat sich hier z. B. die Betrachtung von »Repression und Sensitization« erwiesen. Die beiden Begriffe beschreiben die Extreme bezüglich der Wahrscheinlichkeit, dass ein Mensch auf bedrohliche Situation mit Zuwendung oder Vermeidung reagiert. So unterschiedlich die Reaktionen sind, so vielfältig können die nach außen sichtbaren Begleiterscheinungen sein: von nervös und angespannt bis supercool, von gänzlich schweigend bis dauerplappernd, von zugewandt bis introvertiert.

> Um Klienten gut begleiten zu können, sind die vorher aufgebaute Beziehung, hohe Sensibilität für sichtbare Anzeichen, Fachkenntnis über mögliche Strategien und viel Erfahrung hilfreich.

Durch Wiederholung und die sich damit entwickelnde Routine verschieben Menschen ihre Grenzen. Integration von Neuem wird möglich, das Handlungsrepertoire erweitert sich. Da Klettern in der Erlebnispädagogik nicht Selbstzweck ist, ist es Aufgabe des Betreuers, den durchlaufenen Entwicklungsprozess für den Klienten sichtbar und ihn damit für einen möglichen Transfer in andere Verhaltensbereiche nutzbar zu machen.

Risiko als Lernbedingung

Risikoerfahrungen erlauben es Menschen, sich einzuschätzen und ihren Handlungsspielraum zu erschließen. Wie bereits beim Lernzonen-Modell beschrieben, beginnt die Lernzone, wenn das bisher Bekannte verlassen und Neuland betreten wird. In dem von »risk′n′fun« – einem Ausbildungsprogramm der Alpenvereinsjugend für jugendliche Risikosportler – leicht modifizierten Modell wird diese Zone folgerichtig als Risikozone bezeichnet. Der Bereich, in dem ein Lernen nicht mehr möglich ist, wird als Gefahrenzone bzw. prägnant mit »Tod« beschrieben. Dabei ist die Unterscheidung zwischen »Risiko« und »Gefahr« wichtig, da Menschen in der Risikozone ihre Kompetenzen erweitern und damit ihre Komfortzonen vergrößern können, es in der Gefahren- bzw. Todesszone aber unmittelbar um die Bedrohung der eigenen Existenz geht (Einwanger 2007, S. 12).

In Abbildung 3-4 verdeutlichen die Dreiecke »Kompetenz« und »Kompetenzerweiterung«, dass im Bereich der Komfortzone die Kompetenz vorhanden ist, aber die Erweiterungschancen derselben sehr gering sind. Je mehr Bereitschaft vorhanden ist, sich neuen Situationen zu stellen, und je weiter sich diese in Richtung der Gefahrenzone bewegen, desto geringer ist die hierzu bereits vorhandene Kompetenz, desto größer sind aber die Entwicklungschancen. Diese zusätzliche Betrachtung verdeutlicht auch die Bedeutung des in der Erlebnispädagogik oft zitierten Wertes von »Grenzerfahrungen« – die uns, wenn sie ernst genommen werden, ermahnen sollten, auch Situationen mit objektiven Risiken als wichtige Lernoptionen zuzulassen.

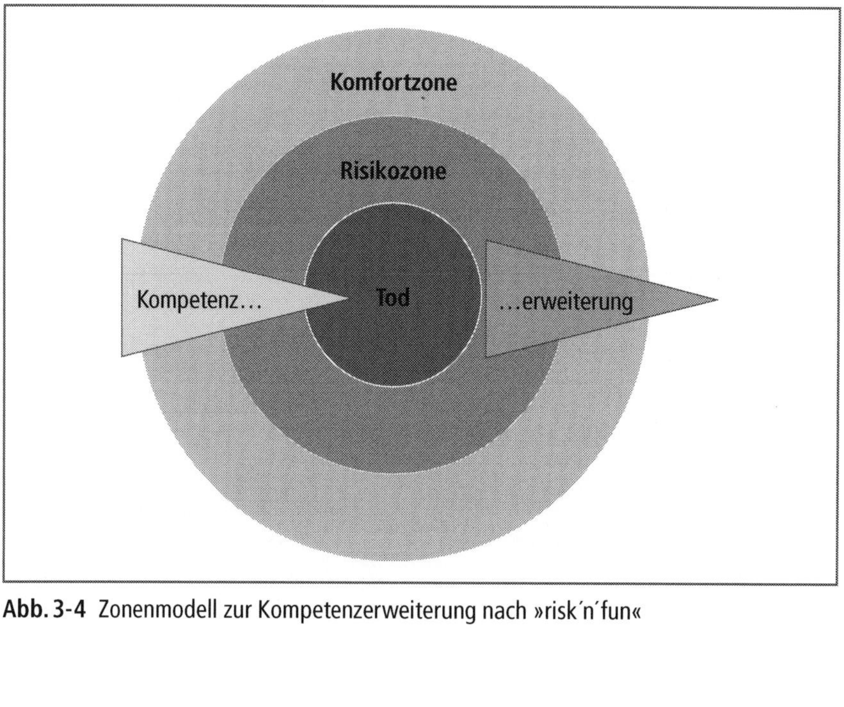

Abb. 3-4 Zonenmodell zur Kompetenzerweiterung nach »risk′n′fun«

> »Jedem Explorationsverhalten liegt der Aufbruch ins Neue und damit das Eingehen von Risiken zugrunde. Wer nie lernt, mit Schwierigkeiten umzugehen – diese zu meistern oder Strategien im Umgang mit ›Scheitern‹ zu entwickeln –, wird große Einschränkungen in seinen Entwicklungsmöglichkeiten erleiden. Somit sind Risikoerfahrungen für unsere gesamte Persönlichkeit, unser Selbstbewusstsein und unsere Wertehaltung von entscheidender Bedeutung. Wer lernt, mit Risiken umzugehen, lernt Verantwortung für sein Tun und letztendlich auch für die Gesellschaft zu übernehmen – Weiterentwicklung und Verantwortungsübernahme sind Grundbedürfnisse sozialen Lebens.«
>
> *(Einwanger 2007, S. 12)*

Wenn auch Klettern *objektiv* ziemlich sicher ist, hängen viele der hier möglichen Lernchancen stark von der *subjektiv* empfundenen Risikowahrnehmung ab. Da die meisten Menschen eine instinktive Angst vor Höhe haben, werden viele der angestrebten Ziele »trotz« relativ hoher Sicherheit möglich. Allerdings bleiben, wie in allen Lehr-/Lernprozessen, Übergabe von Verantwortung und Vermittlung von Kompetenz zentrale Bausteine.

3.3 Therapeutisches Klettern als erlebnispädagogische Intervention

In der pädagogischen Arbeit hat sich therapeutisches Klettern in den letzten Jahren etabliert. Das hat mehrere Gründe – v. a., weil sich neben dem großen Aufforderungscharakter dieser attraktiven Trendsportart, die auf einer sehr »alten« Bewegungslust basiert, verschiedene inhaltliche Ansätze bieten, an denen hier besonders intensiv gearbeitet werden kann.

Auch für meine erlebnispädagogische Arbeit schien mir Klettern oft ein geeigneter methodischer Ansatz. Über 2 Beispiele möchte ich berichten. Das erste ist aus einem Projekt, das ich mit der stationären Wohngruppe, in der ich gearbeitet habe, umsetzen durfte, das zweite aus einem Projekt der Suchtprävention mit »Aussiedler-Jugendlichen« (LWL 2007, S. 7 ff.).

3.3.1 Praxisbeispiel 1

Fallbeispiel

Stationäre Jugendwohlfahrt

»Andreas, magst du mich sichern?« – ich traue meinen Ohren kaum – *»Ich würde gern die Route probieren, und du sicherst sehr gut …«*. Für Verena ist dieser Schritt eine Sensation! Ich freue mich und warte ab. Andreas bejaht ihre Frage, bindet Verena ins Seil – Partner-Check und mein Zeichen, dass sie losklettern können – dann ist es so weit.

Verena lässt sich zum ersten Mal seit Jahren auf eine Situation ein, in der sie einem Mann Vertrauen schenken muss. Ich freue mich sehr, dass dieser Schritt für sie wieder möglich geworden ist!
Warum das so etwas Besonderes ist? Verena hatte jahrelang innerhalb und außerhalb ihrer Familie massive Gewalterfahrungen mit Männern machen müssen, und darüber jedes Vertrauen in Männer verloren. Für das selbstständige Leben in unserer Gesellschaft, für die Möglichkeit, eigene partnerschaftliche Beziehungen zu leben etc. war es extrem wichtig geworden, ihr besondere Hilfestellung anzubieten.
Seit fast 1 Jahr ist Verena nun in unserem Heim. Mit 3 weiteren Mädchen und 5 Jungen lebt sie in einer Wohngruppe der Jugendwohlfahrt. Unterstützt durch 4 Betreuer, versuchen die Jugendlichen ihren Alltag zu meistern, Schule oder Ausbildung irgendwie hinzukriegen und ihre teilweise auffälligen Verhaltensmuster in den Griff zu bekommen. Eines haben sie alle gemeinsam: Sie hatten es nicht leicht in der »Gesellschaft« und die »Gesellschaft« hatte es nicht immer leicht mit ihnen!
Als Verena in die Gruppe kam, hatten die Jugendlichen mit ihr und sie mit den Jugendlichen große Schwierigkeiten – ein Mikrokosmos der »Gesellschaft«. Das Aufeinander-zu-Gehen war auch hier nur sehr schwer möglich.
In vielen Gesprächen haben wir Betreuer damals versucht herauszufinden, wie wir die Jugendlichen bei der Bewältigung dieser Krise sinnvoll unterstützen konnten. Über die Jahre haben wir Erfahrungen mit verschiedenen handlungsorientierten Ansätzen gesammelt, verwendeten viel Zeit für erlebnisorientierte Aktionen und haben an einigen Stellen versucht, Entwicklungsprozesse der Jugendlichen durch erlebnispädagogische Maßnahmen zu unterstützen.
Um die Gruppe bei diesem komplexen und für Verena schwer zu bewältigendem Thema der Vertrauensbildung intensiver begleiten zu können, boten wir an, gemeinsam ein Projekt auszuarbeiten. Es sollte allen Beteiligten andere Perspektiven erlauben, sollte Spaß machen und bei der Lösung der Krise helfen.
Das Betreuerteam entschied sich für ein erlebnispädagogisches Angebot. Das Konzept wurde auf 1 Jahr angelegt. In 3 Phasen sollten zunächst die Mädchen und Jungen jeweils unter sich sein, dann gemeinsame Maßnahmen erleben und aufarbeiten und zum Abschluss, wenn sie selbst glaubten, so weit zu sein, eine längere Aktion zusammen planen und durchführen. Die Jugendlichen waren bereit, sich auf diese Idee einzulassen! In verschiedenen Aktionen wurde mit unterschiedlichen Methoden gearbeitet, wobei immer wieder Klettern mit dabei war. Zunächst geschlechtergetrennt – da sich bereits im ersten Kontakt mit dieser Sportart sehr unterschiedliche Zugänge zeigten –, dann gemeinsam.
Dass Verena es über die »Verlängerung des Seils« schaffen könnte, wieder Vertrauen zu schenken und so in einer Gruppe Halt zu finden, war eine der pädagogischen Hoffnungen von uns Betreuern gewesen – in diesem Fall erfüllte sie sich!

Wie konnte dies gelingen? Dazu einige Gedanken (weitere Informationen in Michl u. Einwanger 2008):

- Klettern hatte in der Gruppe einen hohen Stellenwert erlangt und für Verena einen großen Aufforderungscharakter – sie kletterte gerne, freiwillig und hoch motiviert.

- Durch den längeren Projektzeitraum war genügend »Raum« für jede(n) – in verschiedenen Aktionen mit verschiedenen Inhalten konnten die unterschiedlichen Stärken aller Gruppenmitglieder zum Tragen kommen und Schwächen thematisiert und damit berücksichtigt werden.
- Beim Klettern besteht eine sehr hohe Eigenverantwortung. Erfolg bzw. Misserfolg – »Halt finden« – verlangen die richtige Einschätzung der Situation und der eigenen Möglichkeiten und Konzentration auf das Tun. Der Sichernde ist dabei psychisch wichtig, trägt aber nicht die Verantwortung für die Bewältigung der Kletterroute.
- Durch die »Verlängerung mit dem Seil« ist eine Kontaktaufnahme nicht im direkten »körperlichen« Sinne notwendig. Obwohl großes Vertrauen die Voraussetzung ist, ermöglicht diese Situation zunächst eine »Distanzbeziehung«. Auf diesen »vorsichtigen Erfolg« kann im weiteren pädagogischen Prozess aufgebaut werden.

3.3.2 Praxisbeispiel 2

Fallbeispiel

Sekundäre Suchtprävention

»Meine Freundin und ich haben gewettet – ich trinke keinen Alkohol mehr und sie hört auf zu rauchen – die Wette läuft jetzt schon seit 6 Wochen und wir halten uns bisher beide daran …!« Viktor erzählte mir das beim Nachtreffen mit der Projektgruppe, die das »ro.pe-Konzept« als Teil des SeM Projektes entwickelt hat. Ich war sehr erstaunt und noch positiver überrascht – war er doch einer der Jugendlichen, die noch während des Projekts 1–2 Flaschen Wodka am Tag getrunken hatten. Aber nun zum Anfang …

Im Rahmen des Modellprojekts »Sekundäre Suchtprävention für spätausgesiedelte junge Menschen in Münster – SeM« wurde ich gebeten, ein Konzept für Jugendliche zu erarbeiten, die einen riskanten Umgang mit Alkohol und illegalen Drogen pflegen. Ziel war es, durch Trainings, die Teil des Mehrebenenansatzes im Projekt waren, ein Abgleiten der Jugendlichen in eine manifeste Abhängigkeit zu verhindern.

Bei der Entwicklung des Konzeptes waren, neben 1 Expertin aus der Suchtprävention und 2 Fachkräften der Jugendhilfe, v. a. 10 »Jugend-Experten« aus der Zielgruppe maßgeblich beteiligt (Viktor war einer von ihnen). Dieser partizipative Ansatz sollte sicherstellen, dass das Training die Themen und Bedürfnisse der Jugendlichen trifft, und die inbegriffene Ausbildung der beiden Fachkräfte zu »ro.pe-Trainern« galt als Garant für Transferbetreuung und Nachhaltigkeit.

Das in diesem Entwicklungsprozess entstandene ro.pe-Training (Risikooptimierung und peer education) basiert auf dem risflecting-Ansatz. Der zentrale Schwerpunkt liegt auf der Entwicklung persönlicher Risikokompetenzen und der individuellen »Optimierung« im Umgang mit legalen Drogen, aber auch auf Kommunikationsformen über Risiken des Konsums illegaler Substanzen. (Weitere Information zum risflecting-Ansatz unter www.risflecting.at.)

Methodisch basiert das Training auf risikopädagogischen Elementen und suchtpräventiven Modulen. Es ist auf 5 Tage festgelegt. Als »Schlüsselmethode« entschieden wir uns bei der gemeinsamen Konzeptentwicklung für das Klettern. Erstens weckt es Interesse und ist ein ausreichend großer Reiz, sich auf so ein Training überhaupt einzulassen, und zweitens bietet sich ein sehr klarer Transfer zum Umgang mit Substanzen: Das Risiko beim Klettern kann ich optimieren, wenn ich mir vorher die entsprechenden Kompetenzen aneigne – d.h. übertragen auf den Rausch: Beim Umgang mit »Substanzen« wird ebenfalls Kompetenz benötigt, damit ich den für mich möglichst »optimalen« Umgang damit finde.

In den Trainings haben die Jugendlichen Schritt für Schritt gelernt, eigenständig eine Toprope-Station zu klettern und zu sichern. Den Abschluss bildet das selbstständige Abseilen im Überhang. Das Klettern dient dabei, ebenso wie zusätzliche andere Übungen, dem Prozess der persönlichen Risikooptimierung. Der Trainer begleitet den Jugendlichen bei seiner individuellen Entscheidungsfindung. Bei der Reflexion der Übungen wird die Schnittstelle zu Rausch, Sucht und Risiko thematisiert. So können spezifische Umgangsweisen mit Suchtmitteln aus den erlebten Erfahrungen beim Klettern abgeleitet werden. Die Jugendlichen können verbalisieren, wann sie das Wagnis mit Mut oder Selbstvertrauen, aber auch, wann sie es wegen des Gruppendrucks oder aufgrund von Versagensangst eingegangen sind. Sowohl beim Blindklettern als auch beim Äußern der persönlichen Befindlichkeit im Rauscherleben ist die Reflexion entscheidend wichtig, um Klarheit über eine Situation zu gewinnen und Verantwortung für sich und andere zu übernehmen.

Beim Transfer zur Suchtprävention erarbeiten sich die Jugendlichen auch viele fachliche Informationen (»facts«) zum Thema Suchtmittel. Verschiedene Inputs durch die Trainer ergänzen das Wissen über Wege zur Abhängigkeit und die Abgrenzung von Genuss und Sucht. Erfahrungen aus der erlebnisorientierten Aktion werden eingestreut und transferiert.

Wie konnte dies gelingen? Dazu nochmals einige Gedanken (weitere Informationen in LWL 2007):

- Entscheidend für den Erfolg war auch hier, die Lebenswelt der Jugendlichen ernst zu nehmen – durch den Hintergrund »Aussiedler« bedurfte dies einer besonderen Sensibilität. Beides wurde durch die Mitarbeit von Sozialpädagogen, die mit den Jugendlichen arbeiten, und einer Psychologin, die selbst »Aussiedlerin« ist, gewährleistet.
- »Die Jugendlichen als echte Experten ernst nehmen« – Partizipation nicht nur zum Schein, sondern mit allen Risiken! Die Gruppe wurde bereits bei der Konzepterstellung intensiv und auf gleicher Augenhöhe mit einbezogen. Anders als sonst oft üblich ergab dies ein Konzept nicht *für* die Jugendlichen, sondern *mit* ihnen.
- Der Lernprozess ist an individuelle und nicht an spezielle Vorgaben geknüpft – auch wenn es gesetzliche Rahmenbedingungen gibt, darf über alles diskutiert werden. Damit gibt es keine »Zielerwartung«, sondern einen »individuellen Strategieprozess«.

Mit diesen beiden Beispielen aus meiner Praxis möchte ich meinen Beitrag schließen. Therapeutisches Klettern war für die Unterstützungsangebote, die ich Jugendlichen anbieten durfte, oft hilfreich. Entscheidend bleibt aber wie in fast allen pädagogischen und therapeutischen Prozessen die Beziehung – und auch hier kann therapeutisches Klettern ein intensivierender Faktor sein, v. a. solange das gemeinsame Erleben und der Spaß handlungsleitende Motivation bleiben.

Literatur

alpenverein akademie. Detailinformation Fachhochschullehrgang Erlebnispädagogik/Zertifikatslehrgang Erlebnispädagogik 2013. www.alpenverein-akademie.at/akademie/bildung_Freizeit/fuehren-und-leiten/lehrgaenge/erlebnispaedagogik/Detailinformation_EP_OOe_web.pdf (Zugriffsdatum: 25.8.2014).

Cube F. Klettern ein Sport fürs ganze Leben. München: Deutscher Alpenverein, Projekt Bergsport und Umwelt 1996.

Einwanger J. Mut zum Risiko. München: Ernst Reinhard 2007.

Einwanger J, Michl W. Leben im Griff. Interaktive CD-ROM. Alling: Sandmann 1998.

Gasser M, Ebner W, Einwanger J. Erlebnispädagogik und Jugendarbeit. In: BMWFJ. 6. Bericht zur Lage der Jugend in Österreich. Wien: BMWFJ 2011; 437–439.

Heckmair B, Michl W. Erleben und Lernen, 6. Aufl. München: Ernst Reinhard 2008.

Luckner J, Nadler R. Processing the Experience. Dubuque/Iowa: Kendall/Hunt Publishing Company 1997.

LWL – Koordinationsstelle Sucht (Hrsg.). Handbuch SeM (Sekundäre Suchtprävention im Mehrebenenansatz für ausgesiedelte Jugendliche). Münster 2007.

Michl W, Einwanger J. Leben im Griff. Alling: Sandmann 1998.

Priest S, Gass M. Effective leadership in adventure programming. Champaign/Illinois: Human Kinetics 2005.

Senninger T. Abenteuer leiten – in Abenteuern lernen. Münster: Ökotopia 2000.

4 Sport- und Bewegungstherapie

Alexander Heimbeck, Susanne Wallner, Martin Reiter

4.1 Klinische Bewegungstherapie – eine Annäherung

Aus der stationären Versorgung psychischer Erkrankungen ist die klinische Bewegungstherapie (BWT) nicht mehr wegzudenken. Kaum eine Klinik will auf werbewirksame Angebote wie Yoga, Tanztherapie, konzentrative BWT oder Körperpsychotherapie etc. im Angebot verzichten. Auf dem bewegungstherapeutischen Markt gab es schon vor 15 Jahren über 250 verschiedene Angebote (Höll u. Meyer 1992), die alle oft mit eigenständigen jahrelangen Ausbildungen einhergehen und versuchen, sich gegenseitig voneinander abzugrenzen. Auch Klettern als eine Form der BWT findet in den letzten Jahren immer mehr Einzug in den Klinikalltag.

Bei der Fülle an Angeboten, Methoden und Verfahren der BWT drängt sich aber die Frage auf, was dann unter klinischer BWT zu verstehen sei. Vorangestellt sei aus diesem Grund die aktuelle Definition von Hölter:

> »Gegenstand der klinischen Bewegungstherapie sind Leiblichkeit und Bewegung des Menschen aus einer instrumentellen, sensiblen, sozialen und symbolischen Perspektive. Als interdisziplinäre klinisch-therapeutische Maßnahme besteht sie aus Diagnostik, Intervention und Evaluation. Neben der klinischen Akutbehandlung umfasst sie auch Maßnahmen der Prävention und Gesundheitsförderung sowie der Rehabilitation.«
>
> *(Hölter 2011, S. 72)*

Die klinische BWT versteht sich als ein körper- und bewegungsorientierter Ansatz, der sich im Schnittpunkt von Medizin, Psychologie und Bewegungswissenschaft entwickelt hat. Die Definition Hölters verweist dabei auf unterschiedlich akzentuierte Perspektiven von Bewegung. Sie lässt sich demnach in einer instrumentellen Funktion als eine motorische Leistung oder Fertigkeit verstehen, die sich weitgehend auf Alltags- oder spielerisch-sportliche Tätigkeiten beziehen lässt. Zum Beispiel kann in der Rehabilitation das Wiederherstellen bestimmter Körperfunktionen gemeint sein oder im Sport ein bestimmtes Techniktraining, beim Klettern z. B. das Erlernen der Technik des »Ausspreizens«, um in Verschneidungen besser zu klettern.

In der sensiblen Funktion der klinischen BWT findet die körperliche Bewegung im Spüren und Erfühlen des Körpers eine Verbindung zu psychischen Bewegungsaspekten, wie z. B. der Achtsamkeit für das körperliche Geschehen. Eine mögliche mit dem Klettern verbundene Beobachtungsaufgabe könnte in diesem

Zusammenhang sein: »*Versuche die Füße möglichst leise und sanft aufzusetzen!*« Direkt mit dem sensiblen Aspekt verknüpft kann die soziale Funktion sein, ebenso wie ein unbewusster Bewegungsausdruck, der symbolisch etwas über die jeweilige Lebenslage und innere Befindlichkeit aussagt. So kann ein Patient durch andere Gruppenmitglieder gestört werden, er könnte dadurch Aggression spüren und somit ist, im Sinne der Bewegungsaufgabe der sensiblen Funktion, ein leises Aufsetzen der Füße vielleicht gar nicht möglich. Symbol für die innere Befindlichkeit ist in diesem Moment das feste und laute Aufsetzen der Füße. Das Klettern bietet v.a. in der symbolischen Funktion vielfältige Möglichkeiten Metaphern zu verwenden, die relativ leicht einen Transfer der therapeutischen Inhalte auf Alltagsgegebenheiten ermöglichen. Als Beispiel mögen die Angst vor dem Fallen beim Klettern und Angst vor dem Scheitern im Alltag dienen: Was ist so schmerzlich daran, wo gibt es Verbindungen?

Alle Funktionen bieten je nach individueller therapeutischer Situation Anhaltspunkte für bewegungstherapeutische Interventionen, die sich in der Spanne zwischen dem Training motorischer Fertigkeiten bis zu einer Interpretation des symbolischen Ausdrucks entfalten können.

Demnach lassen sich bewegungstherapeutische Verfahren einteilen in Verfahren, die eher dazu geeignet sind, durch technisches Üben die körperliche

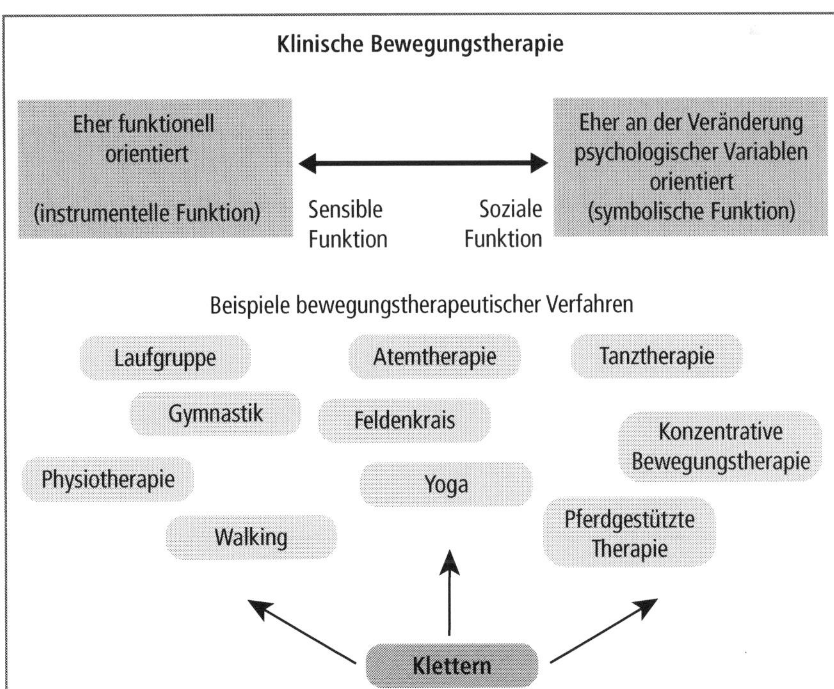

Abb. 4-1 Klettern in der klinischen Bewegungstherapie (BWT)

Funktions- und Leistungsfähigkeit des Patienten zu fördern, und außerdem in Verfahren, die darüber hinaus auch sensible, soziale oder psychische Aspekte einbeziehen.

Abbildung 4-1 zeigt, dass therapeutisches Klettern ein geeignetes Verfahren darstellt, um alle 4 Funktionen anzusprechen. Je nach therapeutischer Situation dienen die Inhalte mehr dazu, die instrumentelle Funktion des Körpers zu verbessern, sensible oder soziale Funktionen zu stärken oder auf symbolische Aspekte Bezug zu nehmen. Der Hinweis auf die Rolle des Therapeuten im therapeutischen Setting darf an dieser Stelle jedoch nicht fehlen. Erst die Erfahrung und Ausbildung desselben ermöglicht es, ein und dasselbe Verfahren übungszentriert anzuwenden oder aber die anderen Perspektiven einzubeziehen.

4.2 Funktionen der klinischen Bewegungstherapie – Praxisbeispiele

Die im vorhergehenden Abschnitt erwähnten Funktionen der klinischen BWT sollen nun durch Praxisbeispiele aus dem therapeutischen Klettern verdeutlicht werden. Die Funktionen geben die Arbeitsrichtung des Bewegungstherapeuten an. Welche Funktion beim therapeutischen Klettern vorwiegend betont wird, ergibt sich einerseits daraus, in welcher Funktion der Bewegungstherapeut am besten ausgebildet ist, andererseits daraus, wo die persönlichen Entwicklungsbedürfnisse und -potenziale des Patienten liegen. Häufig wird der Therapeut jedoch nicht nur eine, sondern mehrere Funktionen – in unterschiedlicher Akzentuierung – in seine Arbeit einfließen lassen.

4.2.1 Instrumentelle Funktion

Ziel: Verbesserung der Kraftausdauerleistungsfähigkeit. Durch entsprechende Übungen werden körperlich-konditionelle Fähigkeiten im sportlichen Sinne gefördert, dazu können beispielsweise Maximalkraftfähigkeit, Kraftausdauerfähigkeit, aber auch koordinative Fähigkeiten wie Orientierungsfähigkeit oder Gleichgewichtsfähigkeit zählen.

Praktische Übung

3-maliges Wiederholen einer Kletterroute ohne Pause, die im Vorstieg 1–2 Grad unter dem Onsightniveau liegt.

Auswertungsmöglichkeiten bestehen durch eine klassische sportwissenschaftliche Diagnostik, wie z. B. Tests für die Kraftfähigkeit bestimmter Muskelgruppen. Trainingspläne geben die Umfänge und Intensitäten der Übungen vor.

4.2.2 Sensible Funktion

Ziel: Ausschalten des optischen Sinnes, verstärktes Ansprechen anderer Sinnesorgane wie z. B. des Tastsinns oder des Gleichgewichtssinns.

Praktische Übung

Eine Boulderwand bzw. Kletterroute soll mit verbundenen Augen geklettert werden. Durch Ansagen können verschiedene Schwerpunkte zur Eigenbeobachtung gesetzt werden, z. B. *»Konzentration auf das Gleichgewichtsgefühl«*, *»Wohin wandert der Schwerpunkt?«* oder *»Spüren der Kraftfähigkeit in den Armen und Beinen«*.
Aber die Aufmerksamkeit kann auch durch konkrete Arbeitsaufträge vor dem Einstieg auf bestimmte Aspekte gelenkt werden. Ein Beispiel: *»Wenn Spannungshöhepunkte auftreten, versuche innezuhalten, dich evtl. ins Seil zu setzen und dich auf die Atmung zu konzentrieren, nur dein Ein- und Ausatmen zu spüren. Klettere erst weiter, wenn du das Gefühl hast, die Spannung hat sich deutlich reduziert.«*

Auswertungsmöglichkeiten:

- Wie war das Gespür für die Kraft in den Armen/Beinen bzw. für die Ganzkörperspannung während der Übung?
- Welche Sinne wurden verstärkt angesprochen?
- Welche Emotionen waren zu spüren?
- Welche Gedanken gingen durch den Kopf?
- Wie war die Spannung, wann waren eher entspannte Phasen, wann eher Phasen mit hoher Spannung?
- Ist es gelungen, den Arbeitsauftrag umzusetzen?

4.2.3 Soziale Funktion

Ziel: Aufwärmen, miteinander ins Gespräch kommen, Beziehung in Bewegung gestalten. Dem Thema Beziehungsgestaltung kommt beim Klettern eine besondere Rolle zu. Dem Partner muss vertraut werden, darüber ist eine klare und ehrliche Kommunikation notwendig.

Praktische Übung

Die Patientengruppe bekommt den Auftrag, sich 10 Minuten selbstständig *miteinander* an der Boulderwand aufzuwärmen.
Variante: Jeweils 1 oder 2 Patienten sind für ein Aufwärmspiel zuständig, um alle *gemeinsam* aufzuwärmen.

Auswertungsmöglichkeiten:

- Ist jeder für sich geklettert oder haben sich Gruppen gebildet?
- War jemand ausgeschlossen oder hat sich jemand bewusst außerhalb der Gruppe bewegt?
- Waren Ideen vorhanden oder wusste der Einzelne/die Gruppe schon nach kurzer Zeit nicht mehr, was er/sie tun soll?

4.2.4 Symbolische Funktion

Ziel: Sensibilisierung für die Themen »Hilfe annehmen«, »Vertrauen fassen« und »Selbstwertgefühl«. Welche Bedeutung hat der Abgrund beim Abseilen für den Patienten, welche Bedeutung hat die Symbolik des Seiles zum Partner? Wichtig ist auch die Frage, die damit in Verbindung gebracht wird: Habe ich die Kraft/Fähigkeit, jemandem Halt zu geben?

Praktische Übung

Sturztraining. Ein beispielhaftes Thema, welches sich daraus entwickelt, ist das Thema des »Aufgefangenwerdens«. Bin ich es wert, gehalten zu werden, bzw. will ich überhaupt gehalten werden?

Auswertungsmöglichkeiten:

- *»Wo hätte ich mir gewünscht, in der Vergangenheit aufgefangen zu werden? Von wem?«*
- *»Gibt es aktuell jemanden, der mich auffangen kann?«*
- *»Will ich mich überhaupt auffangen lassen, mir helfen lassen?«*
- *»Wo, wann und bei wem darf ich Hilfe einfordern?«*
- *»Was macht es mit meinem Selbstwertgefühl, wenn ich mir das Recht auf Hilfe zugestehe?«*

4.3 Das Salutogenese-Modell als Grundlage für ein Modell des bewegungstherapeutischen Handelns

Die inzwischen weitverbreitete Akzeptanz biopsychosozialer Ansätze innerhalb des Systems der Gesundheitsversorgung zeigt sich auch in den zugrunde liegenden Modellen der klinischen BWT und somit auch beim therapeutischen Klettern.

> »In Ergänzung und Erweiterung des klassischen pathogenetischen Paradigmas in der Medizin hat sich ein neuer Denkansatz im Gesundheitswesen etabliert, der auch für die wissenschaftliche Begründung der Sporttherapie eine hohe Relevanz besitzt.«
>
> *(Huber 2000, S. 32)*

Gemeint ist der Ansatz der Salutogenese (Antonovsky 1974). Antonovsky geht davon aus, dass sich jeder Mensch auf einem Kontinuum zwischen 2 extremen Befindlichkeitszuständen befindet: dem negativen Pol »krank« und dem positiven Pol »gesund«. Wesentlicher Bestimmungsfaktor für die Lokalisation auf diesem Kontinuum ist die individuelle Fähigkeit, Spannungszustände auszugleichen. 3 Faktoren sind dafür verantwortlich:
- psychophysische Stressoren,
- Widerstandsquellen (Ressourcen) und
- der sog. Kohärenzsinn mit seinen Elementen
  - Handhabbarkeit,
  - Verstehbarkeit und
  - Sinnhaftigkeit.

Die Bedeutung des Kohärenzerlebens wird an folgendem Patientenbeispiel in Zusammenhang mit der Handhabbarkeit der Dinge greifbar.

Fallbeispiel

Beeinflussung des Kohärenzsinns beim Klettern

Zitat einer 37-jährigen Patientin mit einer Essstörungsdiagnose und Zwangsgedanken nach einer Therapieeinheit: *»Ich habe immer sehr viele Zukunftsängste. Die lassen mich kaum mehr klar denken. Ich habe immer etwas im Kopf. Das hat mich heute fasziniert beim Klettern. Ich denke nur an den Griff, der gerade vor mir ist, und nicht 5 Griffe voraus. Das ist das erste Mal seit Langem, dass ich im Jetzt bin. Der 3., 4., 5. Griff, die werden schon kommen, und dann wird sich dafür eine Lösung finden. Das Vertrauen in mich habe ich gespürt.«* Die Patientin berichtete davon, wie ihr die Konzentration nur auf den nächsten Schritt die Angst nahm, das große Ziel in 15 m Höhe, gespickt mit allen möglichen Schwierigkeiten, tatsächlich erreichen zu können. Durch den Fokus auf den Moment wurden die Schwierigkeiten lösbar und die gesamte Herausforderung handhabbar. Durch das Handhabbarwerden der zuerst unlösbar erscheinenden Aufgabe wird im symbolischen Sinne, ja metaphorisch, die Entwicklung des Kohärenzsinns positiv beeinflusst. Damit wird eine konkrete Ressource gefördert, psychosoziale Stressoren werden vermindert und der Befindlichkeitszustand wird mehr zum gesunden Pol hin verschoben.

4.4 Ziele therapeutischen Kletterns in der Bewegungstherapie

In der BWT unterscheiden wir 3 **Zielebenen**, die sich an den verschiedenen Funktionen der BWT orientieren:
- **Ebene 1** ist die Ebene der **allgemeingültigen unspezifischen Ziele**, wie z. B. die Verbesserung der körperlichen Leistungsfähigkeit, der kognitiven Fähigkeiten oder des allgemeinen Wohlbefindens.

- **Ebene 2**, die der **spezifischen Ziele**, betrifft sowohl die in Kapitel 4.2.1 erwähnten instrumentellen, wie auch die sensiblen und sozialen Funktionen der BWT. Die spezifischen Ziele leiten sich ab von den Risikofaktoren bzw. möglichen Ressourcen, die sich dem jeweiligen Krankheitsbild bzw. der Diagnose entsprechend ergeben.
- **Ebene 3**, die der **individuellen Ziele**, bezieht sich wieder auf alle Funktionen der BWT und schließt die symbolische Funktion mit ein (▸ Kap. 4.2.4; Hölter 2011, S. 99).

Die ersten beiden Ebenen lassen sich durch das Wissen über empirische Effekte von Bewegung und BWT bei spezifischen Krankheitsbildern oder Altersstufen formulieren. Auf der dritten Ebene ist ein größeres Wissen über die individuelle Ausgangslage beim Patienten notwendig.

In diesem Kontext stellen wir in der folgenden kurzen Darstellung eine mögliche Ausdifferenzierung bewegungstherapeutischer Ziele für therapeutisches Klettern im Rahmen der BWT vor. Diese Auswahl stützt sich darüber hinaus auf das vorher vorgestellte Salutogenese-Modell, Defizite zu verringern sowie Ressourcen zum Spannungsabbau und Copingstrategien zu fördern.

Angelehnt an die Funktionen von BWT ergeben sich davon abgesehen 3 Gruppen von Zielen, die im folgenden Text näher erläutert werden. Die konkret aufgeführten Zielformulierungen sind als Beispiel zu verstehen und können beliebig ergänzt werden.

4.4.1 Ebene 1: Allgemeingültige unspezifische Ziele

Ziele mit instrumenteller Funktion

Allgemeine Ziele des therapeutischen Kletterns in der BWT können eine Verbesserung der Koordinationsfähigkeit, die Steigerung der Maximalkraft, Verbesserung der Beweglichkeit, Verbesserung der muskulären Anspannungs-Entspannungs-Fähigkeit oder auch das Lernen konkreter Klettertechniken, wie z. B. des Foothooks, sein. Andererseits können auf der genannten Ebene auch Ziele hinsichtlich der Stabilisierung des allgemeinen Wohlbefindens und der Bewältigung von Beschwerden formuliert werden, z. B. durch Erzeugen von Vorfreude. Dabei können gemeinsam Touren vorgeplant werden, dies kann durch das Einholen von Informationen aus Zeitschriften u. Ä. erreicht werden. In diesem Zusammenhang ist ein weiteres Ziel beim Klettern zu nennen: das Erleben von Bodenständigkeit und Erdung durch das Innehalten in einer beeindruckenden Natur, wenn das Klettern draußen stattfindet. Dies würde für eine Klettergruppe mit bewegungstherapeutischem Hintergrund bedeuten, nicht nur an den Felsen zu fahren, um zu klettern, sondern auch meditative Übungen einzubauen, wie Bewegungen aus dem Qigong, der Atemtherapie oder einfach eine Naturwahrnehmungsübung.

Allgemeine Ziele in Bezug auf sensible und soziale Funktion

Eine Zielformulierung auf allgemeiner Ebene in Bezug zur sensiblen Funktion könnte z. B. die Vermittlung von Wissen über die psychophysischen Zusammenhänge im Köper sein, als Basis für ein »Sichspüren«. Durch ein Ansprechen und Ernstnehmen körperlicher Symptome werden Überlastungen vermieden. Ein konkretes Thema in diesem Zusammenhang kann die ausreichende Pausengestaltung sein, z. B. wie viele Trainingseinheiten pro Woche sinnvoll sind.

Ein allgemeines Ziel auf Ebene 1 in Bezug auf die soziale Funktion der BWT könnte z. B. die Einbindung in eine Peergroup sein, um ein Dazugehörigkeitsgefühl entstehen zu lassen. Aufgaben, die das Gemeinschaftsgefühl stärken, können zur Anwendung kommen (z. B., dass die Gruppe sich an der Boulderwand nach Größe sortieren soll oder Aufgaben zu diesem Thema aus der Erlebnispädagogik, die nur gemeinsam als Team gelöst werden können).

4.4.2 Ebene 2: Spezifische Ziele

Ziele mit instrumenteller Funktion

Ziele mit instrumenteller Funktion auf dieser Ebene orientieren sich am jeweiligen Krankheitsbild, an der Diagnose. So lassen sich für Menschen mit Essstörungen andere instrumentelle Ziele formulieren als für Menschen mit der Diagnose Depression. Patienten mit einer Depression werden eher zu einer vermehrten Aktivierung angeregt, während bei Patienten mit einer Essstörung eher die Tendenz dazu besteht, dem Körper mehr Ruhe zu geben. Um Ziele auf dieser Ebene formulieren zu können, ist Wissen über das vorliegende Krankheitsbild notwendig.

Ziel für Patienten mit einer Depression könnte in diesem Zusammenhang ein Training sein, das den Kreislauf anregt, nicht aber überfordert, z. B. den Patienten zum Warmklettern eine leichte, schon bekannte Route klettern lassen und auch während der Hauptphase möglichst viele Kletterzüge machen zu lassen. Auch für Menschen mit einer Angststörung kann gelten, dass sie beim Aufwärmen so weit unter der Schwelle der körperlichen Belastungsfähigkeit bleiben, dass nicht schon zu Beginn der Einheit eine Panikattacke ausgelöst wird (es sei denn, dies wäre aus bestimmten Gründen gewollt). Für Menschen mit einer Essstörung könnten Übungen gefunden werden, die das Thema »Sichaufrichten/Sich-groß-Machen« mit einbeziehen, z. B. im Boulderraum Längenzüge üben.

Ziele mit sensibler und sozialer Funktion

Die Formulierung konkreter sensibler und sozialer Ziele auf dieser Ebene lässt sich auf verschiedene Bereiche verteilen: Wissen und Kognition hinsichtlich psychophysischer Zusammenhänge im Zusammenhang mit der Krankheit, Sensibilität im Umgang mit dem eigenen Körper und eigenen Emotionen, Bewältigungsstrategien, welche bewegungsbezogene Kompetenz und Erfahrung vermitteln, sowie Ziele, die soziale Bindung und Unterstützung schaffen. Konkret kann dies bedeuten:

- **Kognition und Wissen:**
  - Wissenserwerb der Patienten über den eigenen Körper – Wo sind die eigenen Belastungsgrenzen, auch im Bezug zur Krankheit?
  - Erklären gruppendynamischer Prozesse – Welche gruppendynamischen Prozesse können auftreten? Wie kann der Betroffene sie rechtzeitig erkennen und sich ihnen im Bedarfsfall entziehen oder adäquat reagieren? Beispiel Risikomanagement: Ist der Partner-Check wirklich notwendig, oder stimmt es, was meine Gruppenkollegen sagen und er ist nur »uncool« bzw. nur etwas für Sicherheitsfanatiker? Wie oft ist es für einen Patienten mit Kontrollzwängen sinnvoll, den Knoten zu überprüfen, wenn er sich mit diesem Verhalten von der Gruppe isoliert?
- **Sensibilität:**
  - Körperempfindungen, Emotionen und Kognitionen während des Kletterns – Wann kommt der Patient in den Bereich von Unbehagen, bevor er so starke Angst empfindet, dass er handlungsunfähig wird? Die konkrete Zielformulierung hieße hier: Ausnutzen des Spürens dieser Empfindungen, um Grenzen zu setzen.
  - Körperliche Signale vor, während oder nach dem Klettern – Kognitionen und Emotionen zeigen sich häufig in deutlichen körperlichen Empfindungen. Das Ziel ist es, während des Kletterns die eher normalen (z. B. *»Ich atme«*, *»Ich spüre den Druck der Hände auf dem Klettergriff«*) und die eher unangenehmen körperlichen Empfindungen und Reaktionen (z. B. Schwitzen, Zittern, Panik) wahrzunehmen, um dann bewusst zwischen diesen hin- und herpendeln zu lernen.
- **Bewältigungsstrategien:**
  - Regulierung des Anspruchsniveaus – Realistische Zielsetzung
  - Erhöhung der Frustrationstoleranz – Ein Beispiel: Eine Tour wurde nicht getoppt. Welche Emotionen entstehen und wie beeinflussen diese die Motivation für die nächste Kletterroute? Möglichkeit der differenzierten Betrachtung – Welche Abschnitte der Route sind gut gelaufen, welche nicht so gut? Was kann aus der nicht gelungenen Route trotzdem als hilfreiche Erfahrung mitgenommen werden? Welche Emotionen sind vorhanden? Wut? Scham? Angst? Und kann der Patient mit den Emotionen umgehen? Ein konkret überprüfbares Ziel ist die Umstrukturierung von »Alles-oder-Nichts-Gedanken«.
  - Techniken des mitmenschlichen Umgangs wie Wertschätzung – Gegenseitiges Anfeuern, aber auch Verständnis für Schwächen, z. B. beim Scheitern an einer Route
  - Umgang mit Aggression (*»Du gibst mir zu langsam Seil beim Klippen, deswegen bin ich gescheitert!«*) – Welche Arten von Kommunikation sind möglich? Wie kann man der Aggression Luft machen?

- **Bewegungsbezogene Kompetenzen und Erfahrungen:**
  - Vermittlung ökonomischen Bewegungsverhaltens – Wie viel Kraft ist tatsächlich notwendig, um einen bestimmten Griff zu halten? Wo kann man in der Route pausieren?
  - Vermittlung »spielerischen Umgangs« – Woher kommt möglicher Druck, außer von einem selbst? Wie kann dieser Druck vermieden bzw. bewältigt werden?
  - Vermittlung von Achtsamkeit dem Körper gegenüber
  - Integration von Körper- und Bewegungsausdruck in den Therapieprozess, z. B. Verdeutlichen von Kontrasten – Patient klettert bewusst mit maximalem Krafteinsatz, im Gegensatz dazu mit möglichst wenig Krafteinsatz. Welche Spielräume dazwischen ergeben sich?
- **Soziale Bindung und Unterstützung:**
  - Information über bewegungsbezogene soziale Netzwerke – Wo findet der Patient gleichgesinnte Kletterbegeisterte in seinem Alter, in seiner Stadt?
  - Anregung und Planung konkreter Freizeitgestaltung durch das Klettern – Schaffen von Struktur (Wochenplanung, Jahresplanung)
  - Reduzierung von Barrieren – Kann sich der Patient das leisten? Wer bezahlt Eintritt, Ausflüge?

4.4.3 Ebene 3: Individuelle Zielsetzung

Die unter Ebene 1 und 2 genannten Ziele sind weiterhin gültig, können aber aufgrund einer genauen Anamnese individuell für den Patienten formuliert werden. Auf dieser Ebene kommen noch die Ziele mit Bezug auf die symbolische Funktion der BWT hinzu. Ziele mit symbolischem Akzent können sich auf die Bereiche Biografie, Diagnostik oder auf die Verknüpfung zu psychotherapeutischen Theorien beziehen.

Biografische Bezüge und Diagnostik

Zusammenhänge zur eigenen Biografie und Lebensbezüge herstellen: Zieht der Patient z. B. an einer schwierigen Kletterstelle eher die Möglichkeit des Scheiterns in Betracht und malt sich aus, was passieren könnte, wenn er fällt, oder schaut er nach vorn und vertraut auf seine Fähigkeiten? Wo sind im Alltag, im bisherigen Leben ähnliche Strukturen zu erkennen? Nutzen metaphorischer Bezüge!

Diagnostik von Leiblichkeit und Bewegung in den allgemeinen Prozess integrieren: Macht der Patient z. B. aus Angst vor dem Fallen kleine Schritte und verkrampft sich, oder ist er locker und nutzt damit das volle Bewegungsausmaß?

Beispiele für Bezüge zu psychotherapeutischen Theorien und Methoden

Auf der Grundlage einer kognitiven Verhaltenstherapie kann z. B. kognitives Umstrukturieren im Sinne der Vermeidung von Etikettierungen angewendet werden: Zur Einstellung *»Ich bin ein Versager«* wäre ein möglicher hilfreicher Gedanke: *»Ich bin ein Mensch, der einiges kann. Mir wird durch das Klettern zwar eine Grenze aufgezeigt, aber es gibt auch erste positive Wirkungen. Ich bin schon die halbe Route hochgestiegen, das hätte ich nicht erwartet.«*

Theorien mit psychoanalytischem Hintergrund können z. B. folgende Fragestellung nahelegen: *»Ich fühle mich ängstlich und unsicher, wenn ich mich ins Seil setzen soll.«* Welche Bedeutung hat/hatte Bindung und »Gehaltenwerden« bisher in meinem Leben?

Auf Basis systemischer oder auch tiefenpsychologischer Theorien könnte z. B. hinterfragt werden, welche Bedeutung soziale Unterstützung für den Patienten hat: *»Wie reagiere ich, wenn ich z. B. bei schwierigen Kletterpassagen motivierend angefeuert werde oder wenn mir gesagt wird, dass ich meine Sache gut gemacht habe, auch wenn ich mich jetzt ins Seil setze?«*

Fallbeispiel

Praxisbeispiel zu den Zielebenen

Eine 29-jährige Patientin mit der Diagnose einer Zwangsstörung pflegt ein nicht altersangepasstes enges Verhältnis zu ihrer Mutter. Beim Klettern und Sichern ist die Patientin sehr unsicher und äußert ständig ihre Ängste. Mit gebrochener Stimme sagt sie sich oft Sätze vor wie: *»Nein, ich schaff das nicht, hilf mir, komm hilf mir!«*, oder sie ruft impulsiv und laut nach ihrer Mutter. In den ersten Terminen des therapeutischen Kletterns standen eher instrumentelle, sensible und soziale Ziele auf der Zielebene 1 im Vordergrund: das Stabilisieren des allgemeinen Wohlbefindens, die Erhöhung der Kraftfähigkeit, das Erlebnis, in einer Gruppe von Gleichbetroffenen zu sein.

In der zweiten Phase, als die Patientin langsam Vertrauen zu sich und den entwickelten Fertigkeiten erwarb, wurde das spezifische Ziel mit sensibler Funktion formuliert (Ebene 2): »Achtsamkeit dem Körper gegenüber erlangen, sich spüren, nicht werten«. Die Übung »Blindes Klettern« (▶ S. 252 ff.) stand dabei für die Patientin als eindrückliches Erlebnis im Mittelpunkt dieser Thematik. Ihre Aussage hierzu: *»Ich hatte ein Körpergefühl, ich spürte plötzlich meinen Körper, das machte mich ganz ruhig. Das ist ein schönes Gefühl, das kenne ich nicht. Die Angst war weg.«* Die Patientin konnte mit dieser Übung den Köper als Ressource entdecken und damit psychosoziale Stressoren vermindern. Auf der Zielebene 3 schließlich wurden von der Patientin individuelle Ziele, in diesem Fall sehr verhaltenstherapeutische Ziele, angestrebt. Im Sinne einer kognitiven Umstrukturierung wurden nicht hilfreiche Gedanken bewusst gemacht und hilfreiche Gedanken erarbeitet und formuliert. Diese Arbeit war Basis für einen Transfer in den Alltag: Wo im Alltag habe ich ähnliche bzw. die gleichen Gedanken wie hier im Klettern?

4.5 Phasen der Diagnostik und das diagnostische Verfahren PRISM

Will der Bewegungstherapeut auf der vorher erwähnten Zielebene 3 arbeiten, so ist eine individuelle Diagnostik notwendig. Es reicht nicht aus, auf allgemeine Informationen über das Krankheitsbild des Patienten zurückzugreifen; die Anamnese des Patienten und sein aktueller Status müssen für die konkrete Zielformulierung bekannt sein. Aus den Ergebnissen der individuellen Diagnostik und auf Basis der allgemeinen, spezifischen und individuellen Ziele der BWT werden die konkreten Ziele für die Arbeit mit dem einzelnen Patienten erarbeitet.

Die Diagnostik der klinischen BWT lässt sich idealtypisch in 4 Phasen einteilen, dafür arbeiten Experten aus unterschiedlichen Fachbereichen im Team organisiert eng zusammen. Neben den im Folgenden erwähnten und bekannten diagnostischen Instrumenten möchten wir in diesem Kapitel auf den PRISM-Test (»Pictorial Representation of Illness and Self Measure«) von Büchi und Buddenberg hinweisen. In der klinischen Arbeit mit psychosomatisch erkrankten Patienten hat sich dieses Instrument als sehr hilfreich und praktikabel erwiesen (Büchi u. Buddenberg 2000).

4.5.1 Phase 1: Psychiatrische/psychotherapeutische/medizinische Diagnostik

In Phase 1 findet eine allgemeine psychiatrische/psychotherapeutische/medizinische Diagnostik statt. Diese erfolgt bei stationärer Aufnahme in Zusammenarbeit mit den Fachleuten aus den Bereichen der Medizin, der Psychologie und der Psychiatrie.

Psychologisch/psychotherapeutisch wichtige diagnostische Aspekte sind u. a. durch eine gezielte Anamnese zu Life Events, eventuellen traumatischen Erfahrungen sowie durch eine individuelle Symptomanamnese zu erheben. Insbesondere ist auf die Bereiche Ängste, Erwartungsdruck sowie Vertrauen in sich und andere Personen Wert zu legen. Des Weiteren ist eine gezielte Exploration durchzuführen und es sind psychologische/psychiatrische Vorbefunde in Betracht zu ziehen. Testpsychologisch zu untersuchen ist v. a. der Persönlichkeitsbereich. Zudem ist die differenzierte Erhebung von Symptomen und möglichen Symptomursachen wichtig. Verhaltensbeobachtungen fließen ebenfalls in die psychologische Diagnostik ein. Auch die Erwartungen des Patienten an das therapeutische Klettern sind von großer Bedeutung (► Kap. 10.4.3).

Die Diagnostik im medizinischen Bereich soll einerseits dazu dienen, mögliche Kontraindikationen auszuschließen, die beim Klettern gefährlich werden können. Auf der anderen Seite kann hier aber auch eine gezielte Diagnostik auf instrumenteller Ebene erfolgen, z. B. hinsichtlich einer Stabilisierung der Lendenwirbelsäule.

4.5.2 Phase 2: Ausgewählte Parameter von Motorik, Leib- und Bewegungserleben

In Phase 2 werden ausgewählte Parameter der Motorik sowie des Leib- und Bewegungserleben durch Experten der Bewegungswissenschaft, Sport- und Bewegungstherapie, Mototherapie, Physiotherapie u. a. diagnostiziert. Es können Fitnesstests, Test zu koordinativen Fähigkeiten, apparative Tests zur Gleichgewichtsfähigkeit, Erfassung der Einstellung zur Bewegung und zum Sporttreiben, strukturierte und freie Bewegungsbeobachtung, Fragebögen zum Körperkonzept, zu Achtsamkeit und Wohlbefinden u. v. m. zur Anwendung kommen. Schwerpunkte der Diagnostik in der klinischen BWT sind die körperliche Aktivität, das psychomotorische Verhalten, leib- und bewegungsbezogenes Verhalten und Erleben sowie die Evaluation bewegungstherapeutischer Interventionen.

Eine genaue Auflistung gängiger Verfahren findet sich bei Bös (2001), Hölter (2011) oder Heimbeck und Alexandridis (2012).

4.5.3 Phase 3: Prozessdiagnostik

Aus der diagnostischen Phase 2 resultiert eine spezifische Indikation, die sich auf die individuelle Störung, auf die vorhandenen Ressourcen und die Veränderungsprognostik bezieht. Nach der Statusdiagnostik folgt in Phase 3 die Prozessdiagnostik. Ausgewählte Parameter werden während des Therapieprozesses weiter beobachtet, z. B.: Wie ist der Bewegungsfluss? Wie integriert sich der Patient in die Gruppe? Verändern sich Verhaltensmuster, die sich bisher als stabil präsentierten? Die Inhalte des therapeutischen Kletterns im Rahmen der BWT machen den Patienten in vielfältigen Bewegungsmustern, Körperhaltungen und in seiner Körpersprache für den Bewegungstherapeuten beobachtbar. Der Bewegungstherapeut ist durch das über seine Ausbildung und Berufserfahrung geschulte Bewegungssehen in der Lage, die menschliche Bewegung in ihrer instrumentellen, sozialen, sensiblen und symbolischen Funktion differenziert zu erkennen.

4.5.4 Phase 4: Erneute Statusdiagnostik

Zum Ende der Therapie findet in Zusammenarbeit mit den anderen Fachbereichen eine weitere Statusdiagnostik statt, um den Therapieverlauf anhand der erhobenen Parameter zu dokumentieren.

4.5.5 Darstellung des diagnostischen Verfahrens PRISM

Um auf der Ebene individueller Ziele zu arbeiten, hat sich das sog. PRISM als überprüfbares Instrument zur Veranschaulichung von Therapiezielen bewährt. PRISM bedeutet »Pictorial Representation of Illness and Self Measure«. Mit dieser Methode kann der subjektive Leidensdruck von Krankheit und Schmerz erfasst und therapeutisch angegangen werden (Büchi u. Buddenberg 2000).

Dem Patienten wird eine weiße DIN-A4-Magnetplatte mit einem fixen gelben Kreis in der rechten unteren Ecke präsentiert. Die Platte soll »das Leben« und der gelbe Kreis das »Ich« des Patienten darstellen. Danach wird eine kleinere rote Scheibe als Repräsentanz für die Krankheit eingeführt. Der Patient soll beantworten, welchen Platz seine Krankheit zurzeit in seinem Leben einnimmt, und die rote Krankheitsscheibe entsprechend platzieren. Die Distanz zwischen dem Zentrum des »Ichs« und der »Krankheitsscheibe« ist die sog. PRISM-Distanz und somit das quantitative Maß des Tests. Damit lässt sich der subjektiv empfundene Leidensdruck zu Beginn der Therapie dokumentieren. Auf die Frage, wo sich der Patient zum Abschluss der Therapie die rote Scheibe wünsche, soll dieser die rote Scheibe an jenen Punkt legen, an dem er hofft, zum Ende der Therapie zu stehen. Damit fällt es leicht, konkrete mögliche Therapieziele zu definieren und über Wege zu sprechen, dorthin zu gelangen.

Am Ende der Therapie wird dem Patienten die weiße Platte mit dem gelben Kreis noch einmal vorgelegt. Er sieht dabei nicht, an welcher Stelle sich zu Beginn der Therapie die rote Scheibe befand. Er bekommt noch einmal die gleiche Frage danach gestellt, welchen Platz seine Krankheit zurzeit in seinem Leben einnehme, und soll wiederum die rote Scheibe an den für ihn passenden Ort legen. Mit diesem Vorgehen können Therapieziele konkret und überprüfbar erfasst und optisch die Effektivität der Therapie dargestellt werden.

4.6 Effekte und Wirkfaktoren bewegungstherapeutischen Handelns

Mit den Verfahren und Methoden der BWT versuchen wir Effekte zu erzielen, welche Spannungszustände, Ressourcen und Stressoren und damit das Kohärenzerleben beeinflussen. Hölter (2011, S. 58) unterscheidet 3 Arten von Effekten bewegungstherapeutischen Handelns: sog. Haupteffekte, Puffereffekte und Mediatoreffekte.

Als **Haupteffekte** werden in der Regel physische Auswirkungen der Bewegung auf die Gesundheit beschrieben, z. B. eine Verbesserung der körperlichen Belastungsfähigkeit durch Ausdauertraining. Haupteffekte wirken aber auch unmittelbar und kurzfristig auf den psychischen Spannungszustand.

Beim therapeutischen Klettern können Haupteffekte z. B. eine Verbesserung der Gleichgewichtsfähigkeit, eine verstärkte Armkraft, eine bessere Koordinationsfähigkeit oder die Regulierung der Körperspannung sein. Des Weiteren ist es möglich, beim Klettern Grob- und Feinmotorik zu trainieren. Ebenso ist ein Ausdauertraining durch gezielte Aneinanderreihung von Aufgabenstellungen wie beispielsweise mehrmaliges Klettern einer Route ohne Pause möglich.

Puffereffekte tragen dazu bei, die Anforderungen im Alltag abzupuffern. Dies bezieht sich auf physische wie psychische Aspekte. Jeder, der klettert, kennt die ablenkende und aufmerksamkeitsfokussierende Wirkung einer Klettertour nach einem stressigen Tag. Dabei geht es nicht um das Training an sich, sondern um Spaß und Freude oder das soziale Miteinander. Im therapeutischen Alltag berichten die Patienten immer wieder von dieser befreienden Wirkung, da Grübeleien, Gedankenspiralen oder bestimmte Gedankenzwänge durch Sport, insbesondere Klettern, unterbrochen werden können.

Speziell beim therapeutischen Klettern können Puffereffekte genutzt werden, um Patienten über die körperliche Aktivität eine psychische Entlastung zu ermöglichen und ihre Wahrnehmung und Aufmerksamkeit gezielt auf bestimmte Aspekte des Lebens zu lenken (bzw. von bestimmten Themen wegzulenken). Beim Klettern geht es im Grunde vorwiegend um den nächsten Kletterzug, und nicht darum, sich Gedanken darüber zu machen, was in fernerer Zukunft auf einen zukommen könnte. Diese Erfahrungen können auch in den Alltag übertragen werden und dort eine Pufferfunktion übernehmen.

Ein weiterer Aspekt des Kletterns ist, dass der Kletterer eine sehr direkte Rückmeldung über seine Handlungen erhält. Ein Kletterzug kann nur entweder erfolgreich gemeistert oder eben nicht gemeistert werden. Und wird der Zug gemeistert, kann der Kletterer den Erfolg direkt auf sich selbst beziehen – denn klettern kann man nur selbst, das kann niemand anderer für einen erledigen. Können Erfolge eigenen Fähigkeiten zugeschrieben werden, so hat dies positive Auswirkungen auf den Selbstwert. Durch die Routenwahl kann somit beim therapeutischen Klettern gezielt der Selbstwert gestützt werden, was wiederum einen wichtigen psychischen Puffereffekt darstellt.

Bewegung und Sport sind keine Psychotherapie, haben aber **Mediatoreffekte**: Sie sind günstige Medien, um eine edukativ-psychosoziale und (psycho)therapeutische Beeinflussung zu ermöglichen. Der Sport dient als **Mediator** und bezieht sich auf psychosoziale Aspekte, welche bei Antonovsky als psychosoziale Ressourcen benannt werden (Franke 2006). Unter solchen Ressourcen können z. B. die Verbesserung von Kognitionen bzw. kognitives Umstrukturieren verstanden werden, genauso wie das Erlernen von Bewältigungsstrategien, das Fördern eines unterstützenden sozialen Umfeldes oder aber das Erkennen und die Beeinflussung sog. leiblicher, d. h. Körper, Seele und Geist beinhaltender, Zusammenhänge.

Beim therapeutischen Klettern dienen Mediatoreffekte u. a. dazu, Umgangsmöglichkeiten mit Ängsten bzw. Frustrationen zuerst im Rahmen des therapeutischen Kletterns zu erarbeiten und schließlich die Umsetzung der daraus gewonnenen Erkenntnisse in den Alltag zu begünstigen. Des Weiteren ist es möglich, beim Klettern durch das Gehaltenwerden von einer Sicherungsperson zu erleben, wie sich Unterstützung durch ein soziales Umfeld anfühlen kann. Infolgedessen erarbeitet der Klettertherapeut mit dem Patienten beispielsweise Wege, wie er sich auch im alltäglichen Leben Unterstützung suchen kann.

4.7 Allgemeine Wirkfaktoren der klinischen Bewegungstherapie und des therapeutischen Kletterns

Die Notwendigkeit einer Evidenzbasierung von Leistungen des Gesundheitssystems und die Sinnhaftigkeit von Leitlinien als Orientierungshilfe werden heutzutage kaum noch in Zweifel gezogen. Es ist jedoch fraglich, ob die den meisten Leitlinien zugrunde liegenden Evidenzkriterien der »Evidence-based Medicine« und das dort verwendete Graduierungssystem auf andere als pharmakologisch definierte Fachkompetenzen, wie die Sport- und Bewegungstherapie in der Behandlung und Versorgung psychisch kranker Menschen, übertragbar sind (Pfennig u. Hölter 2011) bzw. ausreichen.

Wampold (2001) und weitere Autoren verweisen darauf, dass nur 15 % des therapeutischen Outcomes auf die Anwendung bestimmter spezifischer Methoden wie das Klettern oder auf eine bestimmte Behandlungsmethode zurückzuführen sind. Der weitaus größere Teil der Wirksamkeit von Therapie kann durch sehr unspezifische Faktoren wie Beziehungsgestaltung, Veränderung der Lebensumstände oder Placeboeffekte zustande kommen. Das bedeutet, dass in der Forschung neben der Orientierung an den Goldstandardkriterien auch andere Aspekte berücksichtiget werden müssen.

Konkretisiert werden diese Aussagen durch eigenes Datenmaterial. Im Rahmen einer Studie wurden 98 Patienten am Ende eines stationären Aufenthalts in einer verhaltenstherapeutisch orientierten Klinik für psychosomatische Erkrankungen danach gefragt, welche Wirkfaktoren sie für den Erfolg ihrer Therapie als hilfreich empfinden. Geantwortet wurde mittels einer Likert-Skala von 1 (»sehr hilfreich«) bis 5 (»überhaupt nicht hilfreich«). Das Diagramm in Abbildung 4-2 zeigt, dass die Einzeltherapie bei den Bewertungen am besten abschneidet. Die Gruppenangebote der Sport- und Bewegungstherapie werden von 98 Patienten als sehr hilfreich empfunden. Andere typische depressionsspezifische verhaltenstherapeutische Gruppenangebote wie der Depressions-Bewältigungstherapie-Kurs (DBT-Kurs) oder die allgemeine Gruppentherapie liegen hinter der Bewertung der Sport- und Bewegungstherapie.

Interessant ist einerseits, dass die etablierten Therapieformen wie die medizinische Therapie subjektiv oft als gar nicht so hilfreich empfunden wurden, andererseits sehr unspezifische Faktoren wie »Gespräche mit anderen Patienten« oder »Mal alleine sein« dagegen einen hohen Stellenwert einnahmen.

Aktuell erhobene Zahlen in der Schön Klinik Roseneck zum Thema therapeutisches Klettern bestätigen diese Sichtweise. Patienten wurden am Ende ihres stationären Aufenthaltes mittels eines Fragebogens befragt, zu welchem Anteil eine bestimmte Therapieform zum Therapieerfolg beitrage. Der Fragebogen wird zusammen mit den anderen üblichen Abschlussfragebögen der Klinik ausgehändigt. Im Moment sind n = 43 Fragebögen zurück und lesbar ausgefüllt. Darunter sind 22 Patienten mit einer Diagnose Angst- oder Zwangs-

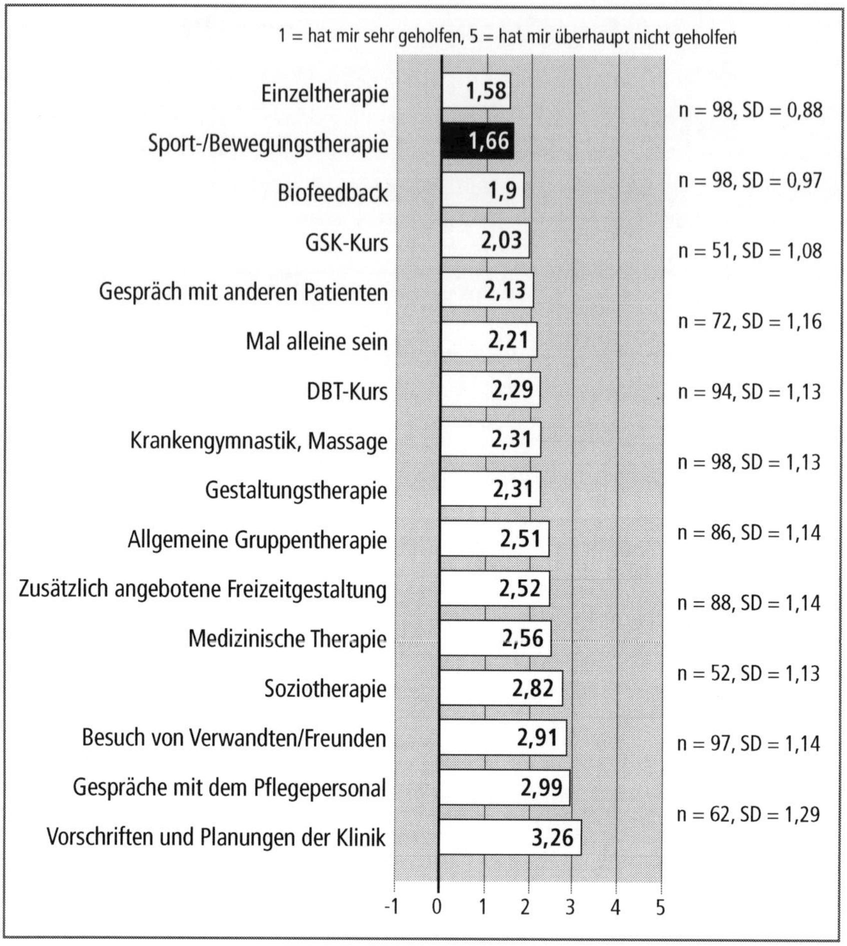

Abb. 4-2 Bewertungen der Wirkfaktoren in der Therapie. DBT = Depressions-Bewältigungstherapie, GSK = Gruppe Soziale Kompetenz, SD = Standardabweichung

störung, 26 Patienten mit einer Essstörung sowie 30 Patienten mit einer depressiven Symptomatik. In dieser Auflistung sind auch Doppeldiagnosen genannt.

Abbildung 4-3 ist zu entnehmen, dass die Einzeltherapie mit 31 % wiederum den größten Anteil am Therapieerfolg trägt. Alle anderen klassischen Therapieelemente, wie allgemeine Gruppentherapie, Gruppe Soziale Kompetenz (GSK) oder störungsspezifische Kurse erreichen mit ca. 11 % ähnliche Werte. Das therapeutische Klettern mit einem Wert von 19 % hat für die teilnehmenden Patienten eine hohe Bedeutung und liegt in der subjektiven Bewertung leicht vor den typisch verhaltenstherapeutischen Gruppentherapien.

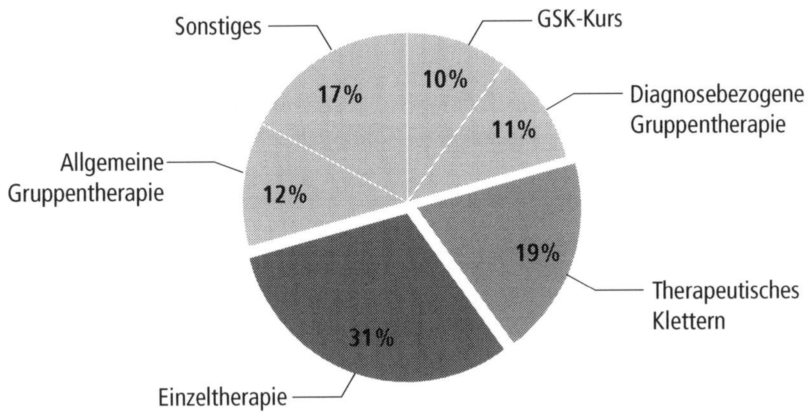

Abb. 4-3 Subjektiv empfundener Anteil am Erfolg der Therapie. GSK = Gruppe Soziale Kompetenz

Das gute Abschneiden der BWT in den Bewertungen ist unserer Meinung nach auf mehrere Punkte zurückzuführen:

- Die klinische BWT ist genauso wie das therapeutische Klettern eine handlungs- und erlebnisorientierte Methode. Patienten geben oft die Rückmeldung: »*In dieser Therapie kann ich das umsetzen, worüber ich sonst nur rede oder mir Gedanken mache.*«
- Therapeutisches Klettern bietet metaphorisch viele Bilder, die einen Transfer in den Alltag und damit einen realen Bezug zum Lösen anstehender Probleme ermöglichen. Eine typische Patientenaussage, die das unterstreicht, ist: »*Ich konzentriere mich nur auf den nächsten Schritt, den nächsten Zug, dann erreiche ich das große Ziel, ganz hoch zu kommen, ohne mir ständig Sorgen machen zu müssen, ob ich es schaffe.*«
- Die klinische BWT und das therapeutische Klettern arbeiten häufig ressourcenorientiert, wie bei der Darstellung des Salutogenese-Modells kurz erläutert. Das heißt konkret: Wir beschäftigen uns zuerst mit den Dingen, welche die Patienten können, und bauen dann darauf auf. »*Ich dachte nicht, dass ich so weit die Wand hoch komme. So schwer, wie ich zuerst dachte, war es gar nicht.*« Das bestätigt die Patienten, doch nicht ganz »falsch zu sein«, etwas zu können.
- BWT und therapeutisches Klettern bieten die Möglichkeit, am Problem zu arbeiten, aber dennoch ein Stück **Normalität** zu spüren, was für viele Menschen mit einem psychischen Problem sehr wichtig scheint. »*Wissen Sie, ich genieße das in der Kletterhalle, hier konnte ich mich mit ganz normalen Leuten unterhalten, die gehen sogar auf mich zu, das ist eine schöne Atmosphäre hier. Ich kaufe mir einfach einen Kaffee und ich bin mittendrin. Schon die Fahrt mit*

dem Klinikbus raus aus der Klinik zur Kletterhalle genieße ich, das ist wie ein Ankommen im Normalsein.«

- BWT und therapeutisches Klettern machen neue und konkret erlebbare Beziehungserfahrungen in der Gruppe möglich – oft komplett konträr zum Alltag und in neuen Handlungsmustern. »*Ich habe immer das Gefühl, nicht gebraucht zu werden. Mir hilft es, in der Gruppe auf der einen Seite getragen und angefeuert zu werden, auf der anderen Seite beim Sichern spürbar Verantwortung übernehmen zu können.«*

Literatur

Antonovsky A. Health, stress, and coping. San Francisco: Jossey-Bass 1974.

Bös K. Handbuch Motorische Tests. Göttingen: Hogrefe 2001.

Büchi S, Buddenberg C. Ein Bild sagt mehr als tausend Worte. Magazin Unizürich 2000; 4: 21–4.

Franke A. Modelle von Gesundheit und Krankheit. Bern: Hogrefe 2006.

Heimbeck A, Alexandridis K. Diagnostik und Evaluation in der Bewegungstherapie. Diagnostik und Evaluation 2012a; 1: 54–9.

Heimbeck A, Reiter M, Voderholzer U. Bewegungstherapie – Klettern in der stationären Therapie von Zwangserkrankungen. Zwang aktuell 2012b; 2: 3–7.

Höll R, Meyer R. Stellenwert Körperorientierter Therapieverfahren. Fortschr Neurol Psychi 1992, 60: 198.

Hölter G. Psychische Gesundheit und Bewegung. Köln: Deutscher Ärzte-Verlag 2011.

Hölter G, Beudels W, Brand M. Körperkonzept und Bewegungstherapie in der Psychosomatik. Sportwissenschaft 2002; 32: 363–80.

Huber G. Sporttherapie – zur Begründung aus sozialwissenschaftlicher Sicht. In: Huber G, Schüle K. Grundlagen der Sporttherapie. München, Jena: Urban & Fischer 2000; 32.

Knapen J, Vliet P, Van de Vliet P et al. The effectiveness of two psychomotor therapy programmes on physical fitness and physical self-concept in nonpsychotic psychiatric patients: a randomized controlled trial. Clin Rehab 2003; 17: 637–47.

Pfennig A, Hölter G. Evidence-based Medicine ist der Goldstandard der Leitlinienentwicklung. Psychiat Prax 2011; 38: 218–20.

Wampold BE. The great psychotherapy debate. London: Lawrence Erlbaum 2001.

5 Therapeutisches Klettern mit Kindern und Jugendlichen

Anne-Claire Kowald, Julia Hufnagl

Kinder klettern von klein auf – das kennen die meisten Erwachsenen und Eltern erfahrungsgemäß gut. Kinder klettern daheim auf Stühle oder Fensterbänke, im Garten auf Bäume und auf dem Spielplatz auf alle möglichen Gegenstände.

Ein Kleinkind beginnt nach dem Krabbeln, Greifen und Sitzen, sich an allem hochzuziehen, was es erreichen kann. Egal ob es ein Tisch- oder ein Menschenbein ist, es zieht sich hoch und klettert hinauf. So macht es seine ersten Klettererfahrungen. Die zentrale Herausforderung ist für das Kind dabei das **Bewegen des Körpers gegen die Schwerkraft.** Dieser befindet sich dabei im fortwährenden Wechsel zwischen Gleichgewicht und Ungleichgewicht. Das Klettern erfordert gleichzeitig großräumige *und* kleinräumige Bewegungen mit dem ganzen Körper. Im Alter von 4 oder 5 Jahren erfolgt bei Kindern eine zunehmende Vervollkommnung der motorischen Grundfertigkeiten. Gleichzeitig werden diese abgeändert und es entwickeln sich neue Fertigkeiten, wie z. B. Laufen oder Rennen, Klettern, Springen, Balancieren, Fangen und Werfen. Die meisten Kinder klettern ab diesem Alter auf dem Spielplatz auf allen möglichen Spielgeräten herum, in der Natur auf kleine Felsblöcke und Bäume hoch.

Beim Klettern wird der Körper über verschiedene Sinneskanäle wahrgenommen. Das Kind spürt den Griff in seiner Hand, fühlt das Schwitzen seines Körpers, wenn es sich anstrengt, und erfährt, wie es das Gleichgewicht seines Körpers in der Senkrechten ausbalancieren kann. Die Nahsinne des Kindes – **Körperwahrnehmung, Gleichgewichtssinn, taktile Wahrnehmung** – werden durch das Klettern sehr angeregt.

> Das Klettern verbindet Wahrnehmung und Bewegung in einer handlungsorientierten Situation.

Die Aufmerksamkeit des Kindes richtet sich während des Kletterns hauptsächlich auf die Beschaffenheit, Form, Struktur und Anordnung der Griffe und Tritte – der Festhalte- und Steigmöglichkeiten – auf der Kletterwand. Es nimmt über seinen visuellen und seinen taktil-kinästhetischen Sinneskanal unterschiedliche Formen, Größen und Farben wahr. Überdies entdeckt das Kind die Beschaffenheit der Oberflächen wie rau, glatt, feucht oder trocken. Die Auge-Hand-Koordination wird ermöglicht durch die Verbindung des visuellen und des kinästhetischen Systems. Die Tätigkeit des Kletterns hat für das Kind ein klar erkennbares Ziel: Es will weiter hinauf! Kinder auf der Kletterwand bewegen sich automatisch fort. Je nach Höhenerfahrung will das Kind empor oder sich zumindest an den Griffen entlangarbeiten (traversieren). Die Kinder loten dabei stets ihre Grenzen aus, seien es die der Höhenerfahrung oder die der koordinativen Herausforderung, sich an den vielen bunten Griffen und Tritten entlangzutasten und zu klettern.

5.1 Indikation

Das therapeutische Klettern ist v.a. für Kinder und Jugendliche mit neurotischen, Belastungs- und somatoformen Störungen, Entwicklungsstörungen, Verhaltens- und emotionalen Störungen geeignet (Dilling et al. 2000). Es sind hier v.a. jene Kinder gemeint mit einem geringen Selbstwertgefühl, fehlenden Handlungskompetenzen, einer auffallenden Unselbstständigkeit oder solche, die dazu neigen, ihre Bedürfnisse über ein frühkindliches Verhalten zu zeigen. Des Weiteren ist es bei Kindern und Jugendlichen indiziert, die Entwicklungsrückstände in der Grob- und Feinmotorik, der Handlungsplanung und Handlungssteuerung sowie Verhaltensauffälligkeiten im Sinne eines ADHS oder einer Bindungsstörung aufweisen (Hofferer u. Royer 2000).

5.2 Spezielle Aspekte der Klettertherapie mit Kindern und Jugendlichen

Therapeutisches Klettern mit Kindern und Jugendlichen bringt einige andere Themen und Anforderungen mit sich als das Klettern mit Erwachsenen. Wer sind die Zuweiser zur Therapie? Sind es die Eltern, die Schule oder eine Fremdunterbringungseinrichtung? Die Verwendung kleinerer Gurte, größere Alters- und Gewichtsunterschiede zwischen den Kindern und Jugendlichen in Gruppen, Sicherungstechniken und die Verwendung spezieller Sicherungsgeräte sind einige Aspekte, die in der Therapie mit Kindern und Jugendlichen anders sind als bei Erwachsenen.

Auch die Aufmerksamkeitsspanne von Kindern ist wesentlich kürzer als diejenige von Jugendlichen oder Erwachsenen. Sie benötigen daher mehr Abwechslung und häufigere Pausen. Kinder wollen spielen, sie sind meist weniger ehrgeizig als Erwachsene und mehr im Hier und Jetzt. Daher sollte beim therapeutischen Klettern mit Kindern und Jugendlichen darauf geachtet werden, dass die Einheiten abwechslungsreich, spielerisch und kreativ gestaltet werden, sodass die Kinder Spaß und Freude erfahren und es ihnen nicht langweilig wird.

Kinder brauchen für ihre Sicherheit beim Klettern klare Strukturen und Abläufe. Diese sollten im Laufe der Zeit möglichst zur Routine werden. Damit sind Rituale, beispielsweise das gemeinsame Holen und Vorbereiten des Materials, eine Übung zum Aufwärmen des Körpers, eine Runde »Stimmungsblitz« (Wie geht es mir gerade?) gemeint. Stundenanfang und Stundenende spielen dabei jeweils eine bedeutende Rolle. Für viele Therapeuten und Pädagogen ist der Gebrauch einer kindgerechten Sprache selbstverständlich. Trotzdem wollen wir darauf hinweisen, dass diese für den Aufbau von Vertrauen in die Beziehung zum Therapeuten/Pädagogen von Bedeutung ist.

5.2.1 Themen und Prinzipien therapeutischer Arbeit mit Kindern und Jugendlichen

Arbeitet man mit Kindern und Jugendlichen pädagogisch oder therapeutisch, gibt es einige allgemeingültige Prinzipien (Lauth u. Schlottke 2002):

Prinzipien bei der Arbeit mit Kindern und Jugendlichen

- Einbeziehen der Bezugspersonen
- Orientierung der Therapie an konkreten Verhaltenszielen
- Durchführung der Therapie in möglichst alltagsnahen Settings
- ressourcen- und kompetenzorientierte Therapie

Einbeziehen der Bezugspersonen

Das Einbeziehen der Bezugspersonen – meist der Eltern oder der Zuweiser aus einer Einrichtung – ist ein wesentlicher Teil der pädagogischen und therapeutischen Arbeit mit Kindern und Jugendlichen. Will man mit Kindern arbeiten, ist Elternarbeit – bzw. das Einbeziehen der Zuweiser – ein bedeutsamer Aspekt für den Erfolg der Begleitung. Zuerst einmal ist eine allgemeine Information über die Möglichkeiten, Wirkfaktoren und Zielvereinbarungen des therapeutischen Kletterns mit den Bezugspersonen (in diesem Kontext meinen wir mit dem Begriff »Bezugspersonen« jeweils Eltern, Erziehungsberechtigte oder Zuweiser) zu geben. Da Kinder meist von ihren Bezugspersonen in die Therapie gebracht werden, ist die Krankheits- oder Problemeinsicht des Kindes bzw. seine Therapiemotivation im Besonderen zu erfragen. Hier kommt uns der ursprüngliche Aufforderungscharakter, den das Klettern mit sich bringt, entgegen. Denn Kinder und Jugendliche gehen meist gerne das Erlebnis Klettern ein und sind dafür leichter motivierbar als für eine herkömmliche Gesprächstherapie.

Die Bezugspersonen sollen aktiv in die Therapieplanung mit einbezogen werden. Ein regelmäßiger Austausch über die Wirkung der Therapie, über bereits erkennbare Veränderungen oder Verbesserungen der Problematik zwischen Therapeut und Bezugsperson während des Therapieprozesses, ist zu empfehlen. Dabei sollte auch evaluiert werden, wie die Bezugspersonen dem therapeutischen Klettern gegenüber eingestellt sind und inwieweit ihre Zielsetzungen erreichbar sind. Gegebenenfalls bietet man ihnen ebenfalls eine Klettereinheit an, damit sie Einsicht in die Methode bekommen.

Eine weitere große Frage, die sich stellt, ist, ob die Eltern beim therapeutischen Klettern mit dabei sind, ob sie eventuell auch mitklettern oder z. B. das Kind sichern, ob sie nur zusehen oder ob sie gar nicht anwesend sein sollen. Diese Frage kann nur ganz individuell beantwortet werden und muss daher mit jedem Eltern-Kind-Paar aufs Neue besprochen werden. Sowohl die Bezugsperson als auch das Kind sollen mit der Entscheidung einverstanden sein! Ein wichtiges Kriterium für die Handhabung dieser Thematik ist einerseits das Thema, mit dem das Kind in die Therapie kommt, und andererseits das Alter des Kindes bzw. seine Bindungssicherheit (▸ Kap. 6.2). Kommt ein junges Kind nach der Scheidung seiner Eltern wegen einer Angstproblematik und einer hohen Verunsicherung seiner ganzen Lebenswelt und seines Selbstwertes, könnte es durchaus sinnvoll sein, die begleitende Bezugsperson in den Prozess mit einzubeziehen oder zumindest ihre Anwesenheit im Raum sicherzustellen. Werden wir von einem Eltern-Kind-Paar aufgesucht, bei dem es zu heftigen Interaktionskonflikten kommt, kann es indiziert sein, den Elternteil und das Kind miteinander klettern zu lassen und das sich präsentierende Interaktionsverhalten therapeutisch oder pädagogisch zu nutzen. Wird ein Kind zum therapeutischen Klettern vorgestellt, bei dem es in erster Linie um Körperwahrnehmung und Konzentrations- und Aufmerksamkeitsregulation geht, kann die Bezugsperson in den ersten Stunden, bis das Kind eine sichere Bindung zum Therapeuten aufgebaut hat, anwesend sein. Ist eine sichere Bindung hergestellt und fühlt sich das Kind mit dem Therapeuten wohl, ist es nicht erforderlich, dass die Bezugsperson beim therapeutischen Klettern weiterhin anwesend ist.

Da die Bezugsperson oder der Zuweiser das Kind für den Zeitraum der Klettertherapie dem Therapeuten oder Pädagogen »in die Hände gibt«, ist deren Aufklärung über die getroffenen Sicherheitsaspekte (u. a. Kletterregeln, Sicherungstechniken, Belastbarkeit des Materials) im Zuge des Erstgesprächs ein weiterer wesentlicher Schritt.

Orientierung der Therapie an konkreten Verhaltenszielen

Die Orientierung des therapeutischen Kletterns an konkreten Zielen gilt als ein weiteres wichtiges Prinzip in der therapeutischen oder pädagogischen Arbeit mit Kindern und Jugendlichen. Konkrete Ziele können z. B. die Verbesserung der Körperwahrnehmung oder der Umgang und die Konfrontation mit Angst sein. Diese konkreten Ziele haben den Vorteil, dass die Therapieerfolge überprüfbar sind, die einzelnen Probleme direkter und zielgerichteter angegangen werden und die Zusammenarbeit mit den Bezugspersonen sich leichter gestalten lässt. Die Verbesserung der Körperwahrnehmung als Beispiel kann sich im genaueren Steigen und Greifen beim Klettern, in einer geschickteren Motorik zeigen. Eine Konfrontation mit Angst bringt Erfahrungen und Kompetenzen mit sich, sodass das Kind sich danach traut, z. B. höher hinauf zu klettern. Höhe ist messbar!

Durchführung der Therapie in möglichst alltagsnahen Settings

Dieser Punkt legt nahe, dass die wirksamsten Interventionen sich dann ergeben, wenn mit den Kindern in einem möglichst »alltagsnahen Setting« gearbeitet wird. Das therapeutische Klettern bringt in jedem Augenblick für das Kind reale Situationen mit sich. Das Kind ist beim Klettern voll im Tun und im Sein. Erlebt es Stress, weil die Kletterroute schwer ist, dann fühlt es diesen Stress gleichermaßen wie in anderen Situationen seines Lebens. Beim therapeutischen Klettern arbeiten wir durch dieses alltagsnahe Setting direkt am Erleben und am Verhalten des Kindes. Wir setzen ganz konkrete und erfahrbare Interventionen. Wenn ein Kind, das in der Kletterroute Stress erlebt, aufgefordert wird, sich eine Pause zu gönnen, sich in das Seil zu setzen und in Ruhe eine Lösung für das Problem zu überlegen, kann dies für das Kind eine ganz neue und daher überraschende und ungewöhnliche Erfahrung sein. Es erlebt unmittelbar die Intervention des Therapeuten oder Pädagogen, wenn es sich in das Seil setzt, sich eine Pause gönnt. Das Kind erfährt in diesem Moment, wie seine Atmung, sein Puls und seine Aufregung sich beruhigen und wie sein Stress sich reduziert.

Ressourcen- und kompetenzorientierte Therapie

Eine **Ressourcen- und kompetenzorientierte Therapie** setzt den Schwerpunkt auf die gezielte und konkrete Förderung von Kompetenzen zur individuellen Alltagsbewältigung. Dabei geht es insbesondere um die Verbesserung der Selbstmanagementfähigkeiten und die Stärkung der persönlichen Ressourcen. Selbstmanagementfähigkeit bedeutet, mit dem eigenen Leben planvoll umzugehen, Ziele zu erarbeiten, die Zielerreichung zu überprüfen, Zielabweichungen und entsprechende Neuformulierungen vorzunehmen. Mit Ressourcen bezeichnen wir individuelle Fähigkeiten, Eigenschaften, Kenntnisse, Erfahrungen und Stärken.

> Das therapeutische Klettern mit Kindern und Jugendlichen sollte sich daher an deren Stärken und Fähigkeiten und an den zu fördernden Kompetenzen für die Alltagsbewältigung orientieren.

Der erste Schritt besteht also darin, die Ressourcen und Kompetenzen eines Kindes zu erkennen: Ist das Kind neugierig oder motiviert? Traut es sich zu, Neues auszuprobieren? Ist es motorisch geschickt? Hat es eine gute Auffassungsgabe? Ist es sozial kompetent? Kann es gut das Erlebte in Worte fassen?

Wie wir feststellen können, muss es sich dabei nicht unbedingt um etwas Kletterspezifisches handeln, sondern es können hier durchaus auch Lebenserfahrungen, soziale Kompetenzen usw. als Ressourcen wichtige Anknüpfungspunkte bieten.

Weitere häufige Themen in der therapeutischen Arbeit mit Kindern und Jugendlichen sind (Reinelt et al. 1997):

- Planung der Einheit: Dauer und Abwechslung in der Gestaltung
- das Mitnehmen-Wollen von Spielsachen, Freunden oder Geschwistern bzw. die Anwesenheit der Eltern
- Essen und Trinken
- Eifersucht auf andere Kinder, Leistungsvergleich, Widerstand des Kindes
- der wichtigste Tag im Jahr: ihr Geburtstag
- Umgang mit starken Emotionen wie z. B. Weinen, Impulsivität, Aggressionen usw.
- häufige Terminverschiebungen wegen Erkrankungen
- teilweise Unpünktlichkeit der Bezugspersonen oder des Jugendlichen selbst (wenn er allein kommt)
- Bezahlungsmodus und eventuelle Rücksprache mit den Bezugspersonen nach der Klettertherapie
- längere Therapiepausen durch Ferien bzw. Urlaube oder Krankenhausaufenthalte
- Setting: die Beschaffenheit der zur Verfügung stehenden Kletterhalle: großer Raum vs. kleiner Raum (offen/geschlossen), Wandneigungen, Lärmpegel, andere Kindergruppen, Kletterer (Ablenkungsfaktor!)
- Material: kindgerechte Gurte usw.
- Verlassen der Kletterhalle bzw. des Felsens

5.2.2 Kindliche Bedürfnisse

Therapeutische und pädagogische Prozesse mit Kindern und Jugendlichen sollten auf deren spezielle individuelle Bedürfnis- und Problemlagen eingehen. Sie sollten, wie bereits erwähnt, spielerisch, bewegungsfreudig, lebensweltbezogen und konkret begreifbar sein (Reinelt et al. 1997). Kinder benötigen eine Basis, auf der ihre Grundbedürfnisse berücksichtigt werden, damit therapeutisches oder pädagogisches Arbeiten möglich wird. Dies sind:

Grundbedürfnisse von Kindern

1. physiologische Bedürfnisse: Luft zum Atmen, Wärme, Durst, Hunger
2. Schutzbedürfnisse: physische und psychische Unversehrtheit und Sicherheit
3. Bedürfnis nach einfühlendem Verständnis und sozialer Bindung: empathische, emotional verfügbare Bindungspersonen
4. Bedürfnis nach seelischer und körperlicher Wertschätzung: sensorische Stimulation aller Wahrnehmungssinne, sensorisch-sexuelle Stimulation
5. Exploration – Bedürfnis nach Anregung, Spiel und Leistung
6. Selbsteffektivität – Bedürfnis nach Selbstverwirklichung und nach der Bewältigung existenzieller Lebensängste: Abwehr und Vermeidung negativer Reize, z. B. Schmerz (Schmidtchen 1989, S. 106 ff.)

Aus diesen Bedürfnissen lassen sich folgende Grundsätze für das therapeutische Klettern ableiten:

Wir können vor Beginn der Stunde das Kind oder den Jugendlichen fragen, ob sie genug getrunken haben und auch ob sie gerade hungrig sind oder nicht. Die Bekleidungswahl sollte auf die Temperatur in der Halle oder in der Natur abgestimmt sein, es darf ihnen weder kalt noch zu warm sein. An erster Stelle steht nach der **Abklärung der physiologischen Bedürfnisse** der **Aspekt der Sicherheit.** Sind wir mit einem Kind zum ersten Mal in einer Kletterhalle oder in der Natur am Fels, dann besprechen wir mit ihm die wichtigsten Kletterregeln. Wir erklären ihm, dass es in einer Kletterhalle wichtig ist, auf andere Kletterer zu achten, darauf zu schauen, wo es sich aufhält, und dass es sich z. B. nicht gerade im »Sturzraum« eines Kletterers aufhält. In der Natur sorgen wir dafür, dass vor dem Erreichen des Wandfußes der Helm aufgesetzt wird.

Im nächsten Schritt sollten die Kinder die Möglichkeit haben, in uns eine empathische, **emotional verfügbare Bindungsperson** zu finden. Wir legen den Fokus auf den Aufbau von Vertrauen. Das Kind kann so erleben, dass wir an seinem Erleben ganz nah dran sind, mit ihm mitfühlen und dass wir nachempfinden können, was es soeben erlebt hat. Dazu ist es hilfreich, wenn der Therapeut das Beobachtete in Worte fasst. *»Mir ist aufgefallen, dass du an dieser Stelle kurz innegehalten hast und dann zögerlich weitergeklettert bist. Hat dich dort oben etwas verunsichert?«* Das Bedürfnis nach **seelischer und körperlicher Wertschätzung** kann mit positiven und wertschätzenden Rückmeldungen befriedigt werden. Das Klettern aktiviert die meisten unserer **Sinne** und wir können den Kinder beim Klettern »Aufgaben« mitgeben, die ihre Aufmerksamkeit auf einen gewissen Sinn richten.

5.2.3 Spielen

Kinder wollen spielen. Zulliger (2007) beschreibt das Spiel als die eigentliche »Sprache« des Kindes (Reinelt et al. 1997, S. 91). Der hohe Wert des Spielens liegt für Kinder in dem Vergnügen und im Genießen des Spieles selbst. Kinder können dabei ihrer angeborenen Neugier und Lust zum Spielen folgen und sich selbst kennenlernen, ihre Umgebung erforschen und ihr Rollenverständnis entwickeln. Sie begeben sich so in eine kreative und fantasievolle Auseinandersetzung mit der Umwelt und »erproben« gleichzeitig das Leben. Spielen hat für Kinder demnach in sich selbst bereits seinen Sinn und es ist für ihre seelische Entwicklung äußerst wichtig. Denn über das Spielen werden motorische Fertigkeiten, Intelligenzleistungen und Wahrnehmungsleistungen erworben. Für die Entwicklung der Persönlichkeit und für den Erwerb sozialer Kompetenzen werden durch das Spiel Probleme und Spannungen erzeugt, die es zu bewältigen und abzubauen gilt. Im spielerischen Handeln können des Weiteren soziale Beziehungen, mannigfache Rollen und Wertehaltungen erlebt werden.

Im Spiel drückt das Kind sein individuelles Selbst aus und kommuniziert seine Gedanken. Es probiert das Leben nach den eigenen Vorstellungen aus. Diese Erfahrung schenkt ihm das Gefühl von Kraft und Kompetenz. Das Spielen hat einen realitätsnahen »Als-ob-Charakter«. Spielt ein Kind in einer Kleingruppe die Übung »Dirigent« (▶ S. 257) oder »Marionette« (▶ S. 269), erfährt es sich als derjenige, der über einen anderen Menschen bestimmen und entscheiden kann. Nach einem Rollentausch erlebt es sich in der umgekehrten Position, denn nun wird über es bestimmt und entschieden. Diese Übungen eignen sich daher auch gut als Mittel für den Transfer in den Alltag: »*Wie geht es dir, wenn in deinem Leben über dich bestimmt und entschieden wird?*«, »*Wie fühlst du dich?*«, »*Wer darf über dich entscheiden und wer nicht?*«, »*Wie verhältst du dich gegenüber deinen (jüngeren) Geschwistern – wer ist da meistens der Dirigent?*«, »*Wie möchtest du am liebsten dirigiert werden, wann ist es angenehm?*«, »*Wie könnten deine Schulfreunde reagieren, wenn du mit ihnen so umgehen würdest?*« Einerseits setzen wir hier den Wirkfaktor »Mentalisierung« (▶ Kap. 1.6.2) ein, indem wir das Kind auffordern sich zu überlegen, was im Kopf des anderen (Schulfreund, Geschwister usw.) vorgehen könnte. Gleichzeitig erkundet, erfasst und begreift das Kind oder der Jugendliche durch diese Fragen die Aspekte der Intersubjektivität (»*Was löst mein Verhalten beim anderen aus?*«) und der Empathie (»*Wie könnte sich der andere dabei fühlen?*«).

5.3 Aufbau und Ablauf von Klettertherapie-Einheiten

Therapeutisches Klettern bedeutet, dass Kinder und Jugendliche Klettern lernen dürfen, aber nicht müssen. Das Ziel jeder therapeutischen oder pädagogischen Arbeit mit Kindern und Jugendlichen soll sein, dass sie mit ihren gegenwärtigen Themen und Konflikten hier sein dürfen. Sie sollen die Zeit bekommen, in ihrem Tempo, sich mit ihren Möglichkeiten und Grenzen ans Klettern heranzutasten und mit ihren Bewegungen zu experimentieren. Dazu benötigen sie keine zu sehr fordernde, sondern eher eine entspannte Atmosphäre.

Die Angebote des therapeutischen Kletterns sollen möglichst so gestaltet sein, dass sie an den Ressourcen und Fertigkeiten der Kinder und Jugendlichen ansetzen, dort, wo diese in ihrer Bewegungsentwicklung sicher sind. Eine Auseinandersetzung mit dem Material (Gurt, Sicherungsgeräte) und die Interaktion zum Pädagogen oder Therapeuten stehen anfangs im Vordergrund der Begleitung. Das kann bedeuten, dass ein Kind oder Jugendlicher gemeinsam mit dem Pädagogen oder Therapeuten eine passende Kletterroute auswählt. Auch bei der Zusammenstellung der Kletterteams, wenn sich Kinder gegenseitig sichern, sollten die Kinder beim Entscheidungsprozess mit einbezogen werden. Denn sich gegenseitig zu sichern bedeutet, dem anderen in hohem Maße Vertrauen zu schenken sowie soziale Verantwortung zu bekommen und selbst zu übernehmen.

5.3.1 Therapieplanung und Ablauf

Im Folgenden werden skizzenhaft **Therapieplanung** und **Ablauf einer Klettertherapie** vorgestellt. Dieser Ablauf soll als Möglichkeit und keinesfalls als verbindliche Vorgabe verstanden werden. Denn jede Therapiestunde gestaltet sich verschieden, je nachdem, ob wir z. B. mit einem Kind allein arbeiten oder ob wir eine Gruppe Jugendlicher begleiten. Auch werden wir nicht in jeder Stunde an der Boulderwand beginnen und danach zum Seilklettern übergehen, sondern vielleicht einmal nur an der Boulderwand arbeiten und in der nächsten Stunde zuerst Seilklettern und als Abschluss ein Spiel an der Boulderwand anleiten. Es kann auch sein, dass wir in einer Stunde gar nicht zum Klettern kommen, weil das Kind an dem Tag etwas Belastendes erlebt hat und wir uns mit dem Kind an einen ruhigen Ort setzen, um darüber zu sprechen. Wie bereits erwähnt, kann es auch vorkommen, dass ein Kind oder Jugendlicher in ein regressives Verhalten zurückfällt und in dieser Stunde dann auch nicht geklettert wird.

Der **Zeitrahmen** für eine Klettertherapie-Einheit gestaltet sich angepasst an Gruppengröße, Alter und Zielvereinbarungen. Sie sollte für mindestens 1 Stunde und maximal 3 Stunden angesetzt werden. Unsere Empfehlung ist daher, den Zeitrahmen für Kinder und Jugendliche wie folgt vorzusehen:

- Kinder bis zum/ins Schulalter: 1,5 Stunden
- Kinder im Grund-/Volksschulalter: 1,5–2 Stunden
- 10- bis 14-jährige Kinder: 2 Stunden
- Jugendliche ab 14 Jahren: 2–3 Stunden

Das therapeutische Klettern eignet sich für Kinder ab dem Alter von 4 Jahren.

Hinsichtlich der Zeitrahmen möchten auf den **Unterschied von Indoor- und Outdoorklettern** hinweisen. Die angegebenen Zeiten beziehen sich auf therapeutisches Klettern, das indoor in einer Kletterhalle stattfindet. Geht man mit Kindern oder Jugendlichen outdoor am Fels klettern, sollten mindestens 3 Stunden dafür anberaumt werden, im Optimalfall kann auch der ganze Tag eingeplant werden. In der Natur gibt es für Kinder und Jugendliche sehr viele weitere Erlebnisbereiche (erlebnispädagogisches Setting), für die auch Zeit eingeplant werden sollte.

- Der **Ablauf einer Klettertherapie** kann folgendermaßen aussehen: Erläutern der Kletterregeln: In der allerersten Einheit sollten die Kletterregeln ganz am Anfang besprochen werden (► Kap. 5.3.4).
- Aufwärmen mit Spielen am Boden und an der Boulderwand, z. B. Ballspiele, Fangenspielen, »Hindernisparcours« (► S. 261 f.), »Siamesische Zwillinge« (► S. 271 f.), »Autofahren« (► S. 250 f.) usw.
- 2–3 Übungen an der Boulderwand
- Wechsel zum Seilklettern
- Klettergurte anziehen

- Kletter- und Sicherungsteams bilden
- Sicherheits- und Partner-Check
- Klettern (Übungen oder Spiele einbauen)
- Pausen (Trinken, WC)
- Boulderspiel als Abschluss der Stunde (Manchmal kann für ein Kind auch ein Abschlussritual wichtig sein.)
- Reflexion und Transfer

5.3.2 Einzel-, Gruppen-, oder Familiensetting

Die Gruppengröße hängt im Optimalfall mit der Intensität der Problematiken und Auffälligkeiten der Kinder und Jugendlichen zusammen. In Gruppen mit psychisch gesunden Kindern und Jugendlichen kann ein Verhältnis von 6:1 passend sein (6 Kinder/Jugendliche und 1 Therapeut/Pädagoge). Am besten sind hier 3er-Teams, also 1 Kletterer, 1 Sicherer und 1 Hintersicherer. In Gruppen mit psychisch auffälligen Kindern und Jugendlichen empfehlen wir ein Verhältnis von 2:1 (2 Kinder/Jugendliche und 1 Therapeut/Pädagoge).

Es ist darauf zu achten, dass in der Zusammensetzung der 3er-Teams ungefähr gleichgewichtige Kinder und Jugendliche miteinander klettern. Die Gruppen sollen gleichzeitig aber auch flexibel gehandhabt werden können, sodass ein Wechseln der Teilnehmer zu einer anderen Gruppe möglich ist.

Da das Klettern ein hohes Maß an gegenseitigem Vertrauen erfordert, muss genügend Zeit eingeplant werden, damit Vertrauen zwischen den Teilnehmern entstehen kann. Hier können anfängliche Vertrauensübungen am Boden, Gruppenspiele an der Boulderwand und ein langsames Herantasten an das Seilklettern mit ausgiebigem Einüben der Sicherungstechniken hilfreich sein.

Nun setzen wir uns mit der Frage nach dem zu wählenden Setting auseinander. Dieses Kapitel befasst sich mit 3 unterschiedlichen Settings, und zwar mit dem Einzelsetting, dem Gruppensetting und dem Familiensetting.

Charakteristisch für therapeutisches Klettern im **Einzelsetting** ist Folgendes:

- **Einzelsetting:** 1 Kind/Jugendlicher und 1 Therapeut/Pädagoge
- **Ungeteilte Aufmerksamkeit des Therapeuten oder Pädagogen:** Der Therapeut kann sich ganz auf das Kind oder den Jugendlichen konzentrieren und dadurch sehr empathisch vorgehen. Er kann auch dessen Verhalten genauer beobachten und hat mehr Zeit, auf seine spezielle Thematik oder Problematik einzugehen, als wenn er mit mehreren Kindern arbeitet. Wie gestaltet sich der Weg zur Wand mit diesem Kind oder Jugendlichen? Welche Phänomene können im Kletterstil des Kindes beobachtet werden? Wie gut kann das Kind seine Gefühle und Gedanken von sich selbst ausdrücken, und wie viel muss erfragt werden? Auch kann der Therapeut die Interaktion zwischen dem Kind und ihm selbst exakt beobachten. Es kann dem Kind oder Jugendlichen leichter fallen sich zu öffnen, wenn ihm keine anderen Kinder beim Klettern zusehen. Die Angst vor Blamage und ein Sichvergleichen ist in diesem Setting re-

duziert. Die Beziehung zwischen Kind und Therapeut ist im Einzelsetting intensiver als im Gruppensetting.

- **Individuelle Interventionen:** Im Einzelsetting kann der Therapeut ganz spezifisch mit seinen Interventionen auf individuelle Thematiken und Problematiken des Kindes eingehen. Sei es eine Angststörung, ein ADHS oder ein niedriger Selbstwert – der Therapeut kann sich gemeinsam mit dem Kind Schritt für Schritt dem Problem annähern, in dem z. B. die Höhe, die erklettert werden soll, langsam gesteigert wird. Der Unterschied zur Gruppentherapie ist, dass das einzelne Kind in diesem Setting immer selbst gefordert ist. In einer Gruppentherapie kann man sich auch einmal hinter der Gruppe »verstecken«.
- **Nachteile:** Die Nachteile des Einzelsettings könnten sein, dass die ungeteilte Aufmerksamkeit des Therapeuten dem Kind zu viel ist und es diese Nähe gar nicht zulassen und sich darauf einlassen kann. Auch fehlen in diesem Setting Anregungen und Rückmeldungen anderer Gruppenmitglieder sowie ein Gemeinschaftsgefühl. Die Kosten des Einzelsettings sind für den Einzelnen höher als im Gruppensetting.

Charakteristisch für therapeutisches Klettern im **Gruppensetting** (▶ Abb. 5-1) ist Folgendes:

- **Gruppensetting:** mindestens 3 Kinder/Jugendliche und mindestens 1 Therapeut/Pädagoge
- **Soziale Interaktionen und Förderung sozialer Kompetenzen:** Im Gruppensetting stehen die sozialen Interaktionen und die Förderung der sozialen Kompetenzen im Vordergrund. In der sozialen Interaktion unterscheiden sich beim therapeutischen Klettern 2 Kategorien, nämlich die Interaktion zwischen dem Pädagogen und dem Jugendlichen und die Interaktion zwischen den Gleichaltrigen. Wie gehen die Jugendlichen mit dem Pädagogen um? Wie gehen die Gleichaltrigen miteinander um? Welche Prozesse laufen ab, wenn sie sich gegenseitig sichern oder miteinander an der Boulderwand ein Kletterproblem zu lösen versuchen? Wie gelingt es ihnen, miteinander zu kommunizieren?
- **Training sozialer Kompetenzen:** Gerade das Training sozialer Kompetenzen lässt sich eigentlich nur in der Gruppe umsetzen. Eine Vielzahl der von uns beschriebenen Übungen, v. a. Spiele an der Boulderwand, tragen wesentlich zur Förderung der sozialen Kompetenzen bei. Eine grundlegende menschliche Neigung ist es, in Gruppen das eigene Verhalten so zu planen und zu regulieren, dass der Eindruck, den wir machen, unserem Bild von uns selbst und anderen entspricht. Beim Klettern versuchen Kinder und Jugendliche sich oft durch »cooles« und »heldenhaftes« Verhalten ins rechte Licht zu rücken, um bei den anderen einen nachhaltigen Eindruck zu hinterlassen. Sie wollen gesehen und geschätzt werden. Diese Strategien sind dann »erfolgreich« und haben eine Auswirkung auf ihr Selbstkonzept und ihr Selbstwertgefühl, wenn andere dadurch Gutes von ihnen denken. Beobachten wir ein solches Verhalten, besteht die Möglichkeit, dies vorsichtig anzusprechen, damit dem Betreffenden sein Handeln bewusst werden kann.

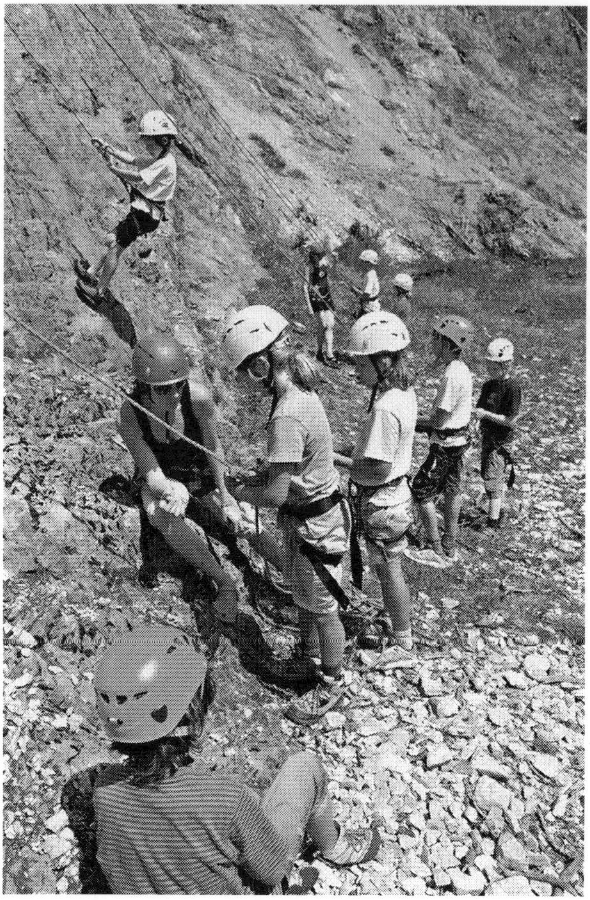

Abb. 5-1 Gruppensetting mit Kindern und Jugendlichen

- **Feedback und Anregungen:** Kinder können in einer Reflexionsrunde dazu angeregt werden, einander mitzuteilen, was sie Positives bei den anderen während des Kletterns beobachten konnten. Der Mensch braucht Erlebnisse und Rückmeldungen von anderen Gruppenteilnehmern, um sich selbst besser reflektieren zu können. Andere Menschen können Verständnis, Aufmunterung und emotionale Unterstützung geben. Meistens haben Kinder bei einer Übung früher oder später Schwierigkeiten, ein Kletterproblem zu lösen, auch wenn die auftauchenden Anstrengungen sehr unterschiedlich sein können. Durch Rückmeldungen entsteht das Gefühl beim Kind: *»Ich bin nicht allein mit meinem Problem auf dieser Welt.«*
- **Brauchbare Lösungsversuche beobachten:** Kann ein Kind bei einem anderen beobachten, wie es ein Kletterproblem löst, hat es die Chance, diesen Lösungsversuch als brauchbar zu erkennen und ihn auch auszuprobieren.
- **Motivationaler Charakter:** Gruppensettings fördern den gesunden Ehrgeiz und stärken dadurch die Selbsthilfekräfte des Einzelnen.

- **Nachteile:** Nachteil des Gruppensettings ist oftmals, dass sich die Terminkoordination schwieriger gestaltet und vielleicht manchmal nicht optimal ist. Auch können Themen und Fragen auf der Strecke bleiben, da die Kinder nicht die ungeteilte Aufmerksamkeit des Therapeuten haben bzw. oftmals auch die Zeit nicht ausreicht, um auf individuelle Bedürfnisse einzugehen. Einige Kinder und Jugendliche sind schüchtern, könnten sich in der Gruppe schämen oder sagen nichts, weil sie sich nicht trauen.

Charakteristisch für therapeutisches Klettern im **Familiensetting** ist Folgendes:

- **Familiensetting:** 1 Kind/Jugendlicher und wahlweise Vater, Mutter und/oder Geschwister und 1 Therapeut oder Pädagoge
- **Miteinbeziehen der Eltern und Geschwister:** Das Miteinbeziehen der Eltern und Geschwister ins therapeutische Klettern ermöglicht den Beteiligten die Bewusstwerdung über typische Rollenverteilungen innerhalb ihres Familiensystems. Beim therapeutischen Klettern im Familiensetting ist immer ein sehr sensibler Umgang erforderlich.
- **Anteilnahme der Bezugspersonen:** Gleichzeitig kann das Kind oder der Jugendliche aber auch Anteilnahme seiner Bezugspersonen an seinem Erleben erfahren. Wertschätzung und Bestätigung sowie Bestärkung von den Menschen zu erhalten, die einem viel bedeuten, ist meist sehr wertvoll und grundlegend.
- **Typische Rollenverteilungen oder auch Rollenverhärtungen:** Typische Rollenverteilungen oder auch Rollenverhärtungen werden beim Klettern schnell deutlich: Wer sichert zuerst und wer klettert zuerst? Wer bestimmt über wen? Wer übernimmt Entscheidungen, wer die Initiative? Wird einander gelobt oder kritisiert? Wie ist der Umgang mit Angst oder Stress? Muss sich das Kind dem Willen, dem Druck und dem Ziel der Eltern, »es soll das Top der Kletterroute erreichen«, beugen oder bekommt es Raum für Selbstbestimmung (z. B. Wahl der Kletterroute, wie weit hinauf es klettern will usw.).
- **Neue Erfahrungen innerhalb des Familiensystems:** Die Chancen eines Familiensettings liegen darin, dass die Faktoren für ein positives Familienklima erarbeitet werden können. Was benötigen die einzelnen Familienmitglieder, um einander gegenseitige Wertschätzung und Wohlwollen entgegenbringen zu können? Wie kann das Klettern sie dabei unterstützen, ihre Gefühle und Meinungen offen auszudrücken? Wie zeigt sich der Umgang mit Leistung innerhalb des Familiensystems? »Muss« das Kind bis ganz hinauf klettern, oder werden seine Gefühle von Unsicherheit respektiert und es wird wieder hinuntergelassen? Wie sieht eine positive Konfliktbewältigung in dieser Familie aus? Überwiegen Kritik oder Lob während des Kletterns? Wird einander zugehört und hat Meinungsverschiedenheit, z. B., ob die Kletterroute wirklich leicht oder schwer sei, einen Platz? Beim Familiensetting ist zu bedenken, dass es keine Ebene der Gleichheit zwischen Kindern und Erwachsenen gibt, denn das Kind kann seinen Vater nicht sichern. Hilfreich ist es, wenn der Fokus auf eine Thematik oder Problematik des Familiensystems gelegt wird.

5.3.3 Vorbereitung

Vorfeld und Erstgespräch

Bereits beim Erstgespräch, welches meist noch nicht in der Kletterhalle oder am Felsen in der Natur, sondern in der Praxis des Therapeuten oder in der Klinik stattfindet, kann dem Kind oder Jugendlichen das Klettermaterial gezeigt werden. Was löst es in ihm aus, das Kletterseil oder den Klettergurt in den Händen zu halten?

Der Prozess des therapeutischen Kletterns setzt bereits vor der ersten Klettertherapiestunde an. Im Vorfeld entstehen bei Kindern und Jugendlichen erfahrungsgemäß Gedanken und Gefühle, wenn sie an die bevorstehende Klettertherapiestunde denken. »*Wie wird es sein zu klettern? Werde ich mich ganz hinauf trauen? Kann ich da auch hinunterfallen?*« Gefühle und Gedanken von Vorfreude, Aufregung, aber auch Unsicherheit und Nervosität können gleichzeitig auftreten. Deshalb ist es von Bedeutung, diese Gedanken und Gefühle am Anfang der Stunde zu erfragen.

Dimensionen des Raumes

Das ungewöhnliche Setting, zumindest für Kinder und Jugendliche während eines stationären Aufenthalts oder einer klassischen Psychotherapie, darf mit ihnen zuerst einmal erforscht werden. Wie gestaltet sich die Umgebung in der Natur oder der Kletterhalle? Sind die Räumlichkeiten sehr groß und unübersichtlich oder eher klein und übersichtlich? Gerade Kleinkindern erscheint alles viel größer als Erwachsenen, seien es Räume oder der Kletterfelsen in der Natur. Sie verfügen über eine ganz andere Perspektive als Erwachsene und können durch die Größe eines Raumes eingeschüchtert werden. Weite Überhänge in Kletterhallen können auf Kinder faszinierend, aber auch angsteinflößend wirken.

Für die meisten Kinder ist wenig Ablenkung für den Prozess des therapeutischen Kletterns förderlich. Wenn möglich, sollte eine Boulder- oder Kletterwand ausgewählt werden, auf der nicht unmittelbar daneben andere Menschen klettern. Sind zu viele Menschen ringsum, tun sich Kinder meist damit schwer, sich auf das Klettern zu konzentrieren, weil sie sich ablenken und verunsichern lassen. In der Natur können Tiere, wie Kühe, Vögel, Spinnen, Bienen, oder auch andere Menschen die Kinder massiv zerstreuen. Essenzielle Fragen, die vor Beginn des Kletterns zu klären sind, sind z. B.: Wo kann die Trinkflasche aufgefüllt werden, wenn sie leer ist? Wo kann man auf die Toilette gehen?

Umgang mit dem Material

War ein Kind oder Jugendlicher noch nie klettern, sollte ein Zugang zum Raum, den Gegebenheiten und zum Material geschaffen werden: Kletterwand, Felswand, Sicherung über Toprope-Station, Kletterschuhe, Klettergurt, Achterknoten, Karabiner, Sicherungsgerät usw. (▶ Kap. 5.3.4, ▶ Kap. 2).

Zu Beginn erlernen die Kinder und Jugendlichen den selbstständigen Umgang mit dem Material. Übungen, bei denen ein Klettergurt verdreht und die Schlaufen geöffnet werden und die Kinder die Aufgabe bekommen, diesen wieder richtig zusammenzuführen, fördern das Vertrauen in den Klettergurt. Spielend den Achterknoten zu erlernen oder den Klettergurt selbstständig anzuziehen, stärkt die Eigenverantwortung und Selbstkompetenz. Altersadäquate Informationen zur Bruchlast des Materials – Bruchlast der Zentralschlaufe vom Gurt: 2 LKWs, Bruchlast der Materialschlaufe: ein voller Rucksack – ist für Kinder, Jugendliche und Eltern eine Information, die meist Sicherheit und Vertrauen bewirkt. Lässt man die Kinder oder Jugendlichen in 3er-Teams klettern – ein Kletterer, ein Sicherer, ein Hintersicherer – dann muss das gegenseitige Sichern so lange am Boden eingeübt werden, bis das Handling automatisiert ist und routiniert umgesetzt werden kann.

Den Kindern und Jugendlichen kann dabei möglichst viel Eigenverantwortung gegeben werden, jedoch muss der Therapeut oder Pädagoge, bevor losgeklettert wird, genau kontrollieren, ob alle Sicherheitsaspekte richtig umgesetzt wurden. Vor dem Losklettern sollten die Kletterregeln – sowie die Konsequenzen bei Nichteinhaltung der Regeln – gemeinsam besprochen oder wiederholt und vereinbart werden. Es ist hilfreich, wenn den Kindern bewusst gemacht wird, dass sie später an diesem Seil hängen, diesen Gurt tragen, diese Karabiner verwenden werden, denn dann gehen sie erfahrungsgemäß behutsamer mit dem Material um.

5.3.4 Sicherheitsaspekte beim Klettern mit Kindern und Jugendlichen

Um eine klettertherapeutische Einheit sicher und stressfrei zu gestalten, lassen sich bestimmte Sicherheitsaspekte zusammenfassen. Klettern bleibt aber dennoch eine Sportart, in der der Umgang mit dem Risiko eine zentrale Rolle spielt. Daher steht ein umfangreiches Wissen hinter den sicherungsspezifischen Aspekten des Kletterns. Das folgende Kapitel umreißt Rahmenbedingungen und grundsätzliche Haltungen, geht aber nicht auf konkrete Sicherungstechniken ein. Um das Sichern in jeder Situation sicher zu gestalten, empfiehlt es sich, eine spezifische Ausbildung (Fachübungsleiter, Übungsleiter, Instruktor usw.) zu absolvieren. Vonseiten des Pädagogen oder des Therapeuten ist auf ein zeitgemäßes Know-how diesbezüglich zu achten: Material und Sicherungsmeinungen entwickeln sich ständig weiter. Es ist daher sehr wichtig, sich hinsichtlich der Sicherungstechniken auf aktuellem Stand zu halten und diese jeweils mit den eigenen Erfahrungen zu reflektieren. (Lehr-)Meinungen und Diskussionen rund um das Sichern finden sich in den Veröffentlichungen diverser alpiner Vereine sowie in einschlägigen Fachzeitschriften wie der Zeitschrift »bergundsteigen«, die sich in den letzten Jahren als zentrales internationales Diskussionsmedium etabliert hat.

Sicherer Rahmen

Vor allem im gruppentherapeutischen Setting, aber auch zur Orientierung der einzelnen Kletterer ist es wichtig, zu Beginn einer Einheit deren Rahmen festzulegen. Dazu gehört auch eine Definition des gemeinsamen Raumes. Kinder können die räumliche Dimension dann gut annehmen, wenn diese gemeinsam erkundet und festgelegt wird. Dieser Raum sollte für den Pädagogen oder Therapeuten in jedem Moment überschaubar sein. Darüber hinaus ist es wichtig, den Umgang mit Toilettengängen zu klären sowie den Kindern und Jugendlichen zumindest eine Führung durch die gesamte Halle zu geben, damit sie sich orientieren und sicher fühlen können.

Laufen und Spielen in der Kletterhalle

Unabhängig davon, dass nur im Mattenbereich gebouldert wird, stellen Mattenränder eine Gefahrenquelle dar. Besonders bei Laufspielen bzw. Aufwärmspielen ist darauf zu achten, dass sich keine offen liegenden Mattenränder im Spielfeld befinden, da die Gefahr des Umknickens (Knöchelverletzung) bzw. Stolperns besteht.

Für Laufspiele empfiehlt es sich, entsprechende Schuhe zu wählen. Kletterschuhe werden meist etwas enger getragen, was sie für das Laufen ungeeignet macht. Vorsicht: Zahlreiche Böden in Kletterhallen sind sehr rutschig, daher ist das Laufen ohne Schuhe oft besser als das mit Socken.

Zwischen aktiv sichernden Personen und Kletterwand darf nicht durchgelaufen werden, da die Sicherer jederzeit nach vorn gezogen werden könnten. Manche Kletterhallen haben eine farbliche Bodenmarkierung für diesen Bereich, was diese Gefahr für Kinder besser einschätzbar macht. Prinzipiell ist ein Spielfeld so zu wählen, dass sichernde Personen nicht gestört werden.

Auf den Matten des Boulderbereiches sollte nur dann gespielt werden, wenn sich keine weiteren Menschen an der Boulderwand befinden.

Prinzipiell ist auf ein Miteinander in Kletterhallen zu achten. Das bedeutet, dass verschiedene Ansprüche an den Ort Kletterhalle (Kletterhalle als Ort der Konzentration, aber auch als Ort des Austobens) respektiert werden. Ein freundlicher Umgangston und eine respektvolle Haltung gegenüber allen Besuchern ist nicht nur der Gesamtstimmung, sondern auch der Akzeptanz des therapeutischen Kletterns zuträglich.

Sicherheitsaspekte an der Boulderwand

- Kein Tragen von Ringen oder Schmuck, welcher an den Griffen hängenbleiben kann. Besonders das Tragen von Ringen wird immer wieder unterschätzt, ist aber unbedingt zu vermeiden, da es hierdurch schon zahlreiche schwere Unfälle gab.
- Es wird nur in Boulderbereichen, daher über Weichmatten, gebouldert.

- Die individuelle Maximalhöhe ist je nach Altersgruppen festzulegen. Sie ist mit der Körpergröße in Relation zu setzen. Auch das Körpergewicht beeinflusst die Landung auf der Matte, da Mattenoberflächen entsprechend der Kraft, die auf sie wirkt, als weich oder hart eingestuft werden.

Diskussion: Abspringen im Boulderbereich verboten?

In der Vergangenheit ist in Klettergruppen mit Kindern oder Jugendlichen oft mit dem Verbot des Abspringens gearbeitet worden. Das kann einerseits einen geregelten, disziplinarischen Rahmen schaffen, andererseits kommt es weder dem Bewegungsdrang noch dem Erlernen der richtigen Sturzhaltung entgegen.

Sturzraum freihalten

Der potenzielle Sturzraum eines jeden Kletterers muss zu jedem Zeitpunkt freigehalten werden. Das bedeutet, dass die Personen, welche sich gerade nicht an der Kletterwand befinden, einen großen Abstand zu den Kletternden halten müssen.

Seilklettern: Beim Klettern mit Seil hat die sichernde Person eine entsprechende Position zu wählen, ohne dabei den Abstand zur Wand unnötig groß zu wählen. Dem Routenverlauf entsprechend wird sich die optimale Position der sichernden Person laufend ändern.

Boulderbereich: Speziell beim Klettern in Überhängen und bei dynamischen Kletterzügen ist zu bedenken, dass sich der Sturzraum entsprechend der möglichen Sturzbahn vergrößert. Auch Gegenstände (Trinkflaschen etc.) dürfen nicht im Sturzraum liegen.

Bei Kindern empfiehlt es sich des besseren Verständnisses wegen, als Übung den Sturzraum gemeinsam abzuschätzen. Eine verbale Anweisung reicht dabei nicht unbedingt aus: Oft kann es sehr hilfreich sein, das Verständnis dafür visuell zu schulen. Als Übung können gemeinsam Bodenräume mit Tape markiert werden, welche zu bestimmten Situationen als Sturzraum definiert werden können.

Sicherheitsaspekte beim Klettern mit Seil

- Kein Tragen von Ringen und ähnlichem Schmuck an der Kletterwand (s. o.).
- Keine offenen langen Haare. Es ist die Gefahr gegeben, dass sich lange Haare im Sicherungsgerät verfangen, daher Haare immer zusammenbinden lassen.
- Beim Klettern mit Seil wird vor jedem Start ein Partner-Check gemacht.
- Gegenseitige Kontrolle: Gurtschnallen, Anseilpunkt, Karabinerverschlüsse, Sicherungsgerät und Knoten am Ende des Seiles!

Sicher sichern

- Auf die richtige Bedienung des jeweiligen Sicherungsgerätes ist zu achten.
- Dabei sind die Vorgaben des Herstellers zu befolgen. Das Erlernen und Üben sollte im sicheren Rahmen stattfinden (methodischer Aufbau).
- Richtige Position beim Sichern: Sichern ist Präzisionsarbeit, die Position der sichernden Person ist für die Sturzlänge ausschlaggebend. V. a. bei den ersten Metern ist wegen der Bodensturzgefahr der Abstand zur Wand entsprechend gering zu wählen.
- Volle Aufmerksamkeit beim Sichern.
- Kommunikation: Es ist wichtig, den Partner wissen zu lassen, was los ist. Klare Kommunikation (verbal und/oder nonverbal) verhindert Missverständnisse und bringt Sicherheit.
- Nie Seil auf Seil ablassen, sondern nur über dafür vorgesehene Sicherungspunkte.
- Doppelte Absicherung an der Umlenkung: Mindeststandard ist ein geschlossenes System gemeinsam mit einem Karabiner mit Schnappverschluss (»Toprope-Station«). Dabei muss immer eine Redundanz (2 voneinander unabhängige Systeme) gegeben sein.
- Beim Klettern und Sichern im freien Gelände (Felsklettern) sind immer Helme zu tragen. Es ist mit Steinschlag zu rechnen!

Die Sicherheitsaspekte werden von den alpinen Vereinen unter dem Begriff »Kletterregeln« kommuniziert. Auch hier finden sich kleine Abweichungen je nach Region und Verein, im Großen und Ganzen handelt es sich dabei jedoch stets um gute Zusammenfassungen. Hier das Beispiel der Naturfreunde Österreich (2014):

Beachte beim Klettern:

1. Partner-Check vor jedem Start
2. Achte auf die richtige Bedienung Deines Sicherungsgerätes
3. Volle Aufmerksamkeit beim Sichern
4. Achte auf die richtige Position beim Sichern
5. Lasse Deinen Partner wissen, was los ist
6. Achte auf den richtigen Seilverlauf beim Sichern
7. Nie Seil auf Seil
8. Schütze Deinen Kopf

Das altersgemäße Vermitteln sog. Kletterregeln ist sehr wichtig. Die Punkte eignen sich für Spiele (spielerisches Verpacken der Kletterregeln, z. B. in Form eines selbstgebastelten Dominospiels) ebenso wie für Merksätze.

5.4 Klettertherapeutische Ziele

Dieses Kapitel soll einen Einblick in mögliche Zielsetzungen für das therapeutische Klettern mit Kindern und Jugendlichen geben. In diesem Zusammenhang wollen wir auch auf das Kapitel 1.6 verweisen. Aus den Effekten und Wirkfaktoren lassen sich ein Verständnis für und eine Übersicht über mögliche Zielsetzungen ableiten. Vorrangige Ziele des therapeutischen Kletterns sind jeweils die Themen, die mit den Bezugspersonen oder Zuweisern der Kinder und Jugendlichen besprochen wurden.

Eine grundlegende Basis für therapeutisches Arbeiten mit Kindern und Jugendlichen – und somit gleich das erste Ziel – ist eine adäquate **Befriedigung von deren Grundbedürfnissen.** Das Kapitel 5.2.2 befasst sich ausführlich mit dieser Thematik. Auch die **Förderung der koordinativen Fähigkeiten** ist v.a. bei Kindern ein zentraler Aspekt des therapeutischen Kletterns.

Die **Aktivierung von Bewältigungsstrategien** und der **Aufbau von Problemlösungskompetenzen** sind sicher wesentliche Bereiche und Ressourcen des therapeutischen Kletterns. Denn beim Klettern stoßen die Betroffenen, sobald sie ihre Komfortzone verlassen, oft schneller, als sie denken, auf ein »Problem«. Wird im Gruppen- oder Familiensetting gearbeitet, kommt das Ziel der gruppentherapeutischen Erfahrungen, also der **Förderung sozialer Kompetenzen und Interaktionen** hinzu.

Die Befriedigung der kindlichen Bedürfnisse ermöglicht in weiterer Folge die **Entfaltung personaler Kompetenzen** (Kolip et al. 1995), die in diesem Kapitel dargestellt sind.

Ein weiterer Aspekt ist es, möglichst solche Situationen zu schaffen, in denen die **Potenziale und Ressourcen** der Kinder und Jugendlichen aktiviert werden. Diese Potenzialaktivierung trägt zur Ich-Stärkung, zur Selbstwertsteigerung und zur Selbstwirksamkeitserfahrung bei.

Ausgehend von einem biopsychosozialen Ursachenmodell für psychische Störungen beschreiben wir im Kapitel 1.6 ein Modell der physischen, emotionalen, kognitiven und sozialen Wirkbereiche des therapeutischen Kletterns.

5.4.1 Förderung koordinativer Fähigkeiten

Unter koordinativen Fähigkeiten, auch als »Gewandtheit« bezeichnet, versteht man Prozesse der Bewegungssteuerung und Bewegungsregelung. Mit Koordination wird das Zusammenwirken der Sinnesorgane mit dem zentralen Nervensystem, dem peripheren Nervensystem und der Skelettmuskulatur verstanden. Koordinative Fähigkeiten bilden die Grundlage für die (senso)motorische Lernfähigkeit und tragen maßgeblich zur Unfallprophylaxe bei (z.B. Verhinderung eines Sturzes). Koordinative Fähigkeiten zeigen sich durch die Beherrschung motorischer Aktionen, durch motorische Lernfähigkeit sowie Bewegungskreativität.

Da der höchste Grad an Trainierbarkeit der koordinativen Fähigkeiten im Kindesalter zu finden ist, ist es von großer Bedeutung, dass Kinder eine breite koordinative Basis aufbauen. Klettern ist durch die Vielfalt und das breite Spektrum der Bewegungen besonders dafür geeignet. Als spezielle koordinative Fähigkeiten werden hier die kletterspezifischen Komponenten genauer erläutert.

Orientierungsfähigkeit

Orientierungsfähigkeit beschreibt das Vermögen, Lage und Bewegung des Körpers im Raum wahrzunehmen und zu verorten (in Stabilität wie in Bewegung).

Der Wechsel von der Waagrechten in das senkrechte Gelände erfordert bereits ein gewisses Maß an Orientierungsfähigkeit. Dies Maß steigert sich mit dem Anspruch des Geländewechsels: Besonders herausfordernd sind das Verschneidungsklettern oder auch das Dachklettern.

- **Übungsbeispiel:** Versuchen, sich an der Wand um die eigene Achse zu drehen. Gesteigert kann das auch im Dach geübt werden: Hier geht es um eine vollkommene Drehung (Füße wandern um 360 Grad).

Differenzierungsfähigkeit

Die Differenzierungsfähigkeit im Sinne der Koordination beschreibt die Feinabstimmung, also die Dosierung der Teilkörperbewegungen. Sie führt zu Bewegungsgenauigkeit und -ökonomie.

Durch die unterschiedliche Beschaffenheit der Griffe und des Geländes sowie die individuellen Stärken und Schwächen des Kletternden verlangt jeder Kletterzug ein angepasstes Verhältnis von Krafteinsätzen (links/rechts, Beine/Arme, …). Beim Klettern folgt ein ständiger Wechsel dieser Krafteinsätze. Klettern macht es dadurch möglich, ein besseres Körpergefühl zu erlangen. Betrachtet man z. B. die Greifarbeit genauer, ist jede Griffform mit einer unterschiedlichen Dosierung zu halten.

- **Übungsbeispiel:** Übung »Autofahren« (► S. 250 f.).

Rhythmisierungsfähigkeit

Diese Fähigkeit bezieht sich auf die zeitlich-dynamische Komponente und damit auf die zeitliche Ordnung des Bewegungsablaufes. Oft wird auch vom Wechsel zwischen Entspannung (Ruhe) und Spannung (Arbeit), bezogen auf die Muskeltätigkeit, gesprochen.

Während des Kletterns ist es wichtig, den Wechsel zwischen Anspannung und Entspannung der Muskulatur entsprechend der Situation zu steuern. In größerem Zusammenhang betrachtet, geht es aber auch darum, sich flüssig fortzubewegen (Bewegungsfluss).

■ **Übungsbeispiele:** Übung »Materialtransport« (Wechsel von Bewegung zu stabiler Position, ▶ S. 266 f.), Übung »Autofahren« (Verschiedene Gangschaltungen, also Geschwindigkeitsstufen, werden definiert und angesagt, ▶ S. 250 f.)

Gleichgewichtsfähigkeit

Mit diesem Begriff wird die Fähigkeit umschrieben, den Körper im Gleichgewicht zu halten, insbesondere auch bei Körperschwerpunktverlagerung.

Beim Klettern wird viel Gleichgewichtsfähigkeit gefordert: im flachen Gelände bei der Gewichtsverlagerung von einem auf das andere Bein und in jeder Zugphase (v. a. statisch), wenn sich der Körperschwerpunkt in Richtung des nächsten Griffes bewegt.

■ **Übungsbeispiel:** Das Queren an einer Platte (positiv geneigte Wand) mit vielen Tritten, aber ohne Griffe (die Handflächen stützen an der Wand, es findet aber keine Zugarbeit aus dem Arm statt).

Kopplungsfähigkeit

Wenn Teilkörperbewegungen aufeinander abgestimmt werden müssen, spricht man von Kopplungsfähigkeit. Diese Kopplung der einzelnen Teilbewegungen bezieht sich auf die zeitliche und auf die räumliche Dimension. Jede Kletterbewegung an sich fördert daher die Kopplungsfähigkeit.

■ **Übungsbeispiel:** Eine kurze Strecke (4 bis 6 Griffe) besonders schnell klettern (Speedklettern) oder sog. Hand-Fuß-Boulder bauen

Des Weiteren zählen die **Umstellungsfähigkeit** sowie die **Reaktionsfähigkeit** zu den koordinativen Fähigkeiten, diese werden in diesem Kapitel nicht näher erläutert.

5.4.2 Aktivierung der Bewältigungsstrategien und Aufbau von Problemlösungskompetenzen

Beim therapeutischen Klettern mit Kindern und Jugendlichen geht es um das bewusste Bearbeiten individueller Problemstellungen mit dem Ziel der **Erweiterung der eigenen Erfahrungs-, Handlungs- und Einsichtsfähigkeit.** Wichtig dabei ist es, mit den Kindern und Jugendlichen gemeinsam die Ziele zu stecken, um so möglichst nahe an ihren Bedürfnissen, ihren Interessen und ihrer momentanen Leistungskapazität zu liegen. Dies ermöglicht es, auch Unveränderliches zu akzeptieren und die stattdessen subjektive Bedeutung eines Problems zu verändern.

Sie erfahren (Erfahrungsfähigkeit) direkt, wie sich das eigene Handeln (Handlungsfähigkeit) auswirkt und ob es ihnen gelungen ist, ein »Kletterproblem«

zu lösen – und wenn ja, auch was sie dazu beigetragen haben (Einsichtsfähigkeit). Die Kletterwand als Medium gibt unmittelbare Rückmeldung auf die kletternde Person: Wurde der Zielgriff erreicht oder ist man ohne diesen Erfolg wieder zurück am Boden? Auch das Ausmaß an Anforderung suchen sich die Kinder stets selbst. So können sie erlernen, sich selbst und ihre Fähigkeiten gut einzuschätzen. Herausforderungen und die damit verbundenen Erfahrungen, die an den Kletterwänden (experimentell) ausgetestet werden, können aufgrund ihrer Unmittelbarkeit (direkte, spürbare Antwort an die handelnde Person) gerade im Kindesalter optimal in unterschiedliche Lebensbereiche übertragen werden.

Kinder und Jugendliche erfahren beim therapeutischen Klettern eine **Konfrontation mit Bewältigungsaufgaben**, z. B. mit einer für sie anspruchsvollen Kletterroute. Dabei werden Fähigkeiten ausgebildet, die helfen, künftige, vergleichbar schwierige Situationen besser zu meistern.

Bei einigen Kindern und Jugendlichen ist die Frustrationstoleranz so gering, dass sie aufgeben und herunterkommen wollen, sobald die erste Schwierigkeit beim Klettern auftaucht. An dieser Stelle kann ihnen diese für sie typische Reaktion – schnell aufzugeben – bewusst gemacht werden. Eine Problemanalyse (»*An welcher Stelle war es für dich schwer?*«, »*Wo wusstest du nicht mehr weiter?*«, »*Was war dort genau das Problem?*«) kann dazu führen, Verständnis für die aufgetretene Schwierigkeit zu entwickeln. In weiterer Folge können Therapeut und Kind gemeinsam überlegen, was für das Kind hilfreich wäre, um diese schwere Kletterpassage zu meistern, z. B.: »*Du könntest versuchen, den roten Griff mit der linken Hand zu nehmen und dann mit dem rechten Fuß hoch anzusteigen.*«

Beim therapeutischen Klettern können auch die **Handlungsfähigkeit und Handlungsdurchführung** der Kinder und Jugendlichen im Alltag verbessert werden. Als Therapeut können wir konstruktive Anleitungen geben, wie das Kind oder der Jugendliche »ins Handeln« kommen kann. Kind und Therapeut können sich, bevor das Kind zu klettern beginnt, gemeinsam den Boulder oder die Kletterroute anschauen und besprechen, wie es wo klettern könnte, an welcher Stelle die »Crux« (schwierigste Passage) ist und wie das Kind dort die Herausforderung bewältigen kann. Einerseits wird dabei ein Handlungsplan erarbeitet, andererseits fördert dies Vorgehen die Konzentration und die Merkfähigkeit des Kindes. Es organisiert und strukturiert schon im Voraus seine Bewegungen und den Weg, den es auf der Kletterwand zurücklegen wird.

Kinder und Jugendliche lernen beim therapeutischen Klettern Strategien zur Problemlösung, sog. **Problemlösungsfertigkeiten**, die wiederum in ihren Alltag übertragbar sind (▶ Kap. 5.5.4). Ein Kind erfährt z. B., wie es eine Route planen kann, überlegt sich dafür jeden einzelnen Schritt genau und setzt diesen Plan dann um. Wir haben hier eine enge Parallele zu den weiter oben erläuterten Handlungsfähigkeiten. Bei den Problemlösungsfertigkeiten geht es in aller Regel um erworbene Fertigkeiten, die dazu dienen gegenwärtige reale Probleme und Schwierigkeiten zu lösen.

Folgende Problemlösungsfertigkeiten können beim Klettern hilfreich sein:

- Wahrnehmen des Auslösers: An welcher Stelle ist das Problem aufgetaucht? Wie habe ich es wahrgenommen? Was habe ich getan? Wie habe ich darauf reagiert?
- Einbauen von Ruhephasen: Pausen während des Kletterns einplanen und sie sich erlauben.
- Betrachtung der eigenen Stärken: Was kann ich gut?
- Problemanalyse: Weshalb ist das Problem aufgetaucht? Worin bestand die Schwierigkeit?
- Emotionale Bewertung: Abwertung der eigenen Person oder Verständnis sich selbst gegenüber?
- Vorbereitung auf das Problem: Was kann ich an dieser Stelle tun, um das Problem zu bewältigen?
- Handlungsplanung: Wo steige, wo greife ich, wie sieht dabei meine Körperposition aus?
- Organisation des Verhaltens und Handelns: Konzentration auf den Handlungsplan.
- Soziale Unterstützung: Wer soll mich unterstützen? Von wem möchte ich Hilfe annehmen?

5.4.3 Gruppentherapeutische Erfahrungen

Im Gruppensetting sind beim therapeutischen Klettern die **soziale Interaktion** und die **Förderung der sozialen Kompetenzen** ohne eine weitere spezielle Intervention als Thema und Herausforderung bereits vorhanden. Die Interaktion aller beteiligten (und oftmals auch unbeteiligten) anderen Kletterer ist von Anfang an präsent. Gruppentherapie beeinflusst die soziale Wahrnehmung des Kindes und kann dessen personelle Fertigkeiten verbessern. Die Multiplikation von Konfliktlösungsstrategien durch die Anzahl der Gruppenmitglieder, die Stärkung von Selbstkontrolle und Selbstsicherheit sind weitere Wirkfaktoren gruppentherapeutischer Erfahrungen (Reinelt et al. 1997).

Soziale Kompetenzen können v. a. in Gruppen erlernt und gefördert werden. Dazu haben wir im Kapitel 9 einige Übungen und Spiele angeführt. Für Kinder und Jugendliche kann das therapeutische Klettern in einer Gruppe dahingehend hilfreich sein, dass sie erkennen, mit ihrem Problem nicht allein zu sein (Prinzip der Allgemeingültigkeit).

Des Weiteren können **positive Gruppenerfahrungen** wie z. B. Hilfsbereitschaft und gegenseitige Unterstützung der Kinder untereinander – z. B. in Form von Tipps für eine Kletterroute – eine sehr wertvolle und oftmals neue Erfahrung für sie sein. In Gruppen können soziale Fertigkeiten durch gegenseitige Rückmeldungen eingeübt werden. Kinder und Jugendliche lernen, einander zuzuhören, aufeinander zuzugehen sowie Mitgefühl auszudrücken. Vor allem Übungen an der Boulderwand stellen oftmals Situationen dar, in denen das Lernen am Vorbild möglich ist. Die Erprobung neuer Bewegungen und Verhaltensweisen hilft bei der Auflösung erstarrter Verhaltensmuster.

5.4.4 Förderung der personalen Kompetenzen

Das therapeutische Klettern ist eine gemeinsame Aktivität des Kindes/Jugendlichen mit dem Therapeuten/Pädagogen. Während dieser sozialen Interaktion können ganz konkrete Beziehungs-, Ich-Aktivitäts-, ichstärkende und selbstwerterhöhende Erfahrungen, Strategiebildungs-, Bewältigungs- und Bindungserfahrungen gemacht werden (Hofferer u. Royer 2000). Daraus ergibt sich ein weiteres Ziel des therapeutischen Kletterns mit Kindern und Jugendlichen: nämlich die Förderung der personalen Kompetenzen (Kolip et al. 1995).

- **Hohes Selbstwertgefühl:** Das Kind/der Jugendliche erlebt sich selbst als wertvoll, akzeptiert und achtet sich.

Klettern stärkt das Selbstwertgefühl von Kindern und Jugendlichen v.a. dann, wenn sie sich mit dem Klettern als Sportart und Bewegungsform und mit der Gruppe identifizieren können. Die Identität (Oertner u. Montada 2002) als psychologisches Konzept geht davon aus, dass sich der Mensch mit einem Persönlichkeitsmerkmal, einer Tätigkeit oder einer Gruppe identifiziert. Zur Identitätsentwicklung gehören einerseits die Ausbildung persönlicher Merkmale, und andererseits, Merkmale einer bestehenden Gruppenidentität als eigene Wesensmerkmale anzunehmen (Oertner u. Montada 2002). Beim therapeutischen Klettern in einer Gruppe laufen bei Kindern und Jugendlichen diese Prozesse von Selbsterkenntnis (»*Ich kann mich beim Klettern besser konzentrieren als in der Schule!*«) und von Selbstgestaltung (»*Wenn ich müde bin, lege ich eine Pause ein, das tut mir gut!*«) ab. Im Wechselspiel von Dazugehören und Abgrenzen während einer Boulderübung z.B. entfaltet sich die Identität des Kindes.

Das Gefühl zu haben »*Ich bin jemand Besonderes, weil ich mich in die Höhe gewagt habe!*«, die dabei erlebte Freude und der Stolz darüber und schlussendlich das Empfinden von »*Das ist meines!*«, sind Aspekte, die den Selbstwert des Kindes und Jugendlichen fast von allein stärken. Denn das persönliche Aufgehen in einer Tätigkeit (z.B. einer Sportart wie dem Klettern) gibt viel psychische Kraft und Vertrauen, wenn sich die Person damit identifizieren kann. Wird das therapeutische Klettern von den Betroffenen eher als eine austauschbare therapeutische Intervention erlebt, ist die Wirkung meist etwas geringer.

- **Aktive Problemlösungsfähigkeit:** Das Kind/der Jugendliche weiß sich bei Problemen selbst zu helfen oder Hilfe zu holen.

Die Kinder und Jugendlichen sind beim Klettern beinahe ständig mit Problemen konfrontiert. Sie bekommen durch das therapeutische Klettern die Möglichkeit, unterschiedlichste Lösungsmöglichkeiten für diese konkreten Kletterprobleme auszuprobieren. Das Klettern erfordert einerseits, selbst aktiv zu sein, selbst nach Lösungen zu suchen und sich selbst zu helfen zu wissen, und andererseits bietet es die Möglichkeit, Hilfestellung und Unterstützung vom Therapeuten/Pädagogen bzw. von Gleichaltrigen zu erhalten und annehmen zu lernen.

- **Hohe Selbstwirksamkeit:** Das Kind/der Jugendliche traut sich selbst etwas zu und kann gewünschte Handlungen aufgrund eigener Kompetenzen erfolgreich ausführen.

Eigens gesetzte Ziele wie z. B.: »*Heute möchte ich bis zur gelben Linie klettern!*« sind auf ihre Umsetzbarkeit direkt erleb- und überprüfbar. Klettern an sich ist eine außergewöhnliche Bewegungsform, v. a. wenn am Seil und in die Höhe geklettert wird. Gelingt es dem Jugendlichen sein Ziel zu erreichen, weil er es sich selbst zutraut und sich Strategien überlegt, wie er es bis zur gelben Linien schaffen kann, erfährt er, dass sich dieser Erfolg auf der Basis eigener Kompetenzen (Selbstvertrauen, Problemanalyse, Strategienbildung, Handlungsplanung usw.) eingestellt hat.

- **Ausgeprägtes Kohärenzgefühl:** Wenn die Anforderungen des Lebens vorhersagbar und erklärbar sind, fühlt sich das Kind/der Jugendliche in der Lage, darauf Einfluss zu nehmen, und kann so in den Bedingungen eine gewisse Sinnhaftigkeit erkennen.

Das therapeutische Klettern ermöglicht auf eine sehr anschauliche Art und Weise, individuelle Fortschritte erkennbar und messbar zu machen, z. B. durch die ansteigenden Schwierigkeitsgrade der Kletterrouten. Dadurch kann ein Kind oder Jugendlicher lernen, sich und seine Fähigkeiten selbst realistisch einzuschätzen. So können für ihn die Anforderungen einer Kletterroute »vorhersagbar« werden, indem er diese immer besser einschätzen lernt. »Vorhersagbares« kann dabei auch eine bewusst provozierte Herausforderung und Konfrontation bedeuten, wie z. B. einen »Sturz« durchzuführen. So kann das Verhalten in einem sicheren Rahmen ausgetestet werden (siehe Übung »Ins Seil hineinsetzen/Sturztraining«, ► S. 263 f.). Der darin liegende Sinn könnte darin liegen zu erkennen, wie sinnvoll ein Sturztraining dafür ist, in Zukunft weniger Angst vor dem Stürzen zu haben.

- **Vertrauen in die eigene Belastbarkeit:** Das Kind/der Jugendliche hat die Fähigkeit, neue Probleme oder Aufgaben im Leben als Herausforderung zu erleben, und hat das Gefühl der Kontrolle über Geschehnisse im Leben.

Klettern ist nichts Alltägliches. Kinder und Jugendliche erleben sich selbst in einer besonderen und außergewöhnlichen Situation. Mit der Zeit – mit dem Erlernen der Klettertechnik, dem Erwerb von Kraft und Ausdauer, der Vermehrung ihrer Bewältigungsstrategien, der Stärkung ihres Selbstwertgefühls usw. – steigern sie ihr Durchhaltevermögen und erkennen dadurch eine gewisse

Steigerung ihrer Fähigkeiten (z. B. durch die Anzahl der gekletterten Routen, durch die steigende Schwierigkeit usw.). Gleichzeitig erleben sie einen spielerischen Zugang und Umgang zum Thema Ehrgeiz, Leistung und Lernen (Kolip et al. 1995; Hofferer u. Royer 2000). Körperliche Fitness und Ausdauer spielen beim Vertrauen in die eigene physische Belastbarkeit ebenfalls eine zentrale Rolle. Das Kind kann die Erfahrung machen, Kraft genug zu haben, um eine 10 m hohe Kletterwand hinaufzukommen. Demnach wird es sich dieser Herausforderung gewachsen fühlen und ihr mit dem Gefühl von Kontrolle und Handhabbarkeit gegenübertreten können.

5.5 Klettertherapeutische Interventionsformen

Planungsgrundlage für die gewählten Interventionsformen ist immer der Auftrag, den wir Klettertherapeuten von Bezugspersonen und Zuweisern erhalten (▸ Kap. 5.2). Auf dieser Basis werden die Planungselemente, also das Niveau der verbalen Interventionsformen, die Wirkfaktoren, Erlebnisqualitäten und Übungen, in unsere Interventionen eingeflochten.

Therapeutisches Klettern mit Kindern und Jugendlichen kann, wie oben beschrieben, in unterschiedlichen Organisationsformen angeboten werden. Prinzipiell ist zu unterscheiden zwischen Klettern an der Boulderwand und Klettern mit Seil. Beim Seilklettern kann nochmals differenziert werden, ob das Medium der künstlichen Kletterwand ausreicht oder ob das Klettern auch in der Natur, also am Felsen stattfinden soll (erlebnispädagogische Inhalte).

Ob Bouldern oder Seilklettern – entsprechend der Zielsetzung stellt sich auch die Frage, ob es sinnvoll ist, in der »Eins-zu-eins«-Betreuung zu arbeiten oder ob nicht gerade die sozialen Komponenten durch eine Gruppe von Gleichaltrigen gefördert werden sollen.

Während beim Klettern an der Boulderwand das Bewegen als solches den Schwerpunkt ausmacht – **koordinative Fähigkeiten, Klettertechnik, Kletterspiele** –, kann beim Klettern mit Seil sehr gut der psychisch(-soziale) Aspekt in den Vordergrund gerückt werden – **Seiltechnik, Taktik, Vertrauen, Angst, Sicherheit, Verantwortung, Kommunikation.**

Diese Schwerpunktsetzung hängt von dem jeweiligen Auftrag und den Zielsetzungen ab. Weitere Entscheidungsfaktoren ergeben sich aus den Rahmenbedingungen: Ermöglicht es die zur Verfügung stehende Kletterhalle, den Umgang mit Höhe (Seilklettern) zu erfahren? Ist ein ausreichend gesicherter Rahmen (Bedacht auf Lärmpegel und andere Ablenkungsfaktoren) gegeben, um Interventionen am Seil umzusetzen? Ist ein Boulderbereich mit ausreichender Griffbestückung vorhanden, um spielerische Aufgaben zu stellen?

5.5.1 Formen des Kletterns: Seilklettern, Bouldern und Sichern

Was die methodische Herangehensweise betrifft, ist es beim therapeutischen Klettern mit Kindern wichtig, diverse Ansprüche – in Form von Übungen, Bewegungslernen, Übungsaufgaben usw. – spielerisch zu verpacken (▶ Kap. 5.2.3). Auch hier hat jedes Kind unterschiedliche Bedürfnisse, v. a. was den Grad an »Verspieltheit« betrifft.

Sicherungsmethoden und Vertrauensthematiken sind vom spielerischen Zugang nicht betroffen. Der Therapeut wird nach der Zielsetzungsabklärung spezifische Inhalte zusammensetzen. Dabei ist jeweils auf den Gesamtaufbau einer Einheit zu achten und individuelle Aufmerksamkeitsspannen sind einzuplanen.

Gerade im Jugendalter werden spielerische Zugänge nicht immer angenommen, und Aufgabenstellungen werden mehr aufgrund der Herausforderung, weniger wegen der »Verpackung« angenommen. Ein Beispiel dazu wäre die Übung »Hindernisparcours« (▶ S. 261 f.), welche bei Kindern in eine Geschichte verpackt werden kann (z. B. als »Forschungsreise mit Seen und Vulkanen«), die jedoch viele Jugendliche nicht mehr animieren würde, da es bereits »spielerisch genug« ist, den Parcours zu bewältigen.

Inhaltliche (zielorientierte) Schwerpunktsetzungen werden entsprechend in Übungen verpackt. Diese Übungen leben von der Form der Ausführung. Das bedeutet, dass während der Umsetzung der Übungen deren Ausführungsqualität beobachtet wird. Der Therapeut ist hier jeweils in mehrfacher Hinsicht gefordert: Der Sicherheitsrahmen muss zu jedem Zeitpunkt passen, alle Gruppenmitglieder sollten optimal mit eingebunden sein und die Umsetzung vonseiten der Kletternden ist im Detail zu beobachten, um ggf. intervenieren zu können. Um einen weiteren Prozess in die Wege zu leiten sowie den Transfer in den Alltag zu ermöglichen, ist es notwendig, möglichst viel Zeit und Raum für die Nachbearbeitung zu geben – ohne dabei die Kinder zu überfordern oder zu langweilen.

Direkte verbale Interventionen sind als Rückmeldung durch den Therapeuten daher sehr wichtig. Gezielt im Bewegungsprozess gestellte Fragen intensivieren die Bewegungswahrnehmung. Anschließende Fragen zur Ausführung und zu den subjektiven Gefühlen regen einen Reflexionsprozess an, welcher im Weiteren für einen Alltagstransfer benötigt wird: *»Hast du eine Rastposition verwendet, bevor du in die schwierige Passage geklettert bist? Was ist dabei in deinem Kopf vorgegangen?«* Je nach Entwicklungsstand können die moderierenden oder vertiefenden Interventionen auch durch den Kletterpartner erfolgen. *»Ich sage meinem Freund, er solle bei dem guten Griff ein wenig verharren und sich auf die kommenden Züge mental vorbereiten. Ich habe ihm dazu eine passende Stelle an der Kletterwand gezeigt.«*

Dazu muss der Therapeut entsprechend konkrete Vorgaben liefern, also dem Kletterpartner gezielte Aufgaben stellen. Ein Vorteil kann dabei der Wunsch nach Vergleich mit dem Partner sein, der einen bewussteren Sensibilisierungsprozess anregen kann: *»Marion ist bis zum roten Griff geklettert. Warum hab ich es nicht ganz so weit geschafft? Was war der Unterschied zwischen ihrer und meiner Ausführung?«*

Klettern an der Boulderwand

Bewegungsorientierte Aufgaben, Sensibilisierungsaufgaben (Ziele der Körperwahrnehmungsverbesserung) und technische Anforderungen lassen sich am besten an der Boulderwand umsetzen. Vor allem spielerische Formen werden vorwiegend im Boulderbereich umgesetzt. Hier kann die Kletterwand das Spielfeld sein, es lässt sich aber auch die Umgebung gut mit einbinden.

Wichtig ist stets die altersgerechte Herangehensweise, also der Einsatz spielerischer Sequenzen und das Beachten der Gesamtdauer. Der Therapeut sollte immer Varianten zu den Übungen (schwerer/leichter) parat haben und ggf. spontan auf ein alternatives Programm wechseln können.

Sicherheitstechnisch sollte zu bedenken sein, dass auch an der Boulderwand der Faktor Höhe eine Rolle spielt: Körpergröße und Körpergewicht sind auch in Relation zur Höhe und zur Mattenoberfläche (hart/weich) zu setzen.

Interventionstechnisch hat das Klettern an der Boulderwand den Vorteil, dass immer direkt und aus der Nähe interveniert werden kann. Wenn der Umgang mit Höhe jedoch angst- und stressfrei, also der Zugang zum Seilklettern möglich ist, können bewegungsorientierte Übungen am Seil ebensolchen Spaß machen und zu den gewünschten Ergebnissen führen.

Klettern mit Seil

Zielsetzungen zu den Themen Angst und Vertrauen können im Boulderbereich vorbereitet werden, sind aber in erster Linie beim Seilklettern zu thematisieren. Handelt es sich um Angst, ist es wichtig, unterschiedliche Abstufungen der methodischen Herangehensweise zu differenzieren:

Zum Selbsterleben als Mensch in der Höhe und als kletternde Person, die Vertrauen aufbaut, finden sich im Kapitel 9 zahlreiche Übungen. Dabei handelt sich meist um eine Einzelbetreuung, bei der der Therapeut als Sicherungsperson agiert.

Eine weitere Möglichkeit, sich dem Thema zu widmen, ist die des aktiven Sicherns. Das bedeutet, dass das Kind oder der Jugendliche bewusst Verantwortung übernimmt. Diese Herangehensweise wirkt in mehrerer Hinsicht:

- Das Einfühlen in das Sichern bringt Sicherheit beim Gesichertwerden.
- Rollen können bewusst getauscht werden (*»Ich halte dich – du verlässt dich auf mich«*).
- Der technisch-materielle Zugang kann den Vertrauensaufbau erleichtern (Vertrauen in das Material, Verstehen des Gesamtablaufes).

Manche Kinder entdecken beim Sichern ihre Kompetenz hinsichtlich der Sorge für andere und sozialer Interaktionen. Diese Entdeckung kann dazu führen, dass die Rolle der sichernden Person (identitätsschaffender Entwurf) in den Vordergrund rückt.

Seilklettern mit Kindern

Für das Sichern und das Vermitteln von Sicherungstechniken ist eine umfangreiche praktische und theoretische Auseinandersetzung damit nötig – ebenso wie ein breiter Erfahrungsschatz. Auf die rechtlichen Rahmenbedingungen wird im Kapitel 2 näher eingegangen. In jedem Fall wird eine fachliche Ausbildung benötigt. An dieser Stelle wird daher auf Details des therapeutischen Kletterns mit Kindern und Jugendlichen eingegangen, nicht aber auf die allgemeinen Sicherheitsstandards. Um ein altersgemäßes Herangehen an die Seiltechnik zu ermöglichen, werden methodische Tipps und Grundlagen beschrieben.

Was die Wahl der Sicherungsgeräte betrifft, sollte man sich immer auf dem aktuellen Stand halten, da es immer wieder zu Neuentwicklungen, aber auch zu Revidierungen von Lehrmeinungen kommt.

Sichern mit Kindern

Es lässt sich keine allgemeingültige Altersgrenze angeben, ab wann das selbstständige Sichern erlernt werden kann, da dies neben der individuellen Entwicklung v. a. von den Rahmenbedingungen abhängt. Soll Sichern im Sinne von »jemanden sichern« im Rahmen der Zielsetzung umgesetzt werden, ist es sinnvoll, ein Sicherungsgerät zu wählen, welches dieses Gefühl auch tatsächlich vermittelt. An dieser Stelle sei angemerkt, was die Tätigkeit des Sicherns mit sich bringt: Sie bedeutet, jemanden halten zu können, auf jemanden aufpassen zu können und jemanden zu schützen. Für Kinder und auch Jugendliche kann diese Erfahrung einen enorm hohen Stellenwert für das Bewusstsein der eigenen Handlungskompetenz haben. Selbstverantwortung wird dabei unmittelbar wahrgenommen.

Um diese Sensibilisierung zu erreichen, eignet sich das Sichern mit Tuber oder HMS gut. Zu bedenken ist jedoch, dass die erwähnten Sicherungsgeräte keine weitere Backup-Funktion haben, was bedeutet, dass die sichernden Personen auch tatsächlich die volle Verantwortung tragen. Vor allem beim therapeutischen Klettern mit Jugendlichen hat es sich auch bewährt, deren Aufmerksamkeit und Sensibilisierung dadurch zu erlangen, dass sie nicht nur eine Teilverantwortung tragen (»*Wenn du etwas vernachlässigst, hält das Gerät*«), sondern ihnen die tatsächliche Kompetenz zugetraut wird.

Sollte dies aufgrund motorisch relevanter Einschränkungen oder hoher Ablenkungsfaktoren nicht möglich sein, wird ein Gerät mit Backup-Funktion (Smart, ClickUp, Grigri) empfohlen. Im subjektiven Empfinden wird der Unterschied zwischen diesen beiden Sicherungsgeräten von den Kindern und Jugendlichen meist insofern wahrgenommen, als bei HMS und Tuber tatsächlich der Zug der anderen Person (die wirkenden Kräfte) in der Bremshand verspürt wird. Das ist bei Grigri, Smart und ClickUp nicht der Fall.

Sichern mit Kleinkindern (Gruppe)

Auch Vierjährige können schon selbsttätig eine andere Person sichern. Allerdings muss das System entsprechend der Entwicklung angepasst werden. Besonders bewährt hat sich hier das Sichern vom Fixpunkt – also nicht über den Körper – mittels HMS-Sicherung. Das Besondere an dieser Form des Sicherns ist, dass mehrere Kinder gleichzeitig das Bremsseil halten, womit eine mehrfache Absicherung gegeben ist. Ein schöner Nebeneffekt ist das gemeinsame Agieren, also die gruppendynamische Komponente.

Sichern mit Grigri, Smart und ClickUp

Durch die vom Gerät gegebene zusätzliche Bremsfunktion ist das Sichern mit diesen Geräten beim therapeutischen Klettern insofern praktisch, als es von den meisten Menschen erlernt werden kann. Wie oben beschrieben, fällt aber gerade bei diesen Geräten auf, dass die Aufmerksamkeit tendenziell geringer ist und die Bremshandfunktion oft ungenauer ausgeführt wird.

Redundanz durch Zweitsichernde

In jedem Fall empfiehlt es sich, einen relativ langen Zeitraum mit einer hintersichernden Person zu arbeiten, damit das Bremsseil im Falle eines Sicherungsfehlers noch in weiteren 2 Händen liegt. Ob und wann auf eigenständiges Sichern ohne Hintersicherung umgestiegen werden kann, ist sehr individuell abzuschätzen. Hier sind die betreuenden Personen gefragt, diese Frage mit ausreichendem Wissen und Einschätzungsvermögen zu entscheiden. Im Sinne der Selbstwirksamkeit und Ermächtigung kann das alleinige Sichern ebenso zu einer Zielsetzung der therapeutischen Intervention deklariert werden (▶ Kap. 1.3.11).

Zusammenfassend bedeutet das:

- Bei der Thematik Sichern muss die vollkommene Sicherheit zu jedem Zeitpunkt gewährleistet werden. Dementsprechend ist ein langsamer, methodischer Aufbau ratsam.
- Selbstwirksamkeit und Bedeutsamkeit können durch das Sichern erfahren werden – Sichern stellt daher für sich schon eine Interventionsform dar.
- Die Wahl des Gerätes ist je nach Situation zu treffen – die unterschiedlichen Geräte bringen jeweils ihre eigenen Vor- und Nachteile. Wenn wir uns dessen bewusst sind, können sie spezifisch eingesetzt werden.

5.5.2 Verbale Interventionsformen beim Klettern mit Kindern und Jugendlichen

Im Unterschied zu Erwachsenen spielt im Kindes- und Jugendalter die Beziehungsebene durchgängig eine große Rolle. Auch tagesabhängige Zustände und emotional Mitgebrachtes (z.B. aus der Schule) müssen immer mitbedacht und z.T. eingebaut werden, um überhaupt intervenieren zu können. Die Beziehungsebene sowie die emotionalen Grundstimmungen können sehr starken Schwankungen unterliegen.

Im Folgenden werden die in Kapitel 7 dargestellten Inhalte speziell auf das therapeutische Klettern mit Kindern und Jugendlichen bezogen und die altersspezifischen Formen näher ausgeführt.

Erleben

Bei Kindern ist das direkte Erleben einer Situation die Basis, um als Therapeut überhaupt intervenieren zu können. Das Erleben als eigenständige Intervention, ohne verbale oder reflexive Folgeintervention, ist für Kinder zentral. Das Erlebnis an sich ist das erste Mittel, wie Kinder lernen mit Situationen umzugehen und diese in Erinnerung zu behalten, um darauf aufbauend das Verständnis von Verhältnissen (Vergleiche, Kategorien) zu entwickeln. Verallgemeinernd ausgedrückt, ist das Erleben im Kleinkindbereich die zentrale Intervention, und mit Zunahme des Alters nehmen auch weitere Interventionsformen zu. Damit ein Erlebnis diese Funktion erfüllt, muss es neben dem Erfolgserlebnis mit einer individuellen Herausforderung auf zumindest einer Ebene (kognitiv, konditionell, sozial, koordinativ, …) verknüpft sein.

Mitsprechen

Das Benennen des aktuell Erlebten schafft die Möglichkeit der bewussten Wahrnehmung und verstärkt diese. Durch das Mitsprechen kann sich die kletternde Person auf einen Faktor des Kletterns konzentrieren. Mitsprechen bewirkt Fokussierung und ermöglicht eine Außenrückmeldung der Situation. Mitsprechen kann auch während eines Lernprozesses ein hilfreiches Mittel sein.

Mitsprechen:

- *»Du hast jetzt eine stabile Position und kannst entspannen.«*
- *»Du hängst nur an einer Hand und stehst auf einem Fuß, und trotzdem fällst du nicht hinunter.«*
- *»Deine Füße stehen sicher auf kleinen Tritten.«*

Positive Verstärkung, Affirmation

Die wertschätzende Haltung und der kompetenzorientierte Zugang bilden die grundsätzliche Ausgangslage, von der aus agiert wird. Vor allem im Sinne der Selbstwahrnehmung und Selbstbewusstseinsstärkung sind die Interventionen der positiven Verstärkung besonders wichtig. Zum einen werden Fähigkeiten und Erlebnisse vom Therapeuten hervorgehoben, um die Wahrnehmung – und v. a. die Besonderheit – für das Kind oder den Jugendlichen zuzulassen. Eine positive Betonung und Verstärkung des Erlebten stärkt daher auch die Selbsteinschätzung. Die erbrachten Leistungen während einer Kletteraufgabe können oft erst durch die positive Außenrückmeldung als positive Selbstreflexion verortet werden: Kinder und Jugendliche mit schwach ausgeprägtem Selbstbewusstsein sind ohne klare positive Affirmation oft nicht in der Lage, die Wahrnehmung ihrer Handlungskompetenzen zu zulassen. Insbesondere im Jugendalter sind gezielte und konkrete Affirmationen wichtig, damit die selbstkritischen Grundhaltungen nicht auf den Therapeuten übertragen werden bzw. dieser sich in der Wahrnehmung des Jugendlichen als unglaubwürdig verortet.

Beschreiben und Klären (Sensibilisieren, Bewusstmachen, Spüren)

Dieses reflexive Vorgehen hilft Kindern und Jugendlichen, das Erlebte in ein großes Ganzes einordnen zu können (vgl. Kohärenzgefühl), und ist notwendig, um das in der Klettereinheit Erlebte in Bezug zum Alltag setzen zu können (► Kap. 5.5.4). Gemeinsam werden Prozesse und Erlebnisse rückwirkend besprochen. Dabei ist altersgemäß auf die Zeitspanne zu achten: Je jünger, desto direkter sollte die Intervention an das Erlebnis geknüpft werden.

Übungen

- Übung »Ampel & Achtsamkeit« (► S. 249 f.)
- Übung »Autofahren« (► S. 250 f.)
- Übung »Dirigent« (► S. 257)
- Übung »Materialtransport« (► S. 266 f.)

Systemische Fragen

Systemische Fragestellungen sind für Jugendliche besonders wichtig, da diese meist von sich aus systemische Denkansätze mitbringen. Bei Kindern ist jedoch darauf zu achten, dass die Fragen weder hinsichtlich der Anzahl noch hinsichtlich ihrer Bezüge zu fordernd sind. Trotzdem ist es wichtig, sie gezielt einzusetzen. Hierfür empfiehlt es sich, die in Kapitel 7.5 aufgelisteten systemischen Fragestellungen in eine altersgerechte Sprache zu übersetzen und auf einen konkreten Fragekern zu reduzieren.

Konfrontieren

Das Maß an Konfrontation als Interventionsform nimmt mit der Entwicklung zu. Kleinkinder werden entsprechend weniger mit Konfrontationen anfangen können als Jugendliche.

Deuten

Das Deuten hat v. a. im Kindesalter, aber auch darüber hinaus, mindestens 2 Seiten. Zum einen kann es eine Erleichterung für das Kind oder den Jugendlichen darstellen. Es kann bei der Transferleistung unterstützen, aber auch helfen, sich selbst besser einzuschätzen.

Jedoch ist auch immer zu bedenken, dass Menschen, die selbst noch mitten in der Entwicklung stehen und noch viele Veränderungsprozesse vor sich haben, persönlich weniger gefestigt und damit in ihrer persönlichen Entwicklung angreifbarer sind. Wir müssen hier also besonders aufpassen, um nicht in Überdeutungen bzw. manipulative Bereiche zu geraten (▶ Kap. 7.7).

5.5.3 Ressourcen- und Kompetenzorientierung als Grundhaltung

Im therapeutischen Klettern ist es wichtig, den Kindern und Jugendlichen ressourcen- und kompetenzorientiert zu begegnen. Fähigkeiten, die sie mitbringen, können sie nur weiterentwickeln, wenn diese auch wahrgenommen und ernst genommen werden. Vor allem aber ist es ein wichtiger Schritt in der individuellen Persönlichkeitsentwicklung, sich seiner Kompetenzen und Ressourcen bewusst zu werden.

Ressourcen- und Kompetenzorientierung zeigt sich beim therapeutischen Klettern auf folgenden **Ebenen:**

- **Ressourcenbildung:** Vorhandene Ressourcen können entdeckt, aber auch neue entwickelt werden, z. B. die Fähigkeit besonders schnell zu klettern oder der verantwortungsbewusste Umgang beim Seilklettern.
- **Positive Bewertung und Reflexion:** In der Rückmeldung und Reflexionsarbeit ist das Benennen positiver Ereignisse grundlegend. Rückmeldungen beziehen sich auf die Fähigkeiten, die vorhanden sind, nicht auf Dinge, die nicht vorhanden sind.
- **Aufgaben ressourcenorientiert stellen:** Erfolgserlebnisse sind enorm wichtig in der Entwicklung. Bei Kindern und Jugendlichen können Misserfolgserfahrungen im Hintergrund stehen. Um Selbstvertrauen entwickeln zu können, ist das eigene Erfolgserleben maßgeblich. Daher sollten Übungen ressourcenorientiert gestellt werden und es sollte durch positive verbale Verstärkung darauf sensibilisiert werden.

5.5.4 Reflexion und Transfer in den Alltag

Der Transfereffekt von klettertherapeutischen Interventionen in den Alltag gehört mit zu den eigentlichen Herausforderungen des therapeutischen Handelns. Ein besonderer Aspekt des Kletterns ist die unmittelbare Erfahrung. Das steht oft im Gegensatz zu alltäglichen Erlebnissen und Verarbeitungen der Kinder und Jugendlichen, denn meist fehlt es an Zeit und Möglichkeiten, um Erfahrungen bewusst zu reflektieren. Die Aufgabe liegt daher darin, diese Verknüpfungen herzustellen und das Geschehene aus der Therapieeinheit in ein allgemeines Lebensfeld zu übersetzen.

Wenn Interventionen auf eine spezifische Situation abzielen, wie z.B. den Umgang mit dem Scheitern, lässt sich der Transfer zu Alltäglichem direkt herstellen, da die Situation auch nachgestellt werden kann und v.a. benennbar ist. In diesen Fällen können in der Kletterhalle konkrete Handlungspläne entwickelt und in anderen Situationen abgerufen werden. Da es sich dabei um ein Durcharbeiten in einem anderen Feld, nämlich dem Klettern, handelt, kann der Prozess lustvoll ablaufen, auch wenn es sich um belastende Themen handelt. Der Reflexionsprozess sollte sich einerseits am Erlebten orientieren und andererseits die angewandten Problemlösungsfertigkeiten oder Bewältigungsstrategien bewusst werden lassen.

»*Wie bin ich beim Klettern mit meinem Scheitern umgegangen?*« Genau derjenige Umgang, den das Kindes oder der Jugendliche beim Klettern eingesetzt hat, kann als Ressource und Kompetenz in seinem Alltag hilfreich sein. Beispielhaft könnte hier folgende Frage gestellt werden: »*Wie kann das soeben Erlebte/Erfahrene im Alltag umgesetzt werden?*«

Literatur

Bady M, Veser S, Wiesner M. Klettern als Therapie. Unveröffentlichte Bachelor-Thesis. Heerlen/Niederlande: Hogeschool Zuyd 2007.

Dilling H, Mombour W, Schmidt MH (Hrsg.). Internationale Klassifikation psychischer Störungen. ICD-10 Kapitel V (F). Klinisch-diagnostische Leitlinien. Bern, Göttingen, Toronto, Seattle: Huber 2000.

Gauster H, Hack J. Handbuch Sportklettern. Innsbruck: OEAV 2010.

Hirtz P et al.: Praxisidee. Schriftenreihe für Bewegung, Spiel und Sport, Bd. 54. Hofmann, Schorndorf: Hofmann 2012.

Hofferer M, Royer S. Klettern mit Kindern mit Problemverhalten. Praktische Anwendung in der kommunikationspädagogisch-kinderpsychotherapeutischen Behandlung. 2000. http://bidok.uibk.ac.at/library/hofferer-klettern.html?hls=klettern (Zugriffsdatum: 23.10.2009).

Hoffmann K. Dein Mutmacher bist du selbst! Faustregeln zur Selbstführung. Wiesbaden: Gabler 2009.

Kanfer FH, Reinecker H, Schmelzer D. Selbstmanagement-Therapie. Ein Lehrbuch für die klinische Praxis, 5. Aufl. Berlin, Heidelberg, New York: Springer 2012.

Kolip P, Hurrlemann, K, Schnabel P-E (Hrsg.). Jugend und Gesundheit. Interventionsfelder und Präventionsbereiche. Weinheim: Juventa 1995.

Krombholz H. Körperliche, sensorische und motorische Entwicklung im 1. und 2. Lebensjahr. In: Deutscher Familienverband, Fthenakis WE, Eckert M, von Block M. Handbuch Elternbildung. Bd. 1: Wenn aus Partnern Eltern werden. Opladen: Leske + Budrich 1999; 533–57.

Lauth G, Schlottke PF. Training mit aufmerksamkeitsgestörten Kindern, 5. Aufl. Weinheim, Basel, Berlin: Beltz 2002.

Lewin K. Die Lösung sozialer Konflikte. Bad Nauheim: Christian-Verlag 1968.

Naturfreunde Österreich. Skriptum der Ausbildung Übungsleiter Sportklettern. 2014. http://sportklettern.naturfreunde.at/files/uploads/2010/02/Skriptum-L-Sport kletternneu2.pdf (Zugriffsdatum: 15.2.2014).

Oerter R, Montada L. Entwicklungspsychologie. 5. Aufl. Weinheim: Beltz PVU 2002.

Oliveira P. Sicher sichern lernen 2. bergundsteigen 2005; 3: 39–45.

Reinelt T, Bogyi G, Schuch B (Hrsg.). Lehrbuch der Kinderpsychotherapie: Grundlagen und Methoden. München, Basel: Ernst Reinhardt 1997.

Schmidtchen S. Kinderpsychotherapie – Grundlagen, Ziele, Methoden. Stuttgart: Kohlhammer 1989.

Warwitz SA, Rudolf A. Was Spielen bewirken kann. In: Vom Sinn des Spielens. Reflexionen und Spielideen, 3. Aufl. Baltmannsweiler: Schneider 2014; 22–24.

Weineck J. Optimales Training. Leistungsphysiologische Trainingslehre unter besonderer Berücksichtigung des Kinder- und Jugendtrainings. Balingen: Spitta 2010.

Yalom I. Im Hier und Jetzt. Richtlinien der Gruppenpsychotherapie. München: btb 2005.

Yalom I. Theorie und Praxis der Gruppenpsychotherapie. Ein Lehrbuch, 10. Aufl. Stuttgart: Klett-Cotta 2010 (Erstpublikation München: Pfeiffer 1989).

Zullinger H. Heilende Kräfte im kindlichen Spiel, 8. Aufl. Magdeburg: Dietmar Klotz 2007.

6 Psychotherapie

Einleitung

Anne-Claire Kowald

Das Kapitel über psychische Störungsbilder wurde von einer Handvoll Autoren verfasst, die jeweils aus ihrer Praxis Theorie und Erfahrungswissen zu diesen Gebieten aufweisen und zusammengestellt haben. Die dabei vorgestellten Modelle und Konzepte in den jeweiligen Kapiteln sind demnach eng mit den Ausbildungen und der Praxis der betreffenden Autoren verbunden. Der Leser wird daher in den anschließenden Beiträgen sowohl tiefenpsychologischen und psychodynamischen als auch verhaltenstherapeutischen Konzepten, Theorien und (Ursachen-)Modellen begegnen. Allen Modellen gemeinsam ist das Konzept der multifaktoriellen Ätiopathogenese. Psychische Störungen werden als biopsychosoziale Phänomene konzeptualisiert. Die meisten Kapitel finden ihren Beginn mit der Beschreibung der Störungsbilder, der Ursachenmodelle, der Diagnosen und Symptome, sowie der Beziehungsmuster der jeweiligen Störungen. Damit möchten wir betonen, dass es um Bilder von Störungen geht. Jedes Kapitel findet seinen Abschluss mit dem Punkt »Klettertherapeutische Interventionen und Übungen«, in dem pädagogische und therapeutische Interventionen des therapeutischen Kletterns beschrieben werden.

Wir setzen beim Leser ein Grundwissen in Bezug auf die psychischen Störungsbilder voraus und verweisen gleichzeitig auf die spezialisierte Literatur. Daher werden die psychischen Störungsbilder, ihre Ätiologie, Psychodynamik und die zugehörigen Beziehungsthemen in den Beiträgen vorwiegend kurz beschreiben. Der Schwerpunkt dieser Kapitel liegt – gerade Aufgrund des innovativen Charakters – auf der Praxis und den Übungen des therapeutischen Kletterns mit psychisch kranken Menschen. Es erscheint uns am Anfang dieses Abschnittes von Bedeutung zu erwähnen, dass wir allen psychotherapeutischen Richtungen gegenüber mit Offenheit und Toleranz begegnen.

6.1 AD(H)S

Alexis Zajetz

6.1.1 Ursachen, Psychodynamik und Symptome

In der Evolution hat es sich als sinnvoll erwiesen, dass Individuen sich in verschiedensten Persönlichkeitszügen und körperlichen Eigenschaften unterscheiden. Es ist gut, wenn nicht alle extrem vorsichtig sind, aber auch, wenn nicht alle extrem risikobereit sind. Hinsichtlich der verschiedenen Eigenschaften befinden sich die meisten Menschen eher in der Mitte (z. B. mittelvorsichtig), und die jeweils extremen Ausprägungen sind weniger häufig.

Und so hat es sich als gut erwiesen, dass es eine gewisse Anzahl von Individuen gibt, die für Neuerkundung, Innovation und Vernetzung zuständig sind. Wie bringe ich diese dazu, das zu tun?

1. Ich belohne sie!
2. Ich mache sie etwas impulsiver als den Rest der Leute!

Für ersteres haben wir ein eigenes Zentrum im Gehirn, das Belohnungszentrum heißt. Das bedeutet, immer dann, wenn diese Menschen sich mit Neuartigem und Komplexem beschäftigen dürfen und dabei viel sensorischen Input erfahren, geht es ihnen besonders gut, denn das Gehirn schüttet dann im Belohnungszentrum viel Dopamin aus. Wenn allerdings das Gegenteil geschieht – nämlich dass sie sich mit Dingen beschäftigen müssen, die gerade uninteressant sind, wenig Neuartiges in sich bergen oder gar Routine sind – ist dies für diese Personen psychisch schwer auszuhalten. Sie werden sehr unruhig und versuchen sich den für sie neurobiologisch notwendigen Input (das Belohnungszentrum ist nicht unserem Willen unterworfen!) zu holen. Bei Jungen geschieht dies v. a. über die Motorik (ADHS) und bei Mädchen eher über die Fantasie (ADS). Eine Möglichkeit besteht natürlich darin, das Belohnungssystem auszutricksen und Dopamin über ein Medikament besser verfügbar zu machen. Deswegen funktionieren Ritalin und Co. oft gut; sie ändern aber (zum Glück) grundsätzlich nichts. »Zum Glück«, weil die ganzen evolutionär positiv zu bewertenden Eigenschaften nicht einfach abzuschalten sind, sie sind ja keine Krankheit, sondern eben eine Persönlichkeitseigenschaft. Und »gegen« Persönlichkeitseigenschaften gibt es keine kausale Therapie, außer vielleicht eine Lobotomie.

Es ist wichtig für die Entwicklung der Menschheit, dass es Persönlichkeiten gibt, die innovativ und impulsiv sind. Wachsen diese aber in einer Umwelt auf, die Ihnen wenig Halt gibt, ihre Vorzüge nicht zu schätzen weiß, sondern sogar abwertet, dann resultieren aus diesen guten Eigenschaften Schwierigkeiten, v. a. wenn die Impulse gar nicht kontrollierbar sind, die Aufmerksamkeit überhaupt nicht auf Uninteressantes gelenkt werden kann.

Genau hier kommt das Klettern ins Spiel! Denn Therapie im Bereich AD(H)S muss immer auch das Interesse der Kinder und Jugendlichen wecken, weil sie per Neurobiologie dafür geschaffen sind, bei Dingen, die sie interessieren, besonders aufmerksam zu sein. Damit kann ich sie sozusagen »fangen«. Und das Klettern schafft dies oft, sofern sie auch den Freiraum haben zu experimentieren. Das ist ihre evolutionäre Aufgabe!

Die Therapie setzt nun bei dieser Freude am Tun an, wobei die therapeutischen Aspekte von den Kindern und Jugendlichen nicht bemerkt werden (das Klettern wird nicht als »Therapie« empfunden). Um eine schwierige Route zu schaffen, ist es notwendig, sich sehr präzise und kontrolliert zu bewegen. Bei manchen Kletterspielen ist es wichtig, die eigenen Impulse zu beherrschen, um zu gewinnen (aber das Spiel selbst macht Spaß!). Beim Sichern einer anderen Person (dies passiert natürlich immer unter direkter Kontrolle des Therapeuten) müssen die Kinder aufmerksam sein, selbst wenn gerade nichts Spannendes passiert – was für eine Herausforderung für unsere Innovations-/Kreativitätsmeister! Aber wenn ich als Therapeut das Gefühl der Verantwortung gut einbringe, werden sie auch hier Fortschritte machen.

Der Gedanke der sog. Psychomotorik ist nun, dass diese meist im körperlichen Bereich gemachten Fortschritte sich auch aufs Denken und andere Bereiche der Psyche übertragen, dass also die im Klettern erworbenen Fähigkeiten dann auch im schulischen Bereich zum Tragen kommen. Wobei – das muss fairerweise erwähnt werden – ein Schulsystem, das wenig auf solche besonderen Bedürfnisse eingehen kann, immer eine Herausforderung für Individuen darstellen wird, die auf Kreativität und Neuerkundung »programmiert sind«.

Eine gute Möglichkeit, AD(H)S neurobiologisch zu verstehen, stellt der Wikipedia-Eintrag über dopaminerge Bahnen dar. Psychologisch dürfte es sich bei der erwähnten Persönlichkeitseigenschaft um Sensation Seeking handeln, wobei AD(H)S der Ausprägung »High« Sensation Seeker zuzuordnen ist. Diese Persönlichkeitseigenschaft wurde durch Marvin Zuckerman, einen amerikanischen Psychologieprofessor, und sein Team entdeckt und beforscht (Zuckerman 2014). Klettern stellt eine sehr gute Möglichkeit für High Sensation Seeker dar, ihr Potenzial abzurufen und sich wohlzufühlen.

Diagnostisch imponiert AD(H)S durch 3 Bereiche: eine besondere Verwendung von Aufmerksamkeit, gesteigerte Impulsivität und große Lust auf bzw. Notwendigkeit von Bewegung (»Hyperaktivität«). Letztere ist während der Adoleszenz der größten Veränderung unterworfen: Aus der Hyperaktivität wird häufig eine innere Unruhe bzw. ein starker Antrieb.

- **Besondere Verwendung von Aufmerksamkeit:** Niemanden wird folgende Behauptung überraschen: Menschen sind aufmerksamer, wenn sie etwas interessiert, und unaufmerksamer, wenn sie etwas nicht interessiert. Wenn sich jemand in einem Vortrag furchtbar langweilt und er unaufmerksam ist, würden wir dieser Person ein Aufmerksamkeitsdefizit zuschreiben wollen? Je intensiver nun die AD(H)S-Ausprägung, desto größer muss man sich die bei jedem Menschen vorhandende Schere zwischen »interessiert mich« und »interessiert mich nicht« vorstellen. In der extremen Form kann die Aufmerksamkeit nicht einmal Sekunden gehalten werden, wenn etwas nicht interessiert; wenn etwas interessiert, muss man den Betreffenden quasi mit Gewalt »abführen«, um die Handlung zu unterbrechen.

- **Impulsivität:** Selbstständig Erwerbstätige weisen überdurchschnittlich oft AD(H)S auf. Hier kommt ihnen die Impulsivität oftmals zugute. Konnten die Betreffenden aber in der Kindheit gar keinen Umgang mit ihren starken Impulsen lernen, dann sind sie gefährdet, mit dem Gesetz in Konflikt zu geraten, mit 3 Unternehmensgründungen hintereinander in Konkurs zu gehen oder oft Dinge zu kaufen, weil es gerade lustig ist, ohne auf den Finanzplan zu achten.

- **Hyperaktivität:** Kindheit und Jugend primär sitzend zu verbringen, ist an sich schon ein Verbrechen, jedoch grenzt dies an Folter für Menschen mit AD(H)S. Neurobiologisch vergleichbar ist das mit dem Gefühl eines Drogenentzuges! Der naturwissenschaftlich Interessierte sollte sich hier im Bereich Wirkung von Drogen, Belohnungssystem und Dopamin bilden. Und natürlich bewährt sich eine Therapieform wie Klettern, die mit Bewegung arbeitet.

6.1.2 Von der Persönlichkeitseigenschaft zur Psychopathologie

Alle Menschen mit besonderen Ausprägungen bestimmter Persönlichkeitseigenschaften brauchen eine besonders empathische und »bewusste« Beelterung: das Kind mit IQ 160, das besonders introvertierte Kind, das extrem verträumte Kind (ADS) und der High Sensation Seeker. Ist diese Umwelt nicht vorhanden, werden schnell aus Ressourcen Probleme. Es kommt zu keinem adäquaten Matching von Individuum und Umwelt, das Kind wird in seinen besonderen Bedürfnissen nicht erkannt und gefördert, sondern diese werden als Störung oder als (u.a. durch Psychopharmaka) »zu beseitigende« Andersartigkeit missdeutet. Die Suche nach Reizen kann so an die Stelle gesetzt werden, an der menschliche Leere (die geistig abwesende Mutter, der real abwesende Vater, die unterstimulierende Umwelt) vorherrscht. Wenn Stillsein mit Gewalt durchgesetzt wird (was oft natürlich nicht gut funktioniert), werden keine positiven Coping-Ressourcen internalisiert, sondern ein strenges, strafendes Über-Ich. Viele Menschen mit AD(H)S haben große Selbstwertdefizite, da sie sich auf dieser Kommunikationsbasis oftmals als defizitär erleben und sog. schulische »Minderleister« sind: Sie sind hochintelligent, schneller als andere Kinder, denken komplexer als andere Kinder, haben aber schlechte Schulnoten – außer, es geht um Kreativität und Innovation.

Abschließend soll auf die teilweise extremen Herausforderungen verwiesen werden, vor denen Eltern mit AD(H)S-Kindern stehen: Erstens ist die Vererblichkeit dieser Persönlichkeitseigenschaft sehr hoch; sie liegt ähnlich wie bei der Eigenschaft Intelligenz bei ca. 80–90%, sodass meist ein Elternteil ebenfalls

AD(H)S zeigt. Die Eltern kämpfen daher oft selbst mit den Eigenschaften, mit denen sie bei Ihrem Kind zurechtkommen müssen. Zweitens werden AD(H)S-Kinder als anstrengend empfunden, da sie ständig nach Reizen gieren bzw. diese brauchen, um ihre Wohlfühl-Homöostase zu halten. Diese Kinder stellen eine besondere Herausforderung dar. Sie stellt sich natürlich besonders alleinerziehenden Eltern.

6.1.3 Klettertherapeutische Interventionen und Übungen

Wie erwähnt, holt das Klettern Menschen mit AD(H)S in zweifacher Hinsicht ab: erstens durch die Möglichkeit, mit Bewegung zu arbeiten und so das hohe physische Aktivierungspotenzial adäquat zu nutzen, und zweitens, weil diese Tätigkeit gut zu jenen Erfordernissen passt, die für eine gute bzw. genügende Stimulierung des Belohnungssystems nötig sind. Was tun wir nun therapeutisch oder pädagogisch dazu:

- Wir nutzen viele Aspekte der Psychomotorik: Durch die Möglichkeit und Erfordernis, beim Klettern Bewegung präzise, kontrolliert und bewusst zu machen, können sowohl Körper- als auch »Denkbewegungen« mehr und mehr mit den erwähnten Qualitäten ausgestattet werden. Dies betrifft v. a. die Punkte der Impulsivität und sog. Hyperaktivität.
- Durch die Beziehungsaufnahme mit dem Pädagogen und Therapeuten und in der Gruppe – falls vom Setting her vorhanden – können jene Aspekte einer pathologischen AD(H)S angegangen werden, bei denen die äußere (Bewegung, umtriebige Hektik) und innere (starkes Abdriften in die Fantasie) Stimulierung fehlende Repräsentanzen positiver Beziehungserfahrungen ersetzen muss.
- Wir legen die Betonung auf Spiele, Übungen oder Situationen, in denen Planung erforderlich ist; dies natürlich altersangepasst. Vorausschauendes Tun und Priorisierung ist eine Herausforderung für Menschen mit AD(H)S.

Übungen

- Übung »Bankräuber« (► S. 251 f.)
- Übung »Blindes Klettern« (► S. 252 f.)
- Übung »Boulder kleben« (► S. 254 f.)
- Übung »Boulder schrauben« (► S. 255 f.)
- Übung »Expresstransport« (► S. 260 f.)
- Übung »Hindernisparcours« (► S. 261 f.)
- Übung »Materialtransport« (► S. 266 f.)

Insgesamt empfiehlt es sich, sofern möglich, gemischte Gruppen zu bilden, also AD(H)S-Kinder oder Erwachsene mit Middle oder Low Sensation Seekern zusammenzubringen, oder die Gruppengröße zu reduzieren (empfohlenes Maximum: 4 Kindern pro Gruppenleiter). So viel Lebendigkeit und Kreativität ist sonst kaum mehr befriedigend zu begleiten und ähnelt eher wieder der Situation in Schulen.

6.2 Bindungsstörungen im Kindes- und Jugendalter

Anne-Claire Kowald

John Bowlby, einer der Begründer der Bindungstheorie, beschrieb 1969 Bindung als das »gefühlstragende Band«, das eine Person zu einer anderen bestimmten Person knüpft und das diese beiden über Raum und Zeit miteinander verbindet. Beim Klettern kann das Seil – symbolisch für diese Bindung – als jenes tragende Band gesehen werden. In der Beziehung zur Sicherungsperson und während des Kletterns erfahren beide Personen u. a. gebunden zu sein, Vertrauen zu schenken und Vertrauen zu erhalten. Klettern ist eine Sportart, die bei den meisten Kindern und Jugendlichen einerseits Neugierde und das Bedürfnis zum Explorieren aktiviert, andererseits auch in irgendeiner Form Unsicherheit oder Angst auslöst und somit das Bindungsbedürfnis aktiviert.

Die Bindungstheorie befasst sich mit den frühen Einflüssen der Interaktion zwischen dem Säugling in seinem 1. Lebensjahr und seinen Bindungspersonen sowie mit den Auswirkungen dieser Bindungssysteme auf das weitere Leben des Menschen. Das Bindungsbedürfnis wird durch Angst und Trennung aktiviert.

Das Grundkonzept der Bindungstheorie stammt von Bowlby, Robertson und Ainsworth. In seinem Buch »Bindungsstörungen« (2009) beschreibt Brisch folgende Bindungsqualitäten und Bindungsstörungen:

- sichere Bindung
- unsicher-vermeidende Bindung
- unsicher-ambivalente Bindung
- unsicher-desorganisierte Bindung (bereits der Übergang zu den Bindungsstörungen)
- Bindungsstörungen
  - keine Anzeichen von Bindungsverhalten
  - undifferenziertes Bindungsverhalten (soziale Promiskuität, Unfall-Risiko-Verhalten)
  - übersteigertes Bindungsverhalten (exzessives Klammern)
  - gehemmtes Bindungsverhalten (übermäßige Anpassung)
  - aggressives Bindungsverhalten
  - Bindungsverhalten mit Rollenumkehr
  - Bindungsstörung mit Suchtverhalten

6.2.1 Ursachen, Psychodynamik und Symptome

Ursachen

Das komplette Fehlen einer sicheren Bindung (z. B. durch Hospitalisierung oder häufigen Wechsel von Bindungspersonen) führt bei einem Säugling oder Kleinkind zu Dauerstress im Gehirn. Ursachen von Bindungsstörungen sind nach

Brisch (2009) fehlende Stabilität der Bezugspersonen und viel Unruhe in den äußeren Lebensbedingungen, fehlende emotionale Stabilität oder emotionale Ambivalenz der Bindungspersonen zum Säugling, Überforderung des Kindes durch zu wenig Empathie (fehlendes feinfühliges Verhalten), zu wenig Kontinuität in der Betreuung, postnatale (nachgeburtliche) Psychose der Mutter und eine damit verbundene Unfähigkeit, ihr Kind anzunehmen, sowie multiple unverarbeitete Traumatisierungen von Kindern durch ihre Bindungspersonen. Dies können u. a. sein: sexuelle Gewalt, körperliche Gewalt, massive Vernachlässigung (Hospitalisierung), häufig wechselnde Bezugspersonen, multiple Verluste, miterlebte Gewalt in allen Formen (Augenzeuge), Verletzung von Bindungspersonen durch Gewalt.

Die Folgen von Bindungsstörungen bei Kindern und Jugendlichen können sein: Wachstumsretardierung, Essstörung, Schulangst, Leistungsverweigerung, Aggressivität, Suchtsymptomatik, Neurodermitis, Dissozialität und Delinquenz, im weiteren Lebensverlauf können sie zu Angst und Panikstörungen, Depression, somatoformen Störungen, Desorganisation, Derealisation, Depersonalisation, Dissoziation und Suchtverhalten führen.

Für mehr Information zum Thema Bindung und Bindungsstörungen verweisen wir auf die Literatur von Brisch (2009), Bowlby (1986b, 1991) und Ainsworth (1969).

Psychodynamik und Symptome von Bindungsstörungen

Fehlende Anzeichen von Bindungsverhalten

Diese Kinder kommen in der Praxis recht selten vor. Sie zeigen überhaupt kein Bindungsverhalten gegenüber Bezugspersonen. Diese Kinder haben meist schon im Säuglingsalter vielfältige Beziehungsabbrüche und -wechsel durchlebt, sind in zahlreichen verschiedenen Pflegestellen und Heimen aufgewachsen (Brisch 2009).

Undifferenziertes Bindungsverhalten

Bei dieser Bindungsstörung werden v. a. 2 Varianten beschrieben: die soziale Promiskuität und das Unfall-Risiko-Verhalten.

Diese Kinder haben häufig einen Wechsel von Bezugspersonen oder auch Vernachlässigung erlebt. Die Bindungsstörung zeigt sich vermehrt bei Heimkindern und Pflegekindern mit einem häufigen Wechsel der Bezugspersonen sowie bei (emotional) vernachlässigten Kindern. Ein **promiskuitives (undifferenziertes) Bindungsverhalten** (der Diagnose F94.2 in der ICD-10 vergleichbar) zeigt sich darin, dass diese Kinder gegenüber allen Pflegepersonen freundlich sind und sich gleich verhalten, egal ob sie diese schon länger kennen oder ob diese ihnen noch fremd sind. Diese Kinder sprechen häufig wahllos fremde Menschen an oder gehen teilweise auch mit diesen mit, obwohl sie sie nicht kennen.

Bei der Variante des **Unfall-Risiko-Verhaltens** trifft man auf Kinder, die häufig in Unfälle oder Selbstverletzungen verwickelt sind. Diese Unfälle sind meist durch ihr ausgeprägtes Risikoverhalten selbst provoziert und gehen über Schürf-, Schnitt- und Platzwunden hinaus. Das sind die Kinder, die trotz der wiederkehrenden Verletzungen und Behandlungen freundlich, ja geradezu fröhlich die Ambulanzen betreten. Sie erhalten scheinbar nur über den Umweg dieser gefährlichen Verletzungen die Aufmerksamkeit und Zuwendung ihrer Bezugspersonen/Eltern. Die dahinter liegende innere Motivation kann als Suche nach einem Bindungskontakt zu den Eltern verstanden werden (Brisch 2009).

Übersteigertes Bindungsverhalten

Diese Kinder fallen durch ein exzessives Klammern auf. Sie sind nur in unmittelbarer Nähe ihrer Bezugsperson emotional beruhigt. Sie reagieren in nicht vertrauter Umgebung, in neuen Situationen und gegenüber fremden Personen überängstlich und suchen den Körperkontakt mit ihrer Bezugsperson. Die Exploration der Umgebung oder von Spielsachen findet meist gar nicht statt.

Dieses übersteigerte Bindungsverhalten wird häufig bei Kindern beobachtet, deren Mütter (oder seltener Väter) z. B. unter einer Angststörung in Kombination mit ausgeprägten Verlustängsten leiden.

Gehemmtes Bindungsverhalten

Diese Kinder haben meist Gewaltandrohung, grobe körperliche Gewalt und Misshandlung erlebt und äußern daher ihre Bindungswünsche gegenüber ihren Bezugspersonen nur vorsichtig und zurückhaltend. Denn einerseits erwarten sie von diesen Schutz und Geborgenheit, andererseits machen ihnen diese Bezugspersonen durch die Gewaltandrohung und Ausübung körperlicher Gewalt auch Angst (Brisch 2009).

Aggressives Bindungsverhalten

Das Familienklima, in dem diese Kinder aufwachsen, wird durch aggressive Verhaltensweisen unter den Familienmitgliedern geprägt. Es handelt sich um verbale und nonverbale Formen der Aggression. Bei diesen Kindern führt die Zurückweisung primärer Bindungswünsche zum eigenen aggressiven Verhalten.

Kinder mit dieser Bindungsstörung leben in ihren Bindungsbeziehungen ständig körperliche und verbale Aggressionen aus. Sie bringen auf diese Weise ihr deutliches Verlangen nach Nähe gegenüber ihrer Bindungsperson zum Ausdruck (Brisch 2009).

Bindungsverhalten mit Rollenumkehrung

Charakteristisch für diese Bindungsstörung ist, dass das Kind Verantwortung für seine Bezugsperson übernimmt und sich kontrollierend und überfürsorglich ihr gegenüber verhält.

Diese Kinder haben Angst vor dem realen Verlust ihrer Bindungsperson. Dies kann auftreten etwa bei drohender Trennung oder Scheidung der Eltern, bei Depression, bei Suizidandrohungen oder nach einem Suizidversuch eines Elternteils (Brisch 2009).

Bindungsstörung mit Suchtverhalten

Hat ein Säugling frühe Erfahrungen von nicht feinfühligem Pflegeverhalten oder Deprivation erlebt und dadurch enormen Stress erfahren bzw. wurden die Signale des Kindes (z. B. Wunsch nach Nähe und Geborgenheit, Hunger, Ängste usw.) sehr undifferenziert und nicht mit Körperkontakt beantwortet (sondern z. B. mit Essensangeboten), können sich suchtartige Verhaltensweisen entwickeln. Dieses Suchtverhalten kann sich anfangs zuerst einmal auf Essen beziehen, später kann es sich auf andere Tätigkeiten richten, die kurzfristig den Stress reduzieren (Arbeitssucht, Alkohol und Drogen, Spielsucht usw.; Brisch 2009).

Differenzialdiagnose

Für die soeben geschilderten Ausführungen der verschiedenen Typen von Bindungsstörungen sei darauf hingewiesen, dass eine sorgfältige Diagnostik jeweils sinnvoll ist. Die genannten Symptome können immer auch Ausdruck anderer Störungsbilder sein.

6.2.2 Beziehungsebene

Die Kinder und Jugendlichen sind, wenn sie in Therapie kommen, erfahrungsgemäß in einer schweren, unsicheren, von Krisen durchschüttelten Lebenssituation – ihr Bindungssystem ist also mehr oder weniger aktiviert. Sie sind auf der Suche nach einem Menschen, der die Rolle der Bindungsperson übernehmen kann. Diese Erwartungen mitsamt der Bindungsstörung beeinflussen die Beziehung zum Therapeuten oder Pädagogen. Es kann sein, dass ein Kind den Wunsch nach einer »sicheren Basis« mitbringt, sich in seinem Bindungsmuster der Rollenumkehrung innerlich um das Wohl des Therapeuten bemüht und selbst keine Bedürfnisse äußern kann, weil es diese gar nicht kennt.

Die Klienten projizieren ihre bisherigen Beziehungserfahrungen in die therapeutische Beziehung. Beispiel: Ein Kind mit einem aggressiven Bindungsverhalten wird zuerst einmal über seinen bekannten Weg, nämlich über aggressives Verhalten, den Kontakt zum Therapeuten aufnehmen (Selbstrepräsentanz ist hier »*Ich bin aggressiv, damit ich eine Beziehung zu meinem Gegenüber aufbauen kann*«, oder »*Meine Bindungswünsche werden zurückgewiesen, deshalb bin ich aggressiv*«) und wird dann von diesem »erwarten«, dass auch er mit verbaler oder physischer Aggression und Gewalt reagiert – wie es das Kind von seinen Bezugspersonen kennt. Wenn dann bei dem Therapeuten oder Pädagogen innerlich Gefühle von Ungeduld, Genervtsein oder leichtem Ärger als Reaktion auf ein solches Kind auftreten, sind dies mit hoher Wahrscheinlichkeit Gegenübertragungsphänomene.

Bei jeder Unterbrechung der Therapie (z. B. am Ende einer jeden Stunde, am Wochenende, bei einem längeren Urlaub oder bei Erkrankung des Pädagogen oder des Klienten) taucht das Thema »Trennung« auf und kann beim Klienten Stress auslösen, sein Bindungssystem aktivieren oder auch als Zurückweisung erlebt werden. Hier kann ein neuer Umgang mit Trennungssituationen erarbeitet werden, damit der Klient seine »sichere Basis« beim Therapeuten nicht wieder ganz verlieren muss. Die Möglichkeit, bei wiederkehrendem Stress, Not oder Angst auf den Therapeuten (oder eine alternative Bindungsperson) zurückgreifen zu können, ist bedeutend und sollte bestehen bleiben (z. B. Erarbeiten, wer in einer Notsituation kontaktiert werden kann, und eine Vereinbarung treffen über die Erreichbarkeit des Therapeuten während des Urlaubes). Bei einer bevorstehenden Trennung durch Urlaub beispielsweise können die Trennungsängste einerseits und die Neugier auf Erkundung einer bestimmten Zeit ohne Therapie wahrgenommen, verbalisiert und verarbeitet werden. Bei solchen Unterbrechungen der Therapie, in denen das Bindungssystem aktiviert wird, können Übergangsobjekte (z. B. Spielsachen aus dem therapeutischen Raum, Objekte aus der Natur), die von dem Kind mitgenommen werden, hilfreich sein.

Fallbeispiel

Jugendlicher mit desorganisiertem Bindungsverhalten und AD(H)S (Teil 1)

Ein Jugendlicher mit desorganisiertem Bindungsverhalten und ADHS, der in einer Wohngemeinschaft lebte, verhielt sich zu Beginn der Therapie am Ende jeder Klettertherapiestunde jeweils so, dass er sich plötzlich sehr viel Zeit für das Ausziehen von Gurt und Schuhen ließ, noch dies und jenes in der Kletterhalle machen wollte, auf die Toilette musste – mit seinem Verhalten also die Trennung hinauszögerte. Gleichzeitig meinte er (provozierend), er würde das nächste Mal vielleicht gar nicht mehr kommen. Dieses Verhalten zeigt seine Bindungsambivalenz: Er wollte bleiben und gleichzeitig nicht wiederkommen. Wir erkennen hier seinen Stress wegen des bevorstehenden Abschieds, seine Bindungsambivalenz zu mir als Therapeutin und seine Angst, dass mein Bindungsangebot inkonsistent und dadurch für ihn unberechenbar sei (*»Vielleicht wird auch meine Therapeutin mich zurückweisen«*). Um dies zu überprüfen, »testete« er am Ende jeder Stunde, wie ernst ich es mit meinem Bindungsangebot meinte. Den Fokus der Übungen legte ich insbesondere auf die Erlebnisqualität »Vertrauen«. Es gab in jeder Klettertherapiestunde eine ausgiebige Zeit, in der er sich ins Seil setzte und schaukelte. Nachdem er durch die Kontinuität meines Beziehungsangebotes Sicherheit und Vertrauen erlangen konnte, verliefen die Abschiede der jeweiligen Therapiestunden immer leichter und unkomplizierter.

Patienten mit Bindungsstörungen benötigen von uns neben der verlässlichen, vorhersagbaren emotionalen Präsenz auch Klarheit und Struktur in den Rahmenbedingungen des Settings.

6.2.3 Klettertherapeutische Interventionen und Übungen

Die Therapie von Kindern und Jugendlichen mit einer Bindungsstörung sollte mit der Herstellung einer »sicheren emotionalen therapeutischen Bindung« auf der Basis therapeutischer Feinfühligkeit ihren Anfang nehmen. Trotz der Bindungsstörung des Kindes soll eine sichere Bindungsbeziehung zum Therapeuten oder Pädagogen entwickelt werden. Wir stehen ihm **zeitlich, räumlich und emotional zur Verfügung** und helfen damit, dass sich neue und positive Bindungserfahrungen entfalten können. Gerade das therapeutische Klettern ermöglicht es diesen Klienten, Momente von Schutz, Sicherheit und Vertrauen auf körperlicher und seelischer Ebene zu erleben.

Es ist dabei von großer Wichtigkeit, durch unser Interaktionsverhalten (Sprechen, Blickkontakt, Berührung) ganz präsent und spürbar für die Kind oder Jugendlichen zu sein. Wir wissen, dass sie aufgrund ihrer Lebensgeschichte eine hohe Verunsicherung, Ambivalenz und Vermeidung gegenüber Bindungspersonen entwickelt haben. Daraus lässt sich die Wichtigkeit der therapeutischen Feinfühligkeit nachvollziehen.

Fallbeispiel

Jugendlicher mit desorganisiertem Bindungsverhalten und AD(H)S (Teil 2)

Der bereits erwähnte Jugendliche mit desorganisiertem Bindungsverhalten und ADHS reagierte in den Klettertherapiestunden außerordentlich schnell auf mein »emotionales Zur-Verfügung-Stehen«. Blieb ich emotional ganz nah an seinem Erleben und verbalisierte seine affektiven Zustände, die Handlungszusammenhänge und seine »innere Welt«, konnte er sich auf das Klettern konzentrieren und war ganz bei der Sache. Sobald diese Bindung für ihn nicht mehr spürbar war, weil die Zeitspanne zwischen unserer Interaktion zu lang war (es handelte sich hier um Zeitspannen von ca. 15–20 Sekunden), wurde sein Bindungssystem aktiviert, er kam in psychischen und physischen Stress, seine Bewegungen wurden unkoordiniert und schlampig, er rutschte öfter ab oder bekam sogar leicht Angst.

Übungen zur Förderung des Selbstempfindens

Ziele dieser therapeutischen und pädagogischen Interventionen ist es, dass die Kinder und Jugendlichen erlernen, sich und ihre Empfindungen wieder wahrzunehmen. Beim therapeutischen Klettern kann bei den Übungen und Spielen der Schwerpunkt auf Körpererfahrungen und Körperbewusstsein gelegt werden. Die ausgewählten Übungen sollen eine Herausforderung auf dieser Ebene darstellen. Das individuelle Empfinden von Schutz, Sicherheit und Vertrauen auf körperlicher und seelischer Ebene steht dabei im Vordergrund.

- Übung »Ampel & Achtsamkeit« (► S. 249 f.)
- Übung »Autofahren« (► S. 250 f.)
- Übung »Expresstransport« (► S. 260 f.)
- Übung »Materialtransport« (► S. 266 f.)

Übungen zum Thema Beziehungsfähigkeit

Die Kinder und Jugendlichen können, sobald Vertrauen aufgebaut ist, durch spezielle Übungen und Übungsanleitungen erfahren und reflektieren, was ein förderliches, aber auch, was ein hinderliches Beziehungsverhalten ausmacht. Dazu eignen sich v. a. Gruppenübungen, die Empathie, Kommunikation, Rücksichtnahme und Zusammenarbeit erfordern.

Das Erarbeiten von Strategien im Umgang mit der oftmals vorhandenen – bewussten oder unbewussten – Trennungsangst kann in der sorgsam geplanten Gestaltung des Stundenabschlusses, wie z. B. einem Ritual, thematisiert werden.

- Übung »Ampel & Achtsamkeit« (▶ S. 249 f.)
- Übung »Dirigent« (▶ S. 257) und als Variante »Marionette« (▶ S. 265 f.)
- Übung »Siamesische Zwillinge« (▶ S. 271 f.)
- Übung »Schaukeln« (▶ S. 269)
- Übungen »Schule der Vertrauens« (▶ S. 270)
- Übung »Ins Seil hineinsetzen/Sturztraining« (▶ S. 263 f.)

Übungen zum Thema Grenzen

Ein weiteres therapeutisches oder pädagogisches Ziel ist die Erweiterung der Frustrationstoleranz dieser Kinder und Jugendlichen sowie der Umgang mit Grenzen und Regeln. Ihnen fehlen meist strukturelle Fähigkeiten wie z. B. körperliche und emotionale Selbstwahrnehmung, Selbststeuerung oder Kommunikationsfähigkeit. Diese Aspekte können mit folgenden Übungen gefördert werden. Das spielerische Erlernen und Gestalten der Kletterregeln (z. B. Kärtchen zeichnen lassen) eignet sich als Einstiegsübung.

- Übung »Bankräuber« (▶ S. 251 f.)
- Übung »Elimination« (▶ S. 259)
- Übung »Ein bisschen mehr« (▶ S. 258 f.)
- Übung »Krake an der Kletterwand« (▶ S. 264 f.)

Übungen für Gruppenerfahrungen

Hier stellen wir Kletterspiele und Übungen vor, in denen der Fokus auf der sozial-emotionalen Kompetenz, Kooperation und Kommunikation sowie auf der Teamarbeit liegt.

- Übung »Boulder schrauben« (▶ S. 255 f.)
- Übung »Hindernisparcours« (▶ S. 261 f.)
- Übung »Schule des Vertrauens« (▶ S. 270)

6.3 Angststörungen

Anne-Claire Kowald, Martin Reiter

Angst hat in der Entwicklungsgeschichte des Menschen als überlebensnotwendiger Schutzmechanismus eine enorm wichtige Funktion. Durch das Angstempfinden können Gefahrensituationen erkannt und adäquat darauf reagiert werden. Huber schreibt in seinem Buch »Die Angst, dein bester Freund« (2013): ***»Als Bergsteiger brauche ich die Angst, sie ist mein zuverlässiger Berater.«*** (Huber 2013, S. 13) Huber schildert, wie Angst in seinem Leben als Bergsteiger zu einem positiven Gefühl geworden ist. Er empfindet diese Angst als ein zuverlässiges, schonungsloses und ehrliches »Gegenüber«, als einen wesentlichen Teil seiner selbst. Diese Angst gebe ihm eine direkte Rückmeldung auf alles, was er vorhabe bzw. mache. Diesen Begleiter bezeichnet er in seinem Buch deshalb auch als seinen »besten Freund«. Er verdanke sein Leben seinen Ängsten, die mit einem gesunden Selbstvertrauen und einem adäquaten Selbsteinschätzungsvermögen eng verbunden seien (Huber 2013). Angst bedeutet seit jeher einen Schutzmechanismus für den Menschen.

Im Vergleich dazu sind jedoch die meisten Menschen realen gefährlichen Situationen, die existenzielle Ängste auslösen können, in ihrem Leben kaum mehr ausgesetzt. Der Mensch lebt nicht mehr in der freien Natur, er braucht auch keine Angst vor wilden Tieren beim Jagen oder vor Überfällen der Nachbarstämme zu haben, und er ist mittlerweile auch recht gut vor der winterlichen Härte geschützt.

Beim therapeutischen Klettern sind wir demnach mit einer »gesunden« und wichtigen Angst, aber auch mit dem pathologischen, »kranken« Störungsbild von Angst konfrontiert.

Wie bereits im Kapitel 1.3.1 erwähnt, ist das Ziel unserer Arbeit nicht die »Angstfreiheit« der Klienten, sondern ein gelungener Umgang mit der Angst. Die Teilnehmer können verschiedene Ängste in sich haben, die noch nicht als Störungsbild gelten würden. Es können Ängste vor dem persönlichen Versagen oder dem Versagen des Materials auftreten. Die Versagensangst trägt oftmals auch eine Erfolgsangst in sich; es geht dabei um ein mangelndes Selbstvertrauen und um die Frage: »*Was mache ich, wenn ich erfolgreich bin?*« Mit dem Scheitern rechnet der Mensch viel eher als mit dem Erfolg. Oftmals schreckt er vor dem Moment zurück, an dem er ein Problem überwindet, weil er gar nicht weiß, was er danach zu tun hat. Häufig zeigt sich auch die Angst vor Kontrollverlust und Loslassen, wie im Kapitel 1.3.1 erwähnt wird. Wer will denn nicht all die wichtigen Dinge seines Lebens unter Kontrolle haben? Vielfach zeigen sich zudem Ängste vor Schmerz und Verletzung. Die Angst vor dem Älterwerden und schließlich dem Tod betrifft die meisten Menschen, spätestens dann, wenn die körperliche Leistungsfähigkeit abnimmt, Krankheiten auftreten oder er sich dem Ende seines Lebens nähert.

Diese Aspekte sollen verdeutlichen, dass der Pädagoge oder Therapeut zwischen einer wichtigen und gesunden Angst und einer Angststörung differenzieren sollte – wohl wissend, dass der Übergang fließend ist.

Bei den Interventionen des therapeutischen Kletterns zum Thema Angst bzw. bei Menschen mit einer Angststörung ist zentral, dass die psychischen Erlebnisse und Erfahrungen des Kletterns immer auch die Beziehungskomponente beinhalten. Klettert ein Klient am Seil, kann der Schlüssel zu weniger Angst sein, dass er Vertrauen in seinen Sicherungspartner entwickelt und sich dann in dessen »Händen« sicherer fühlt. Nicht jeder beliebige Sicherungspartner vermittelt automatisch Sicherheit, ein persönliches Vertrauensverhältnis zueinander ist daher unerlässlich.

6.3.1 Ursachen und Psychodynamik

Angst haben wir, wenn wir eine Gefahr erwarten oder von einer Gefahr ergriffen sind. Im Vergleich zur Furcht, die eine automatische Reaktion auf eine wahrgenommene Gefahr darstellt, ist die Angst ein subtilerer, aber länger andauernder Zustand. Bei der Angst wird über eine mögliche Gefahr in der Zukunft nachgedacht oder man stellt sich eine Gefahrensituation vor (Orsillo u. Roemer 2012).

Wie bei den meisten psychischen Störungen gibt es auch bei den Angststörungen nicht *die eine* bekannte Ursache. In der **Ätiologie** zeigen sich eine Vielzahl auslösender Faktoren, die erst im Zusammen- und Wechselwirken den tatsächlichen Ausbruch der Störung bewirken.

Frühe **familiäre Traumatisierungen** wie z. B. heftige Konflikte zwischen oder mit den Eltern, grober Mangel an Aufmerksamkeit, sexuelle, körperliche oder psychische Gewalt können das Auftreten einer späteren Angststörung begünstigen.

Häufig ist bei Betroffenen eine erhöhte **neurophysiologische Erregbarkeit** anzutreffen. Hat ein Mensch schon als Fetus, als Säugling oder Kleinkind häufig Stresssituationen (mit)erlebt – z. B. Stress der Mutter während der Schwangerschaft aufgrund eines Schicksalsschlages, einer extremen psychischen Belastung oder Erkrankung usw. – ist er vulnerabler, was wiederum die Entwicklung einer Angststörung begünstigt.

Zusätzlich beeinträchtigt ein **ungünstiger Erziehungsstil der Bezugspersonen** (der z. B. primär angstmachend, rigide oder vernachlässigend ist) die psychische Entwicklung, insbesondere was das Erleben stabiler und empathischer Beziehungen und die Ausbildung reiferer Bewältigungsmöglichkeiten von Konflikten anbelangt. Treten später nun biologisch oder psychologisch bedeutsame Belastungsereignisse auf, werden die ohnehin eingeschränkten Möglichkeiten der intrapsychischen Konfliktbewältigung überschritten. Neben einer zunehmenden Auflösung des Sicherheitsgefühls und dem Erlebnis eines inneren Kontrollverlusts, kommt es zu einer massiven neurophysiologischen Aktivierung, was schließlich zu einer Angststörung führen kann.

Konzepte der Bindungstheorie: Bowlby publizierte 1986 sein Modell zur Genese von Angst, in dem er formulierte, dass Angst dann auftritt, wenn ein Verlust der Bindung droht. Sowohl ein real bevorstehender Verlust oder eine Trennung von der Bezugsperson als auch allein die Vorstellung eines solchen Verlustes bzw. einer Trennung kann zu einer Angstreaktion führen.

Bowlby plädiert dafür, die **Agoraphobie** als eine Sonderform der Angststörungen aufzufassen. Im Gegensatz zu den klassischen Phobien, bei denen primär ein Objekt oder eine Situation angstauslösend sind und deshalb vermieden werden, erlebt der Mensch mit einer Agoraphobie als angstauslösenden Stimulus v. a. die Abwesenheit bzw. den Verlust einer Bezugsperson oder einer Sicherheit gebenden Basis. Bowlby bezeichnete die Agoraphobie daher konsequenterweise als »Pseudophobie«, da pathogenetisch nicht die phobische Vermeidung im Vordergrund steht, sondern die dringende Angewiesenheit auf Schutz und Geborgenheit. Damit ist zugleich implizit angesprochen, dass Betroffene unter Konfliktdruck häufig zu einem ängstlich-vermeidenden Bindungsverhalten tendieren. Befragt man sie nach ihren Fantasien, was ihnen bei Aufsuchen der ängstigenden Situationen bzw. Orte zustoßen könnte, geben viele an, dass sie sich ausmalen, einen vital gefährlichen Panikanfall zu erleiden und »niemand« da ist, der ihnen dabei zur Seite steht. Diese mehr bindungstheoretische Pathogenese der Agoraphobie macht v. a. plausibel, warum viele Betroffene in Begleitung einer schützenden Bezugsperson oder eines Sicherheit vermittelnden »Ersatzobjektes« die sonst zu vermeidenden Situationen oder Orte relativ angstfrei aufsuchen können.

Viele Menschen mit Angststörungen fühlen sich sehr auf Schutz und Geborgenheit angewiesen.

Speziell in der **Ätiologie der Panikattacken** kommt ein psychophysischer Rückkopplungsprozess hinzu. Die psychophysische Modellvorstellung der Panikattacken besagt, dass Panikanfälle durch positive Rückkopplung (wegen ihrer verstärkenden Wirkung) zwischen körperlichen Symptomen, deren Assoziation mit Gefahr und der daraus resultierenden Angstreaktion entstehen.

Ein Panikanfall geht meist mit physiologischen (Schwitzen, Schwindel, Herzklopfen usw.) oder psychischen (Konzentrationsprobleme, Sorgen, Gedankenkreisen usw.) Veränderungen einher, die Folge unterschiedlichster Ursachen wie Erregung, Coffeineinnahme, Unterzucker, körperlicher Anstrengung usw. sein können. Diese Veränderungen müssen vom Menschen wahrgenommen und mit Gefahr assoziiert werden. Wird auf diese wahrgenommene Bedrohung mit Sorge, Angst oder Panik reagiert, führt dies zu weiteren körperlichen oder kognitiven Symptomen und physiologischen Veränderungen. Es geschieht ein weiterer Rückkopplungsprozess, der die Angst wiederum steigert, wenn die Symptome wahrgenommen und mit Gefahr assoziiert werden (Margraf u. Schneider 2009).

In der **Ätiopathogenese von Soziophobie** geht es im Wesentlichen darum zu beschreiben, wie aus verinnerlichten frühen negativen Beziehungserfahrungen ein Selbstbild erwächst, das von Selbstzweifel bzw. Selbstunsicherheit geprägt ist – was seinerseits wieder Versagensängste in sozialen Situationen begünstigt (psychoanalytische Objektbeziehungstheorie). Die Versagensängste können dann auch zu Schamgefühlen führen. Wurmser (1986) führt den Schamaffekt v. a. auf konkrete Beschämungserlebnisse zurück, wobei das Kind, das ein von seinen Eltern missbilligtes Verhalten zeigt, von ihnen als ganze Person (z. B. durch erniedrigenden, entwertenden Spott) bloßgestellt wird. Diese Angst vor Bloßstellung durch andere ist ein Kernproblem vieler Menschen mit einer Soziophobie, die häufig schon in ihrer frühen Jugend (z. B. Schule) diesbezüglich auffällig werden.

In der **Psychodynamik von Angststörungen** beziehen wir uns vordergründig auf das Konzept des mangelhaft ausgeprägten **steuernden Objektes** (König 2000). Erlebt das Kind eine positive Stressregulierung durch seine Bezugsperson, wird diese übernommen, sodass sie zu einer eigenen *gesunden* Strategie werden kann, um erlebten Stress zu regulieren. Hat ein Kind jedoch grobe, negative Erfahrungen mit seinen Gefühlen gemacht, kann es von den Selbstrepräsentanzen – einer realitätsgerechten Vorstellung über sich selbst, seiner Selbstdefinition und psychosozialen Identität – getrennt bleiben. Man spricht dann von einer Introjektion (In-sich-Aufnehmen) des steuernden Objektes. Dieses ist weniger oder kaum wirksam, auch wenn es kompetent ist. Hier übernimmt das Kind z. B. die abweisende und distanzierte primäre Bezugsperson in sich als *fremden* Anteil, und im Falle von Stress reagiert das Kind auf dieselbe abweisende und distanzierte Art und Weise, wie es seine Bezugsperson tat. Menschen mit einer phobischen Persönlichkeitsstruktur konnten die Entwicklung des steuernden Objektes nur mangelhaft ausführen.

6.3.2 Symptome

Die auftretenden Symptome bei Panikstörungen sind zeitlich umgrenzte Episoden akuter Angst, bei denen folgende körperlichen Symptome im Vordergrund der Beschwerden stehen:

- Herzklopfen
- Herzrasen
- Schwitzen
- Schwindel
- Atemnot und Druck oder Engegefühl in der Brust

Neben diesen körperlichen Symptomen treten bei Betroffenen häufig kognitive Symptome auf, z. B. die Angst zu sterben, die Angst die Kontrolle zu verlieren oder verrückt zu werden, Gedankenrasen oder Konzentrationsprobleme (Margraf u. Schneider 2009). Als Folge davon berichten Menschen mit einer Angststörung auch häufig von einer »Angst vor der Angst«. Sie nehmen die physischen und psychischen Veränderungen wahr und assoziieren sie mit Gefahr. Auf diese wahrgenommenen Bedrohungen wird anschließend mit Angst oder Panik reagiert, was wiederum zu weiteren physiologischen Veränderungen oder kognitiven Symptomen führen kann (siehe auch das Modell in Margraf und Schneider 2009, Band 2, S. 17).

Bei Menschen mit Agoraphobie steht oftmals der Verlust einer Bezugsperson im Vordergrund. Betroffene fühlen sich daher häufig schutzlos, ausgeliefert und nicht geborgen. Sie werden von **Katastrophengedanken** geplagt und stellen sich meist vor, dass ihnen oder jemandem aus ihrem nahen Umfeld etwas zustößt (Krankheit oder Unfall). Diese negativen Gedankenspiralen sind für diese Menschen meist schwer zu unterbrechen. In ihrem Verhalten gewöhnen sie sich in gewissen Situationen, die Angst, Unsicherheit oder Stress auslösen, ein gewisses **Vermeidungsverhalten** an.

Menschen mit Angststörungen haben meist mangelhaft ausgeprägte **Ich-Kompetenzen.** Zu den Ich-Kompetenzen zählen Selbstwirksamkeit, Selbstbewusstsein, Selbstbestimmung, Grenzerweiterung, Konzentration und Autonomie. Menschen mit mangelhaft ausgeprägten Ich-Kompetenzen empfinden z. B. Situationen als bedrohlicher, als sie tatsächlich sind, da sie ihre Ressourcen zur Lösung des Problems geringer einschätzen als diese in Wahrheit sind (Möller et al. 2009). Die auftretende Angst vor solchen Situationen führt dazu, dass Situationen vermieden werden, in welchen diese Ängste auftreten könnten. Vor allem Menschen mit Panikstörung vermeiden Situationen und Orte, an denen es schon einmal zu einer Panikattacke gekommen ist. Sie gehen somit jeglicher Konfrontation aus dem Weg. Betrachtet man zur Veranschaulichung das Lernzonen-Modell (▸ Kap. 3.2.2), kann man davon ausgehen, dass die Komfortzone sich verkleinern kann, da sich durch das Vermeidungsverhalten der Aktionsradius der Erkrankten verringert.

Da Angst einen Naturinstinkt darstellt, ist diese beim Klettern fast immer vorhanden. Jeder Mensch zeigt je nach Erfahrung mehr oder weniger Höhenangst (Niggehoff 2003). Je nach Angststörung werden bestimmte Situationen im Klettern angstauslösend wirken (Panikstörung: Erleben von Körpersensationen wie Schwindel, Zittern oder Herzrasen; Agoraphobie: die Räumlichkeit der Kletterhalle/das »Ausgeliefertsein« am Seil; soziale Phobie: die Zusammenarbeit mit dem Kletterpartner). Bereits das Versuchen einer Route kann dabei einen Schritt aus dem Vermeidungsverhalten darstellen.

6.3.3 Beziehungsebene

Die mangelnde Objektkonstanz führt bei Menschen mit einer Angststörung zu mangelnder Verinnerlichung stabiler, guter Objektrepräsentanzen. Mangelnde Objektkonstanz liegt dann vor, wenn ein Kind keine Vorstellung von seiner Bezugsperson hat, sobald diese außer Sichtweite ist, und wenn für das Kind der momentane Zustand unbefriedigend ist. Dies führt oftmals dazu, dass es sich in seinem gegenwärtigen Leben Menschen sucht, an die es sich **klammern** kann. Diese enge Anbindung – die oftmals einen symbiotischen Charakter aufweist – vermittelt Sicherheit. Frühe Bindungen an den Ehepartner (Lebenspartner) können dazu führen, dass wichtige Ablösungs- und Verselbstständigungsschritte nicht geschehen, sodass diese Betroffenen weiterhin von einem sicherheitsspendenden Objekt abhängig bleiben. Dies kann sich auch in der therapeutischen Beziehung konstellieren, indem der Therapeut eine überaus wichtige und zentrale Rolle im Leben des Patienten einnimmt. Die Trennung vom sicherheitsspendenden Objekt (wie z. B. dem Partner oder Therapeuten) löst auf der Gefühlsebene – und demnach auch in der Übertragung zum Therapeuten – eine Wiederholung der frühkindlichen Mangelerfahrung aus. Der Betroffene erlebt dann wieder den für ihn negativen Zustand des Alleinseins, des Verlassen- und Enttäuschtwerdens von der geliebten Bezugsperson.

Als Therapeuten sind wir bei diesen Patienten meist in der positiven Übertragungsrolle – wir symbolisieren den guten Vater oder die gute Mutter. Der Therapeut ist in der Rolle des sicherheitsspendenden Objektes, was für den anfänglichen Prozess durchaus förderlich sein kann (Nachbeelterung, emotionale Korrekturerfahrung). Im Verlauf des therapeutischen Prozesses soll jedoch die Entwicklung von Selbstsicherheit, Autonomie und Eigenverantwortung gefördert werden.

6.3.4 Klettertherapeutische Interventionen und Übungen

Zu Beginn einer Behandlung von Menschen mit einer Angststörung hat es sich als hilfreich erwiesen, ihnen **kognitiv-verhaltenstherapeutische Störungskonzepte** für Panikattacken vorzustellen. Dies soll helfen, die Vorgänge und psychischen Mechanismen bei der Entstehung von Angst zu erkennen. Damit meinen wir u.a. den »Teufelskreis bei Angstanfällen« nach Margraf und Schneider (2009), das Konzept der positiven Rückkopplung sowie ein Erklärungsmodell für den Zusammenhang zwischen Stressoren und Panikanfällen.

Die **Einführung des Lernzonen-Modells** (▶ Kap. 3.2.2) spielt beim therapeutischen Klettern eine weitere bedeutende Rolle, da die Betroffenen oftmals erst lernen müssen, ihre Ängste überhaupt wahrzunehmen. Das Lernzonen-Modell soll sie dabei unterstützen, aufmerksamer mit sich selbst zu werden und es zu lernen, ihre Gedanken (Versagensüberzeugung), ihre Gefühle (Nervosität, Unsicherheit, Stress) sowie ihre körperlichen Symptome (Schwitzen, erhöhte Herzfrequenz, Schwindel) bewusst wahrzunehmen. Da Menschen mit einer Angststörung häufig Schwierigkeiten dabei haben, ihre Angst-Grenzen zu spüren, kann ein anfängliches »Angstverbot« beim therapeutischen Klettern dazu dienen, dass sie in ihrer Komfortzone bleiben und positive Erfahrungen sammeln, die wiederum das Selbstvertrauen stärken. Gerade bei Menschen mit Höhenangst ist das langsame Steigern der Höhe ein guter Weg, damit sie Vertrauen in das Material, in sich selbst und in die Sicherungskompetenzen des Seilpartners entwickeln können. Die spätere Konfrontation mit der Höhe bewirkt zusätzlich eine systematische Desensibilisierung.

Der **Aufbau eines positiven Kontextes** zur Hemmung des Angstmusters durch gute Bindungserfahrungen, in denen Sicherheit und Vertrauen möglich sind, kann ein weiterer Schritt bei der Arbeit mit Angstpatienten sein. Beim therapeutischen Klettern erarbeiten wir hier mit den Menschen, was sie benötigen, um sich beim Klettern sicher zu fühlen und um dem Sichernden vertrauen zu können.

Ressourcenaktivierung: Die Aufgabenstellung sollte hier so formuliert werden, dass der Betroffene seine Stärken und Ressourcen zum Einsatz bringen kann. Die Übungen sollten vorwiegend ichstärkend sein, Selbstbestimmung und Selbstvertrauen fördern sowie Autonomie und ein natürliches Explorationsverhalten ermöglichen.

Übungen zu Vertrauen und Sicherheit

Ziel der Übungen bei Menschen mit Angststörungen ist anfangs, dass sie **in ihrer Komfortzone** bleiben. Sie sollen keine Angst erleben, sondern Sicherheit und Vertrauen erlangen. Die Betroffenen sammeln ihre (ersten) Klettererfahrungen z. B. an der Boulderwand. Hier kann anfangs das Vertrautwerden mit der Kletterwand im Vordergrund stehen und der Patient bleibt auf 5 cm Fußhöhe. Besonders bei Menschen, die an Höhenangst leiden, ist dieses Vorgehen wesentlich. Die Entfernung vom Boden soll nur Stück um Stück erweitert werden, sie sollen in ihrer Komfortzone bleiben und eventuell sogar frustriert werden, weil sie nicht höher klettern *dürfen*, sodass eine Angstlust bzw. eine Explorationsmotivation entsteht. Viele Betroffene – v. a. diejenigen mit Panikattacken – spüren ihre Angst nicht kommen, d. h. es ist zentral, dass sie Achtsamkeit für sich selbst entwickeln und schon kleine Anzeichen von Angst wie Herzklopfen, schwitzende Hände, Unsicherheit, mulmiges Gefühl oder Widerstand wahrnehmen lernen. Diese kleinen Anzeichen kann der Mensch mit einer Angststörung jeweils üben in Worte zu fassen (Ermöglichung emotionaler Ausdrucksmöglichkeiten). Auch in seinem Alltag kann er diese kleinen Anzeichen lernen wahrzunehmen (Reflexion und Transfer).

- Übung »Ampel & Achtsamkeit« (► S. 249 f.)
- Übung »Blindes Klettern« (► S. 252 f.)
- Übung »Ins Seil hineinsetzen/Sturztraining« (► S. 263 f.)
- Übung »Schaukeln« (► S. 269)
- Übung »Schule des Vertrauens« (► S. 270)

Übungen zu Autonomie, Selbstsicherheit und Eigenverantwortung

Ziel dieser Übungen ist, dass der Betroffene beim Klettern neue, positive Sicherheit vermittelnde Erfahrungen mit sich und seiner Umwelt macht. Die Ressourcen und Stärken des Einzelnen stehen im Vordergrund. Das Gefühl von Sicherheit und Vertrauen durch eine gute Beziehung zum Therapeuten ermöglicht es ihm, zu explorieren und autonom zu sein. Der Umgang mit Erfolgen oder mit Misserfolgen kann spielerisch neu gestaltet werden. Menschen mit Angststörungen haben oft hinderliche Gedankenmuster. Bevor sie etwas ausprobieren, sagen sie sich z. B.: »*Das schaff ich sicher nicht!*« oder »*Da werde ich mich sicher verletzen!*« usw. Diese Gedankenmuster hemmen sie im Handeln oder lösen Vermeidungsverhalten aus. Im therapeutischen Prozess können diese Muster auf ihre Funktion und ihren Zweck hin analysiert und hemmende Muster durch neue, förderliche ersetzt werden.

- Übung »Boulder kleben« (► S. 254 f.)
- Übung »Boulder schrauben« (► S. 255 f.)
- Übung »Ein bisschen mehr« (► S. 258 f.)
- Übung »Ins Seil hineinsetzen/Sturztraining« (► S. 263 f.)
- Übung »Krake an der Kletterwand« (► S. 264 f.)

6.4 Zwang

Martin Reiter, Ulrich Voderholzer, Marion Mühlberger

6.4.1 Ursachen

Bei der Entstehung von Zwangsstörungen wird ein biopsychosoziales Modell angenommen.

Psychologische Erklärungsmodelle

Grundlage vieler Theorien zur Entstehung von Zwangsstörungen stellt auch heute noch das sog. Zwei-Faktoren-Modell von Mowrer (Mowrer 1947, S. 102 ff.) zur Erklärung von Angststörungen dar. Nach diesem Modell verändert sich ein ursprünglich neutraler Reiz in Kombination mit einem traumatischen Erlebnis zu einem aversiven Reiz, der dann selbst unangenehme Zustände auslösen kann (Faktor 1: klassische Konditionierung). Um diesem unangenehmen Zustand zu entgehen, wird der aversive Reiz oder die Situation vermieden; das Vermeidungsverhalten führt dann zu einem Ausbleiben dieses Zustandes und damit zur Aufrechterhaltung der Symptomatik (Faktor 2: operante Konditionierung). Unterstützung findet dieses Modell mit der Annahme, dass Traumata in der Anamnese von Zwangsstörungen gehäuft auftreten (Maier et al. 2009, S. 219 ff.) und ein möglicher Auslöser sind. Neben dem Einfluss des Lernens spielen auch die Kognitionen bei Zwangsstörungen eine wichtige Rolle. Taylor (2002) fasst die kognitiven dysfunktionalen Schemata von Betroffenen mit Zwangsstörungen folgendermaßen zusammen:

Dysfunktionale Schemata von Betroffenen mit Zwangsstörungen

- Überschätzung der Bedeutung der eigenen Gedanken (Gedanken führen direkt zu Handlungen)
- überhöhte subjektive Verantwortlichkeit und damit einhergehend ein übermäßiges Kontrollbedürfnis
- Überschätzung möglicher negativer Ergebnisse
- Unsicherheitsintoleranz

Das kognitive Zwangsmodell von Salkovskis (Salkovskis 1985, S. 571 ff.) basiert auf den folgenden Faktoren:

Kognitives Zwangsmodell nach Salkovskis

Ein sich aufdrängender Gedanke wird von Zwangspatienten als negativ bewertet und löst Angst und vermehrte Anspannung aus. Um diesen unangenehmen Zustand zu beenden, wird ein Zwangsritual durchgeführt, was zu einer kurzfristigen Beruhigung und einem Gefühl der Kontrolle führt. Nach einer kurzfristigen Beruhigung steigt die Unsicherheit wieder an und die Wahrscheinlichkeit erneuter aufdringlicher Gedanken wird erhöht, womit ein Teufelskreis in Gang gesetzt wird. Die Art der Bewertung des Gedankens hängt von früheren Lernerfahrungen, einer biologisch-physiologischen Vulnerabilität und situativen Merkmalen ab.

Zentral bei diesem Modell ist die gefühlte Notwendigkeit, die eigenen Gedanken kontrollieren zu müssen und ein bei Betroffenen mit Zwangsstörungen häufig zu beobachtender Perfektionismus.

Biologische Ursachen

Bei den biologischen Ursachen von Zwangsstörungen spielen genetische und neurobiologische Faktoren eine Rolle. Studien weisen auf einen hohen genetischen Einfluss bei der Entstehung von Zwangsstörungen hin: So ist das Risiko von Angehörigen Betroffener, ebenfalls an einer Zwangsstörung zu erkranken, um ein 4-Faches erhöht. Zwillingsstudien lassen darauf schließen, dass der Einfluss der Gene v.a. in der Kindheit sehr groß ist, wohingegen er im Erwachsenenalter abnimmt (Stewart u. Pauls 2010, S. 350ff.). In der Entstehung von Zwangsstörungen scheinen zudem die Neurotransmitter Serotonin und Dopamin eine wichtige Rolle zu spielen (Voderholzer u. Hohagen 2011, S. 219ff.).

6.4.2 Symptome

Zwangsstörungen treten entweder als Zwangshandlungen, als Zwangsgedanken oder als eine Mischform auf und werden von den Betroffenen als sehr einengend und belastend erlebt.

Unter **Zwangshandlungen** versteht man sich wiederholende Handlungen, die von den Patienten auf eine ritualisierte Art ausgeführt werden müssen, um unangenehme Gefühle oder andere Zustände zu vermeiden. Am häufigsten treten Wasch-, Kontroll- und Zählzwänge auf, die auch miteinander verbunden sein können. Meist entstehen dabei komplexe Handlungsabläufe, die bis zum Ende durchgeführt werden müssen, um eine bestimmte, als gefährlich eingeschätzte Situation abzuwenden oder ein unangenehmes Gefühl wie z.B. Ekel zu reduzieren.

Zwangsgedanken sind dagegen sich aufdrängende, ungewollte Gedanken, die sich häufig auf aggressive oder sexuelle Inhalte beziehen. Der Großteil der Betroffenen hat Einsicht in die Unsinnigkeit ihrer Zwänge und versucht, Widerstand zu leisten oder diese zu unterlassen. Hinter einer konkreten Angst stecken bei vielen Betroffenen mit Zwangsstörungen Gefühle wie Ärger oder Einsamkeit, die mit den Zwängen verdeckt werden sollen.

Die Zwänge erfüllen dabei die Funktion der Regulation von Gefühlen, die durch die Rituale »weggezwängelt« werden.

6.4.3 Differenzialdiagnose

Zwangsstörungen werden wegen der starken Verheimlichungstendenz häufig auch von Experten in klinischen Settings nicht erkannt oder als Angststörung oder Depression fehldiagnostiziert.

Wenn die Zwangsstörung jedoch als solche erkannt wurde, sind die Inhalte gelegentlich derart bizarr, dass eine Abgrenzung von psychosenahen Störungsbildern nicht immer ganz eindeutig ist. Erschwert wird die Abgrenzung dadurch, dass nicht alle Patienten ihre Zwänge und deren Inhalte als unsinnig erleben.

6.4.4 Beziehungsebene

Betroffene mit Zwangsstörungen haben ein hohes Kontrollbedürfnis und neigen dazu, auch ihren Therapeuten von Anfang an unter ihre Kontrolle bringen zu wollen und sich z. B. Rückversicherungen einzuholen. Hier ist es wichtig, den Patienten einerseits mit sehr viel Verständnis zu begegnen, sich aber andererseits nicht in das Zwangssystem einbinden zu lassen. Zudem müssen sie von Anfang an ermutigt werden, sich den eigenen Ängsten zu stellen.

Darüber hinaus ist eine gute Kenntnis der Symptomatik und der ganz konkreten Auswirkungen auf den Alltag sehr hilfreich. Was für eine gesunde, nicht von Zwängen betroffene Person selbstverständlich ist, mag für einen Patienten mit Zwangsstörungen ein großes Hindernis darstellen: So kann es für Betroffene mit Zwangsstörungen eine Herausforderung sein, sich auf einen Stuhl zu setzen, auf dem bereits viele andere Menschen saßen, oder eine fremde Toilette zu benutzen. Wer diese Schwierigkeiten kennt und dafür Verständnis hat, wird es leichter haben, dass die Betroffenen Vertrauen fassen.

Die Zwangsstörung wird in der Literatur immer wieder als »**Störung des Zweifelns**« benannt und beinhaltet, dass viele Betroffene alles infrage stellen und unsichere Situationen nur schwer ertragen können. Dadurch entsteht eine große Anspannung, die die Therapeuten erst einmal aushalten müssen. Auch die Therapie ist häufig durch dieses Zweifeln gekennzeichnet und viele Patienten sind der Meinung, dass ihnen nicht geholfen werden kann. Dieser Konflikt aus hilfesuchendem Verhalten durch das Aufsuchen einer Therapie und den Zweifeln dieser Therapie gegenüber zeigt sich auch in der therapeutischen Beziehung, in der viele Betroffene mit Zwangsstörungen auf der einen Seite überangepasst und brav erscheinen, sich aber auf der anderen Seite emotional distanzieren und sich nicht auf die therapeutischen Interventionen einlassen können. Betroffene neigen dazu, viele Jahre ihre Zwänge im Geheimen auszuleben und es bestehen häufig große Schamgefühle über deren Inhalte und Abläufe.

Ziel in der Therapie ist also der Aufbau einer **vertrauensvollen** therapeutischen Beziehung, in der sich der Patient angenommen fühlt und offen über seine Zwänge sprechen kann.
Vor diesem Hintergrund ist das primäre Anliegen der Therapie, die **Autonomiebestrebungen** der Patienten zu fördern und soziale Kompetenzen zu stärken. Die Patienten brauchen Selbstsicherheit im Umgang mit ihren Emotionen und auch in ihren Interaktionen. Indem sie sich neuen, unsicheren Situationen stellen, kann das Selbstwertgefühl gesteigert und die Kognitionen verändert werden: Ziel dabei ist es v. a., eine realistische Einschätzung für Situationen und den eigenen Einfluss darauf zu erlangen und Kontrolle abgeben zu lernen. Innerhalb der therapeutischen Beziehung ist es nötig, zu Beginn den Patienten Sicherheit und Kontrolle zu ermöglichen und im nächsten Schritt jeden Versuch der Autonomie und des emotionalen Ausdrucks zu fördern und zu stärken.

6.4.5 Klettertherapeutische Interventionen und Übungen

Ziele in der Behandlung von Patienten mit Zwangserkrankungen

- Konfrontation mit unsicheren und neuen Situationen
- Förderung der Autonomie
- Förderung der sozialen Kompetenzen
- Stärkung des Selbstwertes
- Förderung der Achtsamkeit
- Reduktion des Perfektionismus
- Schaffung von Sicherheit im Umgang mit Emotionen

Übungen zur Konfrontation mit unsicheren und neuen Situationen

Eine der zentralen Behandlungen in der Verhaltenstherapie bei Betroffenen stellt die Konfrontationstherapie dar. Patienten stellen sich dabei den Situationen, in denen Zwangsgedanken und Zwangshandlungen auftreten. Je nach Zwangssymptomatik geraten die Patienten durch unterschiedliche Situationen im therapeutischen Klettern unter Druck:

- Waschzwänge: Anziehen von Leihschuhen und Leihgurten, welche bereits andere Personen getragen haben; Berühren verschmutzter Griffe; Klettern an Wänden mit eingetrockneten Blutflecken
- Kontrollzwänge: Handling des Sicherungsmaterials; Knüpfen des Knotens; Sicherung durch andere Personen
- Zählzwänge: Kontrolle des Achterknotens; Verwendung einer bestimmten Anzahl von Griffen

Somit müssen für die Konfrontation keine Situationen künstlich erschaffen werden, sie entstehen praktisch von selbst.

- Übung »Ampel & Achtsamkeit« (► S. 249 f.)

Übungen zur Kontrollabgabe, Autonomie, Förderung sozialer Kompetenzen und des Selbstwertes

Menschen mit Zwangsstörungen zeigen ein erhöhtes Kontrollbedürfnis im Alltag. Durch das »Gesichertwerden« müssen sie lernen, Kontrolle abzugeben. Der Wechsel des Sichernden vom Therapeuten zum Mitpatienten dient dabei der Steigerung dieser Herausforderung. Die höchstmögliche Steigerung, die erst im fortgeschrittenen Therapieverlauf durchgeführt werden sollte, stellt die Übung »Ins Seil hineinsetzen/Sturztraining« (▸ S. 263 f.) dar. Dieses »Loslassen« kann als Metapher zu den Zwängen verwendet werden, welche die Patienten »im Griff haben«. Speziell Menschen mit Kontrollzwang werden hier an ihre Grenzen stoßen.

Durch das Klettern und Sichern und den damit verbundenen engen Kontakt kann der Therapeut leichter eine vertrauensvolle Beziehung zu dem Betroffenen aufbauen. Dabei ist es wichtig, die Freiwilligkeit und Selbstbestimmung des Patienten hervorzuheben und zu fördern. Sobald er der Sicherung des Therapeuten vertraut, ist es sinnvoll, mit der Einführung des eigenen Sicherns und des »Gesichertwerdens« durch Mitpatienten zu beginnen.

Die Therapie in der Gruppe unterstützt eine positive Beziehungsgestaltung, da sich die Patienten im Klettern mit Mitpatienten gleicher Symptomatik verstanden fühlen und sie eine höhere Bereitschaft entwickeln, sich dem Therapieprozess zu öffnen. Dies wirkt sich positiv auf den Prozess der Förderung sozialer Kompetenzen aus. Dennoch muss die Einführung des »Gesichertwerdens« individuell gestaltet werden, um eine Überforderung des Einzelnen zu vermeiden. Folgende Übungen unterstützen diesen Prozess:

- Übung »Ampel & Achtsamkeit« (▸ S. 249 f.)
- Übung »Ein bisschen mehr« (▸ S. 258 f.)
- Übung »Ins Seil hineinsetzen/Sturztraining« (Variante mit Hineinspringen für Fortgeschrittene) (▸ S. 263 f.)

Anschließend wird dem Menschen mit einer Zwangsstörung immer mehr Selbstständigkeit abverlangt. Der Therapeut zieht sich Schritt für Schritt zurück. Der Betroffene soll selbst Herausforderungen in Form verschiedener Routen wählen und dabei realistische Ziele erarbeiten. Er wird bestärkt, aus der Komfortzone herauszutreten und bewusst die Situationen aufzusuchen, in denen Zwänge auftreten können. Es wird ihm vor Augen geführt, dass er selbst für seine Erfolge an der Wand verantwortlich ist, da v.a. Menschen mit Zwängen dazu neigen, eigene Kompetenzen zu unterschätzen.

Zusätzlich ist der physische Aspekt des Kletterns zu erwähnen. Das Auspowern an der Wand, das Spüren der eigenen Kraft und des eigenen Körpers hilft den Patienten, wieder näher zu sich selbst zu finden und den eigenen Fähigkeiten mehr zu vertrauen. Diese werden durch den andauernden Zweifel meist als zu gering eingestuft. Dabei macht man sich die Entspannung des Körpers nach körperlicher Anspannung zunutze. Von den Betroffenen wird dieser Zustand gerne als innere Freiheit und Leere im Kopf bezeichnet. Immer wieder ist dabei zu beobachten, dass die Zwänge während den Einheiten ausbleiben oder nur gemäßigt auftreten.

Übungen zur Kommunikation

Der Kletterverlauf verlangt von den Patienten, in den Seilschaften zu kommunizieren und sowohl die eigenen Bedürfnisse an der Wand zu äußern als auch auf die Bedürfnisse des Sichernden zu achten. Allein diese von selbst entstehende Notwendigkeit verlangt es dem Patienten ab, an seinen sozialen Kompetenzen zu arbeiten und direkte Rückmeldungen zu bekommen.

- Übung »Boulder kleben« (► S. 254 f.)
- Übung »Boulder schrauben« (► S. 255 f.)
- Übung »Siamesische Zwillinge« (► S. 271 f.)

Übungen zu Achtsamkeit, Reduktion von Perfektionismus und Sicherheit im Umgang mit Emotionen

Einen weiteren zentralen Aspekt in Behandlung stellt die Förderung der Achtsamkeit des Menschen mit einer Zwangsstörung dar. Er soll lernen, die Zwangsgedanken zu reduzieren und seine Gedankenspiralen zu durchbrechen. Sowohl das Klettern als auch das Sichern erfordert vollste Aufmerksamkeit. Die Wand dient dabei als Spiegel des emotionalen Erlebens. Nur durch Konzentration auf das Tun ist es möglich, erfolgreich zu sichern und eine Route zu klettern. Somit wird der Betroffene zur Achtsamkeit »gezwungen«. Wird er von Zwangsgedanken belastet, wird es ihm umso schwerer fallen, die Aufgaben zu bewältigen. Um an der Konzentration zu arbeiten, ist es hilfreich, den Leistungsdruck, ein Top zu erreichen, zu minimieren und den Fokus auf andere Ziele zu legen.

- Übung »Blindes Klettern« (► S. 252 ff.)
- Übung »Expresstransport« (► S. 260 f.)
- Übung »Materialtransport« (► S. 266 f.)

Das Ausschalten des Sehens wird dabei ebenfalls genutzt, um den Patienten den Druck zu nehmen, eine vorgegebene Routenführung (durch Farben gekennzeichnete Kletterrouten) bewältigen zu müssen. Der Kletterer wird dabei bestärkt, dass es nicht den »perfekten Weg« nach oben gibt. Klettern stellt reine Bewegung dar und kann als solche empfunden werden, ohne sie als richtig oder falsch einzustufen. Im blinden Klettern berichten Betroffene immer wieder, dass die Gedanken ruhen und sie vollkommen im Hier und Jetzt bleiben können.

6.5 Depression

Anne-Claire Kowald

6.5.1 Ursachen und Psychodynamik

Aus tiefenpsychologischer Sicht wird die Depression durch einen aktuellen Konflikt ausgelöst, der dem verdrängten und daher unbewussten, lange zurückliegenden und unaufgearbeiteten Konflikt ähnlich ist. Klinische Untersuchungen zeigen einen Zusammenhang zwischen einem faktischen oder symbolischen Verlust der Bezugspersonen, einer narzisstischen Kränkung – also der Infragestellung des Selbstwertgefühls und der daraus resultierenden Diskrepanz zwischen idealisiertem Selbstbild und tatsächlicher Realität – oder einer Traumatisierung und dem Entstehen depressiver Zustände. Aufgrund ihrer ungünstigen Erfahrungen haben Menschen, die an einer Depression leiden, eine labile Homöostase entwickelt, die Regulation ihres Selbstwertgefühls ist daher mangelhaft ausgebildet.

Die bindungstheoretischen Befunde zur Depressionsgenese gehen von der Entstehung von »Narben« (durch den Verlust wichtiger Bezugspersonen) in der frühkindlichen Entwicklung aus, die unter ungünstigen Umständen im höheren Alter die Entwicklung einer depressiven Entwicklung begünstigen.

Auf der intersubjektiven Ebene ist der **Grundkonflikt** eines Menschen mit einer Depression ein **Defizit an Liebe, Wertschätzung und Geborgenheit**. Bei den meisten Betroffenen folgt als Reaktion auf Liebesmangel, Kränkung oder Verlust eine gesunde Trauerreaktion. Diese **Trauerreaktion** nimmt bei diesen Menschen jedoch einen **schädlichen Verlauf**, weil sie darin »hängen bleiben«. Die zuerst als Schutz dienende Trauerreaktion (Rückzug aus der Welt, Verringerung der Aktivität und Leistungsfähigkeit, Ich-Hemmung usw.) nimmt ein überdimensionales Ausmaß an und führt so zu einer Ich-Hemmung, die keinen Schutz mehr bedeutet, sondern eine weitere **Herabsetzung der Selbstachtung und des Selbstwertgefühls**.

In der gesunden Trauerreaktion ist – als Reaktion auf Kränkung oder Verlust – auch Aggression enthalten. Beim Menschen mit einer Depression werden diese aggressiven Fantasien jedoch nicht ausgelebt, sondern autoaggressiv durch Selbstvorwürfe, Anschuldigungen, Selbstanklagen, Nahrungsverweigerung und Suizidalität abgewehrt.

Nach Mentzos (2001) haben Menschen mit einer Depression als Kinder große Angst gehabt, die Liebe, die Anerkennung und die Zuwendung der Bezugspersonen zu verlieren. Oftmals wurde ein Verlust der Bezugspersonen tatsächlich erlebt. Sie haben gelernt, sich streng nach den Geboten und Verboten der Bezugspersonen zu richten und übermäßige Leistungen zu erbringen. Denn sie wollen geliebt werden und das erlebte Liebesdefizit ausgleichen. Aus den beschriebenen Beziehungs- und Entwicklungsstörungen im frühkindlichen Alter entsteht der zentrale intersubjektive Konflikt des Menschen, der an einer Depression leidet: **Abhängigkeit versus Autonomie.**

6.5.2 Symptome

Betroffene leiden meist unter einem Gefühl der inneren Leere, der Antriebslosigkeit, einer gedrückten Stimmung, der Vereinsamung und Entfremdung, des Sich-nicht-mehr-zugehörig-Fühlens (Entwurzelungssyndrom). Da ihre zentralen frühkindlichen Beziehungserfahrungen von Gefühlen des Verlassenwerdens und des Verlusts geprägt sind, konnte sich bei vielen dieser Patienten keine sichere Bindung entwickeln. Es zeigen sich meist eine fragile Selbstwerthomöostase sowie Selbstzweifel und ein Mangel an Selbstvertrauen und Selbstbewusstsein. Aggressive Gefühle werden unterdrückt (Aggressionshemmung) aus Angst, die Anerkennung und Liebe der anderen Menschen zu verlieren. Die Betroffenen haben ein hohes Ich-Ideal und strenge Gewissensnormen, die auch zum Leiden beitragen, weil diese Ziele und Erwartungen an sich selbst oft unerfüllbar sind. Sie suchen nach Sicherheit vermittelnden Bezugspersonen in ihrer Umwelt.

6.5.3 Differenzialdiagnose

Differenzialdiagnostisch soll hier erwähnt werden, dass wir in diesem Kapitel die **Depression** (ICD-10: F32.0–F32.9) beschreiben und auf die bipolaren affektiven Störungen nicht näher eingehen werden. Es scheint uns jedoch wichtig darauf hinzuweisen, dass eine genau Diagnostik bei im Erstkontakt depressiv erscheinenden Patienten von Bedeutung ist, um im Verlauf der Behandlung nicht zu übersehen, dass eine Spontanremission oder ein schnelles Ansprechen auf die Therapie, also eine plötzliche Besserung der Stimmung, auch ein Hinweis auf eine bipolare Störung sein könnte.

6.5.4 Beziehungsebene

Die geschilderten Beziehungsmuster – zwischen Abhängigkeit und Autonomiebestrebungen einerseits, Aggressionshemmung andererseits – wiederholen sich in der therapeutischen Beziehung. In der Übertragung verhalten sich Betroffene meist »brav« und angepasst oder werten die Therapie ab (*»Das bringt mir leider auch nichts!«*). Oftmals haben sie Angst, von ihrer Bezugsperson verlassen zu werden, und unterdrücken deshalb ihre aggressiven Impulse.

Als Therapeut fühlt man sich mit solchen Patienten erfahrungsgemäß »hilfreich« und »gut«, da man in der positiven Gegenübertragungsrolle der »guten Mutter« oder des »guten Vaters« ist. Eine weitere Gegenübertragung ist das Übernehmen von Verantwortung, z. B. wenn der Therapeut mehr Aufwand als sonst auf sich nimmt, um dem Betroffenen zu einer Lösung seines Problems zu verhelfen. Die Gegenübertragungsrolle der »guten Mutter« oder des »guten Vaters« kann eine Zeit lang ein wichtiger Teil des therapeutischen Prozesses sein, um neue positive und korrigierende Beziehungserfahrungen zu ermöglichen. Die Gefahr hierbei ist eine Wiederholung des Interaktionsverhaltens des Patienten, nämlich eine weitere Anpassung und Abhängigkeit an den Therapeuten.

In der therapeutischen Arbeit mit Menschen, die an einer Depression leiden, geht es also primär um das Fördern von Autonomie und Selbstsicherheit, den Abbau von Abhängigkeitsbeziehungen und die Bildung neuer positiver Objektrepräsentanzen – sowie eigener Entscheidungs- und Wahlmöglichkeiten.

6.5.5 Klettertherapeutische Interventionen und Übungen

Die Gestaltung der klettertherapeutischen Einheiten mit Menschen, die an einer Depression erkrankt sind, sollte folgende Faktoren beinhalten:

- **Körperliche Aktivierung:** Der hohe Aufforderungscharakter der Kletterwand ist hier von Vorteil für das therapeutische Geschehen. Die Erfahrung von positiv bewerteter körperlicher Aktivität, von Selbstwirksamkeit sowie die Förderung von Selbstständigkeit v. a. beim Lösen von Schwierigkeiten sollten im Vordergrund stehen. Positive und neue Körpererfahrungen machen zu können, seine eigene Kraft zu spüren, zu erleben, was man aus eigener Kraft geschafft hat (z. B. das Top einer Kletterroute zu erreichen), stärken den Selbstwert und das Selbstvertrauen und verändern das Selbstbild.
- **Erreichbare Ziele stecken:** Erfolgserlebnisse sind gerade für Menschen mit Depressionen von Bedeutung und motivieren sie zu neuer Aktivität, denn oft genug gehen sie z. B. davon aus, etwas nicht schaffen zu können.
- **Beziehungsverhalten:** Gerade beim Klettern kommt der Klient mit seinen typischen Beziehungsmustern wieder in Kontakt. Deshalb ist die Erfahrung einer »sicheren Bindung« im therapeutischen Kontext so wichtig. Die direkte Verbindung über das Seil ist hierfür eine wertvolle Metapher. Was braucht der Klient, um vertrauen zu können und um nicht mit der Sorge leben zu müssen, wieder verlassen zu werden (in diesem Fall vom Therapeuten)? Das wiederkehrende Thema des Menschen mit einer Depression in Beziehungen ist der Konflikt, zwischen Abhängigkeit und Autonomie zu stehen.
- **Unterdrückte Gefühle:** Beim Klettern kann Ärger oder Frust auftreten, v. a. dann, wenn der Betroffene ungeduldig mit sich selbst wird und die durch sein hohes Ich-Ideal zu hoch gesteckten Ziele oder Erwartungen nicht erreicht. Als Therapeut kann ich dann bewusst die Räume für diese Gefühle öffnen, die Gefühle thematisieren und ihn somit dabei unterstützen, sie wieder als Teil von sich zu akzeptieren und zu integrieren.

Wir empfehlen folgende Übungen für Menschen mit einer Depression:

Übungen zu Körpererleben, Körperschema, leiblicher Selbstwahrnehmung

Ziel dieser Übungen soll es sein, positive Erfahrungen mit dem Körper zu ermöglichen und zu erweitern. Es handelt sich daher um Übungen, die Erfolgserlebnisse, Freude und Stolz erlebbar machen und eine Verbesserung des Selbstwertgefühls und der Selbstakzeptanz fördern.

- Übung »Autofahren« (► S. 250 f.)
- Übung »Blindes Klettern« (► S. 252 f.)
- Übung »Dirigent« (► S. 257) und Variante »Marionette« (► S. 265 f.)
- Übung »Krake an der Kletterwand« (► S. 264 f.)

Übungen zur Selbstwirksamkeit

Bei diesen Übungen soll das eigene Handeln (Aktivwerden) erlebt werden können. Positive Beziehungserfahrungen, die Sicherheit, Schutz, Geborgenheit, das Gefühl von Angenommensein und vom Gehaltenwerden geben, sollen gesammelt werden.

- Übung »Boulder kleben« (► S. 254 f.)
- Übung »Elimination« (► S. 259)
- Übung »Ein bisschen mehr« (► S. 258 f.)

Übungen zu Beziehungserfahrungen

Ziel bei diesen Übungen ist es, ein Bewusstsein für die eigenen Beziehungsmuster der Abhängigkeit zu schaffen. Autonomiebestrebungen, das Treffen eigenständiger Entscheidungen sowie die Fähigkeit, Konflikte zu lösen, sollen unterstützt werden. Fragen wie: »*Was brauche ich, um Sicherheit, Schutz und Gehaltenwerden zu erleben?*« können Therapeut und Klient gemeinsam besprechen.

- Übung »Boulder kleben« (► S. 254 f.)
- Übung »Boulder schrauben« (► S. 255 f.)
- Übung »Ins Seil hineinsetzen/Sturztraining« (► S. 263 f.)
- Übung »Krake an der Kletterwand« (► S. 264 f.)
- Übung »Schaukeln« (► S. 269)
- Übung »Siamesische Zwillinge« (► S. 271 f.)

6.6 Somatoforme Störungen

Gudrun Lumbeck, Viola Schreiber

Unter dem Begriff somatoforme Störung fassen wir im folgenden Kapitel schwerpunktmäßig die Somatisierungsstörungen, somatoformen autonomen Funktionsstörungen und die somatoforme Schmerzstörung zusammen. Die häufigsten Beschwerden umfassen Schmerzen in Rücken, Gelenk, Kopf und Gesicht, Armen und Beinen sowie Völlegefühl (Pahmeier 2012). Die Störung ist mit hohem Leidensdruck und starker subjektiver Beeinträchtigung verbunden. Häufig kommt es zu einer niedergeschlagenen Stimmungsentwicklung und Einschränkungen in der Alltagsbewältigung.

6.6.1 Symptomatik

Diese somatoformen Störungen zeichnen sich durch eine hohe Fixierung auf unterschiedliche Körpermissempfindungen aus, welche je nach Störungsbild häufig wechseln oder sich auf bestimmte Teilbereiche des Körpers zentrieren. Diese »Körpersymptome« werden sorgenvoll beobachtet und als Beleg für die eigene Krankheit und fehlende Leistungsfähigkeit gewertet. Zumindest am Anfang sind die Betroffenen überzeugt, eigentlich körperlich erkrankt zu sein, und lassen sich auch durch zahlreiche medizinische Abklärungen nicht von einer fehlenden somatischen Ursache überzeugen. In der Regel vergehen mehrere Jahre, bis es zu einer psychosomatischen Abklärung der Beschwerden kommt. Für die Behandlung ist es **differenzialdiagnostisch** allerdings wesentlich, dass das tatsächliche Vorliegen einer körperlichen Ursache für die Körpermissempfindungen medizinisch ausgeschlossen wurde. Auch muss abgeklärt werden, ob die körperlichen Symptome durch eine Panikstörung erklärt werden können, welche ähnliche Beschwerden hervorrufen kann. In diesem Fall müssen die Symptome allerdings zeitlich auf die Panikattacken beschränkt bleiben.

6.6.2 Pathogenese, auslösende und aufrechterhaltende Faktoren

Für die Entstehung somatoformer Störungen ist von einer multifaktoriellen Genese auszugehen.

Bei den Betroffenen werden ungewohnte Missempfindungen oder Körperreaktionen wahrgenommen und als Symptome gedeutet. Verschiedene Auslöser sind möglich, wie Stress, Verspannungen oder schlechter Schlaf. Die Wahrnehmung und Bewertung als Symptom führt zu einer verstärkten Aufmerksamkeit auf die Missempfindungen und gleichzeitig zu einer Bewertung des eigenen Zustands als krank. Es wird nach weiteren Symptomen gesucht, was den Stress verstärkt und wiederum zu neuen Symptomen führt – ein Teufelskreis. Gleichzeitig nehmen die Betroffenen eine Krankenrolle ein. Die Bewältigung des Alltags leidet stark darunter. Das Aufsuchen von Ärzten beruhigt allenfalls kurzfristig.

Viele Menschen, die an somatoformen Störungen leiden, haben bereits früh Erfahrungen mit der »Krankenrolle« gemacht. In der therapeutischen Praxis berichten sie von zahlreichen Arztbesuchen in der Kindheit, von körperlichen Beschwerden an Tagen mit Klassenarbeiten oder von verstärkter Zuwendung bei körperlichen Beschwerden. Auch Unfälle, Erkrankungen oder Behinderungen, welche in der Kindheit über lange Zeiträume eine zentrale Rolle gespielt haben, können die Genese einer Somatisierungsstörung begünstigen. Durch die Krankenrolle wird ein gewisser Sonderstatus eingeräumt. Sehr deutlich zeigte sich dies am Beispiel einer Patientin aus unserer Klinik, welche als Kind immer dann heftige Bauchschmerzen bekam und somit der Schule fernbleiben konnte, wenn der viel arbeitende Vater einen Tag zu Hause war oder wenn eine Mathematik-Prüfung anstand. Bauchschmerzen waren in ihrer Familie ein anerkannter Grund, zu Hause zu bleiben; für Angst oder das Vermissen einer wichtigen Bezugsperson galt dies nicht.

In vielen Familien findet sich auch ein dysfunktionaler Umgang mit Gefühlen und Bedürfnissen. In der Folge werden die Betroffenen in ihrem Emotionserleben und -ausdruck oft nicht regelmäßig validiert und gespiegelt, oder sie konnten den Ausdruck von Gefühlen kaum am elterlichen Modell lernen. Ähnlich berichten unsere Patienten oft, dass sie als Kind eigene Bedürfnisse nicht äußern durften oder diese nicht anerkannt wurden. Dies gilt in besonderem Maße, wenn auch bei den Eltern bereits »Erkrankungen« zum Ausdruck von Bedürfnissen oder zur Lösung von Konflikten dienten und einen adäquaten Ausdruck von Gefühlen und Bedürfnissen ersetzten.

Auch die Beschäftigung mit Medienberichten zu Krankheitsbildern und die Schlussfolgerung, körperlich krank zu sein, scheinen bei der Entwicklung einer Krankenrolle bedeutsam zu sein. Gesundheitsthemen sind in den Medien praktisch täglich präsent und verstärken bei entsprechender Orientierung auf solche Themen wiederum die Tendenz, neue Symptome oder bedrohliche Erklärungen für bestehende Symptome zu entdecken.

Neben Umweltbedingungen und Lernerfahrungen spielen aber auch genetische Komponenten eine Rolle.

6.6.3 Wichtige Aspekte der somatoformen Störungen

Menschen mit somatoformen Störungen zeigen häufig ein typisches Muster, das funktionale Defizite insbesondere im Bereich der Emotionen, ein dysfunktionales Beziehungsverhalten und eine hohe Funktionalität der Störung umfasst.

Häufig findet sich eine veränderte Wahrnehmung von Gefühlen. Diese werden von den Betroffenen nicht als Emotionen erkannt, vielmehr wird ihr somatisches Korrelat in Form von Körpersymptomen wahrgenommen. Jede Emotion ist mit einer Reihe erlebbarer körperlicher Veränderungen verbunden: etwa stärkerem Herzschlag, Schwitzen, erhöhter Muskelspannung. Diese werden von Menschen mit Somatisierungsstörungen häufig nicht als Folge oder Ausdruck eines Gefühls erkannt, sondern fälschlich als Krankheitszeichen bewertet und mit entsprechender Wichtigkeit belegt. Statt Angst, Traurigkeit oder Ärger spürt der Betroffene dann beispielsweise Herzrasen, Schulter- oder Bauchschmerzen. Die Wahrnehmung der Emotion hinter den Symptomen fällt den Betroffenen zugleich sehr schwer.

Menschen, die an einer somatoformen Störung leiden, ist im Allgemeinen nicht klar, dass auch ein gesunder Körper unablässig »Symptome« zeigt. So hören wir beim Schlucken ein Knacksen im Ohr oder können ein leichtes Kribbeln in Finger oder Zehen spüren, wenn wir uns sehr darauf konzentrieren. Durch die starke Fixierung auf »Symptome« des Körpers wird diesen aber eine übermäßige Bedeutung beigemessen. Dieser Effekt verstärkt sich oft noch durch Medienberichte zu Krankheiten und möglichen Symptomen und durch akribische Recherchen im Internet in Foren zu verschiedenen Krankheiten. Die »Symptome« werden häufig als Beleg für eine Schädigung des Körpers betrachtet, was bei den Betroffenen Angst verursacht und somit die Bedeutung dieser »Symptome« erhöht. Potenzielle Bedrohungen werden einer genauen Beobachtung unterzogen. Dieser menschheitsgeschichtlich sinnvolle Mechanismus verliert in der somatoformen Störung seine Funktionalität. Da sich die Einschätzung als Bedrohung aber auf eigentlich harmlose Körperanzeichen bezieht, welche die Betroffenen unablässig wahrnehmen können, ist es dem Betroffenen kaum noch möglich, die besorgte Beobachtung einzustellen. Es kommt zu einer starken Fixierung auf die Körpersymptome.

Der Betroffene macht sich Sorgen und sucht den Körper regelmäßig nach den entsprechenden Symptomen ab. Dies verstärkt wiederum das Stresserleben und somit auch die Symptome. Es entsteht ein Teufelskreis aus Symptomwahrnehmung – Bewertung als bedrohlich – Angst – Symptomverstärkung – Symptomwahrnehmung. Besonders deutlich wird das am Beispiel der Hyperventilation, welche durch Angst ausgelöst werden kann, ihrerseits aber wiederum heftige Körpersymptome auslösen kann. Zum Teil wird daher argumentiert, dass man somatoforme Störungen im Grunde den Angststörungen zurechnen könnte.

Da die Betroffenen statt ihrer Gefühle oft hauptsächlich Körpersymptome spüren, ist die Funktionalität ihrer Emotionen stark eingeschränkt. Zum einen fällt es ihnen schwer, ihre Gefühle als Anweisung für das eigene Handeln zu nutzen. Die Entscheidung für oder gegen eine Aktivität oder Aufgabe wird nicht mehr bedürfnisbasiert aktiv getroffen, sondern dem »Können« oder »Nicht-Können« überlassen. Zum anderen ist auch der Ausdruck von Gefühlen gegenüber Mitmenschen oft erschwert, was die Funktionalität der Emotionen zur zwischenmenschlichen Kommunikation und Beziehungsregulation beeinträchtigt. An seine Stelle tritt die Kommunikation über das Symptom.

Zentral für die Somatisierungsstörung ist oft die »**Krankenrolle**«, in welche die Betroffenen sich einfügen. Häufig bekamen sie diese Rolle schon sehr früh im Leben zugeschrieben. Die Krankenrolle ist oft verbunden mit einer geringen Selbstwirksamkeit und Kontrollüberzeugung. Schwierige Aufgaben werden häufig vermieden. Dadurch werden oft aber auch herausfordernde, prinzipiell angenehme Aktivitäten mit einem hohen Belohnungswert nicht mehr ausgeführt und Erfolgserlebnisse bleiben aus. Auch hier kann ein Teufelskreis entstehen, in dem u. U. auch der Selbstwert leidet; insbesondere wenn die aktuelle Lebenssituation mit früheren eigenen Leistungen verglichen werden kann: »*Früher, da konnte ich …*«. Andererseits kann die Krankenrolle durchaus selbstwertdienlich sein. Da das »Unvermögen«, bestimmte Aufgaben zu erfüllen, auf die körperlichen Symptome zurückgeführt werden kann, muss eine letztendliche Verantwortung für Erfolg oder Misserfolg nicht übernommen werden.

Auch der sekundäre Krankheitsgewinn ist oft hoch: Als (körperlich) Krankem wird dem Betroffenen Schonung, Zuwendung und Fürsorge zuteil. Situationen, die aversiv sind, können wirksam vermieden werden, da der Betroffene »nicht kann« oder »sich schonen muss«. Jemand, der sich beispielsweise in einer sozialen Situation sehr unwohl fühlt und negative Bewertung oder Ablehnung fürchtet, hat mit vielen körperlichen Symptomen genug Gründe, um sich einer Situation entziehen zu »müssen«. Das eigentliche Problem kann in »akzeptabler« Form vermieden werden, ohne Kritik oder einen ernsthaften Konflikt zu riskieren. Insbesondere chronische Schmerzen erlauben oft, überfordernde oder unerwünschte Projekte dauerhaft abzusagen.

6.6.4 Beziehungsverhalten

In der therapeutischen Interaktion findet sich aufseiten der Betroffenen oft eine hohe Klagsamkeit. Die Symptome werden in aller Eindrücklichkeit geschildert, z. T. auch solche, von denen man eher eine hohe Schambehaftung erwarten würde.

Manche Menschen mit somatoformen Störungen berichten über ihre behandelnden Ärzte in sehr abwertender Weise, welche den behandelnden Therapeuten durchaus betroffen und ärgerlich machen kann – zumal aus dem Klageverhalten zu erschließen ist, dass man selbst schnell als »unfähiger und ahnungsloser« Behandler abgewertet werden kann. Der Therapeut erlebt einen hohen Druck, endlich die passende Lösung zu finden. Oft sind zugleich eine misstrauische Haltung des Betroffenen und eine hohe Feindseligkeit spürbar. Ein solches Interaktionsverhalten hat oft auch im überforderten Umfeld der Betroffenen zu Brüchen geführt.

In der Therapie ist es umso wichtiger, als Therapeut eine validierende und wertschätzende Haltung einzunehmen, die das Leiden des Menschen, der an einer somatoformen Störung leidet, seine Schwierigkeiten mit der Umwelt und sein subjektives Erleben umfasst. Andererseits gilt es, die Balance zwischen einer realistisch-begrenzten Erwartungshaltung und dem Vermitteln von Hoffnung auf mehr Lebensqualität zu halten.

6.6.5 Klettertherapeutische Interventionen und Übungen

Zusammenfassend lassen sich folgende wichtige Themen in der Behandlung somatoformer Störungen beschreiben:

- Möglichkeiten der Aufmerksamkeitsumlenkung zu erlernen, um sich gezielt von der Selbstbeobachtung ablenken zu können
- die Angst vor Körpermissempfindungen abzubauen, stattdessen Toleranz gegen diese aufzubauen und somit die starke Fixierung aufzulösen

- Gefühle wieder wahrnehmen, zuordnen und zur Handlungsleitung nutzen zu können
- einen funktionalen Gefühls- und Bedürfnisausdruck zu erlernen
- sich mit seinen Ängsten und Unsicherheiten unmittelbar auseinanderzusetzen
- Vertrauen in die eigenen Kompetenzen in der Interaktion mit anderen aufzubauen und zu lernen, Bedürfnisse und Grenzen funktional zu kommunizieren
- die Krankenrolle, Vermeidung und Schonung zu reduzieren
- Selbstwirksamkeitserwartung und Kontrollüberzeugung aufzubauen
- Vertrauen aufzubauen und auf »Doctor-Hopping« zu verzichten

Aus dem Störungsbild, der Funktionalität und den resultierenden wesentlichen Behandlungsthemen ergeben sich für das therapeutische Klettern 6 zentrale Themen, die im Folgenden vorgestellt werden.

Übungen zur Gefühlswahrnehmung und zum Umgang mit Ängsten

»*Was geschieht, wenn ich mich in schwindelnde Höhen begebe? Was erlebe ich, wenn ich riskiere, mich ›fallen‹ zu lassen? Was fühle ich, wenn ich an meine Grenzen gehe?*« Die Betroffenen können sich mit ihren Ängsten, aber auch mit anderen Gefühlen wie Freude aktiv auseinandersetzen. Gefühle, insbesondere Angst, können wahrgenommen, mit anderen Kletterpartnern und/oder Therapeuten reflektiert und beim Ablassen oder durch Sturztrainings auch aktiv induziert werden. Auch die nachlassende Angst durch wiederholte Auseinandersetzung damit kann wirkungsvoll erfahren werden. Die begleitenden Körpersymptome können dadurch besser zugeordnet und neu bewertet werden.

Bei Übungen wie dem Schwingen am Seil kann auch alte, »kindliche« Freude entstehen. Die Patienten können lernen, Freude einfach im Tun zu erleben.

- Übung »Ampel & Achtsamkeit« (Variante: Der Patient benennt während des Kletterns immer wieder seine physischen und psychischen Empfindungen und seine Bewertung derselben. Dysfunktionale oder verzerrte Bewertungen werden unmittelbar umstrukturiert.) (▶ S. 249 f.)
- Übung »Hindernisparcours« (▶ S. 261 f.)
- Übung »Ins Seil hineinsetzen/Sturztraining« (mit Variante) (▶ S. 263 f.)
- Übung »Schaukeln« (▶ S.269 f.)

Übungen zur Neubewertung des Körpers

»*Wie reagiert mein Körper auf die Anstrengung oder Aufregung beim Klettern? Was macht mein Herz, was mein Atem? Wird mir heiß oder spüre ich ein Zittern in den Muskeln? Kann ich diese ›Symptome‹ direkt beeinflussen? Kennen auch andere solche Wahrnehmungen?*« Die Patienten haben die Gelegenheit, verschiedene Körpersymptome aktiv auszulösen (z. B. Herzklopfen bei Anstrengung). Hierbei kann das Erleben der Körperempfindungen im Blindklettern intensiviert werden. Wiederholt auftretende Körpersymptome können dabei schrittweise toleriert werden und durch die gezielte Auseinandersetzung wird eine

Normalisierung der Körpersymptome möglich. Gerade in Gruppen besteht hier auch die Möglichkeit, aktives Feedback einzufordern. Andererseits wird auch die Erfahrung von Erfolgen trotz und mit Symptomen möglich. Der als belastend erlebte Körper kann beim therapeutischen Klettern zum Instrument von Erfolg und Freude werden.

- Übung »Autofahren« (► S. 250 f.)
- Übung »Ein bisschen mehr« (► S. 258 f.)
- Übung »Krake an der Kletterwand« (► S. 264 f.)

Übungen zur Aufmerksamkeitslenkung

»Wo ist der nächste Griff? Wie halte ich das Gleichgewicht? Wie verlagere ich mein Gewicht? Was fühle ich in den Händen?« Klettern ist ein Sport, der einerseits ein sehr hohes Ausmaß an Konzentration fordert, andererseits auch das Erleben von »Flow« begünstigt. Die Patienten sind beim Klettern ganz bei der Sache und können aktiv erfahren, dass ihre Körpersymptomatik zumindest während der Zeit des Kletterns in den Hintergrund treten kann. Dies ermöglicht auch neue Kognitionen über »immer« belastende Körpermissempfindungen. Mit therapeutischer Unterstützung ist auch eine Weiterbearbeitung zur Übertragung dieser Aufmerksamkeitsumlenkung in den Alltag der Patienten möglich. Im gemeinsamen Gespräch kann nach zusätzlichen Möglichkeiten der aktiven Aufmerksamkeitsumlenkung gesucht werden.

Gezielte Aufmerksamkeitslenkung ist bei den meisten Kletterübungen durch eine entsprechende Instruktion erreichbar. Die Aufmerksamkeit kann dabei auf die Tätigkeit an sich oder die Körperempfindungen, aber auch auf andere Prozesse wie etwa die Zeitwahrnehmung gelenkt werden. Besonders geeignet sind folgende Übungen:

- Übung »Blindes Klettern« (► S. 252 f.)
- Übung »Siamesische Zwillinge« (► S. 271 f.)

Übungen zur Stärkung auf der interpersonellen Ebene

»Kann ich mich auf andere verlassen? Trauen mir andere etwas zu? Wie teile ich mich meinen Kletterpartnern mit?« Im Rahmen von Partnerübungen/Partnersicherung kann wieder ein funktionales und vertrauensvolles Miteinander erarbeitet werden. Gefühle, Grenzen und Bedürfnisse sollen dem Kletterpartner gegenüber nicht über Symptome ausgedrückt, sondern verbalisiert werden. Die Arbeit mit dem Partner ist eng und intensiv, problematische Muster, aber auch eigene Stärken können anschließend gemeinsam mit dem Therapeuten reflektiert werden.

Im Therapieverlauf wird ein fortlaufender Aufbau von Vertrauen möglich. Durch wiederholtes gemeinsames Klettern wird das Gefühl, sich auf die Kletterpartner verlassen zu können, gesteigert. Den häufig schwierigen Interaktionen und schlechten Erfahrungen mit Mitmenschen steht die korrektive Erfahrung entgegen, sich auf andere verlassen zu müssen, das aber auch zu können. Beispielsweise können schwierige Routen im Team mit Zurufen unterstützt werden, oder die Patienten geben die Kontrolle an den Partner ab und lassen es im wahrsten Sinne des Wortes zu, sich beim Ablassen »auffangen« zu lassen.

- Übung »Blindes Klettern« (▶ S. 252 ff.)
- Übung »Boulder kleben« (▶ S. 254 f.)
- Übung »Boulder schrauben« (▶ S. 255 f.)
- Übung »Schule des Vertrauens« (▶ S. 270)

Übungen zur Aufgabe der Krankenrolle und der Vermeidung

»Das kann ich doch nicht! Oder vielleicht doch?« In der Gemeinschaft mit anderen Teilnehmern, die darum ringen, ihre eigenen Ängste und Widerstände beim Klettern zu überwinden, wird der Patient dazu herausgefordert, ebenfalls aus seiner Krankenrolle herauszukommen. Die oft stark ausgeprägten Kognitionen des eigenen »Nicht-Könnens« und Unvermögens können immer wieder hinterfragt werden. Das Pendeln zwischen Unsicherheit und Angst vor der Herausforderung und erlebten Erfolgen ermöglicht ein schrittweises Aufgeben dieser Kognitionen und der daraus resultierenden Vermeidung. Die aus den erlebten Einschränkungen entstehende Passivität wird durch ein aktives Tun abgelöst, hierbei wird statt Schmerz oder anderen Missempfindungen die Aktivität in den Vordergrund der Aufmerksamkeit gerückt.

- Übung »Ampel & Achtsamkeit« (▶ S. 249 f.)
- Übung »Ein bisschen mehr« (mit Klettertagebuch) (▶ S. 258 f.)
- Übung »Krake an der Kletterwand« (▶ S. 264 f.)

Übungen zum Aufbau von Selbstwirksamkeit und Selbstsicherheit

»Schaffe ich einen weiteren Meter? Geht auch eine schwerere Route? Vielleicht sogar ein Überhang?« Im Rahmen des therapeutischen Kletterns können die Patienten wieder ein Gefühl der Selbstwirksamkeit erreichen. Die ständige Herausforderung und die konkreten Erfolgserlebnisse lassen neue Ziele möglich erscheinen. Beim Klettern mit verschiedenen Schwierigkeiten werden die Fortschritte deutlich sichtbar – und insbesondere beim Hallenklettern auch »messbar«. Auch kleine Erfolge können gerade in der Gruppe gut verstärkt werden. Hierbei sind andere Betroffene als Rollenmodelle sehr hilfreich. Die Patienten können erkennen, dass sie trotz ihrer erlebten Einschränkungen spürbare Fortschritte machen können. Häufig kommt es zu Feststellungen wie *»Das hätte ich mich früher nie getraut!«* Auch die Erfahrung, dass sich andere Menschen auf die Patienten verlassen, ja verlassen können, verstärkt diese Erfahrung. Hierbei kann zur Ergänzung ein Erfolgstagebuch über die verschiedenen Termine geführt werden und dazu angeregt werden, auch Fortschritte im Alltag wieder bewusst wahrzunehmen.

- Übung »Dirigent« (▶ S. 257)
- Übung »Expresstransport« (▶ S. 260 f.)
- Übung »Elimination« (▶ S. 259)
- Übung »Ein bisschen mehr« (mit Klettertagebuch) (▶ S. 258 f.)
- Übung »Materialtransport« (▶ S. 266 f.)

6.7 Essstörungen

Anne-Claire Kowald, Silke Naab

6.7.1 Symptomatik und Diagnose

Die Magersucht oder **Anorexia nervosa** ist charakterisiert durch einen gravierenden, selbst herbeigeführten Gewichtsverlust und die Überzeugung, dass der eigene Körper zu dick sei, auch wenn bereits ein ausgeprägtes Untergewicht erreicht ist. Zudem bestehen eine starke Angst vor einer Gewichtszunahme und ein Kontrollverlust bezüglich des Essens. Die Folge kann körperliche Auszehrung sowie ausgeprägte kognitive Beeinträchtigung sein.

Die **Bulimia nervosa** ist gekennzeichnet durch episodische Phasen unkontrollierter Essanfälle im Wechsel mit gegensteuernden Maßnahmen wie selbstinduziertem Erbrechen, Diäthalten, sportlicher Betätigung, Missbrauch von Abführ- oder Entwässerungsmitteln oder Appetitzüglern. Während des Essanfalls konsumieren die Patienten große Mengen Nahrung mit nachfolgendem Kontrollverlust beim selbstinduzierten Erbrechen. Die bulimische Symptomatik kann auch bei der anorektischen Essstörung auftreten.

Grundlage der Diagnosestellung sind die diagnostischen Kriterien nach ICD-10.

Bei Essstörungen treten in hohem Maße begleitende (komorbide) psychische Störungen auf. Bei der Anorexia nervosa finden sich am häufigsten affektive und Angststörungen, bei der Bulimia nervosa Substanzmissbrauch oder Persönlichkeitsstörungen.

6.7.2 Ätiologie

Die Ätiologie der Essstörungen ist multifaktoriell zu verstehen. Einflussreich sind neben genetischen Prädispositionen und biologischen Ursachen individuelle Faktoren und soziokulturelle Einflüsse sowie Lebensereignisse und chronische Belastungen. Da meist Mädchen und junge Frauen an einer Essstörung leiden (das Verhältnis von Frauen zu Männern wird bei Anorexia nervosa mit 10:1, bei Bulimia nervosa sogar mit 20:1 beziffert), werden wir in diesem Kapitel vorwiegend von Klientinnen, Müttern und Töchtern sprechen.

Folgende Faktoren sind für die **Entstehung einer Essstörung** ausschlaggebend:

- **Biologische Faktoren:** Zu den auslösenden Faktoren zählen u. a. eine genetische Veranlagung, Dysfunktion des Hypothalamus oder eine früh einsetzende Menarche bzw. Pubertät.
- **Familiäre Faktoren:** Folgende (familiäre) Merkmale können ein Risikofaktor für die Entwicklung einer Essstörung sein: hohe Norm- und Leistungsorientierung, Konfliktvermeidung oder Mangel an Konfliktbewältigungsfähigkeiten (v. a. in Familien von anorektischen Klientinnen), heftige und offen ausge-

tragene Konflikte ohne Lösung (v. a. in Familien von bulimischen Klientinnen), Missachtung persönlicher Grenzen, Hemmung der Ablösung von den Eltern (Angst vor Trennung) sowie Störungen der affektiven Resonanz.

- **Lebensgeschichtliche Faktoren:** Belastende Kindheitserlebnisse wie z. B. Trennungs- oder Verlusterlebnisse, Übergewicht in der Kindheit sowie kritische Kommentare über Gewicht und Figur gelten als mögliche präsdisponierende Faktoren für eine Essstörung.
- **Persönliche Faktoren:** Unzufriedenheit mit dem eigenen Körper ist für die Entwicklung einer Essstörung ein zentraler Punkt. In welchem Ausmaß ein Mensch jedoch von dem gesellschaftlichen Schlankheitsideal beeinflusst wird, hängt mit verschiedenen Persönlichkeitsmerkmalen zusammen: u. a. mit einer vorhandenen Körperunzufriedenheit, der Tendenz den eigenen Körper mit dem anderer zu vergleichen bzw. starker Abhängigkeit von der Meinung anderer, einem geringen Selbstwertgefühl, einer starken Leistungsorientierung. Bei einigen Betroffenen besteht bereits vor Beginn der Essstörung eine depressive Symptomatik, die die Entstehung der Erkrankung begünstigt.
- **Soziokulturelle Faktoren** werden durch Familie, Schule und Massenmedien vermittelt. Die gesellschaftlichen und kulturellen Schlankheits- und Schönheitsideale, die eng mit Anerkennung, Erfolg und Selbstwert verknüpft sind und v. a. durch mediale Bilder transportiert werden, beeinflussen insbesondere junge, heranwachsende Menschen sehr. Auch die Ausübung gewisser Sportarten, bei denen ein schlanker Körper (teilweise mit klaren Gewichtskriterien) Bedingung oder zumindest von Vorteil ist – wie Ballett, Eiskunstlauf, Synchronschwimmen, Skispringen oder Klettern – zählt als weiterer Risikofaktor (Herzog et al. 1996).

6.7.3 Tiefenpsychologische Betrachtung der Psychodynamik bei Anorexia nervosa

Ein wesentlicher Aspekt der Psychodynamik bei Menschen mit einer Anorexia nervosa sind die tatsächlichen oder fantasierten Trennungen von den primären Bezugspersonen. In dem Lebensabschnitt, in dem sich die Anorexia nervosa meist entwickelt, der frühen Adoleszenz, erleben diese Jugendlichen meist überfordernde Trennungen z. B. in Form eines Schulwechsels, eines Auslandsaufenthaltes, des Auszuges eines älteren Geschwisters oder des Todes eines Großelternteils. In dieser Lebensphase geht es verstärkt um die Auseinandersetzung mit der eigenen Identität und den Triebimpulsen, um die Entwicklung der eigenen Geschlechtsidentität.

Die **Familienstruktur** der Betroffenen zeigt häufig folgende Merkmale: Es lässt sich eine enge Beziehung der Familienmitglieder untereinander erkennen und die Autonomie der einzelnen Familienmitglieder wird dadurch drastisch eingeschränkt. Dies führt dann meist zu einer starken gegenseitigen Abhängigkeit.

Typische **Rollenverteilungen** in solchen Familien sind: Die Mutter hat die Fäden in der Hand; der Vater wird von der Mutter dominiert und ist emotional nicht verfügbar. Diese starke reziproke Abhängigkeit der einzelnen Familienmitglieder führt zu einem überbehütenden, sogar »einverleibenden« Umgang miteinander. Dabei werden die persönlichen Grenzen weder beachtet noch respektiert. Diese wechselseitige Fürsorge wird auf »Biegen und Brechen« durchgesetzt. Oftmals sind auch Rituale in Bezug auf Essen und Essensgewohnheiten in diesen Familien zu erkennen. Diese Kontrolle macht der Tochter die nötigen Entwicklungsschritte zur Verselbstständigung nahezu unmöglich. Die Sehnsucht nach Aufrechterhaltung der innigen, fast symbiotischen Verbundenheit und die adoleszente Trennungsthematik stehen sich konflikthaft gegenüber.

Die Schwierigkeit, als Tochter mit einer Anorexia nervosa eine gesunde weibliche Identität zu entwickeln, wird in diesem Zusammenhang verständlich. Die Sexualentwicklung wird dadurch meist gebremst oder sogar rückgängig gemacht, was zur Amenorrhö – dem Ausbleiben der Menstruation – und zu einem Verstecken der weiblichen Formen führen kann (Herzog et al. 1996).

6.7.4 Tiefenpsychologische Betrachtung der Psychodynamik bei Bulimia nervosa

Innere Leere, Alleinsein, Langeweile und Enttäuschung – all diese Gefühle beschreiben die allgemeine Befindlichkeit der Betroffenen vor einer Essattacke. In der Geschichte von Menschen, die an einer Bulimia nervosa erkranken, spricht man von einer »oralen Fixierung«, dem Verhaftetbleiben in der Objektbeziehung des 1. Lebensjahres. Dies kann ausgelöst werden durch die primäre Bezugsperson (meist die Mutter), die selbst ambivalent gegenüber ihren eigenen oralen Wünschen ist bzw. die oralen Wünsche der Tochter abwehrt. Diese Ambivalenz und ein tatsächliches oder inneres Verlassenwerden können bei der Tochter zu einem ungenügenden Selbstgefühl, zu einem Selbstdefekt, führen.

Die Beziehung zwischen primärer Bezugsperson und Tochter ist von enormen Spannungen geprägt. Dass es sich häufiger um die Mutter-Tochter-Beziehung handelt als um die Mutter-Sohn-Beziehung, hängt damit zusammen, dass eine Mutter von einer Tochter aufgrund desselben Geschlechts stärker angeregt wird, sich mit dem bedürftigen Säugling zu identifizieren (Herzog et al. 1996).

6.7.5 Symptome

Die **Kernkonflikte** von Menschen mit Essstörungen sind überwiegend intrapsychische Konflikte, wie z. B. Identität und Körper, Autonomie und Kontrolle, Aggression(shemmung), Ambivalenz, Grenzen, Geschlecht und Sexualität sowie unbewältigte Lebensaufgaben. Zentral bei diesen Menschen ist die ständige Beschäftigung mit dem Essen (Nahrungsaufnahme, Kalorien, Gier oder Zwang zu essen), das Gefühl zu dick zu sein und die krankhafte Furcht davor. Sie wenden unangemessene Kompensationsmechanismen an, um Gewichtsverlust herbeizuführen (bei der Anorexia nervosa) oder eine Gewichtszunahme zu verhindern (bei der Bulimia nervosa).

Die Regulierung der Affekte und Spannungszustände erfolgt über die Nahrungszufuhr. Menschen, die an einer Bulimia nervosa erkrankt sind, beschäftigen sich die meiste Zeit mit dem Essen und haben dauernd Appetit. Sie haben eine Körperbildstörung, die sich in der extremen Beschäftigung mit dem Gewicht und der Figur ausdrückt. Die Nahrungsaufnahme in der Essattacke, der Triebdurchbruch durch Kontrollverlust, leitet über zu den ebenso nötigenden Kontrollmaßnahmen: der strengen Reinigungsaktion. Solange der Appetit stärker ist als das Gefühl der Verlassenheit, kann die Essattacke hinausgezögert werden. Wenn jedoch der »Stierhunger« kommt, dann beginnt die Dynamik des bulimischen Verhaltens: Verlangen, Befriedigung, Spannung, Kontrollverlust, Wut und Ärger und die Rückgewinnung der Kontrolle durch das Erbrechen – der bulimische Kreislauf von Inkorporation (Essen) und Exkorporation (Erbrechen).

Zusammenfassend seien hier die zentralen Themen von Menschen mit Essstörungen aus tiefenpsychologischer Sicht erwähnt:

Zentrale Themen von Menschen mit Essstörungen

- **Identitätskonflikt:** Konflikt zwischen idealen Selbstanteilen (Funktionieren, Aktivität, Selbstkontrolle) und als negativ wahrgenommenen Selbstanteilen (Bedürftigkeit, Schwächen, Unkontrolliertheit).
- **Autonomie:** *»Meine Mutter (bzw. primäre Bezugsperson) weiß immer, was ich brauche und was für mich gut ist. Gleichzeitig behandelt sie mich aber wie ein Kleinkind, traut mir nichts zu und will nicht, dass ich erwachsen werde.«* Der Wunsch nach Autonomie besteht parallel zur Angst vor Trennung, vor Ablösung.
- **Grenzen:** Die Angst vor der Symbiose steht dem Wunsch nach Nähe gegenüber. Die reale Ablösung von den Bezugspersonen wird vermieden und es wird versucht, die Grenze zu ihnen durch das Hungern bzw. Erbrechen (Gewichtskontrolle) aufrechtzuerhalten. Die Angst vor dem Verlust der Kontrolle über die (eigenen) Grenzen (Verschmelzung) ist groß.
- **Abwehr der Sexualität:** Die Triebabwehr wird durch das Hungern und die damit zusammenhängende Verhinderung bzw. Verzögerung der sexuellen Entwicklung provoziert. Orale Bedürfnisse werden stellvertretend für die Triebhaftigkeit wahrgenommen und kontrolliert.
- **Körperbild und Körperbildstörung:** Das Körperbild entsteht im Zuge unserer Identitätsbildung und ist eng an unseren soziokulturellen Kontext gebunden. Es umfasst die Vorstellung unseres Körpers, unser emotionales Körpergefühl (*»Wie fühle ich mich in meiner Haut?«*) und unsere kognitive Selbstbewertung. Menschen mit Essstörungen haben eine Körperbildstörung, eine früh verzerrte Wahrnehmung des eigenen Körpers. Sie erleben sich als viel zu dick, ihre realen Körpergrenzen werden undeutlich wahrgenommen und falsch bewertet, eine Abgrenzung von sich zu anderen ist nur schwer möglich. Zusätzlich besteht eine bedeutsame Abweichung zwischen dem persönlichen Idealbild und der Selbsteinschätzung (Waibel 2009).

6.7.6 Beziehungsebene

Auf der Beziehungsebene können sich bei Patienten mit einer Essstörung folgende **Übertragungsmuster** zeigen:

- Gefühle werden unspezifisch wahrgenommen und können oft nicht genau interpretiert werden. Dies kann beim Therapeuten bewirken, dass er den Patienten nicht klar erfassen kann.
- In der Beziehung zu anderen Menschen können die Betroffenen nicht genau unterscheiden, welche Bedeutung diese für sie haben. Der Therapeut kann eine Ambivalenz dem Patienten gegenüber wahrnehmen.
- Menschen, die an einer Essstörung leiden, fühlen sich oft von anderen Menschen nicht respektiert. Um nicht die Familiendynamik »*Meine Mutter weiß, was für mich richtig ist*« zu wiederholen, sollte der Therapeut sich nicht als der Wissende oder Allmächtige zeigen oder fühlen. Vorschnelle inhaltliche Deutungen anzubieten wäre kontraproduktiv.
- Die Betroffenen leiden unter dem ständigen Gefühl von Einsamkeit.
- Gegenübertragungsphänomene bei Klienten mit einer Anorexia nervosa können übermäßiger Ehrgeiz, das Gefühl von Druck, Ungeduld und Enttäuschung sein.
- Das häufigste Gegenübertragungsphänomen bei Betroffenen einer Bulimia nervosa ist ein diffuses Gefühl von Hilflosigkeit, Ohnmacht oder Leere aufseiten des Therapeuten.
- Oftmals können auch eine fehlende Krankheitseinsicht der Betroffenen und ein daraus resultierender Mangel an Motivation für die Therapie die therapeutische Beziehung sowie den Prozess erschweren.

6.7.7 Klettertherapeutische Interventionen und Übungen

Die übergeordneten Themen, um die es beim therapeutischen Klettern mit Patienten, die an einer Essstörung leiden, geht, sind:

- Selbstwahrnehmung und Identität
- Autonomie
- Grenzen
- Körperbild

Übungen zu Selbstwahrnehmung und Identität

Wir erarbeiten mit unseren Patienten die Frage: »*Wie bin ich?*« und ermöglichen ihnen, sich durch das Klettern direkt zu erleben. Ein weiteres Thema kann es sein zu erlernen, auf Kontrolle zu verzichten und so mehr Beziehung zu ermöglichen. Die Themen, die beim Klettern hier erlebt werden sollen, sind: gehalten, geschaukelt, getragen, bewegt und versorgt werden.

- Übung »Ampel & Achtsamkeit« (► S. 249 f.)
- Übung »Autofahren« (► S. 250 f.)

- Übung »Materialtransport« (▶ S. 266)
- Übung »Schaukeln« (▶ S. 269)
- Übung »Schule des Vertrauens« (▶ S. 270)

Übungen zum Körperbild

»*Wie fühle ich mich in meiner Haut?*« und »*Wie sehe ich mich und meinen Körper?*« sind hier die zentralen Fragen. Hier geht es v.a. um ein besseres Kennenlernen des eigenen Körpers und die Regulierung von Körperfunktionen, wie z.B. Bewegung, Atmung, Spannung, Entspannung.

Es geht bei diesen Übungen um das bewusste Hinspüren in den Körper und um das Wahrnehmen auftauchender Empfindungen.

- Übung »Autofahren« (▶ S. 250 f.)
- Übung »Expresstransport« (▶ S. 260 f.)
- Übung »Krake an der Kletterwand« (▶ S. 264 f.)
- Übung »Materialtransport« (▶ S. 266)

Übungen zu Grenzen

Ein wichtiges Thema ist bei Patienten mit Essstörungen der Konflikt, dass ihrem Wunsch nach Nähe die Angst vor der Verschmelzung (Auflösung des Selbst) gegenübersteht. Daher erarbeiten wir einerseits das Wahrnehmen der realen äußeren Körpergrenzen, Körperoberflächen und der eigenen Reichweite (Kinesphäre). Andererseits gehen wir dem Wunsch nach Nähe und Beziehung insofern nach, als mit den Patienten erprobt werden soll, wie viel Nähe und Beziehung für sie gut auszuhalten ist.

- Übung »Ein bisschen mehr« (▶ S. 258 f.)
- Übung »Krake an der Kletterwand« (▶ S. 264 f.)

Übungen zu Autonomie und Kontrolle

Zentral ist hier die Mutter-Kind-Dynamik und somit das Erlernen neuer, autonomer und selbstständiger Verhaltensweisen.

- Eine wichtige Übung ist es daher, neue Erfahrungen machen zu können und sich zu fragen: »*Was ist gut für mich?*«, »*Wie kann ich lernen, selbst zu spüren, was ich brauche?*«
- Übung »Autofahren« (▶ S. 250 f.)
- Übung »Blindes Klettern« (▶ S. 252 f.)
- Übung »Dirigent« (▶ S. 257) und Variante »Marionette« (▶ S. 265 f.)
- Übung »Siamesische Zwillinge« (▶ S. 271 f.)

6.8 Schwere Persönlichkeitsstörungen

Alexis Zajetz

Wollte man alle schweren Persönlichkeitsstörungen einzeln abhandeln, würde dieses Unterkapitel so lang wie alle anderen Punkte zusammen sein und den Rahmen des Buches sprengen. Deswegen beschränken wir uns im Folgenden auf allgemeine theoretische und praktische Aspekte, die für alle Berufsgruppen hilfreich sein können, die mit Menschen mit Persönlichkeitsstörungen arbeiten.

Dieses Kapitel folgt in seiner Theorie stark dem psychodynamischen bzw. strukturellen Ansatz, wie er heute von z. B. von Kernberg (Clarkin et al. 2008), Clarkin (Clarkin et al. 2008) oder Rudolf (Rudolf 2013) vertreten wird. Wichtige neuere Entwicklungen, die wir sehr empfehlen zu verfolgen, stammen von Fonagy (Fonagy 2011; Theorie der Mentalisierung bzw. mentalisierungsbasierte Psychotherapie). Die theoretische Formulierung der Persönlichkeitsstörungen erscheint uns in diesem Bereich am tiefgreifendsten. Um sich in Theorie und therapeutischer Praxis im Bereich Persönlichkeitsstörungen fortzubilden, empfehlen wir folgende Bücher und Links: Clarkin et al. 2008, Clarkin et al. 2012, Caligor et al. 2009, Tress et al. 2002 und www.ipp-bochum.de/downloads/download-folien-ps.htm.

6.8.1 Theorie

> »Als Persönlichkeit eines Menschen bezeichnet man die für ihn charakteristischen, dauerhaften und gewohnheitsmäßigen Muster seines Verhaltens, seiner Kognitionen, seiner Emotionen, seiner Motivation und der Art seiner Beziehungen zu anderen. Diese unmittelbar wahrnehmbaren Komponenten der Persönlichkeitsfunktionen sind die deskriptiven Merkmale der Persönlichkeit und der Persönlichkeitspathologie eines Menschen. Aus deskriptiver Sicht kommt die Persönlichkeit in Form einer bestimmten **Art von Persönlichkeit** zum Ausdruck. So widmet beispielsweise jemand [...], der eine zwanghafte Persönlichkeit hat, Einzelheiten große Aufmerksamkeit, ist perfektionistisch, meidet Risiken und ist emotional angespannt. All diese Deskriptoren gelten als Persönlichkeitsmerkmale.«
>
> *(Clarkin et al. 2012, S. 10)*

Die grundlegende theoretische Formulierung ist: Während bei den (Symptom-) Neurosen die Abwehrvorgänge als Symptome imponieren, sind sie bei den Persönlichkeitsstörungen in die Struktur der Persönlichkeit integriert. Das bedeutet, dass die Symptomneurose vom Empfinden der Person her als ichdyston erlebt wird (als »fremd«, nicht direkt zum Ich gehörig), die Persönlichkeitsstörung hingegen als ichsynton, also nicht fremd, sondern zum Ich gehörig und »gar nicht anders denkbar«. Definiert man Persönlichkeit als überdauerndes

Muster des Erlebens, Denkens und Verhaltens, so wird ein weiterer wichtiger Unterschied deutlich: Eine Persönlichkeitsstörung hat man entweder durchgängig oder gar nicht. Natürlich kann durch verschiedenste Lebensumstände der Druck und Stress steigen, sodass die Symptome exazerbieren, aber es gibt keine Phasen dazwischen »außerhalb« der Persönlichkeitsstörung. Niemand ist im Juli und August nicht persönlichkeitsgestört, davor und danach aber schon. Dies ist wichtig um zu verstehen, warum Persönlichkeitsstörungen so hartnäckig und therapieresistent sind. Man erwischt den Menschen nie »außerhalb« von ihnen.

Beispiele: Jemand mit Zwangshandlungen und/oder Zwangsgedanken empfindet diese als Plage, als etwas, das er »weg haben« möchte bzw. das sich fremd anfühlt (► Kap. 6.4). Hat jemand eine zwanghafte Persönlichkeitsstörung, so empfindet er die peinliche Ordnung auf dem Schreibtisch nicht als unangenehmen Zwang, sondern als richtig und notwendig. Jemand mit einer Hypochondrie hat Phasen, in denen ihm klar ist, dass die Ängste unberechtigt sind, bzw. es gibt zumindest einen Konflikt darüber. Bei einer hypochondrischen Persönlichkeitsstörung würde es zumindest am Beginn der Behandlung keinen Sinn ergeben, die Ängste direkt angehen zu wollen. Das ist so, es kann nicht anders gedacht werden, weil das Erleben, Denken und Verhalten als Ganzes betroffen ist.

Der strukturelle psychodynamische Ansatz teilt Persönlichkeitspathologien anhand ihrer grundlegenden psychischen Prozesse und Strukturen ein. Dies kann auch als strukturelle Diagnose bezeichnet werden. Folgende Aspekte werden dabei u. a. berücksichtigt:

- Identität (Wahrnehmung der eigenen Person)
- vorherrschende Abwehrmechanismen (übliche Art der Bewältigung von äußerem Stress und inneren Konflikten)
- Realitätsprüfung (Anerkennung der konventionellen Auffassung von der Wirklichkeit)
- Art der Objektbeziehungen (Verständnis zwischenmenschlicher Beziehungen)
- moralische Funktionen (ethisches Verhalten, Ideale und Werte)

Neben diesen Merkmalen ist die Klassifizierung des Strukturniveaus ein wichtiger Faktor. Auf Kernberg geht die Einteilung in folgende 3 Strukturniveaus zurück (z. B. Clarkin et al. 2008):

- neurotische Ebene der Persönlichkeitsorganisation, typische Beispiele: zwanghafte und depressive Persönlichkeitsstörung
- High-Level-Borderline-Persönlichkeitsorganisation, typische Beispiele: ängstlich-vermeidende, abhängige und leichte Formen der narzisstischen Persönlichkeitsstörung
- Low-Level-Borderline-Persönlichkeitsorganisation, typische Beispiele: Borderline, schizoide, paranoide, antisoziale und weitere Formen einer schweren narzisstischen Persönlichkeitsstörung

Über diesen 3 Niveaus liegt die normale Persönlichkeitsorganisation und darunter die psychotische Ebene der Persönlichkeitsorganisation. Sie unterscheiden sich stark in den oben erwähnten Kategorien der strukturellen Diagnose. Einen sehr guten Überblick dazu liefern Clarkin et al. 2012 (S. 16).

Bei Pathologien im Bereich der neurotischen Persönlichkeitsorganisation (NPO) ist die Prognose sehr gut und die herkömmliche psychodynamische Psychotherapie in der Regel erfolgreich. Dies liegt daran, dass die Fähigkeit zur Selbstbeobachtung und Selbstreflexion bei diesem Krankheitsbild eher gut entwickelt ist. Den Patienten fällt es relativ leicht, die therapeutische Beziehung aufzubauen und aufrechtzuerhalten. Zudem erkennen sie den symbolischen Charakter des Denkens an (Möglichkeit zum Mentalisieren) und verfügen über eine adäquate Impulskontrolle. Patienten mit einer NPO sind gewöhnlich trotz gewisser Verzerrungen durch die Übertragung in der Lage, ihren Therapeuten anhand realistischer Aspekte der Therapeut-Patient-Beziehung zu bewerten, und die Therapeuten empfinden die Arbeit mit Menschen mit einer NPO gewöhnlich als befriedigend. Die Gegenübertragungsreaktionen sind meist schwach, über die Zeit beständig und beziehen sich auf die Konflikte des Therapeuten und des Patienten.

Bei Pathologien der Borderline-Persönlichkeitsorganisation (BPO) dagegen ist die Prognose schlechter. Die unveränderte psychodynamische Psychotherapie ist im Allgemeinen weniger erfolgreich. Für diese Patienten sind modifizierte psychodynamische Therapien besser geeignet, in denen (Clarkin et al. 2012, S. 30):

- eine Struktur vorgegeben wird
- Grenzen gesetzt werden
- der Bedeutung der Spaltung bei den Problemen des Patienten besondere Aufmerksamkeit gewidmet wird
- die Beziehung des Patienten zu seinem Therapeuten sorgfältig austariert wird

Therapieabbrüche sind bei Patienten mit einer Low-Level-BPO keine Seltenheit. Ihre Fähigkeit zur Selbstreflexion ist stark beeinträchtigt und die Aufrechterhaltung des therapeutischen Bündnisses bzw. der therapeutischen Beziehung fällt ihnen schwer. Sie neigen zu konkretistischem Denken, haben also in vielen bis allen Situationen keine Möglichkeit zum Mentalisieren und neigen zu selbst- und fremdaggressivem Verhalten.

6.8.2 Klettertherapeutische Interventionen und Übungen

Vor der Darstellung der Möglichkeiten des Kletterns im Bereich der Persönlichkeitsstörungen sollen einige allgemeine Grundsätze der Behandlung auf der Basis eines psychodynamischen Ansatzes angeführt werden. Dabei kommt auch Linehans dialektisch-behaviorale Therapie (DBT) zur Darstellung, da sie gute Anknüpfungspunkte zum Klettern liefert.

> »[Bei Patienten mit einer BPO,] die eine klinisch signifikante Identitätspathologie aufweisen, steht die Förderung der Integration dissoziierter, idealisierter und paranoider innerer Objektbeziehungen im Mittelpunkt der Therapie, und zwar mit dem Ziel ein kohärenteres, stabileres, besser differenziertes und komplexeres Erleben des Selbst und des anderen zu erreichen [...]. Bei Patienten mit einer neurotischen Persönlichkeitsorganisation, die eine Starrheit der Persönlichkeit bei normaler Identitätsbildung aufweisen, steht die Förderung der Integration verdrängter oder dissoziierter innerer Objektbeziehungen in eine bereits gefestigte, stabile und relativ komplexe Selbstwahrnehmung im Mittelpunkt der Therapie, und zwar mit dem Ziel die Starrheit der Persönlichkeit zu verringern [...].«
>
> *(Clarkin et al. 2012, S. 31)*

Arbeitet man mit Klettern im Bereich von Persönlichkeitsstörungen auf Ebene der BPO, so geht es weniger um spezielle Übungen (das ganz normale Klettern mit Bouldern und Seilklettern reicht hier oft vollkommen) als darum, dass sich die Pathologie der Persönlichkeit mehr oder weniger bei jedem Tun zeigt. Dies gilt v. a. für die Art der Beziehungsaufnahmen, also für die Aktivierung der verschiedenen internalisierten Objektbeziehungen. Diese Objektbeziehungen unterscheiden sich nun je nach Art der Persönlichkeitsstörung plus gewisser individueller Nuancen und Mischungen derselben. Darauf und auf die besonderen Gefühle, die in der Gegenübertragung entstehen, muss man als Klettertherapeut gefasst sein, sonst wird man zur Marionette der pathologischen Objektbeziehungen des Patienten.

Beispiele: Wer mit Menschen mit BPO gearbeitet hat, wird die teilweise schnellen Wechsel in der emotionalen Besetzung kennen. Schnell wird man vom besten Therapeut der Welt, mit dem man unbedingt Stunde haben muss, zu einer unwichtigen, inkompetenten Randfigur (Wechseln innerhalb der Hilfs-Abwehrmechanismen der Spaltung: Idealisierung und Entwertung). Bei der Arbeit mit schwer traumatisierten Personen kann es sein, dass man sich unbewusst mit dem sog. Täter-Introjekt identifiziert und plötzlich ziemlich sadistisch zu agieren beginnt. In der Arbeit mit Menschen mit schizoider Persönlichkeitsstörung können z. B. intensive Gefühle von Leere entstehen, bei Menschen mit paranoider Persönlichkeitsstörung kann es ein, dass man sich verfolgt fühlt oder zum Verfolger wird etc.

Die klettertherapeutische Arbeit unterscheidet sich also signifikant von der Arbeit mit normalen »Neurotikern«, mit denen oft eine durchweg positive Beziehungsaufnahme möglich und haltbar ist. Die Elemente Beziehung und pathologische Objektbeziehungen rücken in den Mittelpunkt – natürlich auch innerhalb der Gruppe, falls dieses Setting vorliegt.

In diesem Zusammenhang möchte ich eine interessante subjektive Beobachtung schildern: Ich habe im gleichen Klinikverbund einmal als Sport- und Bewegungstherapeut und einmal als psychologischer Psychotherapeut gearbeitet und folgende (wissenschaftlich natürlich nicht überprüfte) Beobachtung gemacht:

Das Setting der Sport- und Bewegungstherapie triggerte bei den Patienten etwas häufiger anaklitische, positive Übertragungsmuster. Mir schien, dass ich in der Rolle des Bewegungstherapeuten öfter als Mitstreiter und weniger als Gegenüber, ja als Gegner betrachtet wurde. Dies liegt einerseits nahe, da ich als Psychotherapeut auch unangenehme Maßnahmen durchzusetzen hatte, doch diese Begründung erklärt nicht alles. Die Bewegung, der Sport und die möglichst gute Präsenz des Körpers scheinen mir hier wichtige, positive Faktoren zu sein, auf die wir bauen können.

Dieser Eindruck soll im Folgenden durch die Darstellung der vielschichtigen Möglichkeiten einer körper- und bewegungsorientierten Therapieform wie dem therapeutischen Klettern untermauert werden. Wir orientieren uns hier stark am entsprechenden Kapitel in Hölter (2011) und widmen uns zunächst der Entwicklung der dialektisch-behavioralen Therapie (DBT).

Linehan arbeitete ursprünglich v. a. mit suizidalen Patientinnen. Von der Verhaltenstherapie herkommend, wurden zunächst ausschließlich kognitiv-behaviorale Verfahren angewandt, die sich als wenig wirksam erwiesen, da sie der Komplexität der BPO nicht gerecht wurden. Außerdem war evident, dass suizidale und Borderline-Muster affektive dysfunktionale Problemlösungsmuster darstellen. Somit sah sich die Psychologin mit ihrem Forschungsteam vor die Herausforderung eines zu erweiternden Behandlungsmodells gestellt. Mit der DBT wurde ein komplexer Therapieansatz begründet, der kognitiv-behaviorale Interventionen (Skills-Training, kognitive Umstrukturierung, Expositionstraining, Kontingenzmanagement, Verhaltensanalyse) mit östlichen Meditationspraktiken verbindet (Achtsamkeit) und dabei auch humanistische und psychodynamische Therapieaspekte integriert, das Ganze verbunden mit Gestalt- und mit paradoxen Strategien. Die zentrale Grundidee in der DBT ist die Dialektik. Die »dialektische Strategie« erfordert von den Therapeuten, eine Balance zu finden zwischen Strategien des Verstehens und Wertschätzens eines Problems und dessen Veränderung. Mithilfe dieser dialektisch-therapeutischen Herangehensweise wird eine Atmosphäre geschaffen, die Veränderung erleichtert.

In der DBT sind direkte Ansatzpunkte für die klinische Bewegungstherapie zu finden, blickt man auf die 5 Dimensionen von Fertigkeiten, die trainiert werden sollen:

- innere Achtsamkeit
- zwischenmenschliche Fähigkeiten
- bewusster Umgang mit Gefühlen
- Stresstoleranz
- Selbstmanagement

Das Klettern bietet vielfältige Möglichkeiten, die innere Achtsamkeit zu verbessern und zu schärfen. Es beinhaltet v. a. im Rahmen des Seilkletterns auf Basis der intensiven, »lebensverantwortlichen« Interaktion das Training der zwischenmenschlichen Fähigkeiten. Natürlich hat das Klettern seine Anwendung bei den Punkten Stresstoleranz und Selbstmanagement, das kann jeder, der schon einmal mit Seil geklettert ist, aus eigener Erfahrung bestätigen. Und es bietet viele Möglichkeiten, den Umgang mit Gefühlen zu üben.

Bohus und Brokuslaus (2006) erwähnen folgende 3 Zielsetzungen, zu denen wir jeweils Kletterbeispiele geben:
- Verbesserung der Körperwahrnehmung (Körperbild): Eine Kletterposition einnehmen und danach zeichnen, Reichweiten-Übung, Fragen wie »*Wo fühlen Sie das …?*«
- Vermittlung körperbezogener Fertigkeiten zur Spannungsregulation: Griffe fest drücken, Projektklettern, Atmung
- Vermittlung körperbezogener Fertigkeiten zur Emotionsregulation: Atmung

Klee-Emmerich schließlich erwähnt folgende mögliche Ziele der körper- und bewegungsbezogenen Therapie bei BPO (Hölter 2011, S. 314):
- *»Identitätsbildung*
- *Entwicklung von Selbstvertrauen*
- *Stärkung des Körperselbst/Erleben von Sicherheit*
- *Wahrnehmung von Gefühlen*
- *psychophysiologische Basisumstellung (Spannungsregulation) […]*
- *Verbesserung des Realitätsbezuges*
- *Sicherheit im Erleben von Körpergrenzen, des Raumempfindens*
- *Wahrnehmung von Ressourcen«*

Aufgrund der Kombination körpertherapiebezogener Aspekte (wie bei der DBT) mit Beziehungsaspekten (wie bei den psychodynamischen Konzepten) erscheint uns das Klettern als ideales therapeutisches Medium für die Therapie von Persönlichkeitsstörungen, speziell der BPO.

6.9 Schizophrenien

Alexis Zajetz

6.9.1 Theorie

Die ICD-10 zählt folgende Störungen zu den Schizophrenien (Auswahl):
- F20.0 Paranoide Schizophrenie (dominant: Verfolgungswahn)
- F20.1 Hebephrene Schizophrenie (dominant: affektive Veränderungen)
- F20.2 Katatone Schizophrenie (dominant: psychomotorische Störungen)
- F20.5 Schizophrenes Residuum (chronisches Stadium einer Schizophrenie mit Dominanz sog. negativer Symptome)

Die Wahrscheinlichkeit, einmal im Leben von einer schizophrenen Erkrankung betroffen zu sein, liegt bei ca. 1 %. Eine grundsätzliche und wichtige Unterscheidung besteht zwischen den sog. Plus-Symptomen oder produktiven Symptomen und den Minus- oder Negativ-Symptomen.

- Typische produktive Symptome:
  - formale und inhaltliche Denkstörungen
  - Wahrnehmungsstörungen/Halluzinationen
  - Affektstörungen
  - Ich-Erlebnis-Störungen
  - psychomotorische Störungen
- Typische negative Symptome:
  - Verarmung des Gefühlserlebens, innere Leere, Affektverflachung
  - Rückzugsverhalten und Kontaktverarmung
  - Antriebsarmut
  - Aufmerksamkeitsstörung (diesmal eine wirkliche Störung, im Unterschied zum »AD(H)S«; ▸ Kap. 6.1)
  - Apathie
  - Anhedonie
  - sprachliche Verarmung

Hinsichtlich der Ätiologie der Schizophrenien herrscht relativ große Einigkeit, dass Faktoren der Vererbung bzw. biologische Faktoren für die Vulnerabilität eine Rolle spielen. Hinzu kommen lebensgeschichtliche Faktoren, welche die Vulnerabilität noch verstärken. Tiefenpsychologische Überlegungen gehen von sehr frühen Verwundungen innerhalb des 1. Lebensjahres aus. Treten nun im Leben eines solchermaßen verwundbaren Menschen Stressoren auf, kann es zur Erstmanifestation einer Schizophrenie kommen; häufig geht ein Prodromal-Stadium voraus (bis zu 5 Jahre dauerndes Anfangs-/Einschleichstadium).

Solche Stressoren können z. B. starke familiäre oder partnerschaftliche Spannungen, Überforderungen im täglichen Leben, das Nachlassen der Unterstützung des sozialen oder überstimulierende Behandlungsbedingungen sein.

Die Behandlung mit Psychopharmaka ist ein integraler Bestandteil der Therapie. Da die Nebenwirkungen der modernen sog. Atypischen Antipsychotika deutlich unter denen früherer Antipsychotika liegen, fällt die Abwägung in Richtung Medikation heute leichter. Auf alle Fälle ist die Zusammenarbeit mit einem Facharzt für Psychiatrie oder einer Klinik unabdingbar für die körpertherapeutische Behandlung von Schizophrenien.

6.9.2 Klettertherapeutische Interventionen und Übungen

Für die unterschiedlichen Angebote und Therapiesettings gelten folgende allgemeingültige Grundsätze (Hölter 2011, S. 234):

- Vereinfachung des therapeutischen Settings im Sinne einer Informationsreduktion durch ein entspanntes, reizarmes und normales Behandlungsmilieu mit konstantem und speziell ausgebildetem Personal

- eindeutige, klare und affektiv-kognitiv kongruente Kommunikation
- Indikation gemeinsamer, realistisch-positiver Zukunftserwartungen
- Erarbeitung klarer, konkreter, gemeinsamer Behandlungsziele und Prioritäten
- Vermeidung von Unter- und Überstimulation; Prinzip der optimalen Stimulation
- synergistische Kombination von psychosozialen Therapien und Pharmakotherapie

Wichtige Punkte, die speziell ein bewegungs- und körpertherapeutisches Vorgehen als Grundlage haben, listen wir nachfolgend auf (mod. nach Hölter 2011, S. 271). Alle genannten Punkte lassen sich auf besonders gute Weise mit Klettern verwirklichen:

- primäre Aktivierung: einfache sinnliche Wahrnehmungen (taktil, kinästhetisch, vestibulär, akustisch, visuell)
- Überwindung von Passivität
- Ermöglichung sozialer Kontakte
- Gruppenerfahrungen
- Ermöglichung eigenständiger, selbstkontrollierter Bewegungshandlungen im Umgang mit Objekten und mit anderen Personen
- Vermittlung des Körperschemas und der Körperstruktur
- klare Strukturierung und Abgrenzung durch »Erfahrung mit Dingen«
- Wahrnehmung des Bodens als Halt und Ausgangsbasis für eigene Stabilität

6.10 Intelligenzminderung

Susanne Wallner

6.10.1 Ursachen und Psychodynamik

Unter Intelligenzminderung bzw. geistiger Behinderung versteht man eine »***sich in der Entwicklung manifestierende, stehen gebliebene oder unvollständige Entwicklung der geistigen Fähigkeiten, mit besonderer Beeinträchtigung von Fertigkeiten, die zum Intelligenzniveau beitragen, wie z. B. Kognition, Sprache, motorische und soziale Fähigkeiten***« (Dilling et al. 2000, S. 254).

Die Ursachen für Intelligenzminderung sind vielfältig und noch nicht vollkommen erforscht. Eindeutige Ursachenzuschreibungen sind nicht immer möglich. Es sind z. B. nur bei etwa 30–50 % der Menschen mit geistiger Behinderung organische Schädigungen nachweisbar (Mesdag u. Pforr 2008). Des Weiteren sind auch exogene Faktoren mögliche Ursachen für eine Intelligenzminderung. Cerebrale Schädigungen können bereits im Embryonalstadium (z. B. infolge

Alkoholkonsums der Mutter in der Schwangerschaft) oder beispielsweise durch Sauerstoffmangel während der Geburt, Hirnhautentzündung oder Unfälle auftreten (Esser 2011).

6.10.2 Psychodynamik und Entwicklung

Wie bei Gerlicher (1991) ausführlich beschrieben, stellt bereits die erste bewusste oder unbewusste Reaktion der Eltern auf die Nachricht, ein Kind mit Behinderung zu haben, einen bedeutsamen Faktor dar. Diese Reaktion kann Einfluss auf die Bindung sowie die Beziehungsqualität zwischen Eltern und Kind nehmen und darüber hinaus die weitere emotionale und psychische kindliche Entwicklung prägen. Die Frage nach möglichen Ursachen und Schuld bzw. Schuldzuweisungen sowie auftretende Schuldgefühle sind bei den Eltern bzw. den Herkunftsfamilien oftmals sehr wesentlich.

Kinder mit Behinderung benötigen ein spezielles Maß an Fürsorge und Einfühlungsvermögen. Das Fürsorgeverhalten der Eltern kann jedoch teils durch Ängste gespeist sein und sich schwerpunktmäßig auf Rücksichtnahme und Schonung beziehen. Laut Gerlicher (1991) bleibt eine symbiotische Beziehung zwischen Mutter und Kind häufig länger als bei Kindern ohne Behinderung erhalten und verfestigt sich unter Umständen noch. Für die Eltern kann eine ständige Gratwanderung darin bestehen, ihr Kind nicht zu überfordern, aber auch nicht zu unterfordern – ein permanenter Versuch, sich auf die besondere kindliche Situation einzustellen. Des Weiteren erleben Menschen mit Behinderung z. B. infolge von Fremdunterbringung überdurchschnittlich häufig bereits in der frühen Kindheit Beziehungsabbrüche zu wichtigen Bezugspersonen.

Kinder und folglich auch Erwachsene mit Intelligenzminderung haben durch ihre Behinderung häufig eingeschränktere Möglichkeiten als Kinder und Erwachsene ohne Behinderung, Bewegungserfahrungen in alltäglichen Situationen zu sammeln. Dies erschwert auch das Erlangen von Selbstständigkeit im Bereich der Handlungskompetenz. Durch Behinderungen besteht darüber hinaus eine gewisse Einschränkung in der Aufnahme und Verarbeitung von Umweltreizen. Um die Entfaltungsmöglichkeiten für Menschen mit Behinderungen im Rahmen des therapeutischen Kletterns zu erweitern, ziehe ich als theoretische Basis für meine Arbeit u. a. Konzepte von Kiphard (2001; Psychomotorik), Ayres (2013; sensorische Integration), und Piaget (2000; Identität und kognitive Entwicklung) heran.

6.10.3 Symptome

Leitsymptome intellektueller Behinderung sind erhebliche Entwicklungsverzögerungen im kognitiven, sprachlichen und häufig auch im motorischen sowie im emotionalen Bereich. Darüber hinaus treten ab dem frühen Kindesalter ein eingeschränktes Spiel- und Lernverhalten sowie eine erschwerte Anpassung an die

Anforderungen des täglichen Lebens auf. Dies beeinflusst die Beziehungsgestaltung und auch die Bindungsfähigkeit zu Bezugspersonen.

Zudem haben Menschen mit Intelligenzminderung ein erheblich erhöhtes Risiko, an psychischen Störungen zu erkranken. Zu den häufigsten Zusatzdiagnosen im psychischen Bereich zählen bei Menschen mit geistiger Behinderung laut einer Untersuchung von Emerson (2003) an über 10.000 Personen v. a. Störungen des Sozialverhaltens, emotionale Störungen, Angststörungen, Hyperaktivität sowie tiefgreifende Entwicklungsstörungen.

6.10.4 Diagnostik bzw. Differenzialdiagnostik

Auf Basis eines psychodynamischen Verstehenszuganges nach Piaget (2000) ist es diagnostisch wichtig zu erfassen, auf welcher körperlichen, kognitiven, emotionalen und sozialen Entwicklungsebene sich die jeweilige Person befindet. Dies bildet die Basis dafür, die nächsten Entwicklungsschritte zu planen und das konkrete klettertherapeutische Angebot bzw. Vorgehen an die jeweilige Person anzupassen. Zudem ist hinsichtlich des breiten Spektrums an psychischen Störungen eine diagnostische bzw. differenzialdiagnostische Abklärung durchzuführen. Eine differenzialdiagnostische Abgrenzung von Intelligenzminderung zu frühkindlichem Autismus, psychosozialer Deprivation, Demenz oder hirnorganischen Krankheiten ist außerdem möglich und auch wichtig, um die spezifischen Zielsetzungen und Arbeitsweisen im Rahmen des therapeutischen Kletterns zu erarbeiten.

6.10.5 Beziehungsebene

Auf der Beziehungsebene zeigen sich bei Menschen mit Intelligenzminderung verschiedene Aspekte, die im Rahmen des therapeutischen Kletterns relevant sind:

- **Bindung:** Menschen mit Behinderungen sind in ihrem Leben zumeist deutlich stärker auf andere Personen angewiesen und haben begrenztere eigene Handlungsmöglichkeiten als Menschen ohne Behinderungen. Therapeutisches Klettern bietet die Möglichkeit zu erleben, von einer anderen Person gehalten zu werden. Die Exploration kann schrittweise erprobt werden, während man darauf vertraut, von jemand anderem gesichert zu werden.
- **Risikowahrnehmung und klare Kommunikation:** Des Weiteren besteht für Menschen mit geistiger Behinderung in ihrem Leben eine erhöhte Gefahr ausgenutzt zu werden. Mangelnde Risikowahrnehmung, unklare Kommunikation sowie vermindertes Antizipieren von Folgen eigenen und fremden Handelns verstärken dieses Gefahrenpotenzial.
  Beim therapeutischen Klettern ist diese mangelnde Risikowahrnehmung zu beachten. Über die praktische Übung von Situationen beim Klettern kann Risikowahrnehmung und auch die Vorhersehbarkeit von Situationen geschult werden. Die beim Klettern notwendige klare Kommunikation kann helfen,

Risiken wahrzunehmen, aber auch dabei unterstützen, eigene Befindlichkeiten deutlich auszudrücken.

- **Selbstwert:** Menschen mit Behinderungen werden im sozialen Vergleich immer wieder mangelnde eigene Kompetenzen vor Augen geführt. Auch werden ihnen im Alltag oftmals Entscheidungen abgenommen bzw. nicht zugetraut. Die Routenwahl seitens des Klettertherapeuten kann in einem ersten Schritt so erfolgen, dass eine Selbstwertstärkung für den Klienten möglich ist und Situationen großer Über- oder Unterforderung vermieden werden.
- **Empathie/Theory of Mind:** Bei einigen Personen mit Intelligenzminderung liegen Einschränkungen in zwischenmenschlichen Bereichen vor. Ursache hierfür kann die spezielle Behinderung, aber auch ein anderer Faktor wie z. B. eine Bindungsunsicherheit sein.
  Eine eingeschränkte Theory of Mind beispielsweise führt dazu, dass Verhaltensweisen und Reaktionen anderer Personen wenig nachvollziehbar erscheinen. So kann z. B. unklar bleiben: »*Muss ich dem Sicherer Bescheid geben, bevor ich mich ins Seil setze?*« Ein besonders vorsichtiges, einfühlsames, vorausschauendes und schrittweises Vorgehen seitens des Klettertherapeuten ist hier wichtig.
- **Identitätsentwicklung:** Der Zweifel an eigenen Fähigkeiten begleitet Menschen mit Behinderungen oft ein Leben lang. Im Rahmen des therapeutischen Kletterns kann mit den Klienten daran gearbeitet werden, eigene Gefühle und Potenziale zu erkennen und zu benennen.
- **Gegenübertragung und szenisches Verstehen:** Eine tragfähige Betreuungsbeziehung in einem förderlichen und vertrauensvollen Prozess macht es möglich, dass Menschen mit geistiger Behinderung ihre Vorstellungen von ihrem Leben erspüren, entwickeln und schließlich auch in die Tat umsetzen. Beim therapeutischen Klettern kann szenisches Verstehen sehr hilfreich sein, da es einen großen Unterschied macht, auf welche Art und Weise ein Mensch an eine bestimmte Kletterroute herangeht und wie er sich beim Klettern verhält und bewegt.
  Typische Gegenübertragungen beim Therapeuten können das Übernehmen von zu viel oder zu wenig Verantwortung für den Klienten sein.
- **Autonomie und Abhängigkeit:** Klettern als Erlebnissport kann eine Abenteuerlust befriedigen, die Menschen mit Behinderungen im Alltag nur selten ausleben können. Die tendenzielle Überbehütung von Menschen mit Behinderungen führt häufig dazu, dass ihnen Situationen, die ein gewisses (subjektives) Risiko enthalten, nicht zugetraut werden (Kordas et al. 2004). Beim therapeutischen Klettern können sie unter Berücksichtigung der Sicherheitsvorkehrungen ihre individuellen Grenzen ausloten, positive Selbsterfahrungen machen und ihrem natürlichen Bedürfnis nach Abenteuer, Risiko und Spannung nachgeben. Eine plötzliche Möglichkeit zu mehr Eigenverantwortung kann jedoch auch Angst auslösen.

6.10.6 Klettertherapeutische Interventionen und Übungen

Bei den Übungen im Rahmen des therapeutischen Kletterns ist speziell auf die Besonderheiten der einzelnen Menschen mit geistigen Behinderungen einzugehen. Ziel des therapeutischen Kletterns ist es in diesem Fall, intensive Wahrnehmungs- und Bewegungserfahrungen anzuregen und somit eine Basis für Entwicklungsprozesse zu schaffen. Da Klettern eine offene Fertigkeit ist, die zum Experimentieren anregt, können sportmotorische Erfahrungen gesammelt und das Repertoire an sensorischen und motorischen Basisfähigkeiten und Handlungsfähigkeiten kann gut erweitert werden. Klettern erfordert, dass man durch aktives Explorieren eigenständig eine individuelle Strategie erarbeitet. Dies regt u.a. Handlungs- und Problemlösungsfertigkeiten und somit kognitive, aber auch emotionale Aspekte an. Durch die Tatsache, dass Klettern vorwiegend in Gruppen bzw. im Zusammenspiel mit anderen Menschen erfolgt, kann auch die Sozialkompetenz geschult werden.

Folgende Besonderheiten sind bei Menschen mit Intelligenzminderung zu bedenken:

- Spezielles und intensives Eingehen auf die wichtigsten **Kletterregeln** (mehrmaliges Wiederholen sowie praktisches Vorzeigen unter Einbezug der Klienten) und Bewusstmachen, was **gefährdende Situationen** in der Kletterhalle sein könnten (z.B. Herumlaufen oder Erschrecken sichernder Personen etc. ...).
- **Aufwärmen:** Da Menschen mit Behinderungen im Alltag oft ein geringeres Bewegungsausmaß als andere Personengruppen haben, ist ausreichendes Aufwärmen besonders bedeutsam.
- Immer wieder Hinweise auf **Pausen beim Klettern** und Ausschütteln der Arme zur Erholung geben, um die Sensitivität für den eigenen Körper und die eigenen Bedürfnisse zu erhöhen, da von den Klienten selbst oft nicht darauf geachtet wird bzw. werden kann.
- Viel mit **Erklärungen und Vorzeigen** sowie dem Einbeziehen von Klienten beim Vorzeigen arbeiten, um das Verinnerlichen des Dargestellten zu fördern.
- Die Körperposition des Kletterers beim **Ablassen** muss zumeist sehr ausführlich gezeigt werden. Der Ablassvorgang klappt bei Menschen ohne Behinderung und Kindern oft automatisch, hier ist jedoch großer Bedarf am Vorzeigen und Üben des Hineinsetzens wichtig.
- Darüber hinaus sind **Rituale** und mehrmaliges, sehr plastisches Erklären noch viel wichtiger als bei Menschen ohne Behinderungen. Unbedingt zu beachten ist die für den Klettertherapeuten erhöhte Anforderung bezüglich Aufsichtspflicht und Einschätzungsfähigkeit, was den einzelnen Personen zugetraut werden kann.

Übungen zu Risikowahrnehmung und Selbstwert

Zur Verbesserung dieser Bereiche können u. a. folgende Übungen dienen.

- Die Klienten sollen lernen, Kletterrouten entsprechend eigener Fähigkeiten auszuwählen, dies verbessert die Selbsteinschätzung und Selbstwahrnehmung. Der Klettertherapeut wählt die ersten paar Kletterrouten anhand ihres Schwierigkeitsgrades so aus, dass sie für den Teilnehmer ungefähr passend erscheinen. Danach soll der Teilnehmer selbst versuchen, den Schwierigkeitsgrad einer Kletterroute zu erkennen und sein eigenes Können adäquat einzuschätzen.
- Übung »Ein bisschen mehr« (► S. 258 f.)
- Übung »Ins Seil hineinsetzen/Sturztraining« (► S. 263 f.)
- Übung »Krake an der Kletterwand« (► S. 264 f.)

Übungen zu körperlich-sensorischen und Bewegungserfahrungen

Den bei Menschen mit Intelligenzminderung oft bestehenden mangelnden Bewegungserfahrungen kann beim therapeutischen Klettern effektiv entgegengewirkt werden. Über das Zusammenspiel der Sinne erfolgt eine Verknüpfung kognitiver, emotionaler und motorischer Bereiche (sensorische Integration).

- **Körpergefühl/-empfindungen stärken:** Den eigenen Körper spüren lernen, Signale des Körpers erkennen lernen und darüber eine Verbesserung der körperlichen und emotionalen Wahrnehmung ermöglichen.
- **Bewegungserfahrungen sammeln:** Zum Beispiel ist teilweise das Springen/Herabsteigen von der untersten Trittreihe der Boulderwand auf die Bouldermatte eine große Herausforderung und birgt ängstigende Elemente in sich. Durch Üben und sehr langsames Vorgehen sind zumeist große Erfolge möglich.
- **Kombination von Klettern mit Denkaufgaben:** Merkaufgaben, Zeichnen, Schreiben, Rechnen, Reimen, …

Übungen zu Beziehungserfahrungen

Beziehungserfahrungen können z. B. durch folgende Übungen gestärkt werden; unterstützend kann dabei auch eine klare Kommunikation geübt werden, z. B. bei den Kletterkommandos »Zug« und »Ab« bzw. »Stopp«, wenn man nicht mehr weiterklettern möchte.

- Übung »Blindes Klettern« (► S. 252 ff.)
- Übung »Ins Seil hineinsetzen/Sturztraining« (► S. 263 f.)
- Übung »Schaukeln« (► S. 269)
- Übung »Siamesische Zwillinge« (► S.271 f.)

Übungen zu Empathie und Theory of Mind

Empathische Fähigkeiten können mittels folgender Übungen gestärkt werden:

- Übung »Dirigent« (► S. 257)
- Übung »Elimination« (► S. 259)
- Übung »Marionette« (► S. 265 f.)

6.11 Burnout

Andreas Hillert, Alexander Heimbeck[1]

6.11.1 »Ausgebrannt« ist ein starkes Bild!

»Burnout«, als ein psychische und psychosomatische Aspekte bezeichnender Begriff, ist schon aufgrund des darin anklingenden Bildes quasi selbstevident. »***Wer je ein ausgebranntes Haus gesehen hat, der weiß, wie verheerend so etwas ist***« – so brachte es der deutsch-amerikanische Psychotherapeut Herbert Freudenberger, der durch seinen 1974 erschienen Aufsatz »Staff Burn-Out« in unserem Kontext als Entdecker des Phänomens gelten kann, auf den Punkt. Darüber hinaus ist das Thema derzeit in den Medien omnipräsent, wo es meist als Folge beruflichen Überengagements (»Es trifft gerade die Besten …«) und/oder als Nebenwirkung aktueller (Fehl-)Entwicklungen in der Arbeitswelt diskutiert wird (Burisch 2010; Hillert 2012, 2014; Hillert u. Marwitz 2006). Vor diesem Hintergrund, der sich weitgehend jenseits der psychiatrisch-psychotherapeutischen Fachwelt entwickelt hat, ginge jede wissenschaftlich Diskussion, etwa zu der Frage, ob Burnout als Diagnose hinreichend tragfähig ist, am Kern der Sache vorbei. »Burnout« hat sich zwischenzeitlich zu einer manifesten sozialen Wirklichkeit entwickelt, die ihrerseits auf die Fachwelt zurückwirkt. Obgleich Burnout entsprechend der ICD-10 keine definierte (F-)Diagnose ist, sondern sich hier nur als (undefinierte) Zusatzkodierung findet (Z73 – Probleme verbunden mit Schwierigkeiten bei der Lebensbewältigung), wird eben diese »Diagnose« in großer Zahl von Allgemein- wie von Fachärzten gestellt. Im ambulanten und stationären Setting werden Burnout-Behandlungen offeriert, Experten konzipieren diesbezüglich elaborierte Behandlungskonzepte (Hillert 2012) und Fachgesellschaften zeigen sich bemüht, Burnout in tradierten psychiatrischen Konzepten zu subsumieren (z. B. DGPPN 2012). Am Beispiel von Burnout lässt sich somit prägnant explizieren, in welchem Maße Medizin und praktizierte (Psycho-)Therapie – jenseits wissenschaftlicher Paradigmen – die Bedürfnisse der jeweiligen Zeit und Gesellschaft spiegeln.

6.11.2 Burnout: ein medizinisch-therapeutisches Paradigma?

Im Gegensatz zu den »klassischen« psychischen Krankheits- bzw. Störungsbildern, die in etablierten Diagnosesystemen wie der ICD-10 anhand operationalisierter Kriterien erfasst werden, wurde Burnout von einem »Betroffenen« entdeckt. Freudenberger, als Jugendlicher aus Nazideutschland geflohen, hatte sich in New York als niedergelassener Psychoanalytiker etabliert. Gleichzeitig war der Familienvater hochengagiert in sozialen Projekten tätig. Regelmäßig arbeitete er

1 Abschnitt 6.11.1–6.11.5: A. Heimbeck, Abschnitt 6.11.6: A. Hillert

12 und mehr Stunden am Tag. Dass für die Familie wenig Zeit blieb und er im Laufe der Zeit die Grenzen seiner Leistungsfähigkeit überschritt, dabei dünnhäutiger, reizbarer und infektanfälliger wurde, verwundert nicht. Im seinem 1974 erschienenen Aufsatz schildert er Burnout folglich nicht als bei seinen Patienten beobachtetes, sondern als selbst erlittenes Schicksal. Subtil beschreibt er die bei ihm unter dem hohen Arbeitsdruck manifest gewordenen Symptome (hinter denen er unschwer z. B. auch eine »Arbeitsneurose« oder ein »Helfersyndrom« hätte erkennen können). Charakteristisch sei ausschließlich die Dynamik, die die Betroffenen ins Burnout führe. Burnout ist dabei seines Erachtens keine Form einer psychischen Erkrankung, sondern ein Phänomen eigener Qualität, das ausschließlich Menschen beträfe, die sich in Sozialberufen für das Wohl ihrer Klienten engagierten. Betroffene benötigen damit auch keine Therapie oder Selbstreflexion, sondern praktische Unterstützung, berufliche Entlastung und Freiräume (▶ Burnout-Präventionsvorschläge). Später erweiterte Freudenberger seine Meinung beträchtlich: Burnout können demnach nun alle in irgendeiner Weise engagierten und belasteten Menschen, vorzugsweise Frauen, treffen.

Burnout-Präventionsvorschläge (Freudenberger 1974)

- Trainings- und Eingewöhnungsprogramm für neue Mitarbeiter
- Klärung der eigenen Ansprüche und Ziele: realistische vs. unrealistische
- gelegentliche Wechsel des Arbeitsbereiches
- Begrenzung der Arbeitsstunden: »Auszeit heißt Auszeit!«
- klare Urlaubsregelungen und Flexibilität bewahren: Wer eine Auszeit braucht, soll sie bekommen!
- Pflege von Kollegialität ...
- Austausch mit Kollegen, um eigene Belastungen in Grenzen zu halten
- Workshops – Unterbrechung der Routine durch Weiterbildung
- Erhöhung der Zahl der Mitarbeiter
- körperliche Fitness durch Training steigern

Wenig später konzeptualisierte die Psychologin Christina Maslach Burnout als ein aus den Komponenten emotionale Erschöpfung, Depersonalisierung und reduzierte persönliche Leistungsfähigkeit bestehendes Syndrom. Mit dem von ihr entwickelten Maslach Burnout Inventar (MBI) versuchte sie dies zu erfassen und zu quantifizieren (Maslach et al. 1999). Die mit dem MBI erhobenen Werte korrelieren jeweils im mittleren Bereich mit Depressivität, Arbeits(un)zufriedenheit und Aspekten wie Ängstlichkeit bis Neurotizismus. Angesichts der verwendeten Items, die schwerpunktmäßig Erschöpfungserleben und eine eventuelle depressive Befindlichkeit im vergangenen Jahr sowie die diesbezügliche (berufsbezogene) Attribution abfragen, verwundert dies nicht (etwa: »*Ich fühle mich von meiner Arbeit ausgelaugt*«). Entsprechend ist es mit dem MBI nicht möglich, Burnout z. B. gegenüber einer depressiven Symptomatik abgrenzen. Dass der von Freudenberger herausgestellte dynamische Aspekt, ein gegenüber einem engagiert-energetischen Zustand deutlich abfallendes Leistungs- und Befindlichkeitsniveau, mit dem MBI gar nicht erfasst wird (im Sinne von: »*Vor einigen Jahren erledigte ich berufliche Aufgaben mit Elan und Vergnügen, heute …*«), blieb weitgehend unreflektiert (Hillert u. Marwitz 2006). Das, was der MBI misst, und das, was Freudenberger postulierte, haben somit nur partiell etwas miteinander zu tun. Die Schnittmenge geht über als berufsbedingt erlebtes Überlastungserleben und darauf bezogene Symptome kaum hinaus. Zudem fehlen zum MBI bis heute an repräsentativen Bevölkerungsstichproben erhobene, durch externe Parameter (etwa klinische Behandlungsbedürftigkeit) gesicherte Normwerte.

6.11.3 Diagnostische Abgründe mit therapeutischen Konsequenzen

Da mit Burnout weit mehr als hundert (allesamt unspezifische) Symptome in Verbindung gebracht werden und Kernsymptome fehlen (▶ Mögliche Burnout-Symptome), lässt sich dieses Phänomen nicht als ICD-10-Diagnose darstellen. Leider ist auch die Hypothese, wonach es eine charakteristische, in den Burnout führende Dynamik gäbe, empirisch nicht haltbar. Im Gegensatz zu diversen Burnout-Stufen bzw. Stadien-Modellen, die jeweils von »engagiert-idealistischem« Risikoverhalten bis in tief-depressive Zustände hinabführen, sieht die Realität – im Normalfall – erfreulicherweise anders aus. Das in den Modellen vorgezeichnete Schicksal eines (ehemals) hochengagierten, durch Überlastung »ausgebrannten« Mitarbeiters mag durch die damit einhergehende Assoziation an eine sich entladende Batterie überzeugen. Soweit systematisch erhobene Daten vorliegen – sei es in Form von Altersgruppenvergleichen oder aber, methodisch besser, in Form von Verlaufsuntersuchungen –, finden sich viel mehr Menschen, die über die Jahre hinweg hinsichtlich ihres Umganges mit Arbeitsbelastungen und ihres diesbezüglichen Erlebens vergleichsweise stabile Muster aufweisen. Und das sowohl im gesunden, kompetenten bzw. leistungsfähigen wie im »ausgebrannten« Modus.

Mögliche Burnout-Symptome – eine Auswahl (mod. nach Burisch 2010)

- Erschöpfung, Energiemangel, Schlafstörungen
- Konzentrations- und Gedächtnisprobleme, Insuffizienzgefühle, Entscheidungsunfähigkeit
- verringerte Initiative und Fantasie, Gleichgültigkeit, Langeweile, Desillusionierung, Neigung zum Weinen, Schwächegefühl, Ruhelosigkeit, Verzweiflung
- größere Distanz zu Klienten, Betonung von Fachjargon, Vorwürfe gegen andere, Verlust an Empathie, Zynismus, Verlust von Idealismus, Bitterkeit, »Dehumanisierung«
- Partnerschafts- und/oder Familienprobleme
- Gefühl mangelnder Anerkennung
- körperliche Symptome wie Engegefühl in der Brust, Atembeschwerden, Rückenschmerzen, Übelkeit, vermehrtes Rauchen

So schildert sich beispielsweise ein Drittel der angehenden Lehrer auf entsprechenden Fragebögen bereits als »ausgebrannt«, bevor eine Verausgabung im Beruf überhaupt stattgefunden haben kann (Hillert et al. 2012a). Eben dieses Drittel »ausgebrannter« Kollegen findet sich in allen Altersstufen wieder. Ein ähnliches Bild zeigen Verlaufsuntersuchungen. Üblicherweise brennen demnach eben gerade diejenigen *nicht* aus, die »gebrannt« haben, sondern die, die nie gebrannt hatten und sich schon immer, wenn nicht als ausgebrannt, so doch als überfordert und/oder als im falschen Beruf tätig erlebt haben. Natürlich schließt dies tragische Einzelfälle hochengagierter und kompetenter, nun aber, zumal wenn systemische Kränkungen/Gratifikationskrisen hinzukommen, frustrierter bis depressiv-erkrankter Menschen nicht aus.

So prägnant die mit »Burnout« assoziierten Bilder auch sein mögen, inhaltlich greifen sie nicht nur zu kurz, sie führen zu falschen Therapiekonzepten. Es geht eben nicht darum: *»Machen Sie sich weniger Stress, Sie haben sowieso viel zu viel getan, seien Sie weniger idealistisch …«*, sondern um: *»Erhöhen Sie Ihre Kompetenzen im Umgang mit (beruflichen) Belastungen!«*

6.11.4 Burnout: ein subjektives Störungsmodell

Festzuhalten bleibt, dass sich Burnout angesichts unspezifischer Symptomatik und Genese nicht im Sinne einer reliablen und damit validen Diagnose fassen lässt. Entsprechend konnte sich keine der mehr als 130 vorliegenden Burnout-Definitionen durchsetzen (Korczak et al. 2010). Auch Versuche etwa vonseiten psychiatrischer Fachgesellschaften, das Phänomen als eine Art Zwischenstufe zwischen »normalem Arbeitsstress« und manifesten Diagnosen zu definieren, helfen nicht weiter: Selbst Zwischenzustände sollten, wenn damit spezifische Aussagen und Wertungen verbunden werden, als solche abgrenzbar sein (DGPPN 2012).

Was ist Burnout? Die Antwort auf diese Frage findet sich genau dort, wo die Ursprünge des Phänomens lagen (Hillert u. Marwitz 2006; Hillert 2014). Als Freudenberger Burnout entdeckte, tat er dies nicht aus der Perspektive des Therapeuten heraus, also mit fachlicher Distanz, sondern als Betroffener. Welche Symptome vorliegen, ist für Betroffene irrelevant. Sie wissen ja, worunter sie leiden. Wichtiger ist eine Vorstellung davon, wo die Ursachen eines Problems liegen und auf welche Weise sich der Zustand verhindern bzw. verbessern lässt.

Subjektive Störungs- bzw. Krankheitsmodelle dieser Art haben somit – über das jeweilige »Label« hinaus – entlastende Funktion. Und das vorzugsweise dann, wenn die als solche erkannten Ursachen nicht im Bereich dessen liegen, was dem Individuum als »Schuld« zuzuschreiben wäre. Zudem sollten sie nicht in potenziell bis real stigmatisierte Dimensionen herabreichen (»psychische Erkrankung«) und für das Individuum mit günstigen, weniger schmerzhaften Perspektiven verbunden sein.

Allen diesen Kriterien entspricht »Burnout« in geradezu idealer Weise. Burnout-Gründe liegen erklärtermaßen primär in der Arbeits-Umwelt. Im engeren Sinne krank seien Betroffene nicht. Was die individuelle Schuld anbelangt, da *»war mein einziger Fehler vielleicht, dass ich zu engagiert war und zu viel gearbeitet habe ...«*. Ohne krank zu sein, resultiert für Burnout-Betroffene – im Sinne von Sigmund Freud – primärer wie sekundärer Krankheitsgewinn. Burnout-Erleben beinhaltet, neben allem Leid, einen gesellschaftlich legitimierten Ausweg, heraus aus den immanenten Zwängen unserer Leistungsgesellschaft. Die Betroffenen »beweisen« ja gerade dadurch, dass sie betroffen sind, in welch hohem Maße – mehr als andere! – sie sich mit den Leistungszielen identifiziert hatten (*»Nur wer entflammt war ...«*). Gerade deshalb können sie nicht mehr.

Burnout spiegelt passgenau die sozialen und arbeitsbezogenen Rahmenbedingungen respektive die Bedürfnisse der Menschen im beginnenden 21. Jahrhundert (Rosa 2005; Kury 2012)! Die Karriere des Phänomens dürfte dies nachhaltig stimuliert haben. Letztlich definiert also jeder Mensch – sowohl die, die sich betroffen fühlen, als auch die, die es nicht tun – Burnout selbst (Hillert et al. 2012b). Und das ist gut so! Wenn, dann war und ist Burnout ein subjektives Störungs- bzw. Krankheitsmodell.

6.11.5 Prävention, Behandlung und Perspektiven

Angesichts der skizzierten Konstellation kann und wird es keine spezifische Burnout-Prophylaxe und -Behandlung geben (Hillert 2012). Alle Verfahren, die darauf abzielen, das Wohlbefinden (von gesunder Ernährung bis hin zu guten Matratzen u. a.) und/oder die Kompetenz von Menschen im Umgang mit Stressbelastungen zu erhöhen, lassen sich als Anti-Burnout-Maßnahmen deklarieren. In der Praxis sind diesbezüglich Angebote zur Erhöhung der Entspannungs- und Regenerationsfähigkeit, insbesondere auch Achtsamkeitstrainings, zentral. Daneben geht es um eine Erhöhung der sozialen (berufsbezogenen) Kompetenz bis hin zu Aspekten, die in die Sphäre von Lebensweisheit und Sinn hineinführen: *»Gott, gib mir die Gelassenheit, Dinge hinzunehmen, die ich nicht ändern kann, den Mut, Dinge zu ändern, die ich ändern kann, und die Weisheit, das eine vom anderen zu unterscheiden.«*

Was davon bzw. welcher Weg jeweils vor- und eingeschlagen wird, dürfte in der Praxis wesentlich von den individuellen Vorlieben und Prägungen der beteiligten Personen abhängen. Soweit Burnout als Synonym für beruflichen Stress steht, liegt der Einsatz berufsbezogener Trainings bzw. Therapieprogramme mit dem Fokus »Stressmanagement« nahe. Entsprechende, auf Gruppen-Settings ausgelegte Konzepte, angefangen von der Supervision, wurden im präventiven wie im therapeutischen Kontext evaluiert und liegen als Manuale vor (Hillert et al. 2007, 2012a; Meichenbaum 2003; Kaluza 2004). Primäres Ziel ist hier wohlgemerkt die Erhöhung berufsbezogener Stressbewältigungskompetenz. Wenn sich parallel dazu die Burnout-Identifikation der Kandidaten reduziert, dann wäre das ganz im Sinne aller Beteiligten.

Bezogen auf Burnout als gesellschaftliches Phänomen sind die Perspektiven weniger charmant: Wenn der Druck im sozialen wie beruflichen, sich weiter beschleunigenden, Sicherheiten reduzierenden Kontext weiter ansteigt und damit der »Stress« in der Arbeitswelt zunimmt, werden Burnout-Konstellationen letztlich … absehbar zurückgehen. Bis etwa 2002 erreichten keine 10 % der deutschen Lehrer den Altersruhestand. Die meisten gingen wegen psychischer Störungen (darunter auch von Amtsärzten diagnostiziertem Burnout) in Frühpension. Wenn heute ca. 65 % der Kollegen den Altersruhestand erreichen, dann liegt das an neu eingeführten, deutlich erhöhten Versorgungsabschlägen. Mit Arbeitsunfähigkeit einhergehendes Burnout muss man sich leisten können bzw. die Gesellschaft muss es sich leisten wollen und leisten können! Ob das bezogen auf sich »ausgebrannt« fühlende Individuen gerecht und fair ist, bleibt zu diskutieren.

6.11.6 Klettertherapeutische Interventionen und Übungen

Das therapeutische Klettern kann für viele Patienten ein attraktiver therapeutischer Baustein sein, der aktiviert, aus dem Alltag hinausführende positive Erfahrungen ermöglicht, zumal hinsichtlich eigener Kompetenzen. Es bietet ein prägnantes Modell, wie mit Ängsten konstruktiv umgegangen werden kann (Muschalla u. Linden 2013) und zeigt darüber hinaus Sinn- und Lebensperspektiven auf. Im Einzelnen kann dies bedeuten:

Übungen zu emotionalen Kompetenzen

»*Gefühle sind fehl am Platz, ich muss funktionieren. Mich fragt ja keiner, wie es mir geht*«, dies sind Sätze, die in der Therapie von Burnout-Betroffenen häufig zu hören sind. Gefühle wahrnehmen, einordnen und benennen zu können ist eine Fähigkeit, die im stressbesetzten Alltag häufig verloren geht. Durch das therapeutische Klettern kann dies wieder eingeübt werden. Ein wichtiger Faktor in diesem Zusammenhang ist Zeit.

- Dem Patienten ist v. a. für das Wahrnehmen der Gefühle Zeit zu lassen, dazu sind evtl. sogar die Augen zu schließen. Bevor die Einheit beginnt, bevor er in die Kletterroute einsteigt, soll der Patient innehalten, sich spüren und dann formulieren, wie er sich aktuell fühlt.

Übungen zu sozialen Kompetenzen

Gerade Menschen mit Burnout sollen wieder lernen, ihren Gefühlen – den Wegweisern – mehr Achtung zu schenken. Nützlich sind diese Wegweiser jedoch nur, wenn sie mit einer entsprechenden sozialen Kompetenz in Verbindung gebracht werden können. Spüren, einordnen und verbalisieren zu können: »*Ich bin nervös, ich bin angespannt, ich freue mich oder ich habe Angst*«, ist im Alltag die Basis, um sich seinen Mitmenschen mitteilen, Bedürfnisse formulieren, sich abgrenzen zu können.

- Im Vorfeld einer Kletterroute genaue Absprachen mit dem Kletterpartner treffen, nach dem Muster: »*Ich fühle mich …*« (angespannt, unsicher, nervös, kraftvoll, beschwingt, sicher …). »*Deshalb will ich, dass du …*« (mich sofort ablässt, wenn ich dir das Zeichen gebe; mich anfeuerst; abwartest mit dem Ablassen, wenn ich nicht mehr weiterkomme; mich eng/weniger eng sicherst …).

- In der anschließenden Reflexion soll geübt werden, negative und positive Kritik anzubringen: »*Mir war das Ablassen zu schnell, bitte das nächste Mal langsamer!*«; »*Du hast sehr locker gesichert, das hat mir Angst gemacht!*«; »*Ich hatte den Eindruck, du warst beim Sichern abgelenkt, da wurde ich nervös, konzentriere dich bitte noch mehr auf mich, das gibt mir Sicherheit!*«, oder aber: »*Ich habe mich sehr sicher gefühlt, weil du sofort reagiert hast!*« usw.

Übungen zu hohem Leistungsanspruch/Perfektionismus

Höher – weiter – schneller, das Motto der Zeit. Zu entdecken, dass es neben dem Leistungsgedanken noch andere lohnende Lebensperspektiven zu entdecken gibt, scheint sich im Klettern zu erfüllen. Natürlich kann man immer schwieriger klettern, man könnte aber auch klettern, weil man nette Menschen trifft, sich beim Bewegen ein gutes Körpergefühl einstellt, um sich zu überwinden, um sich zu entspannen, wegen des Naturerlebnisses usw.

- Übung »Ampel & Achtsamkeit« (► S. 249 f.)
- Übung »Autofahren« (► S. 250 f.)
- Übung »Blindes Klettern« (► S. 252 ff.)
- Übung »Boulder kleben« (► S. 254 f.)
- Übung »Ein bisschen mehr« (► S. 258 f.)

Übungen zur Spannungsregulation/Regenerationsfähigkeit

Sich in den Dingen nicht zu verlieren, die auf einen einströmen, ist sicherlich eine Kunst. Wenn man sich die Symptome von Burnout betroffener Menschen ansieht, ist diese Kunst im oft hektischen Alltag jedoch nicht mehr sehr stark ausgeprägt. Das Thema Achtsamkeit spielt in der Therapie daher eine große Rolle. Das Thema lässt sich darin unterteilen, einerseits zu lernen »im Hier und Jetzt zu sein« und sich andererseits darauf einzulassen, die Gefühle und Gedanken, die auftreten, nicht zu werten und schließlich zu akzeptieren.

- Sich möglichst auf das leise Antreten konzentrieren; auf einen ruhigen und gleichmäßigen Atem fokussieren; Griffe ertasten und spüren, bewusst übertriebene Spannung im Körper spüren etc.
- Mit extra viel Kraft klettern – im Gegensatz dazu mit möglichst wenig Krafteinsatz klettern.
- Gefühle beobachten; versuchen, Gefühle, die auftreten, zu benennen; im Gespräch Möglichkeiten finden, diese Gefühle zu akzeptieren.
- Hierzu auch »pendeln«: zwischen negativem Gefühl und einem positivem körperlichen Reiz hin- und herpendeln. Wenn der Patient von einem negativen Gefühl überrollt wird, soll er versuchen, in der Situation dieses negative Gefühl zu halten, gleichzeitig aber nach einem Ort im Körper als Gegenpol suchen, der ihm Halt und Sicherheit gibt. Ein Beispiel: Das Gefühl der Angst

ist übermächtig groß. Wo aber im Körper ist noch etwas anderes zu spüren, evtl. die Atmung, der Herzschlag, das Ballen der Fäuste, der Boden unter den Füßen? Dabei bewusst die Angst spüren und zulassen, aber eben auch den Fokus auf das Haltgebende richten.

Übungen zu Sinn und Lebensperspektive – soziales Netzwerk/Freizeitgestaltung
Identitätsstiftend ist es, neben der Arbeit dem sozialen Umfeld wieder mehr Beachtung zu schenken. Klettern als Möglichkeit der Freizeitgestaltung kann neue Perspektiven eröffnen.

- Erarbeiten einer Wochenstruktur: Wann ist Zeit zum Klettern?
- Erkundungen einholen: Wo gibt es Kletterhallen, Kletterkurse und zu mir passende Kurse?
- Gedanken machen: Mit wem gehe ich klettern, will ich neue Menschen kennenlernen?

6.12 Abhängigkeitserkrankungen

Hubertus Deimel, Stephan Niggehoff

Einleitung

Die verschiedenen Formen der Abhängigkeitserkrankungen sind in der ICD-10 unter dem Kapitel F1 »Psychische und Verhaltensstörungen durch psychotrope Substanzen« aufgeführt. Sie weisen ein breites Spektrum stoffgebundener Abhängigkeiten mit unterschiedlichen Substanzen aus (F10–F19) aus.

Die Klassifikation erfasst hierbei folgende Substanzgruppen:

- Alkohol (F10)
- Opioide (F11)
- Cannabinoide (F12)
- Sedativa oder Hypnotika (F13)
- Cocain (F14)
- sonstige Stimulanzien einschließlich Coffein (F15)
- Halluzinogene (F16)
- Tabak (F17)
- Lösungsmittel (F18)
- multipler Substanzgebrauch und Konsum sonstiger psychotroper Substanzen (F19)

Speziell für F10.2–F19.2 werden folgende relevante Kernmerkmale der entsprechenden Abhängigkeit aufgeführt: Es handelt sich um eine Gruppe von körperlichen, kognitiven und Verhaltens-Phänomenen, die sich nach wiederholtem Substanzgebrauch entwickeln. Typischerweise besteht ein starker Wunsch, die Substanz einzunehmen, Schwierigkeiten, den Konsum zu kontrollieren, und anhaltender Substanzgebrauch trotz schädlicher Folgen. Dem Substanzgebrauch wird Vorrang vor anderen Aktivitäten und Verpflichtungen gegeben. Es entwickelt sich eine Toleranzerhöhung und manchmal ein körperliches Entzugssyndrom (ICD-10, Dilling et al. 2000, S. 99 f.).

Die Bandbreite der substanzbezogenen Abhängigkeitserkrankungen verweist darauf, dass generelle Aussagen zu Menschen mit Abhängigkeitserkrankungen schon aufgrund der Verschiedenartigkeit der Suchterkrankungen, der Komorbiditäten oder des Alters auf die hier zu bearbeitende Thematik des therapeutischen Kletterns nur schwer zu treffen sind. Unsere Ausführungen beziehen sich schwerpunktmäßig auf jüngere Menschen mit einer polytoxikomanen Abhängigkeit, wie man sie heute mehrheitlich in den Fachkliniken für (illegale) Drogenabhängigkeit vorfindet.

6.12.1 Ursachen und Psychodynamik

Zum Verständnis und zur Erklärung von Abhängigkeitserkrankungen ist es aus wissenschaftlicher Sicht notwendig, unterschiedliche ätiologische Theorien und Modelle heranzuziehen, um der Komplexität und Vielfältigkeit der Abhängigkeitserkrankungen zu entsprechen. Dies ist auch unter bewegungs- und sporttherapeutischen Gesichtspunkten relevant, da sich hieraus indikationsspezifische Zielsetzungen – auch speziell für das therapeutische Klettern – ableiten lassen. International besteht Einigkeit darüber, dass sich Abhängigkeit aus einem mehrdimensionalen Faktoren- und Ursachenbündel mit biopsychosozialen Theorieansätzen zusammensetzt (West 2001). Innerhalb solcher multifaktorieller Ursachen wird man jedoch vielfach eine gewisse Zwangsläufigkeit im Entwicklungsverlauf von Menschen feststellen können, die als Endresultat zu einer Drogenabhängigkeit im Sinne einer Kompensation von Gewalt-, Missbrauchs- und Vernachlässigungserfahrungen geführt haben. Insofern ist die häufig getätigte Aussage, dass »Sucht« viele Gesichter und viele Ursachen hat, stimmig.

Als relevante Bezugstheorien zur Ätiologie von Abhängigkeitserkrankungen müssen in Sinne des integrativen biopsychosozialen Modells der Suchterkrankungen folgende Ansätze und Theorien berücksichtig werden, deren Kernaussagen in gegebener Kürze dargestellt werden:

Bei den **biologischen Ansätzen** stehen heute neben den genetischen Faktoren u. a. Ansätze und tierexperimentelle Studien zu neuroadaptiven Veränderungen im Gehirn im Vordergrund, die sich bei chronischem Langzeitkonsum verändern. Speziell das mesolimbische Belohnungssystem sowie die dysregulativen Veränderungen im Neurotransmittersystem stehen hierbei im Fokus, um das Substanzverlangen (Craving), das Suchtgedächtnis oder die Rückfallproblematik bei Drogenabhängigkeit erklärbar zu machen. Der **genetische Aspekt** bei der Entstehung von Drogenabhängigkeit stützt sich zum einen auf Zwillings- und Familienstudien, zum anderen auf disponierende Faktoren. Eine solche Disposition beruht auf einer erhöhten Vulnerabilität und Stress-Sensibilität, die bei ungünstigen sozialen Umweltfaktoren zu einer möglichen Suchtgefährdung beitragen können (Jordan u. Sack 2009; Müller u. Heinz 2012). An dieser Stelle sind Ergebnisse der **Bindungsforschung** zu erwähnen, die die Auswirkungen unterschiedlicher Bindungsstile auf die Entwicklung von Kleinkindern nachgewiesen haben (▸ Kap. 6.2). Basale emotionale, kognitive und soziale Kompetenzen wurden nicht in ausreichendem Maße erworben und gefestigt bzw. wurden zusätzlich behindert durch frühkindliche Gewalt- und Missbrauchserfahrungen. Abgefangen oder gemildert werden kann diese Entwicklung im Einzelfall durch das mögliche Vorhandensein protektiver Faktoren im erweiterten sozialen Umfeld, wie Ergebnisse aus der Resilienzforschung belegen (Jordan u. Sack 2009). Schließlich gerät nicht jedes Kind mit negativen Bindungs- und sozialen Umwelterfahrungen in die Suchtspirale.

Parallel dazu trägt eine derartig brüchige Bindungsbasis zur Entwicklung zahlreicher psychischer Störungen im Kindesalter bei, die später als Komorbidität zusätzlich zur Drogenabhängigkeit auftauchen, in Wirklichkeit vielfach jedoch schon vorher existierten. Hierzu gehören z. B. AD(H)S, Angststörungen, Depressionen, externalisierte Störungen, Persönlichkeitsstörungen wie z. B. Borderline, Delinquenz oder auch frühe und spätere Traumata (Essau u. Conradt 2009).

All diese Faktoren führen aus psychodynamischer Sicht u. a. dazu, Drogenabhängigkeit als strukturelles Defizit zu beschreiben; die betroffene Person versucht durch den Drogenkonsum eine Selbstheilung, um aversive Affekte, Leere- und negative Selbstwertgefühle zu vermeiden und gleichzeitig durch die Droge eine Distanzierung und Abschirmung zur feindlichen, kalten Umwelt und emotional nicht befriedigenden Beziehungen herzustellen. Die Drogen übernehmen hierbei eine Schutz-, Ersatz- und Beruhigungsfunktion (Tretter 2000).

Aus **lerntheoretischer Sicht** wird Drogenabhängigkeit durch Konditionierungsprozesse erklärt, die sich durch die Verbindung von Drogen und einem positiven, erwünschten emotional-affektiven Selbsterleben ergeben und sich je nach Droge schnell generalisieren. Ebenso kann das Verringern oder die Beseitigung unangenehmer, aversiver Gefühle verstärkend wirken. Drogenkonsum im Kontext eines akzeptierenden Umfelds (Peergroup) wirkt ebenfalls verstärkend u. a. auch in Form von Modelllernen (Farke 2009; Tretter 2000).

Aus **soziologischer Perspektive** werden die gesellschaftlichen Rahmenbedingungen thematisiert, die zur Entstehung und Aufrechterhaltung von Drogenkonsum beitragen. Hierzu zählen u. a. die Verfügbarkeit von Drogen, Konsumsitten, aber auch gesellschaftliche Einstellungen wie Rast- und Grenzenlosigkeit, absolute Leistungs- und Konkurrenzorientierung oder die unreflektierte Leistungssteigerungsbereitschaft unter Verwendung aller verfügbaren pharmakologischen Hilfen.

6.12.2 Symptomatik

Menschen mit Drogenabhängigkeit weisen in der klinischen Behandlungsphase eine Fülle **somatischer, psychischer und sozialer Symptome** auf, die in der Regel eine längere Therapie- und Rehabilitationsbehandlung verlangen. Auf der **körperlichen Ebene** finden sich abhängig vom Alter und der Länge des Drogenkonsums ausgeprägte Einschränkungen der Leistungsfähigkeit, speziell im internistischen, orthopädischen und neurologischen Bereich. Die Symptomatik wird besonders in der Akutbehandlungsphase durch die Entzugsproblematik verstärkt. Weiterhin sind Begleiterkrankungen wie Hepatitis, HIV-Infektionen oder Abszesse zu nennen (Schmidt et al. 2006). Bei jüngeren Betroffenen kann man jedoch vielfach je nach Konsummuster immer noch von einer vergleichsweise guten körperlichen Verfassung ausgehen.

Auf der **psychischen Ebene** dominieren Symptome wie rasche Stimmungsschwankungen, Frustrationslabilität, Antriebs- und Motivationsstörungen, Störungen des Selbstwertgefühls und der Selbstfürsorge, aber auch kognitive Beeinträchtigungen in Form von Konzentrationsstörungen, Sprunghaftigkeit oder geringer Merkfähigkeit. Störungen der Affekte, der Wahrnehmung und des Denkens sind besonders bei Betroffenen mit Doppeldiagnosen ausgeprägt (Laux 2009).

Im **Kommunikations- und Sozialverhalten** weisen viele Menschen mit einer Drogenabhängigkeit sozialisationsbedingt größere Probleme auf, was sich u. a. in einer gering entwickelten Empathiefähigkeit, mangelnder Konfliktfähigkeit oder in der Problematik der Akzeptanz gesellschaftlicher Regeln und Normen widerspiegelt. Erschwerend wirken verinnerlichte Erfahrungen und Verhaltensweisen aus der Drogenszene und dem Strafvollzug.

6.12.3 Differenzialdiagnose

Unter differenzialdiagnostischen Gesichtspunkten beziehen sich die bisher getätigten Aussagen schwerpunktmäßig auf Patienten, die illegale Drogen konsumieren. Davon abzugrenzen sind Menschen mit Essstörungen, Spiel- oder Internetsüchten. Bei Alkohol- oder Medikamentenabhängigkeit gibt es in bestimmten Bereichen der Symptomatik Ähnlichkeiten, in anderen Verhaltensbereichen jedoch auch deutliche Unterschiede.

6.12.4 Beziehungsebene

Bedingt durch inkonsistente, wenig stabile und vertrauensvolle Beziehungserfahrungen in der Entwicklung ist das Verhalten von Menschen mit einer Drogenabhängigkeit anfänglich häufig durch starkes Misstrauen, Angst und Abwehr geprägt. Das geringe Selbstwertgefühl bedingt in vielen Fällen eine hohe seelische Verletz- und Kränkbarkeit, die erforderlich macht, dass der Therapeut in der Begegnung eine akzeptierende, respektierende und wertschätzende Grundhaltung in einem entsprechenden therapeutischen Rahmen einbringt (Rudolf 2005). Das Abwehrverhalten drückt sich durch ein facettenreiches Vermeidungsverhalten aus, das Parallelen zu ambivalenten Verhaltensmustern in der Pubertät zeigen kann. Ambivalenz spiegelt sich u. a. in der Unsicherheit im Umgang mit Nähe und Distanz oder von Autonomie und Anpassung an soziale Bedingungen wider.

Die Konfliktfähigkeit ist zu Beginn der Therapie wenig oder kaum entwickelt, da in der Vergangenheit Konfliktlösungen mit Beziehungsabbrüchen gleichgesetzt wurden. Im therapeutischen Prozess soll daher die Erfahrung vermittelt werden, dass auch Auseinandersetzung und Streit zu einer tragenden Beziehung gehören und zur Persönlichkeitsstabilisierung sowie zur Beziehungsentwicklung beitragen.

Zudem finden sich in den Beziehungsmustern, bedingt durch die vielen negativen biografischen Erfahrungen, oft Ab- und Entwertungen wieder, die seitens des Therapeuten ein hohes Maß an flexiblen Reaktionen im Umgang damit erfordern.

Mit der Stabilisierung der therapeutischen Beziehung sind hier jedoch korrigierende Interventionen empfehlenswert. Weiterhin zeigen sich auf der Beziehungsebene in der Übertragung aufgrund der erhöhten Vulnerabilität und narzisstischen Verwundbarkeit Muster wie Überreaktionen bei Konflikten mit hoher Aggressivität nach außen oder Rückzugsverhalten bis hin zu völliger Resignation und Selbstaufgabe, Versagens- oder auch Verlustängste. Gegenübertragungsgefühle sollten in empathischer, klarer und dosierter Form zurückgemeldet werden.

Die therapeutische Beziehung wird zusätzlich durch eine entwicklungs- und ressourcenorientierte Haltung des Therapeuten gestärkt, die mit Wahrnehmungs-, Erlebens- und Reflexionsprozessen verbunden ist und die Grundlage zur Selbstwertsteigerung, zu Selbstwirksamkeitserfahrungen, zu verbesserter Emotionsregulation und zur sozialen Kompetenzentwicklung bildet (Deimel 2011).

6.12.5 Klettertherapeutische Interventionen und Übungen

Beim therapeutischen Klettern mit Menschen mit Abhängigkeitserkrankungen und Komorbidität werden verschiedene psychophysische und psychosoziale Ziele verfolgt, z. B. Vertrauen und Kooperation, Umgang mit Emotionen, Körper- und Selbsterfahrungen oder auch konditionelle, koordinative Verbesserungen.

Menschen mit Drogenabhängigkeit haben meist wenig Erfahrung mit stabilen, vertrauensvollen Beziehungsmustern. Die Verantwortungsübernahme, u. a. die volle Konzentration auf den Kletterpartner, stellt daher oft eine besondere Herausforderung dar, sie muss zuvor in der Bewegungs- und Sporttherapie vorbereitet, später beim Klettern gefestigt werden. Die Vertrauensbildung bezieht sich auch auf das Klettermaterial. Zusätzlich wird an der Kommunikation und ihrer Eindeutigkeit gearbeitet (Stichwort: Seilkommandos). Die Wahrnehmung der Umgebung und die Eigenwahrnehmung werden beim Klettern geschult und vertieft.

Der Umgang mit Ängsten und die Grenzerfahrung beim Klettern bilden einen weiteren Schwerpunkt. Betroffene, die sich oft wenig begrenzen können, haben hier die Möglichkeit, ihre Grenzen zu spüren und an ihnen zu arbeiten. Angst kann einerseits als zu respektierender positiver Selbstschutz vor Überforderung verstanden werden, andererseits liegt in der Überwindung von Blockaden beim Vorhandensein genügender Bewältigungsfertigkeiten ein wertvolles Selbsterfahrungsmomentum. Es obliegt dem Sporttherapeuten, das eine vom anderen zu unterscheiden.

Neben all diesen Herausforderungen können beim Klettern intensive Hochgefühle und Begeisterung freigesetzt werden. Zusätzlich wird Zufriedenheit und die Kompetenz des eigenen Handelns erlebt. Ziele und Wirkbereiche werden in Kapitel 1.3 und Kapitel 10.1.8 ausführlich beschrieben.

Übungen an der Boulderwand

Das Bouldern bietet aufgrund der niedrigen Kletterhöhe einen guten Einstieg in das therapeutische Klettern. Bouldern bietet im Gegensatz zum Seilklettern den Vorzug, allein klettern zu können. Zusätzlich kann die Vertrauensbildung in den Kletterpartner und den Therapeuten schrittweise weiterentwickelt werden. Besonders für Menschen mit Abhängigkeitserkrankungen ist diese prozessartige Entwicklung von besonderer Relevanz.

Im Folgenden werden einige erprobte Übungen und Spielformen an der Boulderwand genannt.

- Übung »Boulder kleben« (▶ S. 254 f.)
- Übung »Dirigent« (▶ S. 257)
- Übung »Marionette« (▶ S. 265 f.)
- Übung »Materialtransport« (▶ S. 266 f.)
- Übung »Siamesische Zwillinge« (▶ S. 271 f.)

Übungen am Seil

Übungen am Seil und das Toprope-Klettern in der Halle bilden den nächsten Schritt des therapeutischen Kletterns. Im Unterschied zum Bouldern kommen hier drei relevante Faktoren hinzu. Erstens kommt die Höhe ins Spiel und damit je nach Persönlichkeit eine mehr oder weniger starke Angstkonfrontation. Durch das unmittelbare Angewiesensein auf den Partner bzw. das Sicherungsteam werden zweitens das Vertrauen und die Kooperation zwischen den handelnden Personen zu entscheidenden Elementen. Drittens werden aber auch ein Kompetenzerleben sowie das Gefühl von Begeisterung aufgrund der erhöhten Schwierigkeiten deutlicher erfahrbar.

- Übung »Blindes Klettern« (▶ S. 252 ff.)
- Übung »Dirigent« (▶ S. 257)
- Übung »Ins Seil hineinsetzen/Sturztraining« (▶ S. 263 f.)
- Übung »Marionette« (▶ S. 265 f.)
- Übung »Schaukeln« (▶ S. 269)

Felsklettern

Werden die angeführten Aufgaben und Übungen gut beherrscht und besitzt der Therapeut einen entsprechend hohen Ausbildungs- und Erfahrungsgrad, kann eine Weiterführung in das Felsklettern erfolgen. Beim therapeutischen Felsklettern bildet die Natur einen geeigneten, nicht zu unterschätzenden Wirkfaktor. Auch die Kreativität in der Bewältigung der Route und ihres Verlaufs kommen hinzu. Durch die neuartigen Fels- und Naturbedingungen wird die Auseinandersetzung mit Angst, Risiko und Verlässlichkeit auf eine qualitativ neue Stufe gehoben. In Bezug dazu resultieren hieraus intensive und nachhaltige Emotionsprozesse, die in nicht unwesentlichem Maße zur Korrektur des Selbstbildes beitragen können (▶ Kap. 10.2).

Literatur

Literatur zu Abschnitt 6.1

Zuckerman M. Sensation seeking (psychology revivals): beyond the optimal level of arousal. London: Psychology Press 2014.

Literatur zu Abschnitt 6.2

Ainsworth MDS. Infancy in Uganda: infant care and the growth of love. Baltimore: John Hopkins University Press 1967.

Ainsworth MDS, Wittig BA. Attachment and the exploratory Behavior of one-year-olds in a strange situation. Hillsdale, NJ: Erlbaum 1969.

Bowlby J. Bindung. Eine Analyse der Mutter-Kind-Beziehung. Frankfurt am Main: Fischer Taschenbuch 1986a.

Bowlby J. Trennung. Psychische Schäden als Folge der Trennung von Mutter und Kind. Frankfurt am Main: Fischer Taschenbuch 1986b.

Bowlby J. Verlust, Trauer und Depression. Frankfurt am Main: Fischer Taschenbuch 1991.

Brisch K-H. Hyperaktivität und Aufmerksamkeitsstörung aus der Sicht der Bindungstheorie. In: Bovensiepen G; Hopf H, Molitor G. Unruhige und unaufmerksame Kinder. Psychoanalyse des hyperkinetischen Syndroms. Frankfurtam am Main: Brandes & Apsel 2002; 45–70.

Brisch K-H. Bindungsstörungen. Von der Bindungstheorie zur Therapie, 9. Aufl. Stuttgart: Klett-Cotta 2009.

Kohl B, Gauster H, Schieder E. Kletterspiele. 105 Bausteine für bunte Kletterstunden. Innsbruck: OEAV 2008.

Winnicott D W. Vom Spiel zur Kreativität, 7. Aufl. Stuttgart: Klett-Cotta 1993.

Literatur zu Abschnitt 6.3

Bowlby J. Trennung. Psychische Schäden als Folge der Trennung von Mutter und Kind. Frankfurt am Main: Fischer Taschenbuch 1986.

Butollo W. Die Angst ist eine Kraft. Über die konstruktive Bewältigung von Alltagsängsten. Weinheim, Basel: Beltz 2000.

Dornes M. Die Eltern der Bindungstheorie: Biographisches zu John Bowlby und Mary Ainsworth. In: Endres M, Hauser S. Bindungstheorie in der Psychotherapie. München: Ernst Reinhardt 2000; 18–38.

Huber A. Die Angst, dein bester Freund. Salzburg: Ecowin 2013.

Kast V. Vom Sinn der Angst. Wie Ängste sich festsetzen und wie sie sich wandeln lassen, 2. Aufl. Freiburg im Breisgau: Herder 2000.

König K. Angst und Persönlichkeit. Das Konzept vom steuernden Objekt und seine Anwendungen, 6. Aufl. Göttingen: Vandenhoeck & Ruprecht 2000.

Margraf J, Schneider S. Lehrbuch der Verhaltenstherapie, Bd. 1 und 2. Heidelberg: Springer 2009.

Möller H-J, Braun-Scharm H, Deister A, Laux G. Psychiatrie und Psychotherapie. Stuttgart: Thieme 2009.

Niggehoff S. Klettern als erlebnispädagogisches Medium in der Entwöhnungsbehandlung Drogenabhängiger. Praxis der Psychomotorik 2003; 3: 191–5.

Orsillo S, Roemer L. Der achtsame Weg durch die Angst: Wie wir andauernde Sorgen und Grübelei hinter uns lassen und zu einem erfüllten Leben finden. Freiburg im Breisgau: Arbor 2012.

Riemann F. Grundformen der Angst. Eine tiefenpsychologische Studie, 37. Aufl. München, Basel: Ernst Reinhardt 2006.

Wurmser L. Die innere Grenze. Das Schamgefühl – ein Beitrag zur Überich-Analyse. Jahrb Psycholanal 1986; 18: 16–41.

Wurmser H, Papoušek M. Zahlen und Fakten zu frühkindlichen Regulationsstörungen: Datenbasis aus der Münchner Spezialambulanz. In: Papoušek M, Schieche M, Wurmser H, Barth R. Regulationsstörungen der frühen Kindheit. Frühe Risiken und Hilfen im Entwicklungskontext der Eltern-Kind-Beziehungen. Bern: Huber 2004; 49–76.

Literatur zu Abschnitt 6.4

DaRocha F, Malloy-Dinz L, Lage N et al. Decision-making impairment is related to serotonin transporter promoter polymorphism in a sample of patients with obsessive-compulsive disorder. Behav Brain Res 2008; 195: 159–63.

Deutsche Gesellschaft für Psychiatrie, Psychotherapie und Nervenheilkunde (DGPPN). S3-Leitlinie Zwangsstörungen. 2012.

Maier S, Kuelz A-K, Voderholzer U. Traumatisierung und Dissoziationsneigung bei Zwangserkrankten: Ein Überblick. Verhaltenstherapie 2009; 19(4): 219–27.

Mowrer OH. On the dual nature of learning – a re-interpretaion of »conditioning« and »problem-solving«. Harv Educ Rev 1947; 17: 102–45.

Salkovskis PM. Obsessional-compulsive problems: a cognitive-behavioural analysis. Behav Res Ther 1985; 23: 571–83.

Stewart SE, Pauls DL. The genetics of obsessive-compulsive disorder. The Journal of Lifelong Learning in Psychiatry 2010; VIII(3): 350–7.

Taylor S. Cognition in obsessive compulsive disorder: an overview. In: Frost RO, Steketee G. Cognitive approaches to obsessions and compulsions: theory, assessment, and treatment. Amsterdam: Pergamon 2002; 1–12.

Voderholzer U, Hohagen F. Zwangsstörungen. In: Voderholzer U, Hohagen F. Therapie psychischer Erkrankungen: State of the Art (2012/2013). München: Urban & Fischer 2011; 219–31.

Literatur zu Abschnitt 6.5

Bowlby J. Verlust: Trauer und Depression, 4. Aufl. Frankfurt am Main: Fischer Taschenbuch 1998.

Margraf J, Schneider S. Lehrbuch der Verhaltenstherapie, Bd. 1 und 2. Heidelberg: Springer 2009.

Mentzos S. Depression und Manie. Psychodynamik und Therapie affektiver Störungen, 5. Aufl. Göttingen: Vandenhoeck & Ruprecht 2001.

Pokorny V, Hochgerner M, Cserny S. Konzentrative Bewegungstherapie. Wien: Facultas Universitätsverlag 1996.

Wöller W, Kruse J. Tiefenpsychologisch fundierte Psychotherapie. Basisbuch und Praxisleitfaden, 3. Aufl. Stuttgart, New York: Schattauer 2010.

Literatur zu Abschnitt 6.6

Gottschalk JM, Rief W. Psychotherapeutische Ansätze für Patienten mit somatoformen Störungen. Nervenarzt 2012; 83(9): 1115–27.

Kleinstäuber M, Thomas P, Witthöft M, Hiller W. Kognitive Verhaltenstherapie bei medizinisch unerklärten Körperbeschwerden und somatoformen Störungen. Berlin: Springer 2012.

Martin A, Härter M, Henningsen P, Hiller W et al. Evidenzbasierte Leitlinie zur Psychotherapie somatoformer Störungen und assoziierter Syndrome. Göttingen: Hogrefe 2013.

Pahmeier I. Sportliche Aktivität und psychosomatische Beschwerden. In: Fuchs R, Schlicht W. Seelische Gesundheit und Sportliche Aktivität. Göttingen: Hogrefe 2012; 78 99.

Rief W, Hiller W. Somatisierungsstörung, 2. Aufl. Göttingen: Hogrefe 2011.

Literatur zu Abschnitt 6.7

Arbeitsgemeinschaft der Wissenschaftlichen Medizinischen Fachgesellschaften e. V. S3-Leitlinie »Diagnostik und Therapie von Ess-Störungen«. 2011. www.awmf.org/leitlinien/detail/ll/051-026.html (Zugriffsdatum: 12.6.2014).

De Zwaan M, Herpertz-Dahlmann B. Essstörungen. In: Voderholzer U, Hohagen F. Therapie psychischer Erkrankungen. State of the Art. München: Urban & Fischer 2012; 277–98.

Dilling H, Mombour W, Schmidt MH. Internationale Klassifikation psychischer Störungen: ICD-10 Kapitel V (F). Klinisch-diagnostische Leitlinien. Bern: Huber 2011.

Herpertz-Dahmann B, Hagenah U, Vloet T, Holtkamp K. Essstörungen in der Adoleszenz. Prax Kinderpsychol Kinderpsychiat 2005; 54(4): 248–67.

Herzog W, Munz D, Kächele H (Hrsg.). Analytische Psychotherapie bei Essstörungen. Stuttgart: Schattauer 1996.

Jacobi C, Paul T, Thiel A. Essstörungen. Reihe Fortschritte der Psychotherapie. Göttingen: Hogrefe 2004.

Reich G. Familienbeziehungen und Familientherapie bei Essstörungen. Prax Kinderpsychol Kinderpsychiat 2005; 54(4): 318–36.

Schmidt E. Lehrbuch Konzentrative Bewegungstherapie. Grundlagen und klinische Anwendung. Stuttgart: Schattauer 2006.

Waibel M, Jakob-Krieger C. Integrative Bewegungstherapie. Störungsspezifische und ressourcenorientierte Praxis. Stuttgart: Schattauer 2009.

Literatur zu Abschnitt 6.8

Bohus M, Brokuslaus I. Körpertherapie im Rahmen der dialektisch behavioralen Therapie für Borderline-Störungen. In: Remmel A et al. Handbuch Körper und Persönlichkeit. Schattauer: Stuttgart 2006; 272–84.

Caligor E et al. Übertragungsfokussierte Psychotherapie bei neurotischer Persönlichkeitsstruktur. Stuttgart: Schattauer 2009.

Clarkin JF et al. Psychotherapie der Borderline-Persönlichkeit: Manual zur psychodynamischen Therapie. Stuttgart: Schattauer 2008.

Clarkin JF et al. Psychodynamische Psychotherapie der Persönlichkeitsstörungen. Handbuch für die klinische Praxis. Stuttgart: Schattauer 2012.

Fonagy P et al. Affektregulierung, Mentalisierung und die Entwicklung des Selbst. Stuttgart: Clett-Kotta 2011.

Hölter G. Bewegungstherapie bei psychischen Erkrankungen. Köln: Deutscher Ärzte-Verlag 2011.

Remmel A et al. Handbuch Körper und Persönlichkeit. Stuttgart: Schattauer 2006.

Rudolf G. Strukturbezogene Psychotherapie. Leitfaden zur psychodynamischen Therapie struktureller Störungen. Stuttgart: Schattauer 2013.

Sachse R. Grundsätzliches zu Persönlichkeitsstörungen. Folien (Persönlichkeitsstörungen). www.ipp-bochum.de/downloads/download-folien-ps.htm (Zugriffsdatum: 2.8.2014).

Tress W et al. Persönlichkeitsstörungen: Leitlinie und Quellentext (Leitlinien Psychosomatische Medizin und Psychotherapie). Stuttgart: Schattauer 2002.

Literatur zu Abschnitt 6.9

Hölter G. Bewegungstherapie bei psychischen Erkrankungen. Köln: Deutscher Ärzte-Verlag 2011.

Literatur zu Abschnitt 6.10

Ayres AJ. Bausteine der kindlichen Entwicklung, 5. Aufl. Berlin, Heidelberg: Springer 2013.

Bundesministerium für Bildung und Forschung (BMBF). Geistige Behinderung: Ursache liegt oftmals in den Genen – Seltener als bislang vermutet erben Kinder die Mutation von ihren Eltern. 14.11.2013. http://www.gesundheitsforschung-bmbf.de/de/geistige-behinderung.php (Zugriffsdatum: 1.12.2013).

Dilling H, Mombour W, Schmidt MH (Hrsg.). Internationale Klassifikation psychischer Störungen. ICD-10 Kapitel V (F). Klinisch-diagnostische Leitlinien. Bern, Göttingen, Toronto, Seattle: Huber 2000.

Emerson E. Prevalence of psychiatric disorders in children and adolescents with and without intellectual disability. J Intellec Disabil Res 2003; 47: 51–8.

Esser G (Hrsg.). Lehrbuch der Klinischen Psychologie und Psychotherapie bei Kindern und Jugendlichen, 4. Aufl. Stuttgart: Thieme 2011.

Gerlicher K. Zur Psychodynamik in Familien mit einem behinderten Kind. Prax Kinderpsychol Kinderpsychiatr 1991; 40: 265–72.

Kiphard EK. Motopädagogik, 9. Aufl. Dortmund: Verlag Modernes Leben 2001.

Kordas K, Lücking C, Boecker H. Die pädagogische Relevanz des Kletterns. In: Boecker H. Klettern und Bergwandern. Didaktisch-methodische Grundlegung für das Sportklettern und Bergwandern mit geistig behinderten Kindern und Jugendlichen. Aachen: Meyer u. Meyer 2004; 73–89.

Mesdag T, Pforr U (Hrsg.). Phänomen geistige Behinderung. Ein psychodynamischer Verstehensansatz. Gießen: Psychosozial-Verlag 2008.
Piaget J. Psychologie der Intelligenz, 10. Aufl. Stuttgart: Klett-Cotta 2000.
Trautner HM. Lehrbuch der Entwicklungspsychologie. Bd. 2: Theorien und Befunde. Göttingen, Bern, Toronto, Seattle: Hogrefe 1997.
Wikipedia. Geistige Behinderung. 16.11.2013. http://de.wikipedia.org/wiki/Geistige-Behinderung (Zugriffsdatum: 1.12.2013).

Literatur zu Abschnitt 6.11

Burisch M. Das Burnout-Syndrom. Theorie der inneren Erschöpfung, 4. Aufl. Heidelberg: Springer 2010.
Deutsche Gesellschaft für Psychiatrie, Psychotherapie und Nervenheilkunde (DGPPN), Berger M, Linden M et al. DGPPN-Positionspapier. Positionspapier zum Thema Burnout. 2012. www.dgppn.de (Zugriffsdatum: 28.7.2014).
Freudenberger H. Staff Burn-Out. J Soc Issues 1974; 30: 159–65.
Hillert A. Wie wird Burnout behandelt? Zwischen Wellness, berufsbezogener Stressprävention, Psychotherapie und Gesellschaftskritik. Bundesgesundheitsblatt 2012; 55: 190–6.
Hillert A. Burnout, was ist das? Persönliche und innerbetriebliche Perspektiven angesichts globaler Entwicklungen. Stuttgart: Schattauer 2014.
Hillert A, Marwitz M. Die Burnout-Epidemie. Oder: Brennt die Leistungsgesellschaft aus? München: Beck 2006.
Hillert, A, Koch, S, Hedlund S. Stressbewältigung am Arbeitsplatz. Ein stationäres Gruppenprogramm. Göttingen: Vandenhoeck & Ruprecht 2007.
Hillert A, Lehr D, Koch S et al. Lehrergesundheit. AGIL – das Präventionsprogramm für Arbeit und Gesundheit im Lehrerberuf. Stuttgart: Schattauer 2012a.
Hillert A, Koch S, Voderholzer U. Burnout-Erleben, Akzeptanz und Nutzung von Gesundheits-Angeboten in Betrieben aus Sicht psychosomatischer Patienten. Arbeitsmed Sozialmed Praventivmed 2012b; 47(9): 494–501.
Kaluza G. Stressbewältigung. Trainingsmanual zur psychologischen Gesundheitsförderung. Berlin: Springer 2004.
Korczak D, Kister C, Huber B. Differentialdiagnostik des Burnout-Syndroms. Schriftenreihe Health Technology Assessment (HTA) in der Bundesrepublik Deutschland, Bd. 105. Köln: Deutsches Institut für Medizinische Dokumentation und Information (DIMDI) 2010.
Kury P. Der überforderte Mensch. Eine Wissens-Geschichte vom Stress zum Burnout. Frankfurt am Main: Campus 2012.
Maslach C, Jackson SE, Leiter MP. Maslach Burnout Inventory Manual, 3rd ed. Palo Alto, CA: Consulting Psychologists Press 1996.
Meichenbaum D. Intervention bei Stress. Anwendung und Wirkung des Stressimpfungstrainings, 2. Aufl. Bern: Hans Huber 2003.
Muschalla N, Linden M. Arbeitsplatzbezogene Ängste und Arbeitsplatzphobie. Stuttgart: Kohlhammer 2013.
Rosa H. Beschleunigung. Die Veränderung der Zeitstruktur in der Moderne. Frankfurt am Main: Suhrkamp 2005.

Literatur zu Abschnitt 6.12

Deimel H. Abhängigkeitserkrankungen. In: Hölter G. Bewegungstherapie bei psychischen Erkrankungen. Grundlagen und Anwendung. Köln: Deutscher Ärzte-Verlag 2011; 376–448.

Dilling, H, Mombour W, Schmidt MH (Hrsg.). Internationale Klassifikation psychischer Störungen ICD 10 – Kapitel V. Göttingen: Hogrefe 2000; 99–100.

Essau CA, Conradt J. Komorbidität. In: Thomasius R, Schulte-Markwort M, Küstner UJ, Riedesser P (Hrsg.). Suchtstörungen im Kindes- und Jugendalter. Stuttgart: Schattauer 2009; 69–74.

Farke W. Einflüsse von Gleichaltrigen. In: Thomasius R, Schulte-Markwort M, Küstner UJ, Riedesser P. Suchtstörungen im Kindes- und Jugendalter. Stuttgart: Schattauer 2009; 152–5.

Jordan S, Sack PM. Schutz- und Risikofaktoren. In: Thomasius R, Schulte-Markwort M, Küstner UJ, Riedesser P. Suchtstörungen im Kindes- und Jugendalter. Stuttgart: Schattauer 2009; 127–38.

Kittsteiner J, Neumann P. Klettern an der Boulderwand. Übungen und Spiele für Kinder und Jugendliche. Seelze: Kallmeyersche Verlagsbuchhandlung 2002.

Klein P, Schunk E. Klettern. Schorndorf: Hofmann 2009.

Laux G. Abhängigkeit und Sucht. In: Möller HJ, Laux G, Deister A. Psychiatrie und Psychotherapie, 4. Aufl. Stuttgart: Thieme 2009; 307–54.

Müller C, Heinz A. Biologische Grundlagen der Suchtentwicklung. In: Batra A, Bilke-Hentsch O. Praxisbuch Sucht. Therapie der Suchterkrankungen im Jugend- und Erwachsenenalter. Stuttgart: Thieme 2012; 16–20.

Rudolf G. Psychotherapeutische Medizin und Psychosomatik. Stuttgart: Thieme 2005; 186–191.

Schindler A. Bindung und Sucht. In: Thomasius R, Schulte-Markwort M, Küstner UJ, Riedesser P. Suchtstörungen im Kindes- und Jugendalter. Stuttgart: Schattauer 2009; 165–9.

Schmidt LG, Gastpar M, Falkai P, Gaebel W (Hrsg.). Evidenzbasierte Suchtmedizin. Behandlungsleitlinie Substanzbezogene Störungen. Köln: Deutscher Ärzte-Verlag 2006.

Soyka M, Küfner H. Alkoholismus – Missbrauch und Abhängigkeit, 6. Aufl. Stuttgart: Thieme 2008.

Thomasius R, Schulte-Markwort M, Küstner UJ, Riedesser P (Hrsg.). Suchtstörungen im Kindes- und Jugendalter. Stuttgart: Schattauer 2009.

Tretter F. Suchtmedizin – Der suchtkranke Patient in Klinik und Praxis. Stuttgart: Schattauer 2000.

Tretter F (Hrsg.). Suchtmedizin kompakt. Suchtkrankheiten in Klinik und Praxis. Stuttgart: Schattauer 2008.

West R. Theories of addiction. Addiction 2001; 96: 3–13.

7 Verbale Interventionsebenen

Alexis Zajetz

Das praktische Geschehen des therapeutischen Kletterns wird über die verschiedenen Berufsgruppen und Zugänge hinweg häufig sehr ähnlich sein. Jedoch gibt es zweifellos Unterschiede in der Auswertung und Begleitung des Geschehens. Dieses Kapitel soll die verschiedenen Möglichkeiten darstellen, das therapeutische Klettern verbal auszuwerten und zu begleiten. Dabei bringt es diese auch in eine aufsteigende Reihenfolge – hin zu immer stärker psychotherapeutisch basierten Interventionen, metaphorisch gesprochen: hin zu immer schärferen Messern und gefährlicheren Operationen.

Was dabei wichtig ist: Mit dieser Reihenfolge ist nicht die Effektivität gemeint, sondern die psychische Eindringtiefe, welche meine Intervention aufweisen soll. Die Einteilung erhebt nicht den Anspruch auf Vollständigkeit, versucht aber zumindest ein Gefühl dafür zu geben, wo man sich mit dem eigenen verbalen Intervenieren befindet oder befinden sollte.

7.1 Erleben

Die sparsamste Form der Intervention ist die, gar nichts zu sagen. Das heißt, der Therapeut oder Pädagoge entscheidet sich dafür, das Geschehen verbal nicht zu reflektieren. Bezogen auf die Wirkfaktoren (► Kap. 1.6) liegt hier die Betonung klar auf der Hypothese, dass das Erleben in diesem Moment in seiner therapeutischen oder pädagogischen Wirksamkeit völlig ausreicht.

Ein Beispiel: Ein Klient seilt sich selbst ab (natürlich unter Einhaltung höchster Sicherheitsstandards). Dabei passiert nichts auf der Beziehungsebene und er muss nicht notwendigerweise eine Erkenntnis aus diesem Erlebnis ziehen. Trotzdem kann dieses Erleben ein entscheidender Faktor für diesen Menschen sein. Oder die Gruppe formt mit ihren Armen und Händen eine Art Wiege, in der jemand geschaukelt wird. Dieses Gefühl oder Erleben kann auch ohne intellektuelle Aufarbeitung wirksam sein.

7.2 Mitsprechen

Das Mitsprechen entstammt der Anregung eines Teilnehmers unserer Ausbildungen, der mit geistig schwer behinderten Menschen arbeitete. Viele würden sich nicht ernst genommen fühlen, wenn ich mitparaphrasieren würden: »*Und jetzt setzt du deinen Fuß auf den grünen Tritt …*« (»*Aber das weiß ich doch selbst!*«). Doch genau dies ist der Hintergrund: auf einem ganz basalen Niveau begleiten, das Wahrnehmen von etwas teilen und die Wahrnehmung von etwas zu bahnen.

7.3 Positive Verstärkung, Affirmation

Eine der gängigsten Formen der verbalen Intervention ist das positive Hervorheben und Loben (wobei dies eine gewisse Hierarchie impliziert), das Mitfreuen oder Interventionen wie: »*Was hat dir selbst jetzt an deinem Durchstieg gefallen?*« Diese Maßnahmen können sich auf die ganze Gruppe ausdehnen. Oft passiert dies von selbst, da die anderen in der Gruppe wahrnehmen, wie einem Kollegen etwas Tolles gelingt. Die Intervention kann aber auch bewusst vom Leiter inszeniert werden, was dann oft eine besondere Wirkmacht entfaltet: Die ganze Gruppe freut sich mit, gratuliert und affirmiert.

7.4 Beschreiben und Klären (Sensibilisieren, Bewusstmachen, Spüren)

Hier wird es reflexiver. Der Klient wird erstmals angeregt, über sich nachzudenken und in sich hineinzuspüren. Dabei geht es auf diesem Level nur um das Bewusstmachen des Moments im beschreibenden, nicht im analysierenden Sinne. Das »Warum« interessiert hier noch nicht, es gut um das »Wie« (… ist es gerade; fühlt sich das an) und das »Was« (… ist gerade passiert) und Ähnliches mehr.

7.5 Systemische Fragen

Diese Fragetechniken sind ein Kosmos für sich und u. a. deswegen schwer in die Reihung einzugliedern. Sie überschneiden sich teilweise mit dem Beschreiben und Klären (▸ Kap. 7.4). Wir geben im Folgenden eine Auflistung einiger aus unserer Sicht besonders geeigneter Fragen und empfehlen zugleich, sich intensiv mit dem theoretischen Hintergrund dieser Fragen zu beschäftigen sowie bei Bedarf einschlägige Fortbildungsmöglichkeiten zu nutzen.

- »*Woran würden Sie Erfolg/Misserfolg bemerken?*«
- »*Woran werden Sie erkennen, dass Sie das Ziel erreicht haben?*«
- Hitparade: »*Unter Ihren Problemen nimmt dieses welchen Rang ein?*«
- »*Auf einer Skala von 1 bis 100: Für wie hoch halten sie die Erfolgsaussichten?*«
- »*Wann ist das Problem stärker/schwächer bzw. förderlich/hinderlich?*«
- »*Wann ist das Problem nicht vorhanden?*«
- »*Wie erklärt sich A, dass B mit seiner Situation unzufrieden ist?*«
- »*Wie kann man das Problem bildlich beschreiben?*«
- »*Angenommen, Sie blicken in einem Jahr zurück, wie würden Sie die heutige Situation beschreiben?*«
- »*Wenn Sie an die Zeit vor einem Jahr denken, wie hätten Sie das heutige Problem eingeschätzt?*«

- »*Was müssen Sie tun, damit sich besonders viele in Ihre Arbeit einmischen und Ihnen erklären, was richtig und falsch ist?*«
- Wunderfrage: »*Angenommen, das Problem ist morgen wie durch ein Wunder gelöst – woran würden Sie es bemerken, was wäre dann anders? Wer würde es noch merken, und woran? Was könnte so ein Wunder ausgelöst haben?*«
- »*Angenommen, das Problem ist morgen gelöst – wie könnte man das Problem wiederherstellen?*«
- »*Wie könnten Sie das Problem noch verschärfen?*«
- »*Wie könnten Sie die Lösung verhindern?*«
- »*Wie könnten Sie sich am besten daran hindern, Ihr Ziel zu erreichen?*«
- »*Was können Sie also tun, damit dieses Projekt auf jeden Fall ein riesengroßer Flop wird?*«
- »*Was haben Sie bereits unternommen, um das Problem zu lösen?*«
- »*Woher kommt Energie für Lösungen?*«
- »*Worauf können Sie sich stützen?*«
- »*Was haben Sie bisher genutzt? Wie haben Sie ein ähnliches Problem erfolgreich bewältigt? Was ist Ihnen dabei besonders gut gelungen?*«
- »*Was hat den Erfolg bisheriger Lösungen ausgemacht?*«
- »*Welche Möglichkeiten sind noch nicht ausgeschöpft?*«
- »*Wo könnten wir wie Unterstützung gewinnen?*«
- »*Woher kennen Sie das, was Sie gerade erlebt haben?*«
- »*Wie können Sie das, was Sie gerade erlebt haben, in Ihr Leben/Berufsleben übertragen?*«

7.6 Konfrontieren

Hierbei handelt es sich um eine klassische tiefenpsychologische Interventionstechnik, die darauf abzielt, dem Bewusstsein aus Widersprüchen in der Darstellung oder Handlungsweise eines Menschen wichtige Aspekte der Psyche zugänglich zu machen. Einige Beispiele dazu:

- Jemand lächelt bei der Erzählung eines traurigen Ereignisses.
- Jemand erzählt mit hängenden Schultern und fehlender Mimik, dass ihn etwas gerade sehr freuen würde.
- Jemand sagt, er habe während des Kletterns keine Angst empfunden, Aspekte unserer Wahrnehmung des Geschehens sprechen aber dagegen.
- Jemand erzählt, wie gut es ihm gelang, auf den zu Sichernden aufzupassen, dieser kann dies auf Rückfrage jedoch nicht bestätigen.

Bei all diesen Beispielen geht es in der Folge sehr um die taktvolle und respektvolle Formulierung, ob das Gegenüber bereit ist, wirklich darüber nachzudenken! Andernfalls zeigt sich Widerstand (»die Rollläden gehen runter«) und man rennt gegen teilweise selbstverschuldete Mauern. Wenn es primär darum geht, zu zeigen, wie klug man selbst ist, oder unbewusst das Motiv besteht, den anderen »knacken« oder bloßstellen zu wollen, wird der Erfolg ausbleiben. Vielmehr soll die Formulierung eine Einladung sein, gemeinsam über etwas vielleicht Wichtiges nachzudenken. Die Offenheit dafür, dass man sich irren kann, soll als Grundhaltung kultiviert werden.

7.7 Deuten

Das Deuten ist der Abschluss einer Formulierung, welche oft mit einer Beschreibung und nachfolgender Konfrontation startet und in der Darstellung kulminiert, warum das so sein könnten, was man beschrieben hat.

Beispiele: »*Während Sie gerade den Umstand beschrieben, dass Ihre Freundin Sie am Telefon sehr abgewertet hat, schienen Sie mir zu lächeln, obwohl es mir so vorkommt, dass so eine Abwertung einen eher traurig oder wütend machen könnte. Ich habe mich nun gefragt (falls meine Wahrnehmung zutrifft), was der Grund dafür sein könnte, und bin gespannt, was Sie darüber denken. Also, ich dachte mir: Vielleicht ist es angenehmer, selbst über die seltsamen Eskapaden der Freundin zu lächeln, als das Gefühl der Kränkung zu durchleben, das diese Äußerungen vielleicht verursachen?*« Ein weiteres Beispiel, in diesem Fall zu einer sog. genetischen Deutung (einer Deutung, die die Familiengeschichte mit einbezieht und so über das Hier und Jetzt hinausgeht): »*Sie meinten, Sie hätten während des Kletterns keine Angst empfunden. Meine Wahrnehmung war (aber ich kann mich natürlich irren), dass Sie oft runtergesehen und sich sehr zögerlich bewegt haben, also vielleicht doch etwas Angst hatten? Falls da was dran ist, könnte es sein, dass Sie sich vor mir genieren würden, die Angst zuzugeben, und vielleicht Sorgen hätten, meinen Respekt oder meine Zuneigung zu verlieren – so, wie Sie mir letzte Stunde erzählten, dass es Ihnen oft mit Ihrem Vater so erging?*«

Diese Formulierungen können durchaus lang sein. Dies hat neben der Komplexität des Ausgesagten den Grund, einen gemeinsamen, von Wohlwollen getragenen Denkraum zu eröffnen und dem Klienten nicht einfach etwas »vorzusetzen«, bei dem fast vorprogrammiert ist, dass er in den Widerstand geht.

Wichtig bei der Deutung ist Folgendes: Wenn das Zustimmen des Klienten nur auf einer intellektuellen Ebene geschieht, also keine Emotion dabei auftaucht, bleibt die Deutung oft wirkungslos.

Wir empfehlen, u. U. schon im Bereich der systemischen Fragen, aber auf alle Fälle ab der Konfrontation, die geschilderten Techniken nur vor dem Hintergrund einer psychotherapeutischen Ausbildung zu verwenden. Das Fass, das man hier aufmacht, muss man auch in der Folge auch handhaben können. Und so spannend, lehrreich und emotional eine gelungene Deutung sein kann – die anderen Ebenen müssen nicht weniger wirkungsvoll sein.

8 Praxis des therapeutischen Kletterns

8.1 Hochleistung auf Beziehungsebene

Gabriel Dalferth, Petra Renz, Norbert Doll, Alfred Mollenhauer

Wir sprechen im Folgenden von erlebnistherapeutischer Arbeit (und daher von Patient und Therapeut) aufgrund unserer klinischen Tätigkeit am Universitätsklinikum Tübingen, Allgemeine Psychiatrie und Psychotherapie. Unserer Meinung nach ist die nachstehend beschriebene **Hochleistung auf Beziehungsebene** aber genauso in erlebnispädagogischen Arbeitsfeldern zwischen Klient und Pädagoge möglich.

Therapeutisches Klettern anzubieten bedeutet für Therapeuten oftmals »Hochleistung auf Beziehungsebene«. Das Beziehungsangebot und die Beziehungsgestaltung zwischen Therapeut und Patient sind zentrale Aspekte für eine erfolgreiche Klettertherapie. Im Rahmen einer patientenzentrierten Beziehungsgestaltung soll dem Patienten die Möglichkeit gegeben werden, aus dem Gleichgewicht geratene Sicherheit wieder zu erleben und zu festigen. Das therapeutische Klettern ist ein »professionelles Beziehungsangebot«, das durch bestimmte Bedingungen wirkt. Der Mensch bewegt sich grundlegend im Spannungsfeld von »In-Freiheit-sein-Wollen« und »In-Beziehung-sein-Wollen« (Rogers 2014). Der Therapeut ermöglicht hierbei dem Patienten durch vielfältige und hochkonzentrierte Beziehungsarbeit, vom absoluten »Beziehungsneuland« (dem Erstkontakt) bis zum wiederholten Erleben, Akzeptieren und Verstehen, ein absolut sicheres Vertrauen in sich selbst und das Gegenüber. Das ist die Basis für eine konstruktive persönliche Entwicklung und Veränderung (Rogers 1982; Langmaak u. Braune-Krickau 2010, Gellert u. Nowak 2010; Biermann-Ratjen et al. 1981). Die Hochleistung des Therapeuten besteht darin, diese Basis trotz unerwarteter Störungen durch individuelles und situatives Re- und Interagieren zu gewährleisten.

Dabei ist auch die Rolle des bzw. der Kollegen wesentlich. Neben dem Setting im Einzelkontakt beim therapeutischen Klettern (z. B. Patient klettert, Therapeut sichert) und dem Gruppensetting (z. B. Einweisung zur Erwartungssicherheit in Material und Ablauf) bedarf es ebenso eines Augenmerks auf die Beziehung im Therapeutenteam. Nicht nur in der Beziehung zum Patienten wird vom Therapeuten Empathie, Echtheit, Authentizität und positive Beachtung verlangt, sondern auch – auf einer anderen Ebene – in der Beziehung zu seinem Kollegen. In dieser Ganzheitlichkeit besteht die Hochleistung. Im Folgenden werden das ganzheitliche therapeutische Beziehungsangebot, das damit aufs Engste verbundene und diesem zugrunde liegende Menschenbild und deren entscheidende Gemeinsamkeiten näher erläutert.

Grundsätzlich gilt: Ein Angebot kann nur angenommen werden, wenn ein Minimum an Kontaktwunsch zwischen Anbieter und Nachfragendem besteht (Rogers 2014). Dieser Wunsch ist vom Patienten dadurch erklärt, dass er am Angebot des therapeutischen Kletterns teilnehmen will.

Nun ist es Aufgabe des Therapeuten, dieses psychotherapeutische Angebot professionell auszugestalten. Die Professionalität liegt dabei in der Vereinigung von Theorie und Praxis mit dem Ziel der Wirksamkeit: Die Theorie liegt im **Person-Centered Approach** begründet, dem aus der Psychotherapie stammenden personzentrierten Ansatz nach Carl R. Rogers, einem Schüler von Otto Rank, der wiederum ein Schüler von Sigmund Freud war. Die Wirksamkeit des von Rogers beschriebenen personzentrierten Beziehungsangebotes ist in zahlreichen Studien, sogar in betriebswirtschaftlichen Kontexten von Mitarbeiterführung und Management, nachgewiesen worden. Hierzu gehört die Likert-Studie aus den 80er-Jahren, in der ca. 7.000 Unternehmen untersucht wurden (Rogers 1982). Die Grundannahme dabei lautet: »*Wenn ich mich so akzeptiere, wie ich bin, dann verändere ich mich.*« Diese individuelle tiefe Selbstakzeptanz kann und soll durch ein entsprechendes Beziehungsangebot vom Therapeutenteam in der Praxis gefördert werden.

Dieses Angebot beginnt mit dem **Herstellen von Erwartungssicherheit**. Von Beginn an steht höchstmögliche Transparenz an oberster Stelle. Der Therapeut erläutert die Beweggründe für seine Interaktionen und »gaukelt« dem Patienten dadurch kein Arzt-Patient-Verhältnis vor (im Sinne von: »*Ich weiß, was Dir gut tut!*«), sondern macht sich und seine Absichten transparent. Das schafft Vertrauen. Eine unserer Erfahrung nach gute vertrauensbildende Maßnahme sieht beim Vorstieg z. B. folgendermaßen so aus, dass der Therapeut die ersten 3 Expressschlingen ersichtlich selbst einhängt. Die Sicherheitszone ist somit von ihm geschaffen, denn im Vorstieg sind die ersten 2–3 m die gefährlichsten. Die klare Beziehungsbotschaft lautet hier: »*Ich gebe auf Dich acht! Die Gefahr übernehme ich selbst.*« Der Patient kann nun gefahrfrei versuchen, die nächsten beiden Expressschlingen einzuhängen. Dann kommt der nächste Patient usw.

Sehr wichtig ist dabei immer, dass der Patient sich selbst bestimmt, d. h. selbst entscheidet, wie weit er gehen möchte und wo seine Grenzen liegen. Hier ist nicht nur die äußerst aufmerksame Rücksicht vom Klettertherapeuten bezüglich des »Schutzraumes« des Patienten gefragt, sondern auch Empathie in Bezug auf die »Aktualisierungstendenzen« des Patienten – also seiner Bestrebungen, die eigentlich darauf abzielenden psychischen Spannungen zu lösen, denen aber evtl. noch nicht nachgegangen werden kann, weil sie nicht in das persönliche Selbstkonzept passen.

Ein Beispiel: Ein Patient möchte wutentbrannt abgeseilt werden. Ein mögliches Selbstbild könnte hier sein: »*Ich bin kein Versager!*« oder »*Ich bin nur gut,* *wenn ich stark bin!«* Das durch die Kraftlosigkeit hervorgerufene Gefühl der Verzweiflung bzw. Hilflosigkeit macht den Patienten dann wütend.

Nach Rogers nennen wir dies den »inneren Bezugsrahmen« (IBR), das Gefühl zum Gefühl (Kriz 1989; Rogers 2014). Der geschulte Therapeut kann (z. B. durch Körpersprache, Ausdruck und Worte des Patienten) erkennen, dass der Patient es eigentlich gerne schaffen wollte. Eine mögliche Intervention wäre dann im ersten Selbstbild-Beispiel eine rücksichtsvolle Ermutigung, in dem Wissen, dass das individuelle Erfolgserlebnis und die »Aktualisierung« und Veränderung des Selbstkonzeptes hierbei den sportlichen Leistungsanspruch bei Weitem überwiegen. **Kraft schöpfen geschieht hier durch Kraft ausschöpfen.** Beim zweiten Selbstbild-Beispiel »*Ich bin nur gut, wenn ich stark bin!*« kann es aber genauso sinnvoll sein, einfühlsam und die Kraftlosigkeit anerkennend zu kommunizieren, um dem Patient zu zeigen, dass es vollkommen in Ordnung ist, kraftlos zu sein, und in der weiteren Bedeutung, dass *er* vollkommen in Ordnung ist, wenn er kraftlos ist. Sein Selbstkonzept hat dann die Chance sich zu verändern, z. B. in: »*Ich bin ok, so wie ich bin, auch wenn ich mal schwach bin.*« Das Selbstkonzept, d. h. das Bild, das ich von mir selbst habe, ist durch eine solche »sichere« Beziehungserfahrung nachhaltig veränderbar – eine der wesentlichen Grundannahmen wirkungsvoller psychologischer (Gesprächs-) Therapie.

> Die Echtheit des Therapeuten, die Einfühlung und die bedingungsfreie Anerkennung und Wertschätzung sämtlicher Gefühle des Patienten ist dabei die prägende und v. a. wirksamste Beziehungsbotschaft für seine Persönlichkeitsentwicklung und Selbstheilung.

Dabei geht es immer um die Dialektik von Nähe und Distanz, von Freiheit und Selbstbestimmtheit und von Neugier und Angst. Diese personzentriert auszuloten ist Aufgabe des Therapeuten. Der Patient lernt sich dabei selbst besser zu akzeptieren, indem er die Erfahrung macht, dass ihn ein anderer wirklich und ohne Bedingungen an ihn zu stellen so annimmt, wie er ist. Ein solches Beziehungsangebot ist v. a. in Bezug auf schwere psychische Störungen immer wieder therapeutische Hochleistung. Zu dieser professionellen Beziehungsgestaltung kommt in der Praxis fast nebensächlich das technisch professionelle Kletter-Know-how hinzu. Regelmäßige Fortbildungen sichern die Qualifikation der Therapeuten (► Kap. 2).

Das therapeutische personzentrierte Beziehungsangebot ist also insofern ein besonderes, als dass bewusst mit psychischen Störungen umgegangen wird, die Wirkung der Beziehungsarbeit aber **aus der inneren Haltung zum Menschen heraus** entsteht. Was sich wirklich »echt« anfühlt und so erlebt wird, beschreiben die Patienten immer wieder als den selbst-heilenden, inneren »Griff in die Realität«.

8.1.1 Ablauf der Klettertherapie am Universitätsklinikum Tübingen

Die Durchführung der Klettertherapie am Universitätsklinikum Tübingen, Allgemeine Psychiatrie und Psychotherapie, erfolgt wöchentlich, jeden Donnerstag von 14:45 Uhr bis ca. 18:00 Uhr. Die Kletteraktivität dauert ca. 2 Stunden und wird mindestens von 2 Therapeuten begleitet. Die Gruppengröße beträgt maximal 15 Patienten, da zu viele Teilnehmer die Therapeuten zur Sicherungsmaschine degradieren würden und die für unsere therapeutische Arbeit elementare Beziehungsdichte verloren ginge.

Die Aktivität beginnt mit einer ersten Kontaktaufnahme mit den Patienten durch die beiden Therapeuten am Sammelpunkt beim Eingang der Klinik. Den Patienten werden Ablauf und wichtige Informationen wie der zeitliche Rahmen zur Orientierung und Erwartungssicherheit erläutert. Zusätzliche Achtsamkeit gilt den Patienten, die das erste Mal dabei sind. Es geht dabei nicht nur um Information und Motivation, sondern v. a. Dingen darum, die momentane Befindlichkeit und emotionale Lage der Patienten zu erfassen. An dieser Stelle werden die Patienten gebeten, die sog. Tübinger Befindlichkeitsskala (TüSkala, prae interventionem; ▶ Abb. 8-1, ▶ Kap. 10.1.4) auszufüllen, eine von unserer klinischen Pflegewissenschaft entwickelte Intervention zur begleitenden Wirkungsforschung (Vorher-Nachher-Vergleich) und damit Qualitätsentwicklung der Klettertherapie, aber auch eine Möglichkeit, sich selbst vor und nach der Kletteraktivität zu reflektieren. Es folgt die gemeinsame Fahrt in die Kletterhalle. Am Sammelpunkt vor Ort erfolgt die Begrüßungsrunde durch die beiden Therapeuten. Es werden noch einmal die Rahmenbedingungen und der zeitliche Ablauf erläutert. Dabei achten die Therapeuten immer auf die gegenwärtige Befindlichkeit der Patienten und thematisieren diese ggf. behutsam. Danach wird die Patientengruppe mit erlebnistherapeutischen Aufwärm- und Vertrauensübungen – wie z. B. »Menschliche Welle«, »Jumping Jack Flash«, »Haltet mich im Gleichgewicht«, »Im Vertrauen schwerelos«, »Gordischer Knoten« oder »Das Lycra-Band« – am Boden auf die Klettertherapie eingestimmt. Die genannten Übungen können leider in diese Buchausgabe nicht aufgenommen werden; bei Interesse sind sie über Alfred Mollenhauer (▶ Autorenverzeichnis) erhältlich.

Anschließend werden die Patienten mit der Kletterausrüstung vertraut gemacht, Klettergurte und Schuhe werden angezogen und von den Klettertherapeuten auf ihre Sicherheit überprüft. Im Boulderbereich können die Teilnehmer nun erste Kletterübungen durchführen und das »Gefühl für die Wand« erlangen. Das Bouldern, also das Klettern aus Absprunghöhe (ca. 2 m Höhe), ermöglicht in Kombination mit weichen Gymnastikmatten ein gefahrloses Klettern ohne Sicherungsseil.

Unser Therapieauftrag besteht aus dem patientenzentrierten Beziehungsangebot. Insofern stecken wir im Vorfeld keine Ziele ab, um eine größtmögliche individuelle und situative Entwicklung ohne Druck zu gewährleisten. Aufgrund der oftmals heterogenen Gruppenstruktur wird die Gruppe nun in Anfänger und Fortgeschrittene aufgeteilt. Für Anfänger erfolgt zunächst eine Einführung in die

Doll, Mollenhauer, Renz – Kletteraktivitäten am UKT

Code-Nr.: ______________________ - Direkt **vor** Kletteraktivität

Tübinger Befindlichkeitsskala

Sehr geehrte/r Teilnehmer/in!

Uns ist es wichtig, die Zusammenarbeit mit Ihnen zu evaluieren. Aus diesem Grunde bitten wir Sie, sich 5–10 Minuten Zeit zu nehmen und diesen Einschätzungsbogen auszufüllen.
Jeder Schwerpunkt wird auf einer Skala von 1–10 eingeschätzt. Bitte überlegen Sie kurz, was der Schwerpunkt für Sie bedeutet. Welche Zahl passt für Sie am besten? Tragen Sie die Zahl auf der Skala ein. Die Daten werden von uns natürlich anonym behandelt.

- **Vorfreude:**
  Wie sehr freuen Sie sich?
  Von 0 = »Ich freue mich gar nicht« bis 10 = »Ich freue mich sehr«

  0 1 2 3 4 5 6 7 8 9 10

- **Sicherheit:**
  Wie sicher fühlen Sie sich jetzt?
  Von 0 = »Ich fühle mich sehr unsicher« bis 10 = »Ich fühle mich sehr sicher«

  0 1 2 3 4 5 6 7 8 9 10

- **Mut:**
  Wie hoch schätzen Sie Ihren Mut ein?
  Von 0 = »Ich bin total mutlos« bis 10 = »Ich fühle mich mutig«

  0 1 2 3 4 5 6 7 8 9 10

- **Angst:**
  Wie groß ist das Ausmaß Ihrer jetzigen Angst?
  Von 0 = »Gar keine Angst« bis 10 = »Größte für Sie mögliche Angst«

  0 1 2 3 4 5 6 7 8 9 10

- **Erfolg:**
  Wie erfolgreich sind Sie in dem, was Sie tun möchten?
  Von 0 = »Ich bin erfolglos« bis 10 = »Mein Leben ist erfolgreich«

  0 1 2 3 4 5 6 7 8 9 10

- **Stimmung:**
  Wie ist Ihre Stimmung?
  Von 0 = »Maximal schlecht« bis 10 = »Maximal gut«

  0 1 2 3 4 5 6 7 8 9 10

Abb. 8-1 Tübinger Befindlichkeitsskala

- **Freude:**
Empfinden Sie Freude?
Von 0 = »Überhaupt keine Freude« bis 10 = »Ich bin absolut erfreut«

0 1 2 3 4 5 6 7 8 9 10

- **Kraft:**
Bitte schätzen Sie auf der unten stehenden Skala das Ausmaß Ihrer Kraft ein.
Von 0 = »Absolut kraftlos« bis 10 = »Maximale Kraftreserven«

0 1 2 3 4 5 6 7 8 9 10

- **Körpergefühl:**
Wie empfinden Sie zurzeit Ihren Körper?
Von 0 = »Maximal negatives Gefühl« bis 10 = »Maximal positives Gefühl«

0 1 2 3 4 5 6 7 8 9 10

- **Wachheit:**
Wie groß ist Ihre Müdigkeit jetzt?
Von 0 = »Gar keine Müdigkeit« bis 10 = »Maximal vorstellbare Müdigkeit«

0 1 2 3 4 5 6 7 8 9 10

- **Befreiung:**
Wie frei fühlen Sie sich?
Von 0 = »Ich fühle mich gefangen« bis 10 = »Ich fühle mich absolut frei«

0 1 2 3 4 5 6 7 8 9 10

- **Vertrauen:**
Wie gut können Sie anderen Menschen vertrauen?
Von 0 = »Gar kein Vertrauen« bis 10 = »Ich kann Menschen voll vertrauen«

0 1 2 3 4 5 6 7 8 9 10

- **Selbstwirksamkeit:**
Wie gut können Sie Ihr Leben beeinflussen?
Von 0 = »Ich kann gar nichts beeinflussen« bis 10 = »Ich kann viel beeinflussen«

0 1 2 3 4 5 6 7 8 9 10

Vielen Dank für Ihre Mitarbeit!

©Stabsstelle KV 4/Pflegedirektion UKT

Abb. 8-1 *Fortsetzung*

Grundtechniken des Kletterns wie Knotenbinden, Sicherungstechniken und Kommunikation während der Kletteraktion. Der Therapeut vermittelt Vertrauen.

Nach erfolgter Aufwärmung, Einführung und Materialprüfung kann jede der beiden Gruppen mit je einem Therapeuten an die Kletterwand. Vor jedem Einstieg in die Wand findet ein Partner-Check statt. Hierbei werden alle sicherheitsrelevanten Details nochmals überprüft und die Kommunikation und das Verhalten an der Wand wiederholt, denn Sicherheit geht vor! Die Anfänger werden behutsam in das Toprope-Klettern eingeführt – das Klettern mit einem Sicherungsseil, welches bereits als feste Kletterroute eingerichtet ist. Der Betreuer sichert den Patienten, der die Wand hinaufklettert. Die Fortgeschrittenen können nach ihrem Wissensstand im Vorstieg eigene Routen erklettern, spezielle Klettertechniken (Sicherungstechnik, Vorstieg …) erlernen und weiterentwickeln. Nach Eignungsprüfung dürfen Patienten mit Hintersicherung (Doppelsicherung durch den Begleiter) selbstständig sichern.

Prinzipiell gilt, dass der Patient den Schwierigkeitsgrad und die Kletterhöhe bestimmt. Er ist der Lehrmeister und bestimmt selbst die Geschwindigkeit, sodass ein individuelles Erfolgserlebnis gewährleistet ist. Dabei wechseln sich die Patienten ab, um Ruhe- und Anstrengungsphase optimal zu nutzen. Die Klettertherapeuten achten nicht in erster Linie auf die Leistung. Der Erfolg jedes einzelnen Patienten steht im Vordergrund der Aktivität. Wegen der sehr unterschiedlichen Krankheitsbilder der Patienten ist ein behutsamer, einfühlsamer und respektvoller Umgang Voraussetzung, um eine vertrauensvolle therapeutische Beziehung zu gestalten. Es hat sich gezeigt, dass nicht mehr als 2 Patienten mit der Diagnose Sucht teilnehmen sollten, da sie zur Untergruppenbildung neigen und sich von der Klettergruppe abgrenzen. Durch die Teilnehmerbeschränkung werden die Suchtpatienten deutlich besser in die Gemeinschaft integriert.

Gegen Ende der Klettertherapie sammeln sich die Patienten zu einer Abschlussrunde. Die Therapeuten eröffnen die Feedback-Runde im Lycra-Band. In dieser Feedback-Runde finden die Patienten die Möglichkeit, ihre Erfahrung, ihr Befinden und ihr Erlebnis zu reflektieren. In dieser Runde können einzelne Übungen, gemeinsame Erlebnisse, Selbsterfahrungen, Gefühle und Befindlichkeiten von unterschiedlichen Seiten beleuchtet, in der Erinnerung erneut (durch und) erlebt werden, um sie besser zu verstehen und bewusst aus ihnen zu lernen. Folgende Feedback-Fragen können dabei zur Anwendung kommen:

Feedback-Fragen

- *»Wie erlebte ich die Aktivität selbst?«*
- *»Was hat mich am meisten beeindruckt?«*
- *»Was empfand ich als störend?«*
- *»Welche Gefühle und Befindlichkeiten löst die Aktivität in mir aus?«*
- *»Worauf bin ich am meisten stolz?«*
- *»Was nehme ich für meinen Alltag mit?«*
- *»Wie erging es mir in der Gruppe?«*

Das Bewusstwerden der Gefühle und Befindlichkeiten kann für psychiatrische Patienten entscheidende Schlüsselerlebnisse beinhalten und sich positiv auf den weiteren Therapieverlauf auswirken. Nachhaltig ist oft ein verbessertes Selbstvertrauen zu beobachten und der Patient kann sich durch sein gewonnenes Vertrauen seinen Problemen und inneren Konflikten besser öffnen und sich mit ihnen auseinandersetzen.

Zum Schluss werden die Patienten erneut gebeten, die TüSkala auszufüllen (post interventionem). Anschließend wird die Ausrüstung sortiert, gemeinsam zusammengepackt und die Patienten werden nach Ankunft in der Klinik durch die Klettertherapeuten auf ihre Stationen begleitet. Die Klettertherapeuten dokumentieren die Aktivität, und das Pflegepersonal wird über die jeweiligen Patienten in Kenntnis gesetzt.

Kapitel 8.3 fasst die einzelnen Schritte einer Klettertherapie-Stunde noch einmal in allgemeiner Form zusammen.

8.1.2 Der Weg zur Wand – Falldarstellung

Klettern mit Patienten der Akutpsychiatrie, einer beschützenden Station des Universitätsklinikums Tübingen, Allgemeine Psychiatrie und Psychotherapie? Unmöglich. Störungsbilder sind hier u. a. akute Depression, Suizidalität, Manie, Psychosen und Schizophrenie, um nur einige zu nennen. Mit solch einem psychischen Störungsbild erscheint es in aller Regel zunächst als ein weiter Weg, wieder zur Realität und einem »normalen« Leben zu gelangen. Bisweilen grenzt dies – in der persönlichen Wahrnehmung des Einzelnen – an etwas Unmögliches.

Mit diesen Menschen in Beziehung zu treten, ist etwas Einzigartiges. Auf der Suche nach einem Stück Hoffnung für Patienten der Akutstation haben wir (Alfred Mollenhauer, Gabriel Dalferth und Norbert Doll) entschieden, dass dafür ein besonderes Beziehungsangebot benötigt wird, und daran festgehalten, dass eine real erfahrbare Hoffnung in solch einer Lebenssituation ungeheuer heilende Wirkung haben kann. Durch das eigene Überwinden von Hindernissen und durch unterstützende Beziehungen haben wir es geschafft, in genau diesem Umfeld der subjektiv empfundenen »Unmöglichkeit« das zu ermöglichen, was keiner für möglich gehalten hätte: Ein **besonderes Beziehungsangebot** zu etablieren – die Klettertherapie. Dieses Angebot haben in den letzten 7 Jahren unter pflegewissenschaftlicher Begleitung über 3.000 Patienten angenommen.

Der Grundgedanke dabei ist, dass ein gesunder Geist von **Selbstbestimmtheit** geprägt ist, v. a. im Erwachsenenalter. Warum also nicht auch ein »gestörter« erwachsener Geist? **Lernen** erfolgt am besten durch Erfahrungen mit Kopf, Herz und Hand (Rousseau 1762). Klettern ermöglicht differenzierte Erfahrungen, die die Psyche (z. B. Angst), den persönlichen Willen (z. B. Überwindung) und den Körper betreffen. Hinzu kommt, dass sich der Mensch grundsätzlich **in der Spannung von »In-Freiheit-Sein« und »In-Beziehung-Sein«** bewegt und handelt

(Rogers 1973). Wir möchten diesen Weg am Beispiel von Herrn M. etwas genauer erläutern.

Fallbeispiel

Herr M. (Teil 1)

Herr M. kam mit akutem posttraumatischen Belastungssyndrom und damit einhergehender suizidaler Krise auf unsere Station. Er konnte medikamentös aufgefangen und eingestellt werden. Mittlerweile hat sich sein Zustand aus der Akutsituation heraus dahingehend verbessert, dass er von den zuständigen Ärzten das O.K. bekommen hat, an der Klettertherapie teilzunehmen – ein rechtlich notwendiger Schritt im klinischen Setting. Herr M. hat nach wie vor extreme körperliche Berührungsängste. Er gibt z. B. niemandem die Hand. Auf ein Ansprechen im stationären Alltag bezüglich der Teilnahme an der Klettertherapie reagiert er sehr zurückhaltend und äußert große Unsicherheit, dass er das schaffen würde.

An dieser Stelle hat die wirksame Beziehungsgestaltung schon begonnen, weil wir über Befürchtungen und Emotionen sprechen. Die Bilder im Kopf eines Patienten mit seiner Vergangenheit werden wir kaum nachempfinden können. Was möglich ist, ist Sicherheit zu vermitteln, **Erwartungssicherheit.** Damit können die Vorstellungen in realistische Bahnen gelenkt werden, die den Weg zur Realität beschreiben.

Die Klettertherapie ist ein behutsames Angebot. Zu groß ist die subjektiv empfundene Gefahr für den Patienten, belegt von Misstrauen und Ängsten. Diese Emotionen haben mit Klettern an sich nicht viel zu tun, da psychische Störungen (v. a. posttraumatische, wie in unserem Beispiel) in hohem Ausmaß durch Ängste geprägt sind. Die Folge einer solchen empfundenen Gefahr für das Selbst ist meist der Rückzug. Daher werden die Patienten schon vom ersten Kontakt an mit einbezogen und ihre Befürchtungen im persönlichen Gespräch bei Bedarf thematisiert und ernst genommen. Sicherheit und »Aufgefangenwerden« beginnen schon im kleinen Rahmen beim ersten Kennenlernen, durch spürbare Anerkennung und Zuwendung sowie beim gemeinsamen Einladen der Ausrüstung.

Klettern ist ein Beziehungsangebot, das empathisch und mit Rücksicht gegeben wird.

Kleine Mutmacher, wie das Vermitteln von Sicherheit und dessen, was einen an der Wand erwarten wird, gestalten den Weg während der gemeinsamen Anfahrt. Patienten, die zum wiederholten Male dabei sind, fungieren hierbei als **Therapieassistenten.** Sie können im Dialog mit Neulingen sehr unterstützend wirken.

Die Vorbereitung für das eigentliche Ereignis Klettern heißt **Vertrauen fördern durch Beziehungsgestaltung.** Vertrauensbildende Interventionen gibt es zahlreiche, u. a. gehören Informationen dazu.

Fallbeispiel

Herr M. (Teil 2)

Herr M. fragt: *»Was erwartet mich? Wie läuft es ab?«* Vor Ort geht es dann um das Material und die Technik: Wie macht man die Knoten? Wie genau wird man gesichert? Welches Material ist im Einsatz und was hält es aus?
Beim therapeutischen Klettern geht es nicht um den sportlichen Aspekt, sondern immer wieder ist es die **Dialektik von Nähe und Distanz, von Freiheit und Bestimmtheit, von Neugier und Angst**, auf die wir und Herr M. treffen. Daher leiten wir die Klettertherapie mit Vertrauensübungen, kombiniert mit Köpererfahrung, ein. Wir machen z.B. das »Pendel«, indem Herr M. sich stehend nach vorne »fallen lässt« und wir oder ein Mitpatient ihn von vorne »auffangen«, indem er mit den Händen an seinen Schultern abgefangen wird.

Wertschätzung und absolute Anerkennung sämtlicher Gefühle sind die prägenden Beziehungsbotschaften in dieser Phase. Die Übung kann dann durch zusätzliche Vertrauensübungen erweitert werden. Wir machen darauf aufmerksam, dass Gefühle nicht einfach da sind oder nicht, sondern sie existieren grundsätzlich in einem bestimmten Ausmaß. Dieses Ausmaß aus dem Empfinden des Patienten heraus nachzuvollziehen und anerkennend auszudrücken, ist nach unserer Erfahrung unglaublich konstruktiv. Herr M. lernt dadurch, dass wir ihn so annehmen, wie er ist, dass er *sich selbst* besser akzeptieren kann, wie er ist. Wenn er diese Erfahrung macht, verändert er sich in seiner Haltung sich selbst gegenüber.Unserer Erfahrung nach und nach dem, was die wissenschaftliche Begleitung des Kletterprojektes aussagt, ist die Selbstakzeptanz eine treibende Kraft für die Gesundung von psychischen Störungen.

Fallbeispiel

Herr M. (Teil 3)

Eine alternative oder ergänzende Übung mit mehr Betonung des persönlichen Körpergefühls ist die »Leichtigkeit des Seins«: Herr M. legt sich mit dem Rücken auf eine Slackline und streckt die Arme seitlich aus. Er wird dabei an der Unterseite seiner Arme so leicht wie möglich von 2 Personen gehalten und balanciert sich so immer weiter aus, bis er schließlich nahezu im Gleichgewicht »schwebt«. Immer wieder berichten uns Patienten von einem Gefühl der Schwerelosigkeit, das sie hier erleben konnten.
Das individuelle Erfolgserlebnis steht wesentlich über dem sportlichen Anspruch. Nun wird Herr M. ungeduldig, da schon die Hälfte der Zeit vorbei ist und er noch nicht ein Mal geklettert ist. Nachdem Gurte und Schuhe erläutert und angezogen sind, gestalten wir erste Berührungen mit der Wand im Boulderbereich in ca. 1–1,5 m Höhe durch das horizontale Klettern (Querbouldern). Herr M. kann hier ein erstes Gespür für die Griffe, die Tritte, das Material und die Gegebenheiten der Wand und seines Körpers entwickeln. Herr M. hat nach erfolgreichem Festhalten und horizontalem Bouldern ein kleines Strahlen auf dem Gesicht. Ein erstes Erfolgserlebnis.

Schließlich geht es bis kurz vor die Wand. Bis zu diesem Zeitpunkt haben wir schon viele Erfahrungen, Erlebnisse und Emotionen ausgetauscht. Das Ziel war der Weg. Nun erläutern wir die wesentliche Sicherungstechnik. Nicht um zu lehren, sondern um Sicherheit zu geben und dabei immer transparent zu bleiben – in allem, was wir tun. Herr M. ist durch die plötzlich empfundene Höhe der Kletterwand verunsichert und lässt erst einmal andere vor. Am Ende dieses Tages ist er 2-mal die gesamte Höhe von 12 m gegangen. Immer wieder passiert es quasi nebenbei: **der Griff in die Realität**.

Wie gesagt: Kraft schöpfen geschieht hier durch Kraft ausschöpfen. Paradox, aber ans Ende der körperlichen Kräfte zu gelangen ist – kombiniert mit einer positiven Erfahrung (z. B. der individuell erfolgreichen Überwindung von Angst), die in tiefer empfundener Sicherheit gemacht werden kann – etwas, woraus nachhaltig Kraft gezogen wird. Das ist etwas, wovon man »zehren« kann, weil man es geschafft hat.

Fallbeispiel

Herr M. (Teil 4)

In der obligatorischen gemeinsamen Reflexionsrunde vor der Heimfahrt ist Herr M. sehr still und meint nur kurz mit dem Anflug eines Lächelns: *»Es war toll.«* Es arbeitet spürbar in ihm. Er braucht Zeit. Die Woche darauf steht er wieder am Treffpunkt bereit und wartet, bis es losgehen kann: der Weg zur Wand. Der Griff in die Realität, der sichere Griff ins Leben.

8.2 Grundmodell der praktischen Planung

Alexis Zajetz

In unserer praktischen Arbeit und den Ausbildungen hat sich das im Folgenden detailliert erklärte Ablaufmodell zur Planung des therapeutischen Kletterns bewährt. Es eignet sich zur Planung sowohl einer einzelnen Einheit als auch größerer zeitlicher Bögen.

Die Planungsgrundlage ist der Auftrag. Auf dieser Basis werden dann folgende Planungselemente integriert: das Niveau der verbalen Intervention, welche Wirkfaktoren v. a. eingesetzt werden, welche Erlebnisqualitäten betont werden sollen und welche Übungsformen dafür in Summe verwendet werden. Im Folgenden werden diese Schritte detailliert erläutert.

8.2.1 Auftragsklärung

Bei diesem Punkt weisen wir auf 2 zusammenhängende wichtige Aspekte hin: eine möglichst genaue Auftragsklärung und angemessene Zurückhaltung bei der Übernahme von Aufträgen und Ergebnisverantwortung!

Im therapeutischen Kontext ist der Auftrag oft einfach zu operationalisieren, da das Ziel der Gesundung evident ist. Es gibt natürlich auch Fälle, in denen das Ziel die Vermeidung einer Verschlimmerung ist. Insgesamt wird es aber um die Milderung von Symptomen gehen. Im pädagogischen Kontext werden solche Ziele manchmal stärker ausverhandelt. Die Verbesserung der Klassengemeinschaft ist z. B. schwerer zu operationalisieren als eine »Verminderung der Depressivität« – es gibt dafür sogar Tests. Hier gilt es dann genau nachzufragen, was sich im Detail ändern sollte: »Klassengemeinschaft« kann im Kopf des Gegenübers doch recht andere Aspekte umfassen als in meinem. Werden diese Erwartungen und Konnotate nicht abgefragt, ist die Gefahr der Enttäuschung oder Themenverfehlung groß.

Hier tritt dann die Zurückhaltung auf den Plan. Das kann sogar bedeuten, den ganzen Auftrag abzulehnen, weil z. B. zu wenig Zeit oder andere Ressourcen vorhanden sind oder weil man mit dem Auftraggeber offen über die Erwartungen gesprochen hat und festgestellt hat, dass man nicht gut genug übereinstimmt. Meist ist man am Anfang einer Selbstständigkeit eher versucht sein, sein Produkt »auf Teufel komm raus« zu verkaufen, wird sich mit der Zeit aber klarer darüber, wie man sich von überfordernden oder als unmöglich empfundenen Aufträgen abgrenzen kann.

Im Kontext einer Klinik, einer pädagogischen oder sozialen Einrichtung werden die Aufträge in das Konzept der Einrichtung eingebettet sein und auf andere Elemente der Betreuung der Klienten Rücksicht nehmen bzw. mit diesen vernetzt sein. Hier kann z. B. durch Vorträge besser herausgestellt werden, was das Klettern leisten kann und was nicht.

8.2.2 Planung der verbalen Interventionsebenen

Bei dieser Planungsgröße gilt es, folgende Punkte mit einzubeziehen:

- **Grundberuf:** Die verbale Auswertung und Begleitung stellt, wie in Kapitel 7 erwähnt, den größten Unterschied hinsichtlich der beruflichen Aus- und Weiterbildung dar.
- **Vertrautheit der Teilnehmer mit dem Kursleiter und der Gruppe:** Je länger mich die Klienten kennen, desto tiefer werde ich mich verbal vorwagen können. Lernen mich die Leute bei der Einheit erst kennen, werde ich besonderes Augenmerk darauf legen, nicht zu früh zu Tiefes zu erfragen und dann logischerweise auf Widerstand zu stoßen, da sich zuerst eine vertrauensvolle Beziehung aufbauen muss. Das Gleiche gilt natürlich für die Gruppe selbst: Sind die Teilnehmer schon seit Längerem eine therapeutische Gruppe und gewohnt, sich voreinander zu öffnen, wird man darauf gut aufbauen können und die Möglichkeit haben, tiefer zu intervenieren.
- **Umfeld der Intervention:** Je lauter ein Ort ist (Kletterhalle in einer Großstadt am Abend) und je ungeschützter (offene Wiese, ein »Durchgangsort« in einer Kletterhalle), desto weniger tiefe verbale Interventionsformen wird man anwenden können. Oft reicht schon eine einzelne Person, die in Hörweite steht, um eine Öffnung zu verhindern. Insofern empfiehlt es sich, die Mühe auf sich zu nehmen und sich möglichst einen Ort zu suchen, an dem man Ruhe hat.

8.2.3 Planung der Wirkfaktoren

Die 3 im Kapitel 1.6.3 beschriebenen Wirkfaktoren, durch die wir Therapeuten und Pädagogen wirken (Beziehung, Erkenntnis und Erlebnis) erfahren in der Planung folgende Gewichtungen: Je kürzer die Intervention (im Extremfall einmalig und zeitlich knapp bemessen), desto eher wird man das Erlebnis betonen. Hat man etwas mehr Zeit, kommt die Erkenntnis (meist in Form einer verbalen Auswertung des Erlebten) hinzu. Hat man noch mehr Zeit, wird der Faktor Beziehung immer wichtiger.

Die Planung der Wirkfaktoren ist aber nicht nur von der Dauer des therapeutischen Kontakts bzw. der Maßnahme abhängig, sondern geschieht im Sinne einer rollenden Planung während der ganzen Intervention. Immer wieder gilt es zu überlegen, ob man jemand noch im Erleben lassen soll oder lieber verbal interveniert, ob man die Beziehung betonen oder die Klärung der Beziehung ins Zentrum rücken soll.

8.2.4 Planung der Erlebnisqualitäten

Hinsichtlich der Erlebnisqualitäten wird man sich im Vorfeld (im Rahmen der Auftragsklärung) Gedanken machen und hierbei das gesamte Spektrum von der Diagnose bis hin zum pädagogischen Auftrag berücksichtigen. Habe ich eine Gruppe depressiver Patienten vor mir, kann es sinnvoll sein, die Erlebnisqualitäten Freude/Genuss, Selbstwert/Selbstwirksamkeit und Antrieb/Motivation in den Mittelpunkt zu stellen. Geht es um ein primär therapeutisches Geschehen, ist die mehr oder weniger gute Kenntnis des oder der Krankheitsbilder entscheidend dafür, wie gut ich die jeweils bedeutungsvollen Erlebnisqualitäten treffe. Natürlich lässt sich nicht unmittelbar steuern, welche Erlebnisqualitäten dann bei den Teilnehmern wirklich angesprochen werden – jedoch macht die Betonung einer Erlebnisqualität durch die Auswahl gewisser Übungen auf alle Fälle einen Unterschied. Der »Mannschaftszug« wird anderes triggern, als sich allein abzuseilen, und dynamische Kletterzüge anderes als eine Gleichgewichtsübung.

8.2.5 Planung der Übungen

Je mehr Übungen ich kenne und je besser ich diese variieren kann, desto besser werde ich planen und im Moment reagieren können. Damit im Zusammenhang steht auch die möglichst gute Kenntnis der Sicherungs- und Klettertechnik, welche manchmal Voraussetzung sind, um Übungen gut anpassen und begleiten zu können.

Der ausführliche Übungsteil in diesem Buch (▸ Kap. 9) soll dem Rechnung tragen. Dabei sei ausdrücklich erwähnt, dass es sich nicht um »Standardübungen« handelt, sondern um Anregungen, die immer wieder an die aktuelle Situation und an die Teilnehmer adaptiert werden müssen.

8.3 Übersicht zur Durchführung einer Klettertherapie-Stunde

Anne-Claire Kowald

Folgende Übersicht über zentrale Punkte, die bei der Planung und Umsetzung einer Klettertherapie-Stunde zu bedenken und ggf. einzuplanen sind, soll nur als Empfehlung bzw. Anregung dienen. Die Übersicht stellt also kein »Rezept« zur Anleitung einer Therapiestunde dar. Es werden jedoch alle aus unserer Erfahrung wesentlichen Punkte angeführt.

- **Kontaktaufnahme/Erstgespräch** (Praxis, Klinik …), Klärung des Auftrages
- **Informationen zum Ablauf** der Klettertherapie, motivierendes Gespräch
- **Vereinbaren des Treffpunktes:** gemeinsame Fahrt zur Kletterwand bzw. Treffpunkt vor Ort
- **Vorbereitung des Pädagogen oder Therapeuten:**
  - **Information über Klienten** (Diagnose usw.), ggf. in Thematik einlesen
  - **Basis des Settings:** Welche Erlebnisqualitäten sollen angegangen werden?
  - **Zusammenhang von Diagnose und Themen überdenken** (z. B. Bulimie: Leistung, Körper, Selbstwert)
  - Welche **verbalen Interventionsformen** passen (abhängig von der Therapiephase)?
  - Auswahl von **Übungen**, diese ergeben sich aus Erlebnisqualitäten und verbalen Interventionsformen; genügend Übungen vorbereiten, sodass spontan reagiert und auf andere Übungen zurückgegriffen werden kann
- **Begrüßungsrunde bei Gruppen** (Kennenlernen, gegenwärtige Befindlichkeit verbalisieren)
- **Einstimmung auf die Klettertherapie** (ohne Kletterausrüstung) mit Körper-/Aufwärmübungen am Boden
- **Erklären des Ablaufes** (Inhalte, zeitlicher Rahmen, Pausen)
- **Sicherheits- und Kletterregeln** erläutern
- **Belastungsgrenzen des Materials:** erklären, was das Material aushält (z. B. ein großes Auto oder ca. 20 Personen; ▶ Kap. 2)
- gemeinsames **Kennenlernen der Gegebenheiten** (Kletterhalle, Wandfuß usw.)
- **vertrauensbildende Übungen**
- **erste Berührung mit der Wand** – Bouldern/Seilklettern (je nach Therapieauftrag und Zielen die passenden Übungen und Aufgabenstellungen auswählen)

Da es beim therapeutischen Klettern nicht vordergründig darum geht, klettern zu lernen, ist es in diesem Sinne nachrangig, ob die Klienten klettern können oder nicht.

Selbstbestimmung ist ein wichtiger Aspekt für eine Klettertherapie. Was möchte jemand erleben? Wichtig dabei ist, dass die Erfahrung gemacht werden kann: »*Ich darf mein Leben in die Hand nehmen und es aktiv mitgestalten*« – und nicht die Erfahrung, gestaltet zu werden!

- **Ausrüstung** anziehen und anpassen, wenn am Seil geklettert werden soll
- **Erlernen von Sicherungstechniken:** v. a., wenn sich die Teilnehmer gegenseitig sichern sollen
- **Übungen/Spiele**
- **Abschlussübung/Abschlussritual**
- **Reflexionsrunde**

Zum Abschluss möchten wir nochmals auf folgende grundsätzliche Aspekte hinweisen:

- Als Pädagogen oder Therapeuten *müssen* wir gut auf die Teilnehmer aufpassen.
- Sicherheit zu geben und dafür zu sorgen ist ein wesentliches therapeutisches Element!
- Der Aufbau und die Gestaltung der Einheit sollen locker und langsam gestaltet sein, die Teilnehmer sollen Zeit bekommen.
- Regelmäßige Rückfragen, wie es den Teilnehmern geht, tragen dazu bei, möglichst nah an ihrem momentanen Erleben und ihrer Befindlichkeit zu sein.

8.4 Die therapeutische Identität als Klettertherapeut

Anne-Claire Kowald

In diesem Kapitel möchten wir Klettertherapeuten dazu anregen, sich mit ihrer ursprünglichen Motivation, »Klettertherapeut« zu werden, mit dieser (neuen) Rolle und ihrer therapeutischen Identität, mit dem Setting und dem Prozess der Selbstreflexion auseinanderzusetzen. Dieses Kapitel dient der fachlich klaren, individuell unterschiedlichen (Grundberuf) und professionellen Ausführung des Berufes »Klettertherapeut«.

8.4.1 Rollenklarheit

Der erste Aspekt die therapeutische Identität eines Klettertherapeuten betreffend ist seine **Rollenklarheit**. Klettertherapeut zu sein ist in eigentlichem Sinne noch kein eigenständiger, abgegrenzter Beruf wie z. B. der eines Sozialpädagogen oder eines Sport- und Bewegungstherapeuten. Die Menschen, die derzeit mit therapeutischem Klettern arbeiten, verfügen über einen Grundberuf. Sie sind beispielsweise Kindergartenpädagogen, Erlebnispädagogen, Erlebnistherapeuten, Sozialpädagogen, Sozialarbeiter, Kletterlehrer/-trainer, Sport- und Bewegungstherapeuten, Psychologen, Psychotherapeuten, Krankenpfleger oder Ärzte. Das therapeutische Klettern wird meist als eine »Methode« bzw. »Intervention« im Rahmen einer pädagogischen, therapeutischen oder medizinischen Begleitung oder Behandlung eingesetzt.

Es ist daher wesentlich, sein eigenes Tun als Klettertherapeut in einen bestehenden Grundberuf einzuordnen.

Es muss uns also bewusst sein, in welcher Rolle wir in erster Linie arbeiten. Sind wir Kletterlehrer, Sozialpädagoge oder Psychologe? Das eigene Tun muss durch diese Rollenklarheit eingeordnet werden können. Ob jemand von Grundberuf Sozialpädagoge oder Sport- und Bewegungstherapeut ist, beeinflusst maßgeblich seine Art und Weise, wie er das therapeutische Klettern einsetzt. Die jeweilige Haltung, die jeweils gewählten Methoden und Interventionen unterscheiden sich wesentlich voneinander.

Der **Grundberuf des Klettertherapeuten** – ob er nun Pädagoge, Psychologe, Krankenpfleger, Sport- und Bewegungstherapeut, Psychotherapeut oder Sozialpädagoge ist – und seine Arbeitsstelle werden meist ausschlaggebend für die Auswahl seiner Klienten sein. Wir möchten hier darauf hinweisen, dass jeder Klettertherapeut bei der **Auswahl seiner Klienten**, mit denen er klettern geht, sehr überlegt vorgehen sollte. Ein Bewusstsein dafür, wo die persönlichen Kompetenzen, Erfahrungen, aber auch Grenzen liegen, ist dabei unerlässlich.

Der Klettertherapeut sollte auf alle Fälle die Anamnese, Themen und Konflikte dieser Klienten gut kennen. Vor allem bei Menschen mit Traumata oder sexuellen Missbrauchs-/Gewalterfahrungen ist hier Vorsicht und Achtsamkeit geboten, denn Retraumatisierungen müssen unter allen Umständen vermeiden werden. Der Klettertherapeut sollte also einerseits genügend Informationen über den Klienten erhalten haben, andererseits sollte er mit den Aspekten seiner Thematiken und/oder Erkrankung bereits Erfahrungen gesammelt haben.

8.4.2 Setting

Das **Setting »Kletterhalle«** oder **»Natur«** ist für pädagogisches und therapeutisches Arbeiten, außer für Erlebnispädagogen und -therapeuten, ein außergewöhnlicher und spezieller Rahmen. Im Unterschied zu einem gewöhnlichen Setting, wie z. B. einem Praxisraum oder Klinikzimmer, findet das therapeutische Klettern vorwiegend in größeren und weiteren Räumen statt. Menschen sind beim therapeutischen Klettern den großen Räumlichkeiten einer Kletterhalle, diversen äußeren Einflüssen, anderen Menschen und – wenn in der Natur gearbeitet wird – auch Tieren und dem Wetter ausgesetzt. Es kann auch vorkommen, dass Therapeut und Klient dieselben Umkleideräumlichkeiten benutzen. All diese Aspekte können bewusstgemacht und thematisiert werden.

Der **Settingwechsel** zwischen Klinik, Praxis und Kletterhalle bzw. Kletterfelsen sollte möglichst gut besprochen und organisiert sein. Als Klettertherapeuten kommen wir dem Klienten oftmals näher als in einer klassischen Gesprächstherapie, in der man sich gegenübersitzt, denn es ist häufig erforderlich, beim Anziehen des Gurtes Unterstützung anzubieten und jeweils vor dem Losklettern am Seil den Partner-Check (▶ Kap. 2.4.2) durchzuführen.

8.4.3 Selbstreflexion

Mit Selbstreflexion meinen wir vordergründig psychotherapeutische Selbsterfahrung und die Tatsache, sich selbst in seiner Identität als privater Kletterer gut zu kennen.

Zu den **Themen der Selbstreflexion** gehört beim therapeutischen Klettern der eigene Umgang mit den Erlebnisqualitäten des Kletterns (▶ Kap. 1.3). In den **Prozess der Selbstreflexion** beziehen wir den Wissenserwerb über die eigene Person, die persönlichen Fähigkeiten, Möglichkeiten und Realitäten mit ein. Dazu gehört auch die Auseinandersetzung mit dem eigenen »So-geworden-Sein«, der eigenen Lebensgeschichte, den Modellen, Werten und Vorstellungen, mit denen wir aufgewachsen sind. Selbstreflexion beinhaltet des Weiteren auch die Fähigkeit, über sich selbst nachdenken zu können, seine Standpunkte und sein Handeln kritisch zu hinterfragen und zu beurteilen. Die Fähigkeit zur Selbstreflexion setzt die Existenz von »Selbst-Bewusst-Sein« und die Möglichkeit zur Objektivierung der Selbstbeobachtung und des Selbstbildes voraus.

Folgende Fragen können z. B. gestellt werden:

Beispielhafte Fragen zur Selbstreflexion

- *»Wie ist mein persönlicher Umgang mit auftauchenden Ängsten? Wie reagiere ich darauf?« (Vorstieg, Stürze usw.)*
- *»Verfüge ich über ein stimmiges Selbstvertrauen?«*
- *»Fällt es mir leicht oder schwer, anderen Menschen zu vertrauen?«*
- *»Wie stehe ich den Themen Lernen und Leistung gegenüber?«*
- *»Hat Leistung einen hohen oder niederen Wert für mich?«*
- *»Hängt mein Selbstwert von einer erbrachten Kletterleistung ab, oder ist dieser unabhängig davon?«*

8.4.4 Ich als Klettertherapeut

Seine therapeutische Identität entwickelt der Klettertherapeut im Laufe der Jahre v. a. durch seine unterschiedlichen Berufserfahrungen, seine Aus- und Fortbildungen, Selbsterfahrungsprozesse, Supervision und den Austausch mit Kollegen. Die Wurzeln der therapeutischen Identität als Klettertherapeut liegen jedoch immer auch in der Persönlichkeit des einzelnen Therapeuten.

Erfahrungen und die Persönlichkeit des Einzelnen formen und beeinflussen entscheidend die Entwicklung der therapeutischen Identität als Klettertherapeut.

Wir gehen davon aus, dass die **persönlichen Motive**, therapeutisches Klettern anzubieten, dem Therapeuten oder Pädagogen bewusst sind. Die bereits vorhandenen persönlichen, fachlichen und professionellen Kompetenzen des Einzelnen fließen in seine Arbeit mit ein.
Folgende Fragen können z. B. gestellt werden:

Beispielhafte Fragen zu persönlichen Motiven

- *»Welche Erfahrungen und welches Wissen aus meinem Grundberuf spielen für das therapeutische Klettern eine wichtige Rolle?«*
- *»Welchen Wert und welche Position hat das Klettern in meinem eigenen Leben?«*
- *»Zähle ich mich eher zu den Hobbykletterern oder zu den Leistungssportlern?«*

Persönliche Theoriebildung und Wertüberzeugungen sowie seine individuelle Art, andere Menschen zu begleiten, sollten dem angehenden Klettertherapeuten bewusst sein. Selbstreflexion und eine bewusste therapeutische Identität tragen zur Qualität der pädagogischen und therapeutischen Arbeit und zum Vertrauen in sich selbst wesentlich bei.

Zur therapeutischen Identität gehört auch die Klarheit darüber, *wie* das Klettern eingesetzt wird. Für einen Sport- und Bewegungstherapeuten steht die Körperarbeit beispielsweise mehr im Fokus als für einen Psychotherapeuten, der das therapeutische Klettern oftmals als eine Intervention innerhalb einer klassischen Gesprächspsychotherapie einsetzt.

Folgende Fragen können als Anregungen verstanden werden, um in den Prozess der Selbstreflexion einzutauchen:

Beispielhafte Fragen zum persönlichen Zugang zum Klettern

- *»Was war mein erstes Klettererlebnis, an das ich mich erinnern kann?«*
- *»Was ist mein persönlicher Zugang und Einstieg zum Klettern?«*
- *»Weshalb bin ich dabeigeblieben?«*
- *»Warum klettere ich?«*
- *»Was ist für mich das Besondere am Klettern?«*
- *»Was sind meine bewussten und was könnten meine unbewussten Motive sein zu klettern?«*
- *»Was erlebe ich am stärksten beim Klettern (Gefühle, Gedanken und/oder Körperempfindungen) und wie gehe ich damit um?«*

Eine Auseinandersetzung mit den persönlichen Zugängen, Werten, Schwerpunkten und Geschichten zu den Erlebnisqualitäten ist für ein gutes Arbeiten notwendig.

Beispielhafte Fragen zum persönlichen Umgang mit den Erlebnisqualitäten

- Vertrauen in mich selbst und in andere
- persönlicher Selbstwert, erlebte Selbstwirksamkeitserfahrungen
- Aufmerksamkeitsregulation und Konzentrationsfähigkeit
- Freude, Stolz, Zufriedensein mit sich
- eigene Grenzen spüren und erkennen, Grenzen nach außen setzen können
- persönlicher Umgang mit Angst und Mut
- Zugang zum eigenen Körper, Körpererfahrung, körperliche Fitness und Gesundheit/Krankheit
- Umgang mit Leistung, Planung, Zielsetzungen
- Beziehungen und Soziales (*»Wie bin ich in Beziehung mit mir selbst und mit/zu anderen?«*)
- Lernen (*»Bewege ich mich tendenziell mehr in der Komfortzone oder in der Lernzone im Leben?«*)
- Wirklichkeit und Realitätswahrnehmung
- Nähe – Distanz (*»Kann ich Nähe und Distanz so gut regulieren, wie ich es brauche?«*)

Die Selbstreflexion zu den Erlebnisqualitäten soll dazu dienen, dass sich der Therapeut über die eigenen Zugänge zu diesen bewusst wird. Er soll in der Arbeit mit den Klienten für sich präsent haben, was beispielsweise das Thema Leistung oder die Frage des Vertrauens für ihn bedeuten. Denn die eigenen Zugänge (z. B. »Leistung ist immer mit Stress verbunden«, »Leistung ist etwas erstrebenswertes«, »Vertraue niemandem, bleibe misstrauisch« usw.) dürfen nicht dem Klienten »übergestülpt« werden.

In der Therapie müssen wir zu den Erlebnisqualitäten eine **neutrale Position und Haltung** einnehmen können, sodass der Zugang des Klienten dazu Raum bekommen und ersichtlich werden kann.

Der nächste bedeutsame Gesichtspunkt der therapeutischen Identität als Klettertherapeut setzt sich mit den Fragen der persönlichen Motive auseinander. Jeder Klettertherapeut sollte sich seine persönliche Motivation, die individuellen Motive und die damit verbundenen Erwartungen und Ziele bewusst machen.

Folgende Fragen sollen als Anregungen verstanden werden, um sich mit dem eigenen Entwicklungsprozess zum Klettertherapeuten auseinanderzusetzen:

Beispielhafte Fragen zur therapeutischen Identität

- *»Warum möchte ich das therapeutische Klettern in meiner Arbeit einsetzen?«*
- *»Welche Vorbilder, Lehrer, Trainer oder Therapeuten haben meine therapeutische Identität als Klettertherapeut geprägt?«*
- *»Welche Sichtweisen, Ansätze, Methoden, Theorien usw. habe ich von ihnen angenommen?«*
- *»Was macht mich als Therapeut überhaupt aus? Was unterscheidet mich dabei von anderen?«*
- *»Welche zentralen Inhalte, Theorien und Wertüberzeugungen sind wichtig für mich?«*
- *»Was sind meine persönlichen Erfahrungen dazu?«*

Als Pädagogen und Therapeuten lernen wir anfänglich von unseren Lehrern, Lehrtherapeuten oder Supervisoren. Wir übernehmen fürs Erste bewusst und unbewusst deren Haltungen, emotionale Reaktionen und therapeutische Überzeugungen und bereiten damit eigene therapeutische Erfahrungen vor.

Die individuelle therapeutische Identität ist somit etwas, das sich fortwährend im Einzelnen entwickelt und in Gruppen durch Austausch, Beobachten und Reflexion seine Entwicklung fortsetzt.

Empfehlungen

Wer pädagogisch oder therapeutisch arbeitet, sollte in **Supervision** gehen, um die schwierigen Fälle aus der Praxis in Begleitung anderer Professioneller zu analysieren und reflektieren.

Literatur

Biermann-Ratjen E, Eckert J, Schwartz HJ. Gesprächspsychotherapie – Verändern durch Verstehen. Stuttgart: Kohlhammer 1981.

Gellert M, Nowak C. Teamarbeit, Teamentwicklung, Teamberatung. Ein Praxisbuch für die Arbeit in und mit Teams. Meezen: Limmer 2010.

Ilgner A. Rock Warrior: Der stärkste Muskel ist der Kopf. Köngen: Panico Alpinverlag 2013.

Kriz J. Grundkonzepte der Psychotherapie. München: Psychologie Verlags Union 1989.

Langmaack B, Braune-Krickau M. Wie die Gruppe laufen lernt. Weinheim: Beltz 2010.

Quitmann H. Humanistische Psychologie. Göttingen: Hogrefe 1996.

Rogers CR. Die Kraft des Guten. Ein Appell zur Selbstverwirklichung. München: Kindler 1982.

Rogers CR. Eine Theorie der Psychotherapie, der Persönlichkeit und der zwischenmenschlichen Beziehung. München: Ernst Reinhardt 2008 (Erstpublikation 1959).

Rogers CR. Entwicklung der Persönlichkeit. Stuttgart: Klett 2014.

Schmid PF. Personzentrierte Gruppenpsychotherapie in der Praxis. Paderborn: Junfermann 1996.

9. Klettertherapeutische Übungen und Spiele

Anne-Claire Kowald, Alexis Zajetz[1]

9.1 Ampel & Achtsamkeit

Pädagogische und psychotherapeutische Ziele

- **Erlebnisqualitäten:** Selbstvertrauen; Vertrauen in den Sicherungspartner und in das Material; Grenzen: eigene Grenzen spüren und erkennen; Körpererfahrung: physische und emotionale Reaktionen achtsam erleben; Aufmerksamkeitsregulation; Planung und Ziele; Lernen.
- **Inhaltliche Ziele:** Diese Übung eignet sich v. a. für Menschen mit Höhenangst oder einer Angststörung. Der Angst werden Grenzen gesetzt, indem der Klient sich in seiner Komfortzone bewegen soll bzw. muss. So wird eine symptomfreie Zeit ermöglicht. Ziel ist es nicht, ganz hinaufzuklettern, sondern Vertrauen und das Gefühl von Sicherheit in den Sicherungspartner, in das Material und zu sich selbst aufzubauen. Dieser Prozess benötigt Zeit. Im Einsatz mit Klienten mit einer Somatisierungsstörung erlaubt die Übung einen Einstieg in die Schulung der Wahrnehmung für normale Körperempfindungen und Gefühle. Diese Übung eignet sich neben Angststörungen auch für Zwangsstörungen, somatoforme Störungen und Burnout. Bei der Variante geht es darum, dass die Teilnehmer lernen, beim Auftreten von Angst in der Wand nicht sogleich aufzugeben, sondern bewusste Entscheidungen gegen eine Angstvermeidung zu treffen.

Rahmenbedingungen

- **Material:** Kletterschuhe, Klettergurt, Karabiner, Sicherungsgerät, Kletterseil
- **Teilnehmer:** Ab 6 Jahre, mindestens 1 Kletterer und 1 Sicherer
- **Dauer:** 15–30 Minuten, je nach Bedarf
- **Übungsbeschreibung:** Der Kletterer bekommt den Auftrag, beim Klettern in seiner Komfortzone (grün) zu bleiben. Er soll sich in jedem Augenblick sicher fühlen. Spürt er leichte Anzeichen von Nervosität oder Unsicherheit, bedeutet dies, dass

1 Die in diesem Kapitel beschriebenen Übungen enthalten Anregungen und Texte verschiedener Autoren aus dem Autorenteam.

er sich in Richtung Lernzone (orange) bewegt. Die physischen und psychischen Anzeichen sollen wahrgenommen werden, und er soll sich langsam wieder in die Komfortzone zurückbewegen.

- **Variante:** Der Kletterer klettert bis zu einer Stelle kurz vor der Zone, in der er in Panik geraten würde (Lernzonen-Modell: oranger Bereich, kurz vor Rot). Nun soll er sich ins Seil setzen und verharren, bis es ihm möglich ist, einen weiteren Zug durchzuführen. Im Verharren kann der Kletterer Atemübungen durchführen, um zur Ruhe zu kommen.
- **Anmerkungen:** Diese Übung kann sowohl an der Boulderwand als auch am Seil angeleitet werden. Das Ziel der Variante liegt in einer bewussten Entscheidung für eine Konfrontation mit der Angst und in dem damit verbundenen Erlebnis, dass Angst nach einer gewissen Zeit auch wieder nachlässt. Das Lernzonen-Modell ist im Kapitel 3.2.2 beschrieben.

9.2 Autofahren

Pädagogische und psychotherapeutische Ziele

- **Erlebnisqualitäten:** Selbstwert, Selbstwirksamkeit; Vertrauen: Selbstvertrauen; Aufmerksamkeitsregulation; Körpererfahrung; Freude und Flow; Grenzen; Leistung; Beziehung und Soziales; Wirklichkeit.
- **Inhaltliche Ziele:** Bei dieser Übung ist der Einsatz von Gegensätzen (z.B. Anspannung/Entspannung, Schnelligkeit/Langsamkeit) gefragt. Das persönliche Körpergefühl und die Motorik werden dabei intensiv erlebt. Es könnte auch beim einen oder anderen »Stress« auftauchen, nämlich dann, wenn er ganz schnell klettern (5. Gang) oder wenn er die Griffe möglichst locker halten soll (Druckstufe 1). Die Übung kann auch neue Erfahrungen mit sich bringen, die den Selbstwert steigern, wie z.B. *»Das hätte ich nie gedacht, dass ich so schnell klettern kann«*. Wir empfehlen diese Übung v.a. für Menschen mit Bindungsstörung, Essstörung, Burnout oder somatoformer Störung.

Rahmenbedingungen

- **Material:** Kletterschuhe, Klettergurt, Karabiner, Sicherungsgerät, Kletterseil
- **Teilnehmer:** Ab 6 Jahre, mindestens 1 Kletterer und 1 Sicherer
- **Dauer:** 5–15 Minuten
- **Übungsbeschreibung:** Alle Teilnehmer hängen an der Wand und klettern, die Sicherer stehen am Wandfuß. Der Pädagoge oder Therapeut sagt den Spielern an, in welchen Gang sie »schalten« sollen. Es gibt die Gänge 1–5, wobei 1 langsam bedeutet und 5 sehr schnell.

- **Varianten:**
  - Der Sicherer sagt dem Kletterer, in welchen Gang er schalten soll.
  - Es gibt 4 Druckstufen. Druckstufe 1 bedeutet, den Griff so locker zu halten, dass man ihn gerade noch halten kann. Druckstufe 4 wäre dann, den Griff so fest zu halten, dass die Hand hundertprozentig am Griff hält und die Muskulatur voll angespannt ist.

9.3 Bankräuber (▸ Abb. 9-1)

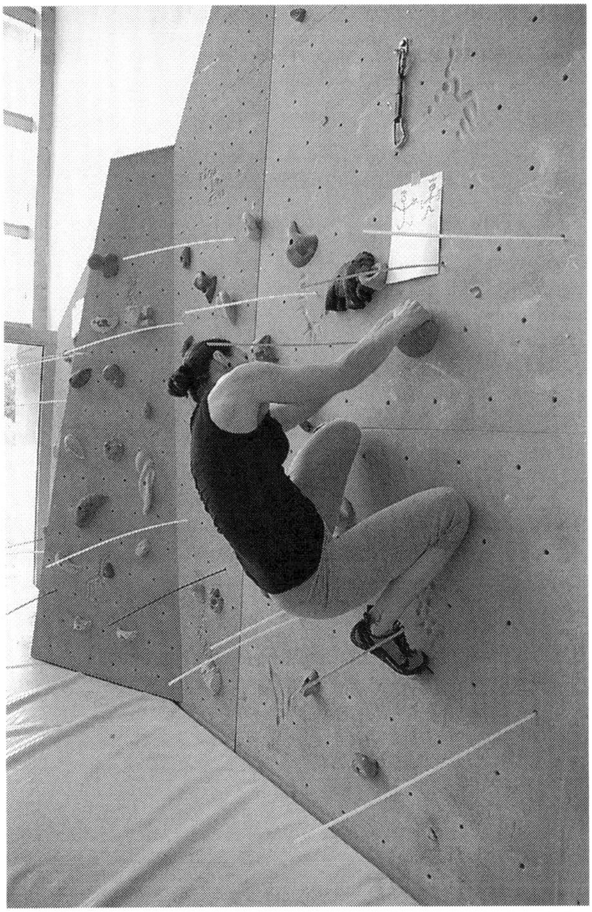

Abb. 9-1 Bankräuber

Pädagogische und psychotherapeutische Ziele

- **Erlebnisqualitäten:** Aufmerksamkeitsregulation: Konzentration; Körpererfahrung: ungewöhnliche Bewegungsabfolgen; Selbstwert und Selbstwirksamkeit; Freude und Flow; Beziehung und Soziales: Gruppe; Planung und Ziele.
- **Inhaltliche Ziele:** Geschicklichkeit, Körpererfahrung, vorausschauendes Klettern und taktische Planung der Kletterbewegung, Zusammenhalt und gegenseitige Tipps für eine schwere Passage zwischen den Laserstrahlen hindurch. Wir empfehlen diese Übung v. a. für Menschen mit AD(H)S und Bindungsstörung.

Rahmenbedingungen

- **Material:** Kletterschuhe, 10–20 Sangria-Trinkhalme (1 m lang, 6,5–8 mm Durchmesser), Stoppuhr, Expressschlingen
- **Teilnehmer:** Ab 4 Jahre, mindestens 2 Teilnehmer
- **Dauer:** 15–30 Minuten, je nach Teilnehmerzahl
- **Übungsbeschreibung:** Die Sangria-Trinkhalme (Laserstrahlen) werden in freie Bohrlöcher in die Boulderwand gesteckt. Die Teilnehmer (Bankräuber) versuchen nun die Kletterstrecke, auf der sich die Stäbe befinden (den laserüberwachten Zugang zur Bank) zu überwinden, ohne dabei die Stäbe zu berühren. Ein Teilnehmer (Alarmanlage) heult los, sobald ein Stab berührt wird. Wer schafft es, bis zum Tresor (Zielgriff) zu gelangen?
- **Varianten:**
  - Der Therapeut erzählt begleitend zur Übung eine Geschichte.
  - Wer einen Trinkhalm berührt, scheidet aus und wird Teil der Alarmanlage.
  - Alle Teilnehmer klettern durch die Laserüberwachung in die Bank. Sind alle dort, schnappt sich jeder eine Expressschlinge (Gold) und klettert mit dem Diebesgut wieder zurück.
  - Die Übung erfolgt mit Zeitnehmung.

9.4 Blindes Klettern (▶ Abb. 9-2)

Pädagogische und psychotherapeutische Ziele

- **Erlebnisqualitäten:** Selbstwert und Selbstwirksamkeit; Grenzen: eigene Grenzen spüren und erkennen; Freude und Flow; Vertrauen; Beziehung und Soziales: Kommunikation, In-Kontakt-Gehen, Teamerleben, Verantwortung übernehmen/teilen, Unterstützung verspüren, (für den Zurufer:) spüren, dass sich jemand auf ihn verlässt; Körpererfahrung.

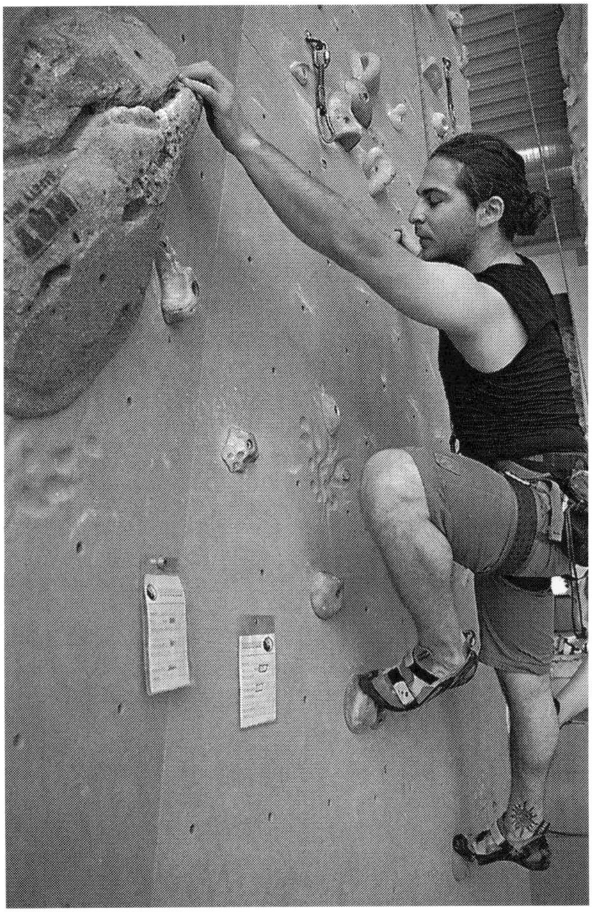

Abb. 9-2 Blindes Klettern

- **Inhaltliche Ziele:** Fördern von Selbstständigkeit und Selbstverantwortung; Aktivierung der Sinne (Tastsinn, auditive und taktile Wahrnehmung, Gleichgewichtssinn, Tiefensensibilität); Entwicklung von Handlungsstrategien; Vertrauen in sich selbst und in den Sicherungspartner bzw. Spotter (beim Bouldern). Die Übung fördert die Kommunikation zum anderen und ein kontinuierliches Miteinander-in-Beziehung-Sein. Es kann wieder die Erfahrung von vertrauensvollem Kontakt gemacht werden. Der Kletternde kann Vertrauen zu dem Sicherungspartner und dem Zurufer finden. Auch ermöglicht es die Übung zu spüren, durch Unterstützung/im Team stärker zu sein. Diese Übung eignet sich besonders für Menschen, die sich zurückgezogen haben, z. B. mit Depressionen oder Schmerzen, und bei denen sich interaktionelle Schwierigkeiten entwickelt haben. Diese Übung eignet sich bei den meisten Störungsbildern. Vorsicht bei schweren Persönlichkeitsstörungen und Psychosen.

Rahmenbedingungen

- **Material:** Kletterschuhe, Klettergurt, Kletterseil, Karabiner, Sicherungsgerät, Augenbinden
- **Teilnehmer:** Ab 6 Jahre, mindestens 1 Kletterer und 1 Sicherer
- **Dauer:** 15–30 Minuten
- **Übungsbeschreibung:** Der Kletterer positioniert sich so, dass er direkt vor der Wand steht und gleich losklettern kann. Er schließt seine Augen selbst oder kann sich, wenn er möchte, seine Augen mit einer Augenbinde oder einem Tuch locker verbinden. Der Sicherer kann, sofern es der Kletterer wünscht, Hilfestellungen und Anweisungen geben, sodass der Kletterer sich leichter damit tut, die Griffe und Tritte zu finden.
- **Variante:** Diese Übung kann sowohl auf der Boulderwand als auch beim Seilklettern eingesetzt werden.
- **Anmerkungen:** Wichtig ist bei dieser Übung, dass der Kletterer und die Sicherungsperson sich gut absprechen. Wird diese Übung auf der Boulderwand durchgeführt, sollte die Sicherungsperson (der Spotter) sehr gut auf den Kletterer aufpassen, sodass diesem nichts geschieht (Vorsicht bei der Höhe, vor dem Zusammenstoßen mit anderen Kletterern usw.). Wird diese Übung am Seil durchgeführt, so muss der Partner-Check unbedingt vor dem Verbinden der Augen durchgeführt werden.

9.5 Boulder kleben

Pädagogische und psychotherapeutische Ziele

- **Erlebnisqualitäten:** Selbstwirksamkeit; Grenzen: eigene Grenzen spüren und erkennen; Freude und Flow: Stolz; Selbstvertrauen; Beziehung und Soziales: soziale Kompetenz; Körpererfahrung; Lernen; Planung und Ziele.
- **Inhaltliche Ziele:** Erweiterung der Problemlösungskompetenz, etwas aus eigener Kraft mit eigenen Ideen zu schaffen; Fördern von Selbstständigkeit und Selbstverantwortung; positive und unterstützende Gruppenerfahrung; Förderung von sozialer Kompetenz und Empathiefähigkeit; Entwicklung von Handlungsstrategien für das Erreichen eines Zieles. Wir empfehlen diese Übung v.a. für Menschen mit AD(H)S, Depression oder einer Abhängigkeitserkrankung.

  Für die Variante 3 (Boulder vorgeben) gelten die Ziele: Einschätzen der Möglichkeiten und Leistungsfähigkeit anderer Teilnehmer; realistische Zielvorgaben für Mitpatienten gestalten; auf die Bedürfnisse anderer eingehen; Förderung von Kommunikation und Empathie. Wir empfehlen diese Variante v.a. für Menschen mit einer Zwangsstörung oder Burnout.

Rahmenbedingungen

- **Material:** Kletterschuhe, Tape
- **Teilnehmer:** Ab 6 Jahre, mindestens 2 Kletterer
- **Dauer:** 15–30 Minuten, je nach Teilnehmerzahl
- **Übungsbeschreibung:** Start- und Zielgriff der Boulderstrecke werden vom Therapeuten oder Pädagogen vorgegeben. Die Gruppenteilnehmer definieren gemeinsam eine Boulderstrecke, indem jeder Teilnehmer nacheinander einen Griff und/oder Tritt definieren darf. Griffe und Tritte werden mit Tape markiert. Nur die markierten Griffe und Tritte dürfen verwendet werden.
- **Varianten:**
  - Einen Boulder mit einer Griffart bauen (nur mit Henkeln oder Auflegern).
  - Einen Boulder bauen, in den eine bestimmte Technik (nur Eindrehen oder nur dynamische Züge) oder möglichst viele unterschiedliche Techniken (z. B. Klettern am gestreckten Arm, frontales Klettern, Eindrehen, dynamisches Klettern usw.) eingeplant werden.
  - Boulder vorgeben: Die Übung findet immer zu zweit an der Boulderwand statt. Ein Patient steht am Boden und gibt dem Mitpatienten an der Wand immer den nächsten Tritt und den folgenden Griff vor, indem er ihn ansagt (z. B. *»Linke Hand auf den grünen Griff, linkes Bein auf den roten Tritt«* usw.), bis ein Zielgriff erreicht ist. Dabei soll er versuchen, die Aufgaben so zu wählen, dass der Mitpatient zwar gefordert, aber auch nicht überfordert wird.

9.6 Boulder schrauben (▸ Abb. 9-3)

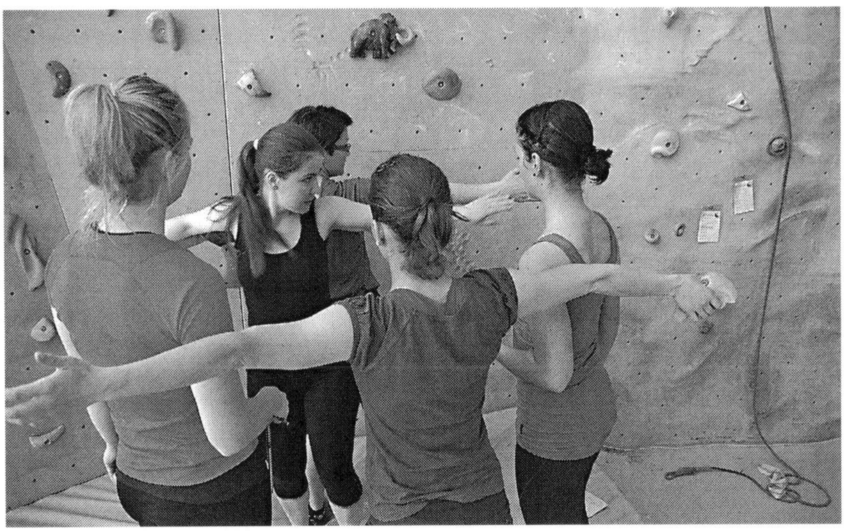

Abb. 9-3 Boulder schrauben

Pädagogische und psychotherapeutische Ziele

- **Erlebnisqualitäten:** Selbstwert und Selbstwirksamkeit; Grenzen: eigene Grenzen spüren und erkennen; Freude und Flow: Stolz; Selbstvertrauen; Beziehung und Soziales: soziale Kompetenz; Lernen; Leistung; Planung und Ziele.
- **Inhaltliche Ziele:** Erweiterung der Problemlösungskompetenz, etwas aus eigener Kraft mit eigenen Ideen zu schaffen; Fördern von Selbstständigkeit und Selbstverantwortung; positive und unterstützende Gruppenerfahrung; Förderung von sozialer Kompetenz und Empathiefähigkeit; Entwicklung von Handlungsstrategien. Diese Übung eignet sich für die meisten Klienten und Teilnehmer.

Rahmenbedingungen

- **Material:** Kletterschuhe, Inbus-Schlüssel 6 mm und 8 mm, Klettergriffe, Tritte, Schrauben
- **Teilnehmer:** Ab 6 Jahre (mit Unterstützung!), mindestens 2 Kletterer
- **Dauer:** 15–30 Minuten, je nach Teilnehmerzahl
- **Übungsbeschreibung:** Start- und Zielgriff des Boulders können vom Therapeuten oder Pädagogen vorgegeben werden, oder die Gruppe bestimmt diese selbst. Die Aufgabe besteht darin, es mit einer definierten Anzahl von Griffen vom Start- zum Zielgriff zu schaffen. Es dürfen nur jene Griffe verwendet werden, die der Gruppe zur Verfügung gestellt wurden und von dieser in die Wand geschraubt werden. Eine kurze Schulung im Schrauben von Griffen muss davor erfolgen. Durch die Anzahl der Griffe, die Neigung der Wand und ein mögliches Zeitlimit kann die Schwierigkeit der Aufgabe reguliert werden.
- **Varianten:**
  - Auch die Tritte müssen in den Boulder geschraubt werden, und nur diese dürfen verwendet werden.
  - Der Boulder bzw. die einzelnen Züge dürfen erst probiert werden, wenn alle notwendigen Griffe/Tritte in die Wand geschraubt wurden, nichts darf danach mehr verändert werden. Dies betont den Planungsaspekt und intensiviert häufig die Diskussionen.
- **Anmerkungen:** Die Boulderstrecke muss für alle Teilnehmer kletterbar sein.

9.7 Dirigent

Pädagogische und psychotherapeutische Ziele

- **Erlebnisqualitäten:** Beziehung und Soziales: Teamarbeit, Empathie; Vertrauen: Vertrauen geben und bekommen; Körpererfahrung: Erfahren der Körperreichweite und der Körpergrenzen; Nähe und Distanz; Leistung; Aufmerksamkeitsregulation.
- **Inhaltliche Ziele:** Geschicklichkeit, Körpererfahrung, Bewegungsplanung, Bewegungsbeobachtung, sich führen lassen und die Kontrolle abgeben, Vertrauen in einen anderen Menschen stärken, Zusammenarbeiten; Bewegungsplanung und Bewegungsbeobachtung, Empathie und Theory of Mind, sich auf Vorgaben anderer einlassen, Vertrauensbildung, Konzentration auf den Augenblick. Diese Übung ist v. a. für Menschen mit interpersonellen Störungen geeignet.
-

Rahmenbedingungen

- **Material:** Kletterschuhe, Tape, evtl. Zeigestab (Sangria-Trinkhalm) für den Dirigenten
- **Teilnehmer:** Ab 6 Jahre, mindestens 2 Kletterer
- **Dauer:** 20–40 Minuten
- **Übungsbeschreibung:** Es werden Paare gebildet. Mehrere Boulderstrecken werden mit Start- und Zielgriff definiert. Ein Teilnehmer klettert, während der zweite (der Dirigent) ihm jeweils den nächsten Griff ansagt. Der Kletterer darf keinen Zwischengriff benutzen. Es muss immer abwechselnd rechts und links gegriffen werden. Der Dirigent, der es schafft, seinen Kletterer vom Start- zum Zielgriff zu dirigieren, ohne dass dieser dabei hinunterfällt, bekommt 10 Punkte.
- **Varianten:**
  - Der Dirigent sagt statt der Griffe die Tritte an (Achtung: viel schwieriger!).
  - Der Dirigent sagt sowohl Tritte als auch Griffe an.
  - Eine weitere Variante ist die Übung »Marionette« (► S. 265 f.)

9.8 Dynamische Züge

Pädagogische und psychotherapeutische Ziele

- **Erlebnisqualitäten:** Köpererfahrung; Freude und Flow; Planung und Ziele: Antrieb; Grenzen; Leistung.
- **Inhaltliche Ziele:** Die Übung verlangt vom Kletterer, mit Risiko umzugehen und seine gedanklichen Grenzen möglichst zu sprengen. Statische Kletterzüge ermöglichen ein hohes Maß an Kontrolle, diese muss man abgeben, wenn man dynamische Züge macht.

Rahmenbedingungen

- **Material:** Kletterschuhe
- **Teilnehmer:** Ab 12 Jahre, Anzahl beliebig
- **Dauer:** 10–30 Minuten
- **Übungsbeschreibung:** Auf Basis des Wissens aus einer Kletterausbildung gehen wir mit den Teilnehmern eine auf diese (Alter, Kletterkönnen, Möglichkeiten der Kletterwand) abgestimmte methodische Übungsreihe »Dynamische Züge/ Dynamos« durch. Sie kann bis zu einem richtigen Sprung gehen, bei dem alle 4 Gliedmaßen die Wand verlassen.
- **Anmerkungen:** Diese Übung erfordert ein gutes Aufwärmen. Sie ist für die Haut sehr fordernd, kann also mit wenig geübten Kletterern nicht lange durchgeführt werden (Gefahr von Blasen!).

9.9 Ein bisschen mehr

Pädagogische und psychotherapeutische Ziele

- **Erlebnisqualitäten:** Selbstwert und Selbstwirksamkeit: Erfolgserlebnisse, Mut, sich selbst loben; Lernen; Leistung: »messbare« Fortschritte; Planung und Ziele; Freude und Flow; Beziehung und Soziales: Anerkennung durch die Gruppe; Vertrauen.
- **Inhaltliche Ziele:** Diese fortlaufende Übung ist für alle Personen geeignet, die sich wenig zutrauen, eigene Erfolge gerne kleinreden und das Gefühl haben, nicht mehr leistungsfähig zu sein, z. B. bei Depressionen, Schmerzen, Ängsten, Zwängen oder somatoformen Störungen. Die Teilnehmer können trotz erlebter Einschränkungen »messbare« Fortschritte beobachten und dokumentieren. Die eigenen Fortschritte und Erfolge werden im Klettertagebuch auch in schwierigen Zeiten abrufbar.

Rahmenbedingungen

- **Material:** Kletterschuhe, Klettergurt, Karabiner, Sicherungsgerät, Kletterseil, Tagebuch (Heft) und Stift
- **Teilnehmer:** Ab 6 Jahre, beliebig
- **Dauer:** Fortlaufend über mehrere Übungseinheiten, einzelne Einheiten variabel
- **Übungsbeschreibung:** Der Kletterer wählt, ermutigt durch den Übungsleiter und die Gruppe, eine Kletterroute an der Wand aus, die er sich zutraut. Hierbei darf auf die offiziellen Schwierigkeitseinstufungen zurückgegriffen werden, aber es dürfen auch Besonderheiten wie Überhänge selbst eingeschätzt werden. Für

den Anfang ist es durchaus erlaubt, Routen zu kombinieren, also z. B. zunächst alle Griffe und Tritte an einer bestimmten Aufstiegsstelle zu verwenden. Hinterher werden sämtliche Erfolge (auch Teilerfolge!) reflektiert. Anschließend notiert der Teilnehmer in seinem Klettertagebuch, was er an diesem Tag für eine Route geschafft hat, was dabei für besondere Schwierigkeiten (der Kletterroute, aber auch im persönlichen Bereich, wie Schmerzen oder Traurigkeit) gemeistert wurden und worauf er stolz ist. Die Ziele werden jedes Mal erneut festgelegt und etwas erweitert. Hierbei kann es auch ein Ziel sein, die Strecke vom letzten Mal wieder zu schaffen, wenn man z. B. an diesem Tag mit besonderen Herausforderungen (z. B. Schmerzen) zu tun hat.

- **Variante:** Bei absoluten Anfängern oder sehr unsicheren Patienten kann es hilfreich sein, zunächst auch die Zahl der Griffe zu begrenzen, statt gleich bis oben zu klettern. In diesem Fall wird die Anzahl der Griffe notiert.
- **Anmerkungen:** Wenn der Patient einen »schlechten Tag« hat, ist es besonders wichtig, die Tageserfolge trotz der Einschränkung hervorzuheben, insbesondere falls es zu kleinen Rückschritten kommt.

9.10 Elimination

Pädagogische und psychotherapeutische Ziele

- **Erlebnisqualitäten:** Selbstwirksamkeit; Grenzen: eigene Grenzen spüren und erkennen; Freude und Flow; Vertrauen; Nähe und Distanz; Körpererfahrung.
- **Inhaltliche Ziele:** Erweiterung der Problemlösungskompetenz, etwas aus eigener Kraft mit eigenen Ideen zu schaffen; Fördern von Selbstständigkeit und Selbstverantwortung; positive und unterstützende Gruppenerfahrung; Entwicklung von Handlungsstrategien.

Rahmenbedingungen

- **Material:** Kletterschuhe, Tape
- **Teilnehmer:** Ab 6 Jahre, mindestens 3 Kletterer
- **Dauer:** 15–30 Minuten, je nach Teilnehmerzahl
- **Übungsbeschreibung:** Alle Griffe und Tritte, die zur Boulderstrecke gehören, werden mit Tape markiert (genügend Griffe und Tritte auswählen, um es anfangs leichter zu gestalten!). Die Klienten klettern einer nach dem anderen die Strecke, und jeder darf anschließend das Tape von einem Griff oder Tritt, den er verwendet hat, entfernen. Die Strecke wird nach und nach schwieriger, weil immer weniger Griffe und Tritte zur Verfügung stehen.

9.11 Expresstransport (► Abb. 9-4)

Pädagogische und psychotherapeutische Ziele

- **Erlebnisqualitäten:** Körpererfahrung: Körperwahrnehmung, Bewegungsgenauigkeit; Leistung: Umgang mit Konkurrenz und Zeitdruck; Lernen; Selbstwirksamkeit; Aufmerksamkeitsregulation; Planung und Ziele.
- **Inhaltliche Ziele:** Diese Übung erfordert Bewegungsgenauigkeit und eine erhöhte Aufmerksamkeit auf die Füße und das Steigen, v. a. beim präzisen Steigen. Die Übungsanleitung kann als Ziel nur die Verbesserung der Körperwahrnehmung und die Bewegungsgenauigkeit haben; will man den Umgang mit Leistung, Stress, Gewinnen und Verlieren dazunehmen, kann die Variante angeleitet werden.

Rahmenbedingungen

- **Material:** Kletterschuhe, 2 Expressschlingen pro Teilnehmer, Tape, Stoppuhr, Holzdübel oder Reepschnurstücke
- **Teilnehmer:** Ab 6 Jahre, mindestens 1 Kletterer
- **Dauer:** 5–15 Minuten, je nach Teilnehmerzahl
- **Übungsbeschreibung:** Mehrere Boulderstrecken werden mit Start- und Zielgriff markiert. Jeder Teilnehmer erhält 2 Expressschlingen, die am Rist über beide Füße

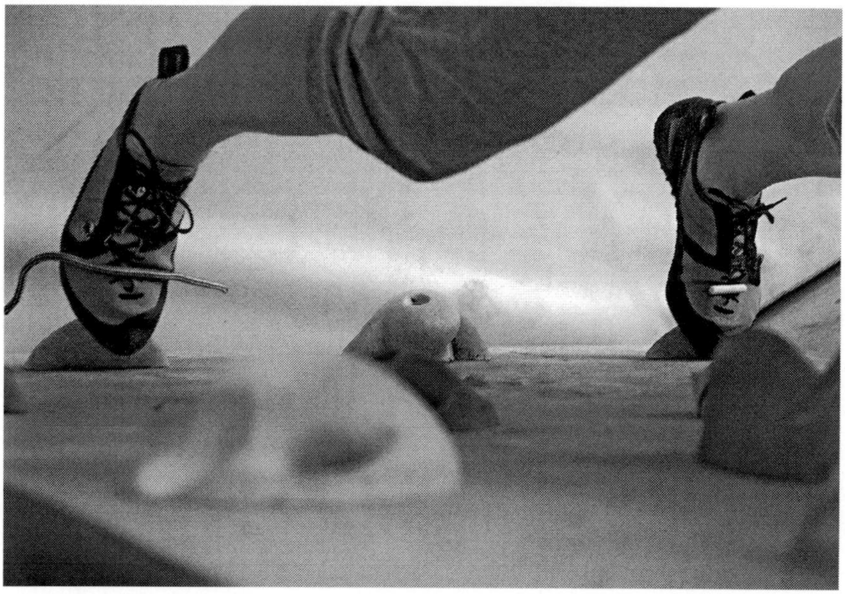

Abb. 9-4 Expresstransport

gelegt werden. Aufgabe ist es, eine Boulderstrecke zu klettern, ohne die Expressschlingen zu verlieren. Wer schafft es, ans Ziel zu kommen, ohne die Expressschlingen zu verlieren?

- **Varianten:**
  - Wenn es einen Gewinner geben soll (Wettkampfcharakter), können für jeden geschafften Boulder Punkte vergeben werden. Wer die meisten Punkte erhält, gewinnt. Will man diese Variante steigern, kann die Zeit für jeden Boulder vorgegeben und gestoppt werden.
  - Es können natürlich auch andere Gegenstände transportiert werden, z. B. Holzdübel oder Reepschnurstücke.

9.12 Hindernisparcours (► Abb. 9-5)

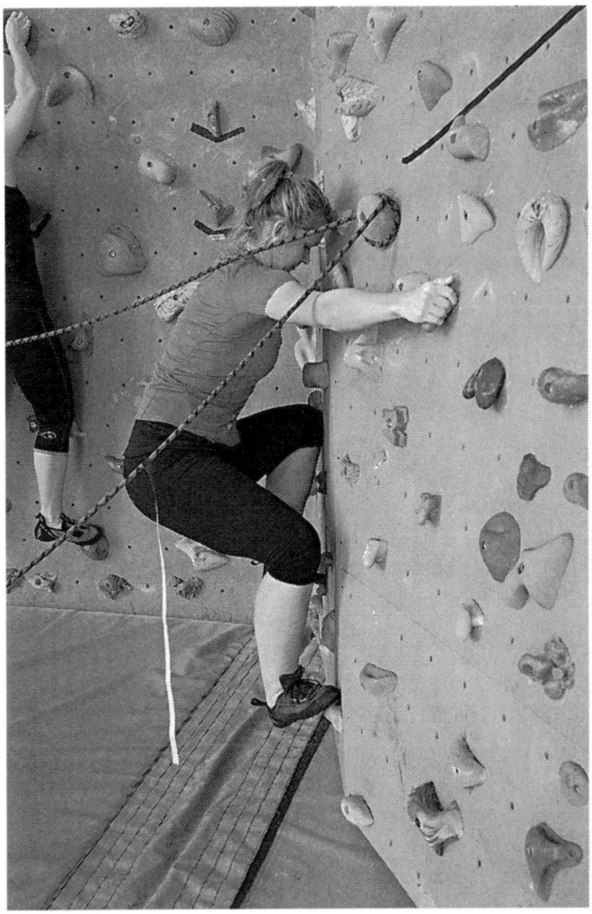

Abb. 9-5 Hindernisparcours

147591-Kowald - Therapet. Klettern - 978-3-608-42968-8 - Falzbogen: 141

Pädagogische und psychotherapeutische Ziele

- **Erlebnisqualitäten:** Körpererfahrung; Selbstwert; Vertrauen: Selbstvertrauen; Beziehung und Soziales; Freude und Flow; Leistung; Aufmerksamkeitsregulation; Planung und Ziele.
- **Inhaltliche Ziele:** Diese Übung erfordert v.a. Geschicklichkeit und eine gute Körperwahrnehmung. Daher eignet sie sich für Menschen mit AD(H)S oder Bindungsstörungen. Die Teilnehmer müssen sich gut auf sich selbst und die Hindernisse konzentrieren sowie einen Handlungsplan erstellen, wie sie die schweren Passagen klettern wollen.

  Für die Variante gelten die Ziele: sensorische und motorische Erfahrungen, soziale Vergleichsdimension vermindern.

  Diese Übung hat das Potenzial, sowohl Frustration und Ärger als auch spielerische Freude auszulösen. Sie eignet sich damit für die gezielte Arbeit mit diesen Emotionen und mit den ihnen zugrunde liegenden Leistungszielen. Außerdem erfordert sie das Erproben und Entwickeln neuer Kletterstrategien und damit den aktiven Umgang mit Hindernissen, Flexibilität und Problemlösekompetenz sowie die Entwicklung von Handlungsstrategien.

Rahmenbedingungen

- **Material:** Kletterschuhe, kurze Seile, Tücher, Strohhalme, Springschnüre, Kartonschachteln, Tape, Reifen; für die Variante: verschiedene Materialien wie z.B. Legosteine, Tücher zum Verbinden der Augen, Rucksack, Handschuhe, Bergschuhe, Schildkappe, Schwimmbrille, Piraten-Augenklappe, Luftballon usw.
- **Teilnehmer:** Ab 5 Jahre, mindestens 1 Kletterer
- **Dauer:** 10–30 Minuten
- **Übungsbeschreibung:** Auf der Boulderwand wird ein Hindernisparcours mit Seilen, Kartons, Reifen, Tüchern usw. eingerichtet. Aufgabe ist es, diese Strecke zu klettern, ohne dass die Hindernisse hinunterfallen. Wer schafft es, diese Strecke zu klettern? Die Übung wird erschwert durch die Schaffung zusätzlicher Bedingungen, z.B.: Wer schafft es, die Strecke einarmig, einbeinig oder rückwärts zu klettern?
- **Variante:** Jeder Teilnehmer hat ein Handicap und versucht damit, in einer ihm bekannten Route oder einem vorgegebenen Quergang auf der Boulderwand zu klettern. Handicaps werden getauscht. Mögliche Handicaps sind z.B.: eine Hand/ein Fuß darf nicht verwendet werden; Legostein auf dem Kopf transportieren; blind Klettern; Klettern mit Rucksack oder Handschuhen, Bergschuhen, Schildkappe, Schwimmbrille, Piraten-Augenklappe o.Ä.; Luftballon beim Klettern in Ellenbogen oder zwischen den Knien einklemmen usw.

9.13 Ins Seil hineinsetzen/Sturztraining

Pädagogische und psychotherapeutische Ziele

- **Erlebnisqualitäten:** Vertrauen: Vertrauen und Sicherheit in den Sicherungspartner und in das Material, Selbstvertrauen; Grenzen; Angst: Angst und Mut; Beziehungen und Soziales: Gehaltenwerden; Wirklichkeit; Nähe und Distanz; Lernen.
- **Inhaltliche Ziele:** Bei dieser Übung kann Schritt für Schritt und in kleinen Portionen gelernt werden zu vertrauen und loszulassen. Die Erfahrung zu machen, gehalten zu werden, ist für viele Menschen ein unbekanntes Gefühl (Übung »Schaukeln«, ► S. 269). Ein Ziel kann dabei sein, wenn es im therapeutischen Prozess um das Loslassen, Sich-fallen-Lassen oder um die Stärkung von Vertrauen geht, eben dieses durch die Übung zu erlernen. Die Aspekte von Autonomie, Selbstsicherheit und Eigenverantwortung werden bei dieser Übung gestärkt, weiterhin die Konfrontation mit und das Aushalten von Angst.

Rahmenbedingungen

- **Material:** Kletterschuhe, Klettergurt, Karabiner, Sicherungsgerät, Kletterseil
- **Teilnehmer:** Ab 6 Jahre, mindestens 1 Kletterer und 1 Sicherer
- **Dauer:** 15–45 Minuten
- **Übungsbeschreibung:** Der Kletterer klettert am Seil auf ca. 1 m Fußhöhe und ruft den Namen der sichernden Person. Auf dieses Kommando strafft der Sicherer das Seil noch etwas nach, daraufhin lässt der Kletterer los und setzt sich, unter Einnahme der Sturzhaltung, ins Seil. Die Höhe kann langsam gesteigert werden. Wichtig: Der Kletterer setzt sich erst ins Seil, wenn der Sicherer das Seil ganz straff gezogen hat. Wird dies unterlassen, besteht bei so geringer Höhe Bodensturzgefahr.
- **Varianten:**
  - »Kommando vom Sicherer«: Der Kletterer klettert am Seil die Wand hoch, der Sichernde zieht das Seil ganz straff und ruft den Namen des Kletterers. Dieser hat die Aufgabe, sich auf Kommando des Sicherers ins Seil fallen zu lassen.
  - »Hineinsetzen ohne Kommando«: Der Kletterer klettert am Seil die Wand hoch und setzt sich (wenn möglich ohne Blickkontakt nach unten zur Sicherungsperson) ohne vorherige Ankündigung an irgendeiner Stelle ins Seil. Zur Sicherheit soll diese Variante erst ab ca. 5 m Gurthöhe über dem Boden angeleitet werden.
  - »Ins Seil springen«: Der Kletterer klettert am Seil die Wand hoch und setzt sich (wenn möglich ohne Blickkontakt nach unten zur Sicherungsperson) ohne vorherige Ankündigung an irgendeiner Stelle ins Seil und stößt sich dabei noch etwas von der Wand weg.
  - »Blindes Hineinspringen« (nur bei gutem Sturzgelände und geringer Sturzhöhe): Der Kletterer klettert blind (Augen sind geschlossen, aber nicht mit Augenbinde verbunden) am Seil die Wand hoch und setzt sich ohne vorherige Ankündigung an irgendeiner Stelle ins Seil.

147591-Kowald - Therapet. Klettern - 978-3-608-42968-8 - Falzbogen: 142

- Der Kletterer klettert am Seil bis in eine Höhe von mindestens der 5. Expressschlinge. Auf sein Zeichen gibt der Sicherer dem Kletterer 1–2 m Schlappseil. Ist der Kletterer bereit, so löst er Hände und Füße von der Wand, stößt sich ein wenig von der Wand ab und »springt« ins Seil.

- **Anmerkungen:** Die Kommandos müssen vor dem Losklettern ganz genau besprochen werden. Bis zu einer Gurthöhe von 4–5 m über dem Boden besteht Bodensturzgefahr für den Kletterer. Wird das Seil vor dem Hineinsetzen nicht extra gestrafft, ist die Sturzhöhe etwas weiter.

9.14 Krake an der Kletterwand

Pädagogische und psychotherapeutische Ziele

- **Erlebnisqualitäten:** Körpererfahrung: Erfahren der Körperreichweite und Körpergrenzen, Körpererleben; Grenzen: eigene Grenzen spüren und erkennen; Freude und Flow: Aktivierung, Spannung und Entspannung; Beziehung und Soziales: positive und unterstützende Gruppenerfahrung.
- **Inhaltliche Ziele:** Diese Übung ist geeignet, um eine intensive Körperwahrnehmung anzuregen sowie die eigene Reichweite auszutesten. Der eigene Bewegungsraum und das Beobachten des Partners an der Kletterwand werden dabei erfahren. Die Übung erlaubt das Erleben sowie die Zuordnung und Neubewertung körperlicher Symptome sowie das Erfahren und Erproben eigener Grenzen. Zugleich kann sie aber auch auf spielerische Weise aktivieren und dazu anregen, Neues und Ungewohntes auszuprobieren. Wir wenden sie vornehmlich bei Menschen mit Bindungsstörungen, Depression, somatoformen Störungen, Essstörungen oder Intelligenzminderung an.

Rahmenbedingungen

- **Material:** Kletterschuhe, Klettergurt, Karabiner, Sicherungsgerät, Kletterseil, Tape
- **Teilnehmer:** Ab 6 Jahre, mindestens 1 Kletterer und 1 Sicherer
- **Dauer:** 15–30 Minuten, je nach Teilnehmerzahl
- **Übungsbeschreibung:** Es werden Paare gebildet. Vom Boden aus sucht sich jedes Paar 2 Griffe und 2 Tritte aus. Der eine Teilnehmer klettert zu den ausgewählten Griffen und Tritten. Von dieser Startposition aus wird nun versucht, so viele Griffe wie möglich zu berühren. Es darf nicht umgestiegen werden. Der andere Teilnehmer beobachtet vom Boden aus und zählt mit. Jeder Griff darf nur einmal berührt werden.
- **Varianten:**
  - Direkt im Anschluss verharrt der Kletterer noch kurz in der Position und beschreibt sein Körpererleben.

- Von einer Startposition in der Wand (2 Griffe, 1 Tritt) aus wird versucht, möglichst viele Tritte zu berühren.
- Es wird nur 1 Griff definiert. Von diesem aus werden mit der zweiten Hand so viele weitere Griffe wie möglich berührt. Die Tritte sind beliebig wählbar.
- Die Griffe müssen nicht nur berührt, sondern auch gehalten werden. Zum Beweis verlässt die zweite Hand kurz den definierten Griff und nimmt ihn dann gleich wieder.

- **Anmerkungen:** Diese Übung kann sowohl an der Boulderwand als auch am Seil angeleitet werden. Die erreichten Griffe und Tritte können mit einem Tape markiert werden, sodass der Kletterer dann vom Boden aus seine Reichweite nachvollziehen kann.

9.15 Marionette (▸ Abb. 9-6)

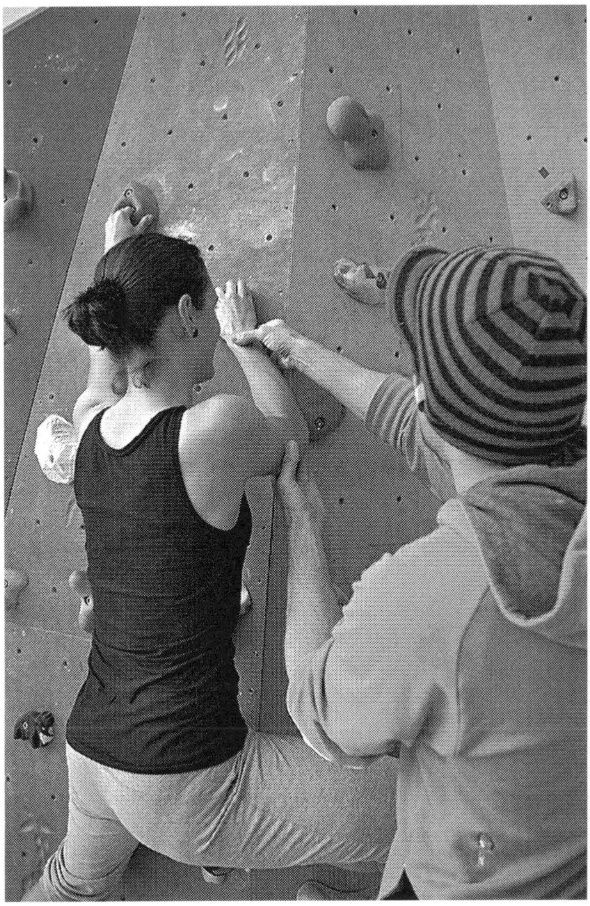

Abb. 9-6 Marionette

147591-Kowald - Therapet. Klettern - 978-3-608-42968-8 - Falzbogen: 143

Pädagogische und psychotherapeutische Ziele

- **Erlebnisqualitäten:** Aufmerksamkeitsregulation; Beziehung und Soziales: interpersonelle Wahrnehmung, Förderung sozialer Kompetenzen, Kommunikation; Selbstwert und Selbstwirksamkeit; Angst; Nähe und Distanz; Körpererfahrung.
- **Inhaltliche Ziele:** Die Übung bringt den einen Partner in eine sehr passive Position, was verschiedenste Gefühle auslösen kann (Kontrolle halten und abgeben). Vom Führenden, dem »Marionettenspieler«, wird verlangt, dass er sich sehr in die Bewegungsmöglichkeiten des Partners einfühlt (führen und geführt werden). Diese Übung kann bei den meisten Störungsbildern gut eingesetzt werden. Sie ist eine Variante und Steigerung der Übung »Dirigent«.

Rahmenbedingungen

- **Material:** Kletterschuhe
- **Teilnehmer:** Ab 12 Jahre, 2 Kletterer
- **Dauer:** 10 Minuten
- **Übungsbeschreibung:** Ein Kletterer stellt sich auf die Kletterwand. Der andere bewegt nun die Gliedmaßen bzw. den Körper des ersten und klettert so »mit ihm« die Wand entlang. Der passive Kletterer, die Marionette, hilft aktiv nur wenig bis gar nicht mit. Der Beweger muss versuchen, die Marionette jeweils so zu positionieren, dass eine Gliedmaße ohne Widerstand zu bewegen ist, dass die Gliedmaße also unbelastet ist.
- **Anmerkungen:** Diese Übung ist nicht für Kletteranfänger zu empfehlen, da sie ein gewisses Wissen über Klettertechnik voraussetzt. Ein besonders sensibler Umgang bei Menschen mit Essstörungen, somatoformen Störungen und Missbrauchserfahrungen wird empfohlen.

9.16 Materialtransport

Pädagogische und psychotherapeutische Ziele

- **Erlebnisqualitäten:** Beziehung und Soziales; Vertrauen; Grenzen; Körpererfahrung; Selbstwert und Selbstwirksamkeit; Leistung; Lernen; Nähe und Distanz.
- **Inhaltliche Ziele:** Die Teilnehmer sind gefordert, die vorgegebene Kletterstrecke bis zum Zielpunkt zu bewältigen (Aufgabenbewältigung, Zielorientierung) und sich eine Taktik (Planungstätigkeit, Vorbereitung) für den Material- oder Tiertransport zu überlegen. Gemeinsame taktische Überlegungen in der Gruppe werden ermöglicht. Wird die Aufgabenstellung mit der Variante »Gruppe« gewählt, bildet sich meist eine Kette an der Wand. Dies hat folgende Effekte: stabile Position

(koordinative Fähigkeit: Gleichgewicht), (Aus-)Halten von längerem Verweilen in einer Position mit abwechselnder Haltehand (Ausdauer, Rastpositionierung, Links-rechts-Koordinierung, Orientierung, Rhythmisierung durch Wechsel von Spannung und Entspannung). Die Ausgangslage wird durch den Gegenstand, der in der Hand gehalten wird, erschwert, dadurch sind kurzfristige Planung, vorausschauendes Klettern und Konzentrationsfähigkeit gefordert. Weitere Ziele sind: Kooperation und Kommunikation, Konzentration auf den Gegenstand und den Partner, Wahrnehmung der Kletterwand, ständige Suche nach stabilen Situationen, Sammeln von Bewegungserfahrung.

Rahmenbedingungen

- **Material:** Kletterschuhe, diverse Materialien wie z. B. Bälle, Reifen, Tücher, Trinkhalme, Wäscheklammern, Expressschlingen, Stoff- oder Plastiktiere, Stoppuhr
- **Teilnehmer:** Ab 6 Jahre, mindestens 1 Kletterer und 1 Sicherer
- **Dauer:** 1–15 Minuten, je nach Teilnehmerzahl
- **Übungsbeschreibung:** Von einem Lager A (Kiste mit Materialien am Anfang einer Boulderstrecke) müssen die Teilnehmer die Gegenstände über die Kletterwand ins Lager B (Kiste am Ende der Boulderstrecke) transportieren. Hosen- oder Jackentaschen dürfen nicht zu Hilfe genommen werden. Für jeden Transport, der ohne Fallenlassen des Gegenstandes oder eigenes Hinunterfallen funktioniert, bekommt der Teilnehmer 1 Punkt (z. B. Wäscheklammer ans T-Shirt stecken). Wer bekommt die meisten Punkte?
- **Varianten:**
  - Ohne Punktesammlung. Ziel ist es, dass die ganze Gruppe die Materialien möglichst schnell ins Lager B bringt.
  - Für Kinder: Die Aufgabe lautet, den Spielzeugdinosaurier oder andere Tiere in die Höhle zu bringen. Für den Transport darf nur eine Hand benutzt werden.
  - Mehrere Tiere sollen rasch in die Höhle gebracht werden.
  - Gruppe: Mehrere Kinder versuchen zusammen, möglichst viele Tiere in die Höhle zu bringen.
  - Einzeln: Auf dem Weg zur Höhle wird versucht, nur 2 Grifffarben für die Hände zu verwenden. (Beispielsweise ist der Weg zur Höhle ein Fluss, daher blaues Wasser und graue Flusssteine – blaue und graue Griffe).
  - 2 Kletterpartner transportieren einen Gegenstand gemeinsam, z. B. einen Ball oder Trinkhalm, über eine vorgegebene Route.

147591-Kowald - Therapet. Klettern - 978-3-608-42968-8 - Falzbogen: 144

9.17 Schattenklettern

Pädagogische und psychotherapeutische Ziele

- **Erlebnisqualitäten:** Aufmerksamkeitsregulation; Beziehung und Soziales: interpersonelle Wahrnehmung, Förderung sozialer Kompetenzen, Kooperation, Kommunikation.
- **Inhaltliche Ziele:** Diese Übung erfordert die volle Konzentration des Kletternden auf sich und seinen Kletterpartner, Achtsamkeit auf eigene Bewegungen (Körpergefühl und Bewegungsausdruck) und auf die Bewegungen einer zweiten Person. Die beiden Partner müssen ihre Bewegungen aufeinander abstimmen (Stärkung von Theory of Mind). Dies fördert die Wahrnehmung des Gegenübers sowie die Kommunikations- und Abstimmungsfähigkeit. Es ermöglicht auch die Reflexion der eigenen Beziehungsgestaltung und -erfahrungen. Die Teilnehmer sollen lernen, mit anderen zusammenzuarbeiten (Teamwork), sich selbst einzubringen und gleichzeitig auf die Bedürfnisse anderer einzugehen. Im Prozess der Umsetzung muss kommuniziert und kooperiert werden.

Rahmenbedingungen

- **Material:** Kletterschuhe
- **Teilnehmer:** Ab 12 Jahre, 2 Kletterer
- **Dauer:** 10 Minuten
- **Übungsbeschreibung:** Jeweils 2 Kletterer stellen sich nebeneinander an die Kletterwand. Es gibt einen Kletterer, der vorklettert und einen der folgt – dieser hat die Aufgabe, genau mit der gleichen Gliedmaße auf genau die gleichen Griffe und Tritte zu greifen oder zu steigen, welche der erste Kletterer verwendet hat. Das heißt, greift der Erste mit der linken Hand weiter, muss der Zweite mit der linken Hand genau auf den gerade losgelassenen Griff greifen, genauso bei den Tritten. Bewegt sich der Erste zu schnell und nimmt zu wenig Rücksicht auf den Zweiten, ist dieser in Kürze überfordert.
- **Anmerkungen:** Die Übung stellt selbst für erfahrene Kletterer ein gewissen Anspruch dar, deshalb empfiehlt es sich, z.B. nur die Hände/nur die Füße oder gar nur eine Gliedmaße auf diese Art und Weise bewegen zu müssen.

9.18 Schaukeln

Pädagogische und psychotherapeutische Ziele

- **Erlebnisqualitäten:** Vertrauen: Selbstvertrauen, Vertrauen in das Material und den Sicherungspartner; das Erlebnis vom »Gehaltenwerden«; Freude und Flow; Körpererfahrung; Wirklichkeit; Nähe und Distanz.
- **Inhaltliche Ziele:** Aufbau von Vertrauen und eines Sicherheitsempfindens in Bezug auf das Material (Klettergurt, Seil, Karabiner, Ankerpunkt am Top usw.) und den Sicherer, positive und unterstützende Beziehungserfahrung durch das Erlebnis von Gehaltenwerden; Schaukeln löst bei den meisten Menschen sehr positive Assoziationen aus; Freude und Genuss; Selbstbestimmung. Diese Übung wird von Teilnehmern sehr gerne angenommen und lässt sich gut bei allen Störungsbildern einsetzen. Sie ermöglicht positive und vertrauensstärkende Beziehungserfahrungen. Sie fördert es, auch einmal loszulassen, Kontrolle abzugeben, es zulassen gehalten zu werden, sein Gewicht abzugeben. Vor allem beim Familienklettern kann die Erfahrung, einander zu vertrauen und Halt zu geben, sich sehr positiv auswirken.

Rahmenbedingungen

- **Material:** Kletterschuhe, Klettergurt, Karabiner, Sicherungsgerät, Kletterseil
- **Teilnehmer:** Ab 6 Jahre, mindestens 1 Kletterer und 1 Sicherer
- **Dauer:** 15–30 Minuten
- **Übungsbeschreibung:** Der Kletterer klettert einige Meter in die Höhe – wobei anfangs in einer sehr geringen Höhe (ca. 1 m über dem Boden) geschaukelt werden sollte, sodass der Kletterer langsam Vertrauen in das Material (Gurt, Seil, Karabiner usw.) aufbauen kann. Ist der Kletterer auf seiner Schaukelhöhe angelangt, zieht der Sicherer das Seil nochmals ganz straff. Daraufhin kann der Kletterer sich von dem Halten der Griffe und Tritte lösen, sodass er ins Freie pendelt. Der Kletterer kann sich dabei mit den Füßen auch immer wieder von der Wand abstoßen und damit den Schwung und das Schaukeln selbst bestimmen. Es kann jedoch auch ein anderer Teilnehmer aus der Gruppe dem Kletterer einen leichten Impuls geben, sofern er die Füße des Kletterers erreicht.
- **Anmerkungen:** Es kann an einer leicht geneigten Wand eine Schaukelstation eingerichtet werden. Die Wandneigung wird am besten so gewählt, dass der Überhang nicht allzu stark ist, sodass der Klient beim Wegpendeln von der Wand nur ca. 1–3 m wegpendelt. Das Seil soll dabei, wie auch beim Toprope-Klettern, über 2 gegengleiche Karabiner am Top der Route verlaufen. Durch mehrmaliges Umlenken soll so viel Reibung in das System kommen, dass der Sicherer auch bei schweren Personen nicht in die Luft gehoben wird. Wichtig ist bei dieser Übung, dass genug Platz zum Schaukeln besteht und dass keine anderen Kletterer und Sicherer sich in unmittelbarer Nähe aufhalten. Bei Kindern sollte auf ihre oftmals unkontrollierte kindliche Dynamik geachtet werden – sie neigen dazu zu übertreiben –, sodass sie nicht mit anderen Kindern oder einer anderen Wand zusammenstoßen.

147591-Kowald - Therapet. Klettern - 978-3-608-42968-8 - Falzbogen: 145

9.19 Schule des Vertrauens

Pädagogische und psychotherapeutische Ziele

- **Erlebnisqualitäten:** Vertrauen: Vertrauen geben und bekommen, Selbstvertrauen; Körpererfahrung: Selbstwahrnehmung; Beziehung und Soziales; Nähe und Distanz; Grenzen.
- **Inhaltliche Ziele:** Förderung der individuellen Selbstwahrnehmung, soziale Kompetenz stärken: Rücksicht und Achtsamkeit auf persönliche Grenzen üben, Bewusstsein für Kontakt schärfen, Sicherheit und Rücksicht anbieten. Diese Vorübungen am Boden eignen sich v. a. auch mit ihren Varianten meist gut als Einstieg in das therapeutische Klettern, als Warming-up und um einander kennen- und vertrauen zu lernen.

Rahmenbedingungen

- **Material:** –
- **Teilnehmer:** Ab 10 Jahre, 2–10 Teilnehmer
- **Dauer:** ca. 20 Minuten bis 1 Stunde
- **Übungsbeschreibung:** Die Gruppe bildet 2er-Teams. Person A und Person B jedes 2er-Teams stellen sich mit dem Gesicht zueinander (Abstand ca. eine ¾ Armlänge), gegenüber. Person A beginnt und lässt sich aus dem Stand nach vorne »fallen«. Person B fängt sie ruhig und recht frühzeitig an den Schultern mit gestreckten Armen und sicherem Stand auf. Wie oft dies gemacht wird bzw. wann gewechselt wird, ist dem Leiter überlassen.
- **Varianten:**
  - Die fallende Person A macht die Augen zu.
  - Die fallende Person A steht mit dem Rücken zur anderen Person und lässt sich nach hinten fallen.
  - Person A schließt die Augen und geht langsam im Raum umher. Person B, die auffangen soll, geht möglichst leise und flink neben/mit Person A. Bevor Person A entscheidet, sich nach vorne fallen zu lassen, bleibt sie stehen und zählt langsam und leise bis 3. Person B geht schnell vor Person A und fängt sie wie gewohnt auf.
  - Person A läuft los (vorzugsweise auf einer großen freien Fläche), z. B. 10 Schritte, und zählt dann bis 5. Person B stellt sich in dieser Zeit bereit zum Auffangen.
- **Anmerkungen:** Es ist wichtig, darauf zu achten, dass die »fallenden« Teilnehmer Körperspannung bewahren. Sie müssen sich so steif machen wie möglich. Das erleichtert das Ab- bzw. Auffangen. Wichtig ist auch, dass die auffangende Person den anderen mit gestreckten Armen an der Schulter auf- bzw. abfangen sowie die geeignete T-Fußstellung haben, um einen guten Stand zu haben und nicht selbst nach hinten zu fallen. Der Pädagoge oder Therapeut achtet v. a. auf den Ausfallschritt des Fallenden. Dieser signalisiert deutlich: Das war zu weit!

9.20 Siamesische Zwillinge (► Abb. 9-7)

Pädagogische und psychotherapeutische Ziele

- **Erlebnisqualitäten:** Beziehung und Soziales: interpersonelle Wahrnehmung, Förderung sozialer Kompetenzen, Kooperation, Kommunikation, Sichzurechtfinden in einem Team; Wirklichkeit; Aufmerksamkeitsregulation; Vertrauen; Nähe und Distanz.
- **Inhaltliche Ziele:** Diese Übung erfordert die volle Konzentration des Kletternden auf sich und seinen Kletterpartner, Achtsamkeit auf eigene Bewegungen (Körpergefühl und Bewegungsausdruck) und auf die Bewegungen einer zweiten Person. Die beiden Partner müssen ihre Bewegungen aufeinander abstimmen (Stärkung von Empathie und Theory of Mind) und im gleichen Tempo klettern, denn sonst verlieren sie das verbindende Tuch. Dies fördert die Wahrnehmung des Gegenübers sowie die Kommunikations- und Abstimmungsfähigkeit. Es ermöglicht auch die Reflexion der Beziehungserfahrungen. Die Teilnehmer sollen lernen, mit anderen zusammenzuarbeiten, sich selbst einzubringen und gleichzeitig auf die Bedürfnisse anderer einzugehen. Im Prozess der Umsetzung muss kommuniziert und kooperiert werden.

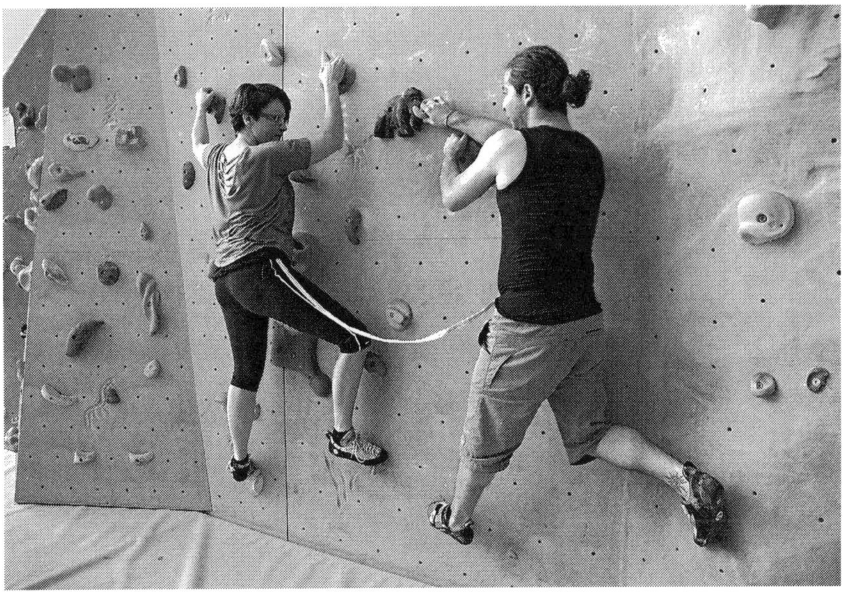

Abb. 9-7 Siamesische Zwillinge

147591-Kowald - Therapeut. Klettern - 978-3-608-42968-8 - Falzbogen: 146

Rahmenbedingungen

- **Material:** Kletterschuhe, Klettergurt, Karabiner, Sicherungsgerät, kurzes Seil, Tücher, Wollfaden, Stoppuhr, Papier und Stifte, Tape
- **Teilnehmer:** Ab 6 Jahre, mindestens 2 Kletterer
- **Dauer:** 10–30 Minuten
- **Übungsbeschreibung:** Jeweils 2 Kletterer verbinden sich durch das kurze Seil oder ein Tuch (z. B. in den Hosenbund stecken). Sie klettern gleichzeitig an der Boulderwand oder einer Kletterroute hinauf, ohne dass die Verbindung abreißt.
- **Varianten:**
  - 2 Gruppen stehen hinter einer Linie, die ca. 10 m von der Boulderwand entfernt ist, in einer Reihe hintereinander (Pendelstaffel). In den Gruppen werden lauter Paare gebildet, deren Hände mit Wollfäden zusammengebunden werden. Nach dem Startsignal klettert ein Paar nach dem anderen bis zum definierten Top bzw. Ziel. Dabei müssen alle 4 Hände das Ziel berühren. Jene Paare, welche die Aufgabe schaffen, ohne dass der Wollfaden dabei reißt, dürfen sich setzen. Die Paare, die es nicht schaffen, bekommen die Hände erneut miteinander verbunden und starten einen weiteren Versuch. Welche Gruppe sitzt zuerst vollzählig?
  - Statt der Hände werden die Füße zusammengebunden.
  - Die Kletterpartner dürfen sich nur nonverbal miteinander abstimmen.
  - Eine Boulderstrecke wird mit Start- und Zielgriff markiert. Die Teilnehmer bilden Paare und sind wieder miteinander verbunden. Welchem Paar gelingt es, vom Start- bis zum Zielgriff zu klettern, ohne dabei den Wollfaden oder das Seilstück zu verlieren?
- **Anmerkungen:** Wichtig ist es, das Verbindungsseil oder -tuch nicht festzuknoten, sondern lose an ein Kleidungsstück oder den Gurt zu binden, sodass es sich im Falle eines ungleichen Tempos von selbst löst. Es kann auch ein leicht reißendes »Seil« (z. B. Toilettenpapier) verwendet werden.

10 Praxisfelder

Dieses Kapitel stellt Beispiele zu diversen Praxisfeldern für das therapeutische Klettern vor. Kollegen mit jahrelangen Erfahrungen berichten in ihren Beiträgen aus der Praxis.

10.1 Psychiatrische Krankenpflege – Klettertherapie und erste wissenschaftliche Ergebnisse

Norbert Doll, Petra Renz, Gabriel Dalferth, Alfred Mollenhauer

10.1.1 Idee, Entstehung und Entwicklung

Alfred Mollenhauer war im Jahr 2000 zusammen mit seinem Sohn im Donautal zum Klettern. In der folgenden Montagsvisite auf der Akutstation fragte der Oberarzt Prof. Henner Giedke nach mehr Aktivitäten, die das Pflegepersonal mit Patienten unternehmen solle. Alfred Mollenhauer schlug vor klettern zu gehen – in der Überzeugung, dass auch die Patienten vom Klettern gesundheitlich profitieren könnten, wenn diese Aktivität ihm und seinem Sohn gut tue. Prof. Giedke stimmte dem Vorschlag spontan zu.

Mollenhauer und einige seiner Kollegen ließen sich also von einem Kletterlehrer in die Sicherungstechniken einführen. Die Kletteraktivität fand unregelmäßig in einer Kletterhalle statt, zunächst alle 2 Wochen, später nur noch 1-mal in 2–3 Monaten. Durch Widerstände im Team kam das Projekt im August 2005 fast zum Stillstand. Seit 2000 bis zu diesem Zeitpunkt waren 93 Patienten beim Klettern begleitet worden.

Norbert Doll hatte die Klettertherapie während seiner Fachausbildung Psychiatrie kennengelernt und ging im Rahmen seiner praktischen Prüfung erstmalig mit Patienten der offenen Station mit Schwerpunkt Borderline-Persönlichkeitsstörung klettern. Nach der Fachausbildung arbeitete Doll zusammen mit Mollenhauer auf der gleichen Akutstation. Im September 2005 entwickelten beide Fachkrankenpfleger ein Konzept des therapeutischen Kletterns.

Nach Zustimmung des ärztlichen Direktors Prof. Gerhard Buchkremer und des Pflegedienstleiters Stefan Balg wurde die Klettertherapie nun regelmäßig jeden Donnerstagnachmittag durchgeführt. Eigene Kletterausrüstung wurde angeschafft. Ein Team aus 8–12 Krankenschwestern/-pflegern unterstütze die Initiatoren bei der Durchführung der Klettertherapie. Die Teammitglieder erhielten eine Grundausbildung in Kletter- und Sicherungstechniken sowie 1-mal

147591-Kowald - Therapet. Klettern - 978-3-608-42968-8 - Falzbogen: 147

jährlich eine Fortbildung zum Thema Klettertherapie. Durch intensive Öffentlichkeitsarbeit (Presseabteilung, Zeitungsartikel, Radiointerviews und TV-Beiträge) bekam das Angebot zunehmend Rückenwind.

Schon 2007 konnten Patienten aller Stationen, der Tagesklinik und der psychiatrischen Institutsambulanz am Klettern teilnehmen. Dabei wurden von Anfang an 8–12 Patienten von je 2–3 Kletterbetreuern begleitet. Mollenhauer und Doll gelang es durch bundesweite Vernetzung sowie durch Seminare in Salzburg, Köln, Berlin, München, Innsbruck und Solingen die Klettertherapie im Bereich der Erwachsenen- und Jugendpsychiatrie bekannt zu machen. Seither begleiteten sie und ihr Team über 3.000 Patienten der Universitätsklinik für Psychiatrie und Psychotherapie Tübingen beim Klettern. Seit 2010 wurde aus der Klettertherapie die Erlebnistherapie für Patienten der Akutstation entwickelt. Inzwischen können Patienten beider Akutstationen 2-mal monatlich an einer erlebnistherapeutischen Aktivität teilnehmen. Einige Beispiele sind Kanufahren, Angeln, Wanderungen mit Hundebegleitung, Höhlenbesuche oder Schwimmen im Thermalbad. Immer knapper werdende finanzielle Mittel veranlassten Mollenhauer und Doll im Jahr 2011 zur Gründung des Fördervereins für Kletter- und Erlebnistherapie. In Zusammenarbeit mit Pflegedirektorin Jana Luntz und Pflegewissenschaftlerin Petra Renz untersuchen sie die Wirksamkeit der Klettertherapie. In diesem Kapitel werden die ersten Ergebnisse der Studie vorgestellt.

10.1.2 Ziele

Patientenbezogenen Ziele der Klettertherapie liegen in der Verbesserung und Stärkung sozialer Kompetenzen. Dies betrifft sowohl den Ausbau der Kommunikations- und Kontaktfähigkeit der Patienten untereinander als auch deren Umgang mit den Therapeuten und dem Pflegepersonal. Primäre Ziele sind die Motivation der Patienten zu Aktivitäten bei individuellem Krankheitserleben, aber auch die körperliche Bewegung und die Überwindung von Ängsten. Zudem wird das Erlernen von Selbstvertrauen und das Vertrauen in andere gefördert, Körpergefühl und Koordinationsfähigkeit erlangt und Angst bewältigt. Der Patient soll sich in Grenzerfahrungen neu kennenlernen und sich dabei in Koordination und Körpergefühl neu erleben. Dabei soll die innere Schmerztoleranz erhöht werden und das gemeinsame Erleben im Vordergrund stehen. Soziale Fähigkeiten, Kommunikation und die Motivation, sich auf neue Herausforderungen einzulassen, werden gestärkt. Das Vertrauen und eine Vertiefung der Beziehung zum pflegerischen Personal werden gefördert. Selbstvertrauen und Freude bewirken eine Änderung in der Krankheitsverarbeitung und der Patient trägt selbst zu einem Erfolgserlebnis bei. Sehr wichtig ist eine positive Rückmeldung der Betreuer in einer Feedback-Runde. Die Studie dient damit als Unterstützungsprogramm für Betroffene im stationären Bereich, das selbst in den nachstationären Bereich hinein seine Wirkung entfalten kann.

Tab. 10-1 Ein- und Ausschlusskriterien

Einschlusskriterien	Ausschlusskriterien
psychiatrische Grunderkrankung	Borderline-Störung mit frischen, genähten Schnittwunden an Armen oder Beinen
Alter über 18 Jahre	fehlender Ausgang wegen Eigen- oder Fremdgefährdung
ärztliche Verordnung der Therapie	fehlende Absprachefähigkeit
Patientenzustimmung (Informed Consent)	

10.1.3 Methode, Ein- und Ausschlusskriterien

Der Studie liegt ein prospektives, quasi-experimentelles Design zugrunde. Der Feldzugang erfolgte über die Universitätsklinik für Psychiatrie und Psychotherapie des Universitätsklinikums Tübingen, Stationen 11, 14 und 24. Dabei wurden alle Patienten befragt, die im Rahmen ihres stationären Aufenthaltes vom 1. Mai 2012 bis zum 31. Mai 2013 an der Kletteraktivität teilgenommen haben. Die Ein- und Ausschlusskriterien sind in Tabelle 10-1 dargestellt.

10.1.4 Instrumente und Messzeitpunkte

Zur Wirksamkeitsmessung des Kletterns wird die **Tübinger Befindlichkeitsskala** (TüSkala; ▸ Abb. 8-1) eingesetzt (Mollenhauer et al. 2011). Die TüSkala erhebt Gefühle und Befindlichkeiten und wird direkt vor und nach der Aktivität bzw. dem Aktionstag eingesetzt. Sie ermöglicht durch den Prä-post-Vergleich, das Training selbst zu evaluieren. Die darin erfassten Aspekte sind Sicherheit, Mut, Angst, Erfolg, Stimmung, Freude, Kraft, Körpergefühl, Wachheit, Freiheitsgefühl, Vertrauen und Selbstsicherheit. Grundlage jedes Aspekts bildet eine 11-stufige Numeric Rating Scale (NRS). Dies ermöglicht, nicht den Effekt des stationären Therapieprogramms zu bewerten, sondern die Kletteraktivität an sich.

10.1.5 Ergebnisse

Im Zeitraum vom 1. Mai 2012 bis zum 31. Mai 2013 nahmen 130 Patienten aus den Diagnosegruppen Depression, Schizophrenie, Persönlichkeitsstörung, Sucht und sonstige Erkrankungen an der Therapie teil. Im Folgenden werden die qualitativen und quantitativen Ergebnisse im Zusammenhang dargestellt. Dabei wird zu jedem Item Mittelwertdifferenz (MWD) mit Standardabweichung (SD), die minimale (Min) und maximale (Max) Punktevergabe angegeben (▸ Tab. 10.2).

147591-Kowald - Therapet. Klettern - 978-3-608-42968-8 - Falzbogen: 148

Tab. 10-2 Ergebnisse (n = 130) der TüSkala zur Wirksamkeitsmessung der Aktivität selbst

Item (n = 130)	Prä-Erhebung				Post-Erhebung				MWD	SD
	Min	Max	MW	SD	Min	Max	MW	SD		
Sicherheit	0	10	7,25	2,29	0	10	7,30	2,29	0,05	2,01
Mut	0	10	5,69	2,34	0	10	7,16	2,23	1,47	2,06
Angst	0	10	3,90	2,56	0	10	3,36	2,81	−0,54	3,07
Erfolg	0	10	5,05	2,43	0	10	6,79	2,38	1,74	2,43
Stimmung	0	10	5,36	2,28	0	10	7,42	2,12	2,06	2,11
Freude	0	10	5,18	2,60	0	10	7,19	2,40	2,01	2,33
Kraft	0	10	4,92	2,06	0	10	5,64	2,48	0,72	2,48
Körpergefühl	0	10	4,60	2,24	0	10	6,70	2,36	2,10	2,36
Wachheit	0	10	5,49	2,44	0	10	6,96	2,47	1,47	2,52
Freiheitsgefühl	0	10	4,55	2,66	0	10	6,77	2,55	2,21	2,29
Vertrauen	0	10	6,35	2,50	0	10	8,22	2,42	1,87	2,12
Selbstwirksamkeit	0	10	5,10	2,48	0	10	6,72	2,44	1,62	2,11
durchschnittliche Mittelwertdifferenz pro Item									1,40	

MW = Mittelwert, MWD = Mittelwertdifferenz, SD = Standardabweichung, Min = minimale Punktevergabe, Max = maximale Punktevergabe

Die Mittelwertdifferenzen (MWD) zeigen, dass durch das therapeutische Klettern in allen Aspekten Veränderungen hervorgerufen werden. Besonders hohe Ausschläge (MWD +2) findet man in den Aspekten Stimmung, Freude, Körpergefühl und Freiheitsgefühl. Beachtenswerte Effekte (Range MWD 1,0–1,99) findet man in den Aspekten Mut, Erfolg, Wachheit, Vertrauen und Selbstwirksamkeit (▸ Abb. 10-1).

Die negative Ausprägung des Aspekts »Angst« um −0,5 Punkte entspricht einem Intensitätsrückgang der Angst, ist also als positives Ergebnis zu werten. Insgesamt ergibt sich eine durchschnittliche, positive Veränderung um 1,40 Punkte pro erhobenem Aspekt. Nachfolgend werden die Mittelwertdifferenzen diagnosespezifisch zu Depression, Schizophrenie, Persönlichkeitsstörung, Sucht und sonstigen Erkrankungen dargestellt (▸ Tab. 10-3).

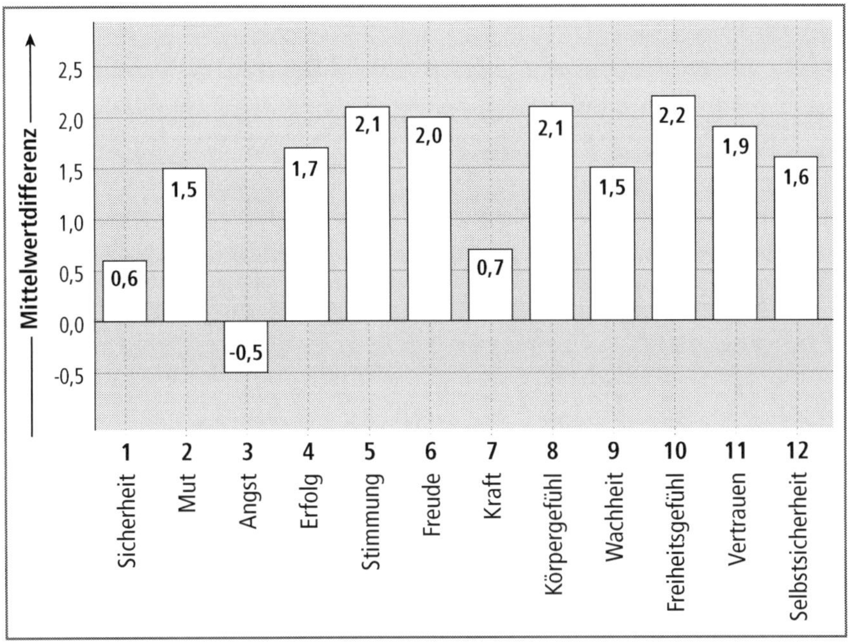

Abb. 10-1 Mittelwertdifferenzen TüSkala (n = 130)

In allen Diagnosegruppen zeigen sich in unterschiedlichem Ausmaß Veränderungen. Patienten mit Depression und Persönlichkeitsstörungen scheinen von der Intervention am meisten zu profitieren. Bei beiden Diagnosegruppen zeigen sich besonders hohe Veränderungen (MWD +2) in den Aspekten Erfolg, Stimmung, Freude, Körpergefühl, Freiheitsgefühl und Vertrauen. Depressionspatienten zeigen zudem noch einen hohen Ausschlag im Aspekt Selbstsicherheit und auch beachtenswerte Veränderungen (Range MWD 1,0–1,99) in den Aspekten Mut, Kraft und Wachheit. Patienten mit Persönlichkeitsstörung haben einen besonders hohen Differenzwert im Aspekt Wachheit sowie beachtenswerte Ausschläge in den Aspekten Mut und Selbstsicherheit.

Schizophrene und Suchtpatienten wie auch Patienten mit sonstigen Erkrankungen sprechen ebenfalls auf die Aktivität an, jedoch mit geringerer Intensität. Dennoch zeigen sich auch bei der Schizophrenie beachtenswerte Veränderungen in den Aspekten Erfolg, Stimmung, Freude, Wachheit, Freiheitsgefühl, Vertrauen und Selbstsicherheit. Bei Suchtpatienten liegen diese v. a. bei Mut, Angst, Freude, Körpergefühl, Freiheitsgefühl und Vertrauen. Patienten mit sonstigen Erkrankungen zeigen beachtenswerte Ausschläge in den Aspekten Mut, Stimmung, Kraft, Körpergefühl, Freiheitsgefühl und Vertrauen.

Der Aspekt Angst mit negativen Vorzeichen ist mit einem Rückgang der Angst durch die Aktivität zu interpretieren. Hier zeigen v. a. Suchtpatienten den größten Intensitätsrückgang.

147591-Kowald - Therapeut. Klettern - 978-3-608-42968-8 - Falzbogen: 149

Tab. 10-3 Diagnosespezifische Mittelwertdifferenzen

Item	(Haupt-)Diagnose (n = 129)				
	MWD Depression (n = 59)	MWD Schizophrenie (n = 30)	MWD Persönlichkeitsstörung (n = 18)	MWD Sucht (n = 15)	MWD Sonstige Erkrankung (n = 7)
Sicherheit	0,08	−0,27	0,22	0,27	0,00
Mut	1,95	0,83	1,33	1,33	1,29
Angst	−0,49	−0,47	−0,50	−1,00	0,43
Erfolg	**2,11**	1,63	**2,17**	0,73	0,43
Stimmung	**2,73**	1,53	**2,17**	0,89	1,14
Freude	**2,36**	1,67	**2,90**	1,00	0,71
Kraft	1,22	0,87	−0,33	−0,53	1,71
Körpergefühl	**2,42**	**2,03**	**2,33**	1,20	1,29
Wachheit	1,63	1,30	**2,33**	0,73	0,71
Freiheitsgefühl	**2,60**	1,83	**2,50**	1,73	1,29
Vertrauen	**2,22**	1,23	**2,11**	1,53	1,71
Selbstsicherheit	**2,15**	1,33	1,72	0,87	0,29
durchschnittlicher Mittelwert pro Item	1,75	1,13	1,58	0,73	0,92

MW = Mittelwert, MWD = Mittelwertdifferenz, SD = Standardabweichung, Min = minimale Punktevergabe, Max = maximale Punktevergabe

10.1.6 Schlussfolgerung und Ausblick

Das therapeutische Klettern bewirkt in allen Aspekten der Tübinger Befindlichkeitsskala positive Veränderungen hinsichtlich der Gefühle und Befindlichkeiten. Es wirkt v. a. in den Aspekten Angst, Erfolg, Stimmung, Freude, Körpergefühl, Wachheit, Freiheitsgefühl, Vertrauen und Selbstwirksamkeit.

Das gemeinschaftliche Erlebnis in der Patientengruppe bzw. im Stationsteam unterbricht die gewohnte (Alltags-/Stations-)Routine und hat dabei Ausnahmecharakter. Das Projekt zielt darauf ab, etablierte Regeln, Strukturen und Prozesse zu hinterfragen. Es fördert die Fähigkeit, bisheriges Verhalten zu reflektieren, neue Verhaltensweisen zu erproben und diese in den Alltag zu übertragen.

Die Kletteraktivität ermöglicht eine ungewöhnliche Beziehungsdichte zwischen Patient und Betreuer (Schnitzler 2009). Dieses gemeinsame Erlebnis trägt oft weit über die Kletteraktivität hinaus »Früchte«. So führt das gewonnene Vertrauen dazu, dass sich manche Patienten bereitwilliger ihren Problemen öffnen. Viele Patienten finden durch das erlebte Erfolgserlebnis neues Selbstvertrauen. Patienten, die unter regelmäßigen Selbstverletzungen leiden, unterliegen am Klettertag oft nicht dem Selbstverletzungsdruck. Die Wirkung und Effektivität der Klettertherapie zeigt sich in eindeutigen Erfolgen der Behandlung psychisch kranker Menschen, v.a. bei Depressionen und Persönlichkeitsstörungen. Eine das Behandlungsprogramm ergänzende Klettertherapie schlägt sich in einer tiefergehenden Beziehung zwischen Patient und Pflegekraft und in größerem Vertrauen nieder. Die Feedback-Runden unserer Patienten wirken wie ein positiver Verstärker und motivieren die Projektmitglieder, das Kletterangebot weiter anzubieten. Die Leitung, Koordination, Organisation und Durchführung sollte v. a. aus Sicherheitsgründen jedoch nur von Fachkrankenpflegern der Psychiatrie mit entsprechender anerkannter Kletterausbildung erfolgen.

10.2 Therapeutisches Felsklettern und Erlebnispädagogik in einer Klinik für Abhängigkeitserkrankungen

Stephan Niggehoff

10.2.1 Einleitung – Geschichte der Klettertherapie in der Psychosomatischen Klinik

Die Psychosomatische Klinik (PSK) ist eine psychiatrische Fachklinik für Abhängigkeitserkrankungen in Bergisch Gladbach bei Köln. Sie umfasst die Bereiche Ambulanz, Qualifizierter Drogenentzug, Alkoholentwöhnung, Soziotherapeutisches Wohnheim, aufsuchendes Betreutes Wohnen und Drogenentwöhnungsbehandlung. Das Konzept der Entwöhnungsbehandlung Drogenabhängiger beinhaltet eine stationäre Behandlung von bis zu 38 Wochen je nach Therapieverlauf inkl. adaptiver Phase.

> »Behandelt werden Menschen mit manifester Abhängigkeit von illegalen Drogen (Opiaten, Cocain, Amphetaminen, THC u. a.) einschließlich Polytoxikomanie sowie behandlungsbedürftige psychiatrische Störungen und Erkrankungen (z. B. ausgeprägte Angststörungen, symptomarme Psychosen, Borderline-Persönlichkeitsstörungen) einschließlich erforderlicher psychopharmakologischer Behandlung bei im Vordergrund stehender Abhängigkeitserkrankung.«
>
> *(Kuhlmann u. Schneider 2012, S. 6)*

147591-Kowald - Therapet. Klettern - 978-3-608-42968-8 - Falzbogen: 150

Eingangsvoraussetzung für eine medizinische Rehabilitationsbehandlung sind die bewilligte Kostenübernahme der Rentenversicherungsträger sowie eine abgeschlossene Entzugsbehandlung.

Das **therapeutische Klettern**, welches im Folgenden beschrieben wird, bezieht sich auf die Patienten der medizinischen Rehabilitationsbehandlung Drogenentwöhnung.

Das in den 90er-Jahren entwickelte Konzept für Bewegungs- und Sporttherapie sollte um ein Modul der Erlebnispädagogik erweitert werden. Basierend auf den ersten Erfahrungen der Diplomarbeit von Klaus Kämmerling 1996 und auf Überlegungen, eine Sportart zu finden, welche therapeutisch hoch wirksam erscheint, wurde die Trendsportart Klettern näher beleuchtet. Sie schien durch ihren hohen Aufforderungscharakter, aber auch durch die Themen Angst und Vertrauen prädestiniert für die Behandlung Drogenabhängiger. 1996 wurde in Zusammenarbeit mit der Deutschen Sporthochschule das erlebnispädagogische Projekt Clean Climbing gestartet. Wissenschaftlich begleitete Lothar Brus das Projekt im Rahmen seiner Diplomarbeit (Brus 1998).

Nach sehr guten Erfahrungen in der Praxis und guten Untersuchungsergebnissen konnte ab 1997 das therapeutische Klettern als fester Bestandteil der Bewegungs- und Sporttherapie etabliert werden. 1998 gelang es, das Angebot ins Konzept für eine medizinische Rehabilitationsbehandlung Drogenabhängiger zu integrieren. Nach einer Phase der Erfahrungssammlung wurde 1999 damit begonnen, das Projekt auch für Patienten mit Doppeldiagnose zu öffnen.

10.2.2 Konzept des therapeutischen Kletterns

Das Konzept des therapeutischen Kletterns unterliegt einer ständigen Weiterentwicklung. Aktuell umfasst das Angebot der Klettertherapie in der PSK das Hallen- und das Felsklettern.

Das **Hallenklettern** findet in regelmäßigen Abständen im Rahmen der Bewegungs- und Sporttherapie statt. Es bildet eine der Grundlagen für das Felsklettern. Die Organisation findet über eine freiwillige indikative Gruppe statt, an der jeder Patient auch ohne Vorerfahrung teilnehmen kann. Kontraindikationen wie z. B. internistische, orthopädische Erkrankungen oder psychiatrische Krisen werden im Einzelfall mit dem behandelnden Arzt und Einzeltherapeuten besprochen.

Insgesamt beträgt die Gruppengröße 12 Patienten, sodass jeder Therapeut 2 Seilschaften mit je 3 Patienten betreut. Der Zeitrahmen beträgt etwa 3–4 Stunden. Auf eine detaillierte Beschreibung des Hallenkletterns wird hier bewusst verzichtet, um näher auf das Felsklettern im Zusammenhang mit der Erlebnispädagogik eingehen zu können.

Einmal jährlich findet ein sog. **Felsklettercamp** unter dem Namen **»Clean Climbing«** in Form eines Zeltlagers mit Selbstversorgung über 4 Tage im Mittelgebirge Hunsrück mit ca. 12–14 Patienten und 3 Betreuern statt. Der der Kletterbewegung »Clean Climbing« (auch Trade genannt: damit ist gemeint, keine sichtbaren Spuren wie z. B. Bohrhaken beim Klettern zu hinterlassen) entlehnte Begriff beinhaltet in diesem Zusammenhang »clean Leben«, d. h. ein drogenfreies Leben zu führen. Dieses Camp wird nach den Grundgedanken der Erlebnispädagogik strukturiert. Hier stehen Selbstorganisation, das Leben in der Natur kombiniert mit dem therapeutischen Klettern im Mittelpunkt.

Das Klettercamp soll für und von den Patienten in einem möglichst offenen Rahmen gestaltet werden. Dies beginnt bereits in der Phase der Planung und der Organisation. Die Organisation wird in verschiedene Aufgabenbereiche unterteilt, um dann in den Kleingruppen eigenverantwortlich erledigt zu werden, z. B. Essensplanung, Einkauf, Materialkontrolle oder Kuchenbacken.

Im Zeltlager werden Aufbau der Zelte, Gestaltung des Tagesablaufs, Essenszubereitung usw. in die Verantwortung der Gruppe übertragen. Es soll ein therapeutischer Rahmen des Begleitens mit möglichst wenig Einflussnahme durch Therapeuten entwickelt werden. Die Gruppe strukturiert sich in dieser Phase oft neu, da hier Ressourcen der einzelnen Patienten zum Tragen kommen, welche im klinischen Alltag selten deutlich werden. Die Gruppe »rückt zusammen« und die Bedeutung der einzelnen Mitglieder gleicht sich an. Das Erleben von Kompetenz wird für den Einzelnen und die Gruppe möglich. Im Zusammenwirken aller Fähigkeiten errichten wir ein neues »Zuhause« und können uns selbst versorgen.

Reflexion

»Die Unterbringungsform des Zeltlagers wird bewusst gewählt, um in einer Welt des Konsums einfache, naturnahe Dinge wie trockene warme Schlafstelle, Leben in der Natur, Lagerfeuer und Sternenhimmel zu erleben und diese wieder wertschätzen zu können.« *(Niggehoff 2003, S. 192)*

In den Alltag des Klettercamps wird zusätzlich das therapeutische Klettern in Form von Felsklettern integriert. Vom Zeltplatz aus lassen sich die Felsen des Morgenbachtals, welches ein Klettergebiet des Deutschen Alpenvereins (DAV) ist, in einer teilweise alpinen Wanderung in 20 min erreichen.

Bereits das Wandern über kleine felsige Pfade und Geröllhalden mit dem Ausblick auf das Weltkulturerbe Mittelrhein stellt ein imposantes Erlebnis dar. Die bis zu 30 m hohen Felstürme des Morgenbachtals sind für den nicht gebirgserfahrenen Menschen sehr beeindruckend. Manche unserer Patienten kennen weder Meer noch Berge. Alle Teilnehmer erhalten eine umfassende Einweisung für das Verhalten in Fels und Natur. Hier werden Sicherheit und Naturschutz direkt gelebt.

Das gesamte Klettermaterial, Verpflegung, Kleidung und Notfallmaterial werden mittels Rucksack auf alle Teilnehmer verteilt ins Klettergebiet getragen. Auf technische Hilfsmittel wird bewusst verzichtet.

Die Seile werden ausschließlich von den Sporttherapeuten in die vorhandenen Routen und die dazugehörigen Haken eingehängt, wobei auf ein redundan-

147591-Kowald - Therapet. Klettern - 978-3-608-42968-8 - Falzbogen: 151

tes System (doppelte Sicherheit) zu achten ist. Alle Teilnehmer klettern ausschließlich Toprope, um das Unfallrisiko zu minimieren. Es besteht zu jeder Zeit Helmpflicht.

Nach dem Einrichten der Routen werden diese in ihren Schwierigkeitsgraden beschrieben. Standplätze mit Selbstsicherungen werden von den Teilnehmern errichtet. Hier werden die im Hallenklettern erworbenen Fähigkeiten genutzt. Nach der Sicherheitsabnahme durch die Therapeuten bewegen sich die Dreierseilschaften sowohl beaufsichtigt als auch selbstständig. Es gilt das Prinzip »Möglichst viel Selbstständigkeit und Selbsterfahrung bei maximaler Sicherheit«. Ausprobieren kann und darf nur auf der Basis höchstmöglicher Sicherheit geschehen.

Neben der Sicherheit steht die ganzheitliche Begleitung sowohl des Sicherungsteams als auch des Kletterers im Vordergrund des therapeutischen Handelns.

Die Kletterzeit richtet sich nach den Bedürfnissen der Gruppe. Nach Bedarf können Gruppen auch geteilt werden, um Patienten, welche mehr Ruhe und Zeit benötigen, den nötigen Raum zu bieten. Gerade beim Klettern sollten individuelle Bedürfnisse berücksichtig und ein langsames emphatisches Vorgehen angestrebt werden, um allen Teilnehmern die Möglichkeit zu bieten, an den neuen Anforderungen zu wachsen. Werden Ängste nicht entsprechend beachtet, können sich schnell Blockaden aufbauen, deren Auflösung sich später schwierig gestaltet. Das therapeutische Klima ist auch im Fels von entscheidender Bedeutung.

Nach dem Felsklettern mit seinen intensiven, schönen, aber auch anstrengenden Erlebnissen wird der weitere Teil des Tages gemütlich bei Kaffee und Kuchen besprochen. Die Gruppe organisiert sich selbst, was sich teils sehr individuell gestaltet. Manche beschäftigen sich mit Essensvorbereitungen, andere organisieren Feuerholz, aber auch Sport, Lesen und Musik gehören zum Nachmittag. Das Abendessen bildet dann wieder einen gemeinsamen Punkt, welcher in Ruhe genossen wird. Am Abend findet am Lagerfeuer eine Reflexion des Erlebten statt. Erlebnisse, Gefühle, Emotionen und neu Erlerntes werden verbalisiert und bewusstgemacht. Der Abend wird anschließend mit Geschichten, Spielen und Liedern abgerundet. Auch kleine Nachtwanderungen können stattfinden.

In jedes Klettercamp wird ein Film- und Fotoprojekt integriert, aus dem später ein Film für die Teilnehmer erarbeitet wird. Hier verbinden sich Kunst- und Bewegungstherapie. Insgesamt wird versucht, das Klettercamp bereits in der Vorbereitung mit den verschiedenen Therapieformen zu verzahnen, z. B. mit der Ergotherapie mit Material- und Essensvorbereitung. In der Nachbereitung werden Filmvorführung und Erfahrungsweitergabe in den anderen Therapien genutzt.

10.2.3 Zielbereiche und Wirkfaktoren des therapeutischen Felskletterns bei Abhängigkeitserkrankten und komorbiden Patienten

Beim therapeutischen Felsklettern bildet die Natur mit all ihren Schönheiten und Eindrücken einen eigenen Wirkfaktor. Alle Sinne werden intensiver als beim Hallenklettern geweckt. Die ungewohnte, beeindruckende Umgebung muss für einzelne Teilnehmer aber auch als Stressfaktor betrachtet werden. Hier gibt es keinen schützenden Raum, keine festen Grenzen und keinen glatten, sicheren Boden. Die Routen können durch ihre Höhe und teilweise imposanten Ausblicke deutlich mehr Ängste, aber auch Faszination auslösen. Der Routenverlauf definiert sich nicht nach Farben wie beim Hallenklettern, sondern muss durch Wahrnehmung und kreative Bewegung erarbeitet werden. Beim Felsklettern kann ein deutlich intensiveres Erlebnis beim Patienten beobachtet werden. Die Anforderungen an den Einzelnen sind höher – aber auch die Zufriedenheit, das Glücksgefühl und die Entwicklung verstärken sich.

Das Felsklettern verlangt einen höheren Ausbildungs- und Erfahrungsgrad der Therapeuten. Im Fels unerfahrene Therapeuten sollten mit Gruppen im Fels nicht eingesetzt werden (Gesetzgebung der einzelnen Länder beachten)!

10.2.4 Psychophysische und psychosoziale Zielbereiche

Vertrauensbildung und Kommunikation

> »Grundlage des therapeutischen Kletterns ist die Vertrauensbildung in Kletterpartner und Material. Sichern und Gesichertwerden bilden die Basis der Seilschaft. Aus der Situation heraus, einem Menschen sein Leben sprichwörtlich in die Hände zu geben, kommt der Seilschaft dabei eine außergewöhnliche Form der Sozialbeziehung zu.«
>
> *(Stoll u. Schmidt 2004, S. 14)*

Hierbei ist es von entscheidender Bedeutung, eine Atmosphäre zu schaffen, auf der Vertrauen entstehen und wachsen kann. Die gesamte Aufmerksamkeit der Sichernden muss sich während des Klettervorgangs auf meinen Kletterpartner konzentrieren. Der Kletterer soll das Gefühl bekommen, dass ich als Sicherer jederzeit »bei ihm bin« und ihn begleite. Probleme werden gemeinsam besprochen und Lösungsmöglichkeiten erarbeitet. ***»Der Kletterer entscheidet, wie straff das Seil gespannt werden soll, wann er Pausen braucht und wie hoch er klettert«*** (Reiter 2013, S. 42)

»Sichern und Gesichertwerden verdeutlichen unmittelbares Angewiesensein auf den anderen.« (Niggehoff 2003, S. 194) Betrachtet man Drogenabhängig-

147591-Kowald - Therapet. Klettern - 978-3-608-42968-8 - Falzbogen: 152

keit auch als eine Beziehungsstörung, wird die Bedeutung des therapeutischen Kletterns deutlich. Drogenabhängige haben oft wenig Konstanz und Verlässlichkeit in zwischenmenschlichen Beziehungen erlebt. Aussagen der Patienten wie »ich vertraue niemandem« sind hier typisch. Jeder Patient erfährt, dass die Seilschaft als Gemeinschaft ihn trägt und er sich auf seine Seilschaft verlassen kann. Auch der Kommunikation in der Seilschaft kommt eine große Bedeutung zu. Eine Route kann nur sicher geklettert werden, wenn die Kommunikation eindeutig ist und Signale (z. B. »Seil ein!« oder »Seil aus!«) sowie Absprachen eingehalten werden. Beim Klettern können Abhängigkeitserkrankte Vertrauen, Verlässlichkeit und funktionierende Kommunikation in einer Extremsituation neu erleben.

Grenzerfahrung

> »Die Angst als Naturinstinkt eines jeden Menschen kann in hervorragendem Maße als therapeutisches Mittel genutzt werden. Jeder Mensch hat je nach Übungsgrad, Erfahrung und Veranlagung mehr oder weniger Höhenangst. Die subjektive Angst abzustürzen, welche objektiv mittels Toprope-Sicherung nie vorhanden sein darf, führt jeden Teilnehmer zu sich selbst. Man könnte auch sagen, unter Angst zeigt sich ein Teil des ›wahren Ichs‹. Ohne Worte fallen ›Masken‹ weg und der Einzelne ist gezwungen, sich mit sich selbst und seiner Angst und Persönlichkeitsstruktur auseinanderzusetzen.«
>
> *(Niggehoff 2003, S. 193)*

Die Angst kann hierbei als etwas Lähmendes und Bedrohliches empfunden werden. Es geht aber auch darum, Ängste als Teil unseres Ichs anzunehmen und als Schutzmechanismus zu begreifen. Angst soll uns vor unüberlegtem Handeln beim Klettern und vor dem möglichen Absturz beschützen. Hier kann ein schönes therapeutisches Bild erfahren werden: Der Drogenabhängige spürt die Angst vor dem Absturz und es wird deutlich, wie sehr er an seinem Leben hängt. Im Leben unter Drogen wird dieses Risiko nur selten so offenbar. Ein angemessenes Maß an Angst und Respekt sollte den Kletterer nicht nur beim Klettern begleiten.

Grenzen erleben, akzeptieren und an ihnen wachsen

Therapeutisches Klettern bietet die Möglichkeit, psychische und psychische Grenzen kennenzulernen:

- »*Aufgrund der verschiedenen Schwierigkeitsgrade von Kletterrouten ist es möglich jeden Menschen an seine individuellen Grenzen zu führen.*« (Niggehoff 2003, S. 193 f.)
- »*Der Kletternde erfährt unmittelbar die Konsequenz für sein Handeln.*« (Deffner 2004, S. 159)

- Situationen, die therapeutisch genutzt werden können, müssen nicht künstlich geschaffen werden, sie sind beim Klettern real vorhanden (Hölter 2011).

Grenzen zu erleben und zu akzeptieren ist im Bereich von Abhängigkeitserkrankungen ein wichtiges Thema, da Sucht von Grenzenlosigkeit mitgeprägt ist. Auf der einen Seite finden wir den Menschen, der immer schneller immer höher will, und auf der anderen Seite den Menschen, der sich nicht traut seine Grenzen zu erfahren. In diesem Spannungsfeld der Extreme ist es die Aufgabe des therapeutischen Kletterns, Grenzen erlebbar zu machen und zu lernen, mit ihnen umzugehen. Erlebte Grenzen (»Scheitern« in einer Route) oder aber auch das Verschieben der Grenzen (Versuch die Route zu vollenden) werden verbalisiert, um die jeweiligen Situationen zu klären und eine Weiterentwicklung zu ermöglichen. »*Wie viel bin ich bereit zu investieren, um eine Route zu bewältigen, und inwieweit schaffe ich es, auf meine Grenzen zu achten?*«

Wahrnehmung, Konzentration und Entschlossenheit

Fels bzw. Kletterwände stellen ein sehr hartes Medium dar, welches für den Kletterer nicht veränderbar ist. Die oft heiß geliebte instrumentelle Diskussion, die Umwelt und nicht sich selbst zu verändern, ist hier nicht möglich. Der Fels steht einfach nur da und alles Weitere hängt von der Seilschaft ab. Will ich den Fels erklettern, muss ich diesen mit seiner Struktur wahrnehmen. Seh- und Tastsinn sind gleichermaßen gefordert. Griffe und Tritte können (müssen) je nach Routenverlauf im Fels erfühlt und/oder gesehen werden. Auch hier erweist sich das therapeutische Klettern als ein gutes therapeutisches Mittel, da ohne die Wahrnehmung der Umgebung kein Weiterkommen möglich ist.

Zum weiteren Gelingen einer Kletterroute sind die Konzentration auf den Augenblick und das Leben im Hier und Jetzt unabdingbar. Der momentane Bewegungsablauf ist für das Weiterkommen von entscheidender Bedeutung; viele andere Dinge rücken für die Zeit des Kletterns aus dem Fokus.

Ein anderer, wichtiger Aspekt für süchtige Menschen ist es, sich entschließen zu müssen. Auch in scheinbar schwierigen Situationen muss der Einzelne sich entschließen zu handeln und seine Angst teilweise überwinden, um sich im Fels weiter zu bewegen. Etwas Neues zu beginnen stellt eine große Herausforderung an süchtige Menschen dar.

Reflexion

»Wer klettert, muss stets den sicheren Griff lösen um einen weiteren Schritt in die Höhe zu machen. Er muss sozusagen Gewohntes aufgeben, um Neues zu schaffen.« (Deffner 2004, S. 159)

147591-Kowald - Therapet. Klettern - 978-3-608-42968-8 - Falzbogen: 153

Zufriedenheit, Glücksgefühl und Entwicklung

»Klettern könnte nach den hier dargestellten Punkten als mühevolle, fast qualvolle Aufgabe verstanden werden.« (Niggehoff 2003, S. 194) Der Kletterer bewegt sich zwischen dem hohen Aufforderungscharakter und der Motivation, eine Kletterroute zu meistern, und den Mühen dieser Anforderung. Wenn es gelingt, die richtige Balance zu finden, in der die Herausforderung weder zu hoch noch zu niedrig ist, wird der Patient die höchste Zufriedenheit und das größte Erlebnis erreichen.

Diesen Korridor zwischen Angst und Langeweile beschreibt Csíkszentmihály 1975 als Flow-Kanal. Man erlebt sich selbst nicht mehr als abgehoben von der Tätigkeit, sondern man geht gänzlich in der eigenen Aktivität auf (sog. Verschmelzen von Selbst und Tätigkeit; Rheinberg 2004). Gelingt es, diesen Flow zu erreichen, wird anschließend ein hohes Glücksgefühl, welches auch als »Kick« beschrieben wird, erlebt (Patientenzitat: *»Das ist ja geiler als jede Droge!«*). Dies schildert auch Rheinberg 2004 bei Untersuchungen an Studenten beim Klettern. Abhängigkeitserkrankte haben diesen Zustand früher über die Einnahme von Drogen erreicht. Hier wird nun eine Alternative dafür geboten – ein gutes Gefühl mit anschließender Entspannung über eine Auseinandersetzung mit sich selbst und mit der Natur zu erreichen. Patienten können sich wieder als kompetent erleben, Herausforderungen mit all ihren Problemen zu lösen (Patientenzitat: *»Ich bin platt, aber ich habe etwas geschafft, was ich nie geglaubt hätte!«*).

Bei allen psychophysischen und psychosozialen Zielen wird deutlich die Komfortzone des von Michl 2009 beschriebenen Lernmodells verlassen, um eine Entwicklung der Patienten in der Wachstumszone anzustoßen. ***»Die Kletterwand dient als Spiegel für den Alltag«*** (Schnitzler 2009, S. 53). Hinzu kommt, dass die Leistung in der Gruppe vollbracht wird. Auch die Sichernden erleben sich als kompetent, Verantwortung zu übernehmen und den Erfolg des Kletterers zu unterstützen. Dieses Erleben von Kompetenz hat besonders für Abhängigkeitserkrankte, welche sich oftmals als inkompetent und entwertet erleben, eine große Bedeutung. Bei diesem Erleben soll ein Prozess der Weiterentwicklung angestoßen werden, der auch in der Gesprächstherapie weiter verfolgt werden sollte.

> »Das Gruppen-, Natur- und Klettererlebnis kann zu einer Befriedigung verschmelzen und als kleiner Baustein für eine Alternative zum Leben mit Drogen verstanden werden.«
>
> *(Niggehoff 2003, S. 194)*

10.3 Erlebnistherapie in sozialpädiatrischem Zentrum und Kinderklinik

Magdalena Hieble

10.3.1 Einleitung

Die Geschichte der Erlebnistherapie in Memmingen beginnt im Jahre 2006. Im Zuge des Neubaus des Sozialpädiatrischen Zentrums (SPZ) wurde auch der Bewegungsraum einer Umbaumaßnahme unterzogen – eine Kletterwand wurde gebaut. Der damalige Leiter, selbst begeisterter Sportler, stellte einen Ergotherapeuten und eine Erzieherin ein, um diese zu nutzen – *wie* und *wann*, war noch nicht klar.

Mit viel Motivation, einem Rucksack voller Ideen und noch recht wenig konkreten Vorstellungen starteten die beiden die erste erlebnistherapeutische Gruppe: Sie bestand aus 6 Jungen im Alter von 11–15 Jahren, alle mit einer diagnostizierten Aufmerksamkeitsstörung (mit oder ohne Hyperaktivität). Das therapeutische Setting war ein ans Klinikum angrenzendes Gelände mit altem Baumbestand und der Bewegungsraum mit Kletterwand. Therapeutische Medien waren neben dem Klettern zunächst hauptsächlich Kooperationsaufgaben. Nach ca. 6 Monaten wurde diese erste erlebnistherapeutische Gruppe beendet und ein Teil der Jugendlichen in eine Folgegruppe übernommen.

10.3.2 Eine Vision wird Realität: der Hochseilgarten auf dem Klinikgelände

Bis zum Jahr 2008 etablierte sich die Erlebnistherapie (oder »EP«, wie sie mittlerweile von allen genannt wird) am Klinikum und im SPZ und wurde zu einem fixen Bestandteil des gruppentherapeutischen Angebotes – sowohl ambulant im SPZ wie auch als Teil des therapeutischen Behandlungskonzeptes der psychosomatischen Station der Kinderklinik. Die Grundmauern waren gesetzt – in den Köpfen war wieder Platz und es entstand eine neue Vision: die Installation eines eigenen Hochseilgartens im Baumbestand des mittlerweile dauerhaft genutzten Geländes. Nach mehreren Gesprächen auf unterschiedlichsten Ebenen war klar, dass dieses außergewöhnliche Projekt auf Spendenbasis verwirklicht werden könnte. So begann ein zwischendurch immer wieder langatmiger und frustrierender, aber auch aufregender und interessanter Prozess:

- Spenden sammeln
- Bäume auswählen, Baum-TÜV einholen
- Angebote einholen (Besuche der einzelnen Anbieter, um herauszufinden, welche Elemente für die Erlebnistherapie infrage kämen)

147591-Kowald - Therapet. Klettern - 978-3-608-42968-8 - Falzbogen: 154

- Versicherungsschutz abklären (in unserem Fall gesetzliche Unfallversicherung/GUV)
- Material kaufen (hierbei ist es sehr sinnvoll, auf die Erfahrungen anderer zurückzugreifen)
- Kontakte in verschiedene Richtungen pflegen (Techniker, Chef, Mitarbeiter, Firmen, Seilgartenbauer)
- sich mit erlebnispädagogischen Kollegen von anderen Einrichtungen austauschen
- Überzeugungsarbeit im eigenen Team leisten – die Kollegen müssen enorm viel Zeit vertreten und überbrücken, daher ist es wichtig, deren Unterstützung wertzuschätzen
- immer wieder Aufklärungsarbeit leisten, v. a. gegenüber Ärzten und Psychologen, die das Klinikum als klassische medizinische Einrichtung sehen
- Arbeit an der Konzeption: Inhalte in Schriftform bringen – welche Patienten, wann und wie?
- immer wieder Schwierigkeiten aus dem Weg räumen und nicht aufgeben

Schließlich war der Hochseilgarten fertig, die erlebnistherapeutischen Gruppen nahmen Gestalt und Form an, Inhalte und auch Strukturen wurden verbessert und verändert.

10.3.3 Die Geburtsstunde der erlebnistherapeutischen Intensivtage

Ungefähr zeitgleich und eher aus einer Notsituation heraus entstand eine weitere Idee: mit den Kindern der Psychosomatik über mehrere Tage wegzufahren und so die Betreuung während der Ferien zu gewährleisten. Dies schien die Lösung für den Personalmangel zu sein, der damals immer während der Ferienzeiten (durch den Ausfall der Klinikschule) herrschte. Außerdem bot sich so die Gelegenheit, die Kollegen, die dem Team der Erlebnistherapie oft den Rücken freihielten, zu entlasten und sich für deren Unterstützung zu revanchieren. Die erlebnistherapeutischen Intensivtage waren geboren und wurden zum vollen Erfolg: Klettern, Paddeln, Höhlenbefahrungen, Fahrradtouren, Bergwandern, Zelten, Biwakieren – einfach draußen zu sein entpuppte sich als ideales therapeutisches Medium mit der Klientel der Psychosomatik. Begleitet wurden die anfangs 6 (mittlerweile 8–10) Kinder von 2 Erlebnistherapeuten, einem Pädagogen und einem Psychologen.

10.3.4 Status quo: Erlebnistherapie im SPZ und in der Psychosomatik

Die Grundidee der Erlebnistherapie besteht aus dem Erfahrungslernen (Learning by Doing) und dem sich daraus ergebenden Transfer (Learning by Telling). Zu Beginn der Therapie wird ein individuelles Ziel vereinbart. Hierbei legen wir Wert auf klientenzentriertes, transparentes Arbeiten – die Kinder oder Jugendlichen formulieren ihr Ziel selbst. Aus der im Zielvereinbarungsgespräch geschilderten Problematik werden gemeinsam Ziele für den Alltag zu Hause, in der Schule und für die Therapie formuliert.

Für die Kinder oder Jugendlichen werden mithilfe verschiedenster Medien Situationen geschaffen, in denen sie die Möglichkeit haben, Neues auszuprobieren und über sich hinauszuwachsen.

> »Von allem, was wir durch Hören lernen, behalten wir 20 %. Von allem, was wir sehen, behalten wir 50 %. Von allem, was wir tun, behalten wir 80 %.«
>
> *(Konfuzius)*

Für die Arbeit hier im pädagogisch-therapeutischen Rahmen wurden Ansätze, Richtlinien, Werte und Haltungen aus verschiedenen Richtungen kombiniert. Unser erlebnistherapeutisches Konzept entstand v. a. dadurch, dass die Gruppenleiter über unterschiedliche Berufsausbildungen und Zusatzqualifikationen verfügen. Beeinflusst wurde das Konzept durch Psychologie, Ergotherapie und Pädagogik sowie durch Zusatzqualifikationen im therapeutischen Klettern, in der Erlebnispädagogik und der Psychomotorik.

Möglicher Ablauf einer Gruppentherapie-Einheit

- Begrüßungsrunde: *»Wie geht's?«, »Warum?« »Was gibt es Besonderes zu erzählen?«*
- Warm-up-Spiel: körperliche Aktivierung und (Wieder-)Zusammenfinden als Gruppe
- Kooperationsaufgabe/Aktion (▸ Ausgewählte Aktivitäten in der EP Memmingen)
- Zeit für Reflexion in der Gruppe: über Aktion, individuelle Befindlichkeit, aufgekommene Themen, Probleme, Stärken etc.
- »Move-up«: Bewegung zur Entspannung, leicht zu verstehen, bekannt, ohne hohe Anforderung, mit niedrigem kognitiven und hohem motorischen Anteil
- Kooperationsaufgabe/Aktion
- Zeit für Reflexion
- Move-up
- Abschlussrunde: Reflexion der aktuellen Stunde/Einheit und des individuellen Therapieziels

147591-Kowald - Therapet. Klettern - 978-3-608-42968-8 - Falzbogen: 155

Die Reihenfolge variiert je nach Befindlichkeit und aktuellem Bedürfnis der Gruppe und hängt außerdem von Art und Länge der Kooperationsaufgabe oder Aktion ab. Hierbei gilt der **Grundsatz**: Plan A muss vor Gruppenbeginn stehen, um Plan B durchzuführen – flexibel sein; nicht zwingend an einem Plan festhalten und diesen um jeden Preis umsetzen, wenn er nicht passend ist; auf die aktuelle Situation eingehen. Es muss immer einen Plan B geben, man muss ein Repertoire an Alternativen haben, und diese müssen zu jeder Zeit flexibel abrufbar sein: Störungen haben Vorrang.

Innerhalb der ambulanten und stationären erlebnistherapeutischen Gruppenangebote sind die wesentlichen Inhalte: Klettern auf dem klinikeigenen Hochseilgarten, der Kletterwand oder der Boulderwand, Bewältigung von Niederseilelementen und Kooperations-/Interaktionsaufgaben. Die Auswahl speziell dieser Aktivitäten hat verschiedene Gründe.

Ausgewählte Aktivitäten in der EP Memmingen

Die Gruppentherapien sind durch die interne Zeitvorgabe (1,5–2 Stunden) begrenzt, was die Auswahl der Aktivitäten einschränkt. Des Weiteren ist die Klientel des Klinikum in einem besonderen Maße sensibel. Der therapeutische Charakter der Maßnahme steht zu jeder Zeit im Vordergrund und schließt so bestimmte Aktivitäten von vornherein aus (motorische Einschränkungen, psychische Instabilität etc.).

Kooperations- und Problemlösungsaufgaben, City Bound, Niederseilelemente

Die Kinder/Jugendlichen bekommen Aufgaben, die innerhalb der Gruppe zu lösen sind. Der zeitliche Rahmen ist klar vorgegeben, Ziel ist es, die Aufgaben aus eigener Kraft zu lösen.

Kletterwand und Hochseilelemente

Dies beinhaltet das Erlernen der Grundtechniken von Knoten, Gurt und Sicherungskette. Die Kinder/Jugendlichen müssen für sich selbst sowie für andere Verantwortung übernehmen.

Die erlebnistherapeutischen Intensivwochen in den Ferien ermöglichen durch die gezielte Auswahl der Teilnehmer ein anderes Vorgehen und geben einen größeren Spielraum für die Auswahl der erlebnistherapeutischen Aktivitäten. Gemeinsam mit Eltern oder Erziehungsberechtigten und Psychologen oder Ärzten werden Kinder und Jugendliche für die entsprechende Maßnahme ausgewählt, das Programm wird bereits im Voraus grob geplant.

Aktivitäten wie Bachbettbegehungen, Bergwanderung und Trekkingtouren mit Biwakieren, Kanuwanderungen, Klettern am Fels wie im Hochseilgarten und Höhlenbefahrungen werden dadurch realisierbar.

Fallbeispiel

Anna

Zu Beginn der Erlebnistherapie war Anna 12 Jahre alt, besuchte die städtische Realschule einer Kleinstadt und war bereits seit mehreren Jahren im SPZ bekannt. Ihre Anamnese ist lang und beginnt mit einer ausgeprägten Asphyxie (Atemdepression), Verdacht auf Neugeboreneninfektion und Hepatopathie (Erkrankung von Leber und Gallenwegen). Weitere Diagnosen kamen im Verlauf hinzu; für die Erlebnistherapie relevant waren die leichte Bewegungsstörung mit diskreter generalisierter spastischer Tonussteigerung rechts sowie Mobbing (subjektiv erlebte Ablehnung durch Gleichaltrige) und eine massive Selbstwertproblematik.
Anna nahm aufgrund ihrer psychosozialen Problematik seit 2010 an Gruppentherapien im SPZ Teil und wurde 2012 über eine interdisziplinäre Teambesprechung (Ärzte, Psychologen, Motopäden, Ergotherapeuten) in die Erlebnistherapie übermittelt.
In einem gemeinsamen Zielvereinbarungsgespräch mit Mutter und Tochter wurden zunächst folgende **Therapieziele** vereinbart:

- Aufbau des Selbstwertgefühls
- Erkennen eigener Stärken
- Entwicklung von Konfliktlösungsstrategien

Anna war zu Gruppenbeginn eher schüchtern, leise und leicht zu überhören. Sie konnte nicht sicher auf eigene Stärken vertrauen und diese als Ressource bei Kooperationsaufgaben einbringen. Bei Diskussionen in der Gruppe hielt sie sich zurück und wartete ab, obwohl sie die Lösung ahnte. Das laute und deutliche Sprechen vor der Gruppe fiel ihr v.a. in Reflexionsrunden und anderen sozialen Mittelpunktsituationen schwer. Wendepunkt in der Therapie war der gemeinsame Einstieg ins Klettern.
Die ihr durch das Klettern gestellte motorische Herausforderung, v.a. aufgrund der spastischen Bewegungsstörung, weckte ab der ersten Stunde Annas persönlichen Ehrgeiz und fesselte ihre gesamte Aufmerksamkeit. Der komplexe Ablauf der Personensicherung, das Knotenbinden und die erforderliche Präsenz, Reaktion und Konzentration sowohl beim Sichern als auch beim Klettern bereiteten ihr anfangs die größten Schwierigkeiten. Oft war sie zu langsam, ihre Bewegungen unkoordiniert. Zu jeder Zeit jedoch bewies sie Durchhaltevermögen, zeigte Engagement und stellte sich der Herausforderung.
Beim gegenseitigen Sichern übte sie das laute Sprechen und schrie Kommandos nach oben oder – wenn sie selbst kletterte – nach unten. Die Bewegungen an der Kletterwand, die Koordination und das regelmäßige Bewegungsangebot trugen positiv zur Entwicklung ihres Körpergefühls bei. Die anfangs noch vorhandene Angewohnheit, bestimmte Bewegungen zu vermeiden, aus Angst, man könnte ihre körperliche Einschränkung bemerken, legte sie zunächst beim Klettern und dann auch bei anderen Angeboten innerhalb der Gruppe ab. Vor allem in der Rolle der Kletterin gewann sie Zutrauen in ihre Fähigkeiten, erfuhr Selbstwirksamkeit und fasste Vertrauen in ihren Körper. In der Rolle der Sichernden machte sie die bisher unbekannte Erfahrung, dass andere Kinder oder Jugendliche sich auf sie verließen. Sie genoss und schätze das ihr entgegengebrachte Vertrauen.

147591-Kowald - Therapet. Klettern - 978-3-608-42968-8 - Falzbogen: 156

Sie wurde offener im Kontakt und traute sich, eigene Ideen zu verbalisieren. Auch laut ihrer Mutter wurde sie ausgeglichener und selbstbewusster, konnte sich gegenüber Gleichaltrigen besser durchsetzen. Die sozialen Kontakte in der Gruppe führten dazu, dass Anna Freundschaften aufbaute, gleichzeitig aber auch lernte sich abzugrenzen.

Dies wirkte sich sowohl im häuslichen als auch im schulischen Umfeld aus. Laut ihrer Mutter haben sich u.a. ihre Noten deutlich verbessert und Anna ist mit sich selbst zufriedener geworden. Zusammenfassend kann man sagen, dass Anna ihren Weg gefunden hat. Sie möchte weiterhin nicht, dass ihre Mitschüler, Freunde oder Bekannte von ihrer Bewegungsstörung und den daraus resultierenden (motorischen) Einschränkungen wissen. Wichtig ist, dass Anna einen zufriedenstellenden Umgang mit ihren körperlichen Einschränkungen gefunden hat und sich selbst so akzeptiert, wie sie ist.

10.4 Sport- und Bewegungstherapie in psychosomatischer Klinik

Martin Reiter, Alexander Heimbeck

10.4.1 Einleitung – Die Schön Klinik Roseneck

Die Schön Klinik Roseneck ist eine stationäre, verhaltenstherapeutisch ausgerichtete Klinik mit 430 Betten an den beiden Standorten Prien am Chiemsee und Rosenheim. Behandlungsschwerpunkte sind Essstörungen, Depressionen, Angst und Zwangsstörungen, Tinnitus sowie Persönlichkeitsstörungen. Die Behandlung erfolgt in typischen verhaltenstherapeutischen Gruppensitzungen, speziellen Gruppentherapien (Depressions-/Angst- oder Zwangsbewältigungstherapie), Expositions- und psychologischer Einzeltherapie. Ergänzt wird dieses Angebot durch verschiedene Fachtherapien, wie Sozialtherapie, Biofeedback, Gestaltungstherapie oder Sport- und Bewegungstherapie.

Die Sport- und Bewegungstherapie hat auf 2 Standorte verteilt ca. 7 Stellen zur Verfügung, um alle Patienten zu versorgen. Das Behandlungsprogramm besteht aus Körpertherapie für jede Station, aus Tanztherapie, Atemtherapie und dem Sportprogramm (Wirbelsäulengymnastik, Gymnastik, Walking etc.). Neben der Grundausbildung als Diplom-Sportwissenschaftler haben die meisten Kollegen noch spezielle Fortbildungen und Ausbildungen, z.B. als Atemtherapeut, Tanztherapeut, Nordic-Walking-Trainer, Erlebnispädagoge oder Feldenkraistrainer.

10.4.2 Die Rahmenbedingungen der Bewegungstherapie Klettern

Die Schön Klinik Roseneck beschäftigt zurzeit 3 Diplom-Sportwissenschaftler mit einer Klettertrainerlizenz des Deutschen Alpenvereins (DAV) bzw. des Kletterhallenverbandes. Die Idee, therapeutisches Klettern als Bewegungstherapie einzuführen, gab es schon lange. Ins Leben gerufen wurde das Projekt aber erst 2011 mit dem neuen ärztlichen Leiter der Klinik, Prof. Ulrich Voderholzer, der ausdrücklich für Patienten mit der Diagnose Angststörung bzw. Zwangsstörung die Erarbeitung eines konkreten Konzeptes wünschte.

Das therapeutische Klettern, in der Klinik als die BWT »Klettern« bezeichnet, findet außerhalb der Klinik in einer typischen Kletterhalle mit Boulderbereich und 15 m hohen Wänden statt. Den Weg zur Kletterhalle legen Patienten gemeinsam mit dem Therapeuten im klinikeigenen Bus zurück. Der Betreuungsschlüssel liegt bei 1 Bewegungstherapeuten und 6 Patienten. Aktuell werden an beiden Standorten der Klinik zusätzlich zu 2 Gruppen mit Patienten mit Angst- und Zwangsstörungen (Jugendlichengruppe, Erwachsenengruppe) 3 weitere Klettergruppen durchgeführt – Gruppe 1 mit den Diagnosen Depression und somatoforme Störungen, Gruppe 2 mit den Diagnosen Essstörungen, Borderline-Persönlichkeitsstörungen und PTSD, Gruppe 3 Jugendliche mit gemischter Diagnose (Ess-, Zwangs-, Angststörungen).

Die geschlossenen Gruppen gehen über 4 Wochen mit je 1 Einheit pro Woche. Dabei umfasst 1 Einheit 3 Stunden, wobei in diese Zeit auch Hin- und Rückfahrt fallen. Die Fahrt selbst kann schon für Vorgespräche und die Einstimmung in die Einheit bzw. für die Nachbesprechung und den Ausblick auf die folgende Einheit genutzt werden.

10.4.3 Klettern mit Menschen, die an einer Angst- und Zwangsstörung leiden

Warum profitieren speziell Menschen mit Angst- und Zwangsstörungen vom therapeutischen Klettern? Um diese Frage zu beantworten, wird hier ein kurzer Zusammenhang zwischen Therapie und Diagnose hergestellt und an Patientenbeispielen verdeutlicht.

Patienten mit Angststörungen neigen dazu, ihre eigenen Fähigkeiten und Ressourcen zur Lösung von Problemen als geringer einzustufen, als sie tatsächlich sind. Zusätzlich werden Situationen und Stimuli als gefährlicher erachtet, als es wirklich der Fall ist. Dazu kommt, dass die Erkrankung meist mit einer mangelhaften Ausbildung von Ich-Fähigkeiten (Selbstwert, Selbstwirksamkeit, Handlungskompetenz) einhergeht. Diese Kombination führt zu einem ausgeprägten Vermeidungsverhalten von Situationen und Orten, an denen Angst und Panik auftreten könnten oder schon einmal aufgetreten sind.

147591-Kowald · Therapet. Klettern · 978-3-608-42968-8 · Falzbogen: 157

Zwangspatienten zeigen zusätzlich lästige, aufdringliche Zwangsgedanken, Grübeleien und Vorstellungen, welche von magischem Denken begleitet werden. Dies führt dazu, dass bestimmte Gedanken, Rituale und Handlungen durchdacht oder durchgeführt werden müssen, um ein befürchtetes Unheil verhindern zu können. Können die Rituale nicht ausgeführt werden, führt dies zu einem großen Spannungsanstieg und zum Auftreten von Angst. Begleitet wird dies von einem grundlegenden, omnipräsenten Zweifel der Betroffenen, was auch hier zu einem ausgeprägten Vermeidungsverhalten führt.

Im Rahmen des therapeutischen Kletterns können sich die Patienten ihren Ängsten stellen, wie es in der Verhaltenstherapie in Form von Expositionen durchgeführt wird. Für Menschen mit sozialer Phobie stellt meist die Gruppensituation, verbunden mit dem gegenseitigen Sichern, eine große Herausforderung dar; Patienten mit Agoraphobie erleben oft schon die Kletterhalle selbst als bedrückend und angstauslösend. Für Menschen mit Waschzwängen sind das Anziehen von Leihmaterial sowie das Anfassen der Griffe oft mit einem Spannungsanstieg verbunden.

So kann sich jeder Patient seinen individuellen Ängsten stellen und persönliche Ressourcen aufbauen. Dies zeigt sich in den in Kapitel 4.7 dargestellten Ergebnissen einer Studie, aus der hervorging, dass v. a. der Selbstwert der Patienten durch das therapeutische Klettern gefördert werden kann. Zusätzlich kommt v. a. bei Zwangspatienten das Problem der Aufmerksamkeitsregulation hinzu. Durch die Zwangsgedanken und das ständige Zweifeln fällt es ihnen schwer, im Hier und Jetzt zu bleiben. Beim Klettern werden sie sozusagen »zur Achtsamkeit gezwungen«. Denn das erfolgreiche Beenden einer Kletterroute sowie das Sichern eines Mitpatienten, erfordern vollste Aufmerksamkeit und Konzentration. Diese Wirkung des therapeutischen Kletterns zeigt sich ebenfalls in den Ergebnissen der Studie, welche besagen, dass Patienten dadurch lernen, ihre Aufmerksamkeit zu schulen und Momente zu erleben, in denen sie im Hier und Jetzt bleiben können.

10.4.4 Inhaltlicher Ablauf

Die Anmeldung für die BWT »Klettern« erfolgt durch den psychologischen oder ärztlichen Bezugstherapeuten der Station bei entsprechender Diagnose und persönlichem Interesse am Therapieangebot. Aus den Anmeldungen organisiert der Bewegungstherapeut selbst unter Berücksichtigung der Diagnosen die jeweilige Gruppe. Diese werden so geplant, dass die Patienten alle 4 Termine wahrnehmen können.

Eingangsgespräch

Vor dem ersten Termin in der Kletterhalle erfolgt ein Informationsgespräch über die Organisation, zur Klärung bestehender Fragen und zur Findung von Therapiezielen. Die Patienten bekommen einen Fragebogen mit 51 Aussagen ausgeteilt, anhand dessen sie sich Gedanken machen können, welche Erwartungen sie an die BWT »Klettern« haben und welche Ziele sie hierfür definieren wollen. Der Fragebogen bezieht sich auf Bereiche und Themen, die beim Klettern immer wieder auftreten: Selbstwert, Emotionsregulation, körperliche Fitness, Aufmerksamkeitsregulation, Vertrauen in andere, Kontrolle, Nähe/Distanz und Hedonismus.

Fragebogen zur BWT »Klettern« (Beispiele)

- Selbstwert: *»Durch die BWT ›Klettern‹ werde ich mir wieder mehr zutrauen.«*
- Vertrauen in andere/Kontrolle: *»Durch die BWT ›Klettern‹ werde ich mich besser ›fallen lassen‹ können.«*
- Nähe/Distanz: *»Durch die BWT ›Klettern‹ wird es mir besser gelingen, den Abstand zu anderen zu finden.«*
- Hedonismus: *»Durch die BWT ›Klettern‹ werde ich die Erfahrung machen, dass ich trotz meiner Erkrankung wieder Positives erleben kann.«*
- Emotionsregulation: *»Durch die BWT ›Klettern‹ werde ich meine Gefühle intensiver wahrnehmen können.«*
- Aufmerksamkeitsregulation: *»Durch die BWT ›Klettern‹ werde ich spüren, dass ich im Hier und Jetzt bleiben kann.«*
- Körperliche Fitness: *»Durch die BWT ›Klettern‹ werde ich insgesamt belastbarer werden.«*

Der konkrete Auftrag an die Patienten lautet, sich bis zur 1. Klettereinheit zu überlegen, was sie für ihre Therapie vom Klettern erwarten, und 2 konkrete Therapieziele zu formulieren.

10.4.5 Ablauf der BWT »Klettern«

Zu Beginn jeder Einheit in der Kletterhalle werden in einer gemeinsamen Eingangsreflexion das individuelle Tagesbefinden und die Ziele der Patienten für die jeweilige Einheit besprochen. In der 1. Einheit stellen sich die einzelnen Patienten der Klettergruppe vor und nennen ihr(e) persönlichen Therapieziel(e) für den Zeitraum der 4 Einheiten. Zusätzlich werden ab der 2. Einheit eventuelle Nachwirkungen der Klettereinheit der vorherigen Woche thematisiert.

Am Ende der Einheit wird eine gemeinsame Abschlussreflexion durchgeführt. Dabei wird auf individuelle Prozesse eingegangen, die während der Einheit auftraten. Die Patienten bereiten sich damit gleichzeitig auf die nächste Einheit vor. Sie sollen sich überlegen, welche Themen gerade im Vordergrund standen und wie sie konkret in der darauffolgenden Einheit daran arbeiten wollen. Um eine möglichst hohe Unmittelbarkeit zu gewährleisten, finden die Reflexionen mit der gesamten Gruppe sofort nach dem Klettern in der Halle statt.

Jede der 4 Einheiten ist in bestimmte Themen unterteilt, welche aufeinander aufbauen. Auf diese wird im Folgenden genauer eingegangen.

147591-Kowald - Therapet. Klettern - 978-3-608-42968-8 - Falzbogen: 158

1. Einheit

Nach der Eingangsreflexion führen die Bewegungstherapeuten ein kurzes Aufwärmprogramm mit den Patienten durch. Dabei wird der Fokus auf die Aktivierung des Kreislaufs sowie die Vorbereitung der wichtigsten Muskelpartien, Beine, Arme, Schultern und Finger gelegt. Anschließend können die Patienten 10 Minuten selbstständig im Boulderbereich das Klettern an den Plastikgriffen testen.
Nach dieser Selbsterfahrung werden den Patienten Technikelemente des Kletterns vorgestellt, welche sie im Quergang an einer Boulderwand gemeinsam einüben. Um Bewertungen zu vermeiden, werden die Technikelemente dabei als Vorschläge für ein ökonomisches, kraftsparendes Klettern dargestellt und nicht als ein erstrebenswertes Ideal. Somit wird die Möglichkeit gegeben, einen eigenen Stil und eigene Technik zu entwickeln. Diese Freiheit motiviert v. a. Patienten mit körperlichen Einschränkungen oder sozialer Phobie, immer wieder an die Wand zu gehen und die Sorge vor einer Blamage ablegen zu können.
Im 2. Teil der Einheit wird das Anziehen der Gurte und der Achterknoten gelernt und der Partner-Check wird eingeführt. Im Anschluss können die Patienten die ersten Routen an einer kurzen Kletterwand klettern. Dabei werden sie von den Bewegungstherapeuten gesichert. Sie erlernen die wichtigsten Kommandos des Kletterns, das Kommando »ZU« und das Kommando »AB«. In der individuellen 1:1-Betreuungssituation durch den Bewegungstherapeuten kann die Kletterroute gemeinsam vorbesprochen und je nach Bedürfnis des Patienten individuell unterstützt werden. Sehr ängstliche Patienten können dabei langsam an den Ablauf herangeführt werden und Schritt für Schritt mit benötigten Pausen und Unterbrechungen ihren Weg in die Höhe gestalten. In der 1:1-Situation ergibt sich dabei die Möglichkeit der persönlichen Reflexion. Die Patienten, die gerade nicht am Seil klettern, nutzen die Zeit zum Bouldern, Knoten üben oder zur Motivation des Kletternden.

2. Einheit

Die 2. Einheit dient in erster Linie dem Erlernen der Sicherungstechnik. Nach dem gemeinsamen Aufwärmen im Boulderbereich klettern die Patienten jeweils eine Route und werden dabei vom Bewegungstherapeuten gesichert, um die Themen der 1. Einheit wieder ins Gedächtnis zu rufen.
Anschließend werden die Patienten in Dreiergruppen eingeteilt, in denen sie das Sichern mithilfe des SMART-Sicherungsgerätes erlernen. Der Ablauf wird zuerst in der Horizontalen am Boden eingeübt. Erst wenn sich die Bewegungstherapeuten vom korrekten Handling überzeugen konnten, dürfen die Patienten an die Wand und gemeinsam klettern. In der Dreiergruppe gibt es immer den Kletterer, den Sicherer und einen »Hintersicherer«. Der Hintersicherer dient zur zusätzlichen Absicherung. Die Seilpartner tauschen nach jedem Durchgang die Rollen, sodass in dieser Einheit jeder mindestens einmal klettert, sichert und hintersichert. Die Gruppen werden noch intensiv vom Therapeuten unterstützt.

Jeder Teilnehmer hat die Möglichkeit, sich Schritt für Schritt an das Thema »Partnersicherung« heranzutasten. In dieser Einheit stehen eher die Themen »Vertrauen in andere«, »Kontrolle abgeben« und »Verantwortung übernehmen« im Vordergrund. Reflexionen mit der Gruppe unterstützen dabei den Lernprozess und die Vertrauensbildung. Es ist wichtig zu gewährleisten, dass sich die Patienten nicht überfordern, um ein Lernen möglich zu machen.

3. Einheit

Das Aufwärmen findet ab der 3. Einheit selbstständig im Boulderbereich statt. In dieser Zeit werden durch die Bewegungstherapeuten verschiedene Routen für das Toprope-Klettern eingehängt. Vor dem Klettern wiederholen die Patienten gemeinsam die wichtigsten Abläufe der Sicherungstechniken.
Anschließend ist es ihnen in den Dreiergruppen selbstständig überlassen, welche Routen sie zum Klettern wählen. Der Fokus in dieser Einheit liegt in der Förderung der Selbstständigkeit der Patienten. Sie sollen sich selbst Herausforderungen schaffen und realistische Ziele setzen.
Thematisch steht der Aspekt »Vertrauen aufbauen in sich und andere« durch Übung und Routine im Vordergrund.

4. Einheit

Beim Aufwärmen im Boulderbereich wird den Patienten die Möglichkeit des Boulderns mit nach Farben definierten Schwierigkeiten vorgestellt.
In der letzten Einheit werden die Themen der Patienten noch einmal individuell vertieft. Je nach Bedarf hängen die Bewegungstherapeuten auch anspruchsvollere Routen ein. Zusätzlich können sie sich aus 12 m Höhe vom Bewegungstherapeuten abseilen lassen, ein Sturztraining absolvieren oder blind klettern.
Beim Sturztraining steht immer das Thema »Kontrolle abgeben« im Vordergrund, damit verbunden die Themen »Risikoabwägung« und »Entscheidungen treffen«. Beim blinden Klettern berichten Menschen mit Ängsten immer wieder davon, dass sie viel achtsamer waren, innerlich ruhiger. Patienten mit Essstörung berichten eher davon, den Leistungsaspekt mal außen vor lassen zu können. Beim Abseilen ist das Thema »Vertrauen in andere« als Schwerpunkt spürbar.
Zum Ende der letzten Einheit findet eine längere Abschlussreflexion statt, in welcher die kompletten 4 Einheiten noch einmal gemeinsam betrachtet werden. Die Patienten stellen der Gruppe ihre persönlichen Erfahrungen vor. Sie können Kritik äußern und versuchen ein letztes Mal, in der Gruppe einen Transfer in den Alltag zu schaffen.

147591-Kowald - Therapet. Klettern - 978-3-608-42968-8 - Falzbogen: 159

Das vorgestellte Konzept ist eine Orientierungshilfe. Denn durch die Heterogenität der Teilnehmer und die Komplexität der Themen aufgrund der Krankheit hat sich in der Praxis gezeigt, dass es unmöglich ist, an einem starren Konzept festzuhalten. Bedürfnisse, Störungen und v. a. die Sicherheit des Einzelnen haben Vorrang. Das heißt, angedachte Themen und Inhalte werden sehr individuell behandelt bzw. thematisiert und nicht nach einer starren Konzeptvorgabe »abgearbeitet«.

10.5 Trainingszentrum für Sportkletterer

Gabriele Madlener, Julia Anderegg

Das MAGNET – Trainingszentrum für Sportkletterer, Sigrist GmbH, wurde 1993 gegründet und war die erste große Kletterhalle im deutschsprachigen Raum.

10.5.1 Warum engagiert sich die Kletterhalle MAGNET im Bereich des therapeutischen Kletterns?

Die Nachfrage nach kompetenten Angeboten im klettertherapeutischen Bereich hat in den letzten Jahren stark zugenommen. Nachdem die Kletterhalle bis jetzt primär auf Anfragen reagiert hat und vieles dem Zufallsprinzip unterworfen war, möchten die Betreiber den Bereich im Rahmen ihrer Wachstumsstrategie nun gezielt und fundiert ausbauen – nicht aus ökonomischen Überlegungen, sondern im Kontext der Corporate Social Responsibility (CSR), die das kommerzielle Unternehmen dem Sport und der (Kletter-)Gesellschaft gegenüber empfindet.

Fallbeispiel

Kletterzentrum MAGNET und »Chly Linde«

Die therapeutische Wohngemeinschaft »Chly Linde« besteht seit 1994 und ist eine frauenspezifische Kleininstitution. Sie bietet 6 Frauen im Alter von 16 bis 30 Jahren einen Ort der Geborgenheit, in welchem sie ihre Drogen-, psychischen und sozialen Probleme angehen und neue Lösungen entwickeln können. Frauen, welche sich an die Chly Linde wenden, verfügen demzufolge über ein breites Spektrum an psychischen Störungen: Psychosen, Essstörungen, Borderline-Symptomatiken, Depressionen, diverse Persönlichkeitsstörungen usw.
Die direkte Zusammenarbeit der »Chly Linde« mit dem MAGNET begann vor ca. 3 Jahren (2011). Zuvor kletterten die Klientinnen während 5 Jahren mit einer Mitarbeiterin der Institution. Gewünscht wurde von der Institution, dass die Klientinnen ausschließlich von

Frauen begleitet wurden. Diesem Wunsch konnten wir nachgehen und stellten über die Monate 4 sehr erfahrene Kursleiterinnen zur Betreuung zur Verfügung, welche sich in Betreuungszyklen abwechseln. Seither besuchen 6–8 Frauen die Kletterhalle 1-mal pro Woche für 2 Stunden. Immer mit dabei ist eine Betreuungsperson aus der »Chly Linde«, welche ebenfalls am Training teilnimmt.

10.5.2 Ziele und Inhalte der Kletterkurse

Die Kursleiterinnen heben hervor, dass das Klettertraining mit den Frauen einen »normalen« Kletterkurs beinhalte. Die Frauen besuchen einen Kletterkurs und gehen nicht vordergründig in Therapie. An erster Stelle steht die Vermittlung des »sicheren Kletterns« und des »sicheren Sicherns«. Dabei wird in den ersten Stunden das Klettern/Sichern in Nach- sowie Vorstieg erlernt. Im weiteren Verlauf wird an diversen klettertechnischen Elementen gearbeitet, wie z. B. der Fußtechnik, um sich dem Idealbild der Standardbewegung so gut wie möglich anzunähern. Dazu gehören u. a. auch Videoanalysen, Trainings an der Boulderwand sowie diverse technikorientierte Spielvarianten. Zur Verbesserung der konditionellen, koordinativen und körperlichen Fähigkeiten werden von Zeit zu Zeit Kraftcircuits angewendet.

Die Tatsache, dass die Kursleiterinnen nicht über die persönliche Vergangenheit der Klientinnen informiert sind, wird als Chance wahrgenommen. Die Kursleiterinnen betonen, dass sie dadurch völlig unvoreingenommen seien und mit den jungen Frauen in gleicher Art und Weise umgehen würden wie mit anderen Kletterneulingen – oder aber auch mit Nachwuchskader-Athleten – und diese auch ihren Möglichkeiten entsprechend fördern würden. Liegen bei den Klientinnen allfällige somatische Krankheiten oder Medikationen vor, welche die Aufmerksamkeit oder Sicherheit beeinflussen könnten, werden die Kursleiterinnen darüber informiert und entsprechende zusätzliche Sicherheitsmaßnahmen vorgenommen (z. B. wenn es in früherer Zeit zu einem epileptischen Anfall kam).

Je nach Vorwissen und Erfahrung der Betreuerinnen fließen diverse therapeutische Elemente in die Kurse ein. Oft entsprechen diese den Übungen, welche in anderen Trainingsgruppen oder Klettergruppen angewendet werden. Die Kletterleiterinnen wirken auf folgenden Ebenen und streichen diese als für das Klettern ebenso wie für eine Therapie als grundlegend hervor:

- **Kompetenz, Verantwortung und Selbstsicherheit:** Beim Sichern und Klettern werden Kompetenzen erworben, welche gleichzeitig eine große Verantwortung mit sich bringen. Das Beherrschen der Sicherungstechniken stärkt die Selbstsicherheit der Kletternden/Sichernden. In den Trainings werden verschiedene Aspekte des korrekten Sicherns, wie z. B. das dynamische Sichern, periodisch wiederholt und die Klientinnen in ihren neu erworbenen Kenntnissen verstärkt.

147591-Kowald - Therapet. Klettern - 978-3-608-42968-8 - Falzbogen: 160

■ **Umgang mit Angst und realistische Risikoeinschätzung:** Angst geht oft mit dem Ausüben dieses Sports einher. Der Umgang damit und die Fähigkeit zur realistischen Risikoeinschätzung werden trainiert. Verfügt eine Kletterin über starke Angst beim Klettern, Herunterlassen oder Stürzen, wird dies aufgegriffen. Als hilfreich hat sich die Vermittlung von Wissen über die Entstehung und Aufrechterhaltung von Angst im Sinne einer Psychoedukation erwiesen. Teilweise reicht das Bereitstellen von Informationen zum angstauslösenden Faktor (Klettermaterial, Infrastruktur, Sicherer usw.) aus, um eine kognitive Umstrukturierung herbeizuführen. Weiter wird damit erklärt, warum eine Konfrontation mit der Angst sinnvoll ist. Gemeinsam mit der Kletterin erarbeitet die Leiterin eine Liste mit den angstauslösenden Sturzsituationen. Diese werden mit 1 = »keine Angst« bis 10 = »überwältigende Angst, Panik« bewertet. Danach beginnt das Konfrontationstraining mit der am wenigsten angsteinflößenden Situation. Dies kann z. B. auch einen Sturz auf die Bouldermatte beinhalten. Nach jedem Sturz wird die Angstempfindung auf der Angstskala (1–10) neu bewertet. Erst wenn diese unter eine definierte Schwelle sinkt (z. B. 3) schreitet man zur nächsten Situation weiter.

■ **Sozialverhalten:** Da das Klettern nie allein durchgeführt wird, werden verschiedene Verhaltenskompetenzen sowie kommunikative Fähigkeiten in Konflikt- und Stresssituationen geschult. Außerdem werden die Konsequenzen des eigenen Verhaltens auf dasjenige anderer deutlich gemacht (Bluffen, unsicheres Sichern, Aufmerksamkeit). Herausgestrichen wird dabei die Wichtigkeit des Kommunizierens.

■ **Selbstkontrolle, Umgang mit Aggression und physiologische Aspekte:** Neben dem Einfluss auf die Kraftausdauer, die Körperwahrnehmung und die Bewegungsplanung stellt das Klettern ein Ventil für allfällige Aggressionen dar und kann als Strategie zur Selbstkontrolle verwendet werden.

10.5.3 Erfahrungen in der Durchführung der Kurse

Gut in Erinnerung geblieben sind uns anfängliche kleine Schwierigkeiten. In den ersten Stunden konnten die Klientinnen kaum 2 Stunden ohne Pausen fürs Rauchen, Erholen, Essen und Trinken durchhalten. Unterdessen werden die Stunden oft auch etwas länger durchgezogen, ohne dass diese Möglichkeit wahrgenommen wird. Außerdem war es zu Beginn schwierig, die Wichtigkeit des Aufwärmens zu vermitteln. Es kam mehrmals vor, dass das eigentlich für die Lektion Geplante nicht durchgeführt werden konnte. Grund dafür waren oft schwankende Gemütsverfassungen: So konnte es vorkommen, dass in einer Woche die Klientinnen sich sehr motiviert gezeigt haben, wir sie in ihrem Tatendrang kaum bremsen konnten, und in der Woche darauf aus Frustration, den Achterknoten nicht korrekt erstellt zu haben, eine der Kletterinnen in Tränen ausbrach. Daraufhin bemühte sich die Gruppe, der jungen Frau wieder

Mut zuzusprechen, was jegliche Aufmerksamkeit und Energie absorbierte und ein Weiterklettern unmöglich machte.

Über die Monate kam es zu einer merklichen Stabilisierung der Stimmung während des Kurses: Fortan kamen die Klientinnen sehr motiviert in den Kurs und die Vorfreude aufs Kommende war ihnen bei der Begrüßung jeweils ins Gesicht geschrieben. Dennoch besteht weiterhin Potenzial für Konflikte, z. B. in der Zusammensetzung der Kletterpaare: Nicht jede Klientin zeigt das gleiche Vertrauen in eine andere und nicht jede kann sich in die allfälligen (ängstlichen) Gefühle der anderen hineinversetzen. So kommt es ab und an vor, dass jemand äußert, sich nicht von einer bestimmten Person sichern lassen zu wollen, oder dass sie einer anderen nicht vertrauen könne. Die Gründe dafür konnten jeweils (z. T. nur vage) erfragt und später erläutert werden oder wurden in der therapeutischen Wohngemeinschaft nachbesprochen.

Immer wieder können verschiedene Klientinnen an diversen Stunden nicht teilnehmen, da sie aufgrund von Verletzungen keine Erlaubnis dazu haben. Diese Unterbrechungen erschweren die kontinuierliche Arbeit und führen nicht selten wieder zu einer Verschlechterung des Leistungsniveaus. Gleichzeitig haben sie Auswirkungen auf die Motivation.

Wiederholt konnten wir beobachten, dass die Frauen sich mit anderen Kletterern aus der Halle austauschten und z. B. Tipps für eine Route weitergaben. Das Klettern zu den normalen Öffnungszeiten der Kletterhalle kann als Integration angesehen werden, bietet jedoch gleichzeitig Potenzial für Ablenkung.

Die Klientinnen fordern und fördern unsere volle Aufmerksamkeit und absolute Ehrlichkeit: Sind wir gedanklich an einem anderen Ort oder äußern uns nicht authentisch, wird dies sofort wahrgenommen. Es wird allgemein viel Wert auf ehrliche Rückmeldungen gelegt. Der Zusammenhalt und die gegenseitige Unterstützung in der Gruppe sind sehr hoch. Man freut sich füreinander, hilft, wo man kann, und gibt eigene Erfahrungen weiter. Kommt eine Person in einer Route nicht hoch, werden verschiedene Lösungen vorgeschlagen und die Person wiederholt motiviert, es noch einmal zu probieren. Zeigt sich eine Person besonders ängstlich, berichten andere, wie sie die Angst überwunden hätten, und beraten die Betroffenen, es ihnen gleichzutun.

Auffallend zeigen sich Ehrgeiz und Motivation. Wurde eine Route zu einem früheren Zeitpunkt durchstiegen, will dies wiederholt sein; hat es noch nicht ganz geklappt, ist das Ziel, auf jeden Fall weiter hoch zu kommen. Von Zeit zu Zeit ist es wichtig zu betonen, dass das Hinaufkämpfen von Expressschlinge zu Expressschlinge zwar auch eine ganz tolle Leistung sei, das Abspulen verschiedener einfacherer Routen jedoch mindestens genauso wichtig ist.

10.5.4 Klettern aus Sicht der Klientinnen

Danach gefragt, äußerten sich die Klientinnen größtenteils sehr positiv in Bezug auf das Klettern. Das Klettern stelle eine gute Übung dar, um Vertrauen in sich und andere aufzubauen. Man lerne viel, habe die Möglichkeit, die Angst zu ver-

147591-Kowald - Therapet. Klettern - 978-3-608-42968-8 - Falzbogen: 161

lieren, und könne seine Klettertechnik verbessern. Weiter teste man beim Klettern seine eigenen Grenzen und mache den Unterschied zwischen Angst und Respekt ausfindig. Als sehr erfreulich beschrieben wird, dass man bei regelmäßigem Training Fortschritte beobachten könne, wobei die angewandten Technik- und Kräftigungsübungen eine große Unterstützung darstellten. Außerdem bereite Klettern eine willkommene Abwechslung zu den konventionellen Therapien und biete die Möglichkeit, Spaß zu haben, Mut zu beweisen und gleichzeitig etwas für den Körper zu tun. Als etwas weniger angenehm wahrgenommen wird – je nach Tagesform – die Angst. Sie vermindere sich zwar bereits stark, sei jedoch im Vorstieg oder nach längerem Fernbleiben vom Training weiterhin vorhanden. Es wurde der Wunsch geäußert, öfter ins Training kommen zu können.

Die befragten Frauen betonten, dass sie das Klettern anderen Frauen in ähnlichen Situationen weiterempfehlen. Es vermittle ein gutes Körpergefühl und man spüre sich selbst dabei besser. Außerdem bereite es viel Freude und helfe ihnen bei verschiedenen Themen, welche sie beschäftigten, weiter. Beispielsweise stelle das Klettern für Menschen mit selbstverletzendem Verhalten eine Alternative dar, um Wut und Selbsthass abzubauen. Wenn man dazu neige, über seine Grenzen zu gehen, beinhalte das Klettern eine Möglichkeit, dies auf eine viel weniger gefährlichere Art zu tun. Beim Klettern könne man bis an die persönlichen Grenzen der Angst und der Kraft gehen, ohne sich dabei zu gefährden. Außerdem lerne man die Leistungsfähigkeit seines eigenen Körpers besser kennen. Sei man magersüchtig, stelle man fest, dass man bei zu wenig Gewicht zu wenig Kraft aufbringen könne, um diesen tollen Sport auszuüben. Eine andere Klientin äußerte sich, dass sie das Klettern primär anderen Frauen empfehle, welche etwas an ihrer Situation verändern möchten, denn beim Klettern müsse man immer wieder Grenzen überschreiten, um weiterzukommen.

Danach befragt, inwiefern das Klettern den Frauen persönlich weitergeholfen habe, wurden folgende Äußerungen gemacht: Sie seien mutiger und selbstsicherer geworden, könnten sich gegenüber anderen besser behaupten, ihre Angst habe sich vermindert. Wichtig sei, sich seiner Angst zu stellen und nicht aufzugeben. Schließlich hätten sie gelernt, dass sie, was sie bereits beherrschen würden, gut üben müssten, um sich später an etwas Schwierigeres zu wagen.

10.6 Psychologin in freier Praxis

Susanne Wallner

Begonnen hat mein Weg, Klettern als sehr wirksames therapeutisches Medium zu erleben, in einer Zeit, in der ich in einer Wohngemeinschaft (WG) für Menschen mit geistigen Behinderungen, Lernschwierigkeiten und/oder psychischen Störungen arbeitete. Ich selbst habe im Jahr 2008 zu klettern begonnen, und es hat mich sofort fasziniert, welch unterschiedliche Wirkungen Klettern auf

Körper und Psyche haben kann. Vor allem die Spannung sowie das Auf und Ab der Emotionen während des Kletterns, die Freude und der Stolz über eine gemeisterte Route und schließlich die Entspannung danach haben mich begeistert.

Nachdem ich diese Erfahrungen gemacht hatte, hatte ich den Gedanken, dass manche Klienten der WG ebenfalls Gefallen am Klettern finden könnten und ich wollte ihnen ermöglichen, dies auszuprobieren. Die Leitung der WG unterstützte mich glücklicherweise in meinem Vorhaben und ich durfte vorerst mit einer Klientin meine ersten therapeutischen Klettererfahrungen in einer nahegelegenen öffentlichen Kletterhalle machen. Die Klientin war sehr begeistert und ist bis heute dem Klettern treu geblieben. Motiviert durch dieses positive Erlebnis, absolvierte ich die Ausbildung zum therapeutischen Klettern am Institut für Therapeutisches Klettern (ITK, www.therapieklettern.com).

Seit meiner Ausbildung am ITK biete ich regelmäßig **therapeutische Klettergruppen für Menschen mit Behinderungen** an, heute in Zusammenarbeit mit einer Physiotherapeutin in freier Praxis. Als ideale Gruppengröße hat sich herausgestellt, maximal 6 Klienten zu betreuen, zumeist besteht ein Betreuer-Klient-Schlüssel von 2:4 bis 2:6.

Im Jahr 2011 hat sich meine hauptberufliche Tätigkeit von der Arbeit mit Menschen mit Behinderungen hin zur Arbeit mit Familien in Form von Erziehungsberatung und Familienintensivbetreuung verlagert. In diesem Arbeitsfeld hat sich eine weitere Möglichkeit für mich aufgetan, therapeutisches Klettern sinnvoll einzusetzen – und zwar **therapeutisches Klettern für »verhaltenskreative« Kinder und Jugendliche**. Die Kinder, mit denen ich arbeite, stammen häufig aus sog. Multiproblemfamilien. In einem Fallbeispiel werde ich später darstellen, wie durch therapeutisches Klettern die Beziehung zwischen Eltern und Kind sehr bewusst thematisiert werden kann.

Durch die mit mir zusammenarbeitende Physiotherapeutin inspiriert, entstand vor Kurzem ein weiteres Projekt, und zwar eine **therapeutische Klettergruppe für junggebliebene Erwachsene ab 55 Jahren**. Diese Klettergruppe ist eher im Sinne von Gesundheitsförderung zu betrachten. Es sind Personen, die keine schwerwiegenden psychischen oder physischen Beschwerden haben, allerdings »kleine Wehwehchen« hier und dort. Unter therapeutischer Anleitung geht es darum, dass die Teilnehmer ihre eigenen Lebenserfahrungen beim Klettern mit einbeziehen. Sie werden dazu angeleitet zu beobachten, wie sich Lebensthemen auch im Klettern widerspiegeln und umdefiniert werden können. Anhand konkreter Beispiele überlege ich mit den Teilnehmern, wie sie diese Erfahrungen nutzen können, um mit sich selbst im Alltag gesundheitsbewusster umzugehen. Die Gruppengröße liegt zumeist bei 3–6 Erwachsenen, mit einem Betreuungsschlüssel von 1:3 bzw. 2:6.

Das therapeutische Klettern biete ich für alle 3 Personengruppen in einer öffentlichen Kletterhalle an. Es werden ein ausführliches Vorgespräch vor Beginn der Klettereinheiten, regelmäßige Zwischengespräche sowie eine Abschlussbesprechung durchgeführt. Bei Kindern und Menschen mit Behinderungen beziehe ich Angehörige bzw. Betreuer in die Gespräche mit ein. Die Zu-

147591-Kowald - Therapeut. Klettern - 978-3-608-42968-8 - Falzbogen: 162

sammenarbeit mit der Physiotherapeutin ist v. a. im Behindertenbereich sowie in der Erwachsenengruppe sehr hilfreich, um dem biopsychosozialen Menschenbild besser gerecht zu werden. Im Folgenden stelle ich anhand eines Fallbeispiels mögliche Abläufe von therapeutischem Klettern dar.

Fallbeispiel

Benjamin

Ausgangssituation

Benjamin (Name geändert) war zu Beginn des therapeutischen Kletterns 9 Jahre alt. Er war seinen Eltern sowie anderen Kindern gegenüber häufig verbal und teilweise auch körperlich aggressiv. Benjamins Vater verließ die Familie, als der Junge 5 Jahre war, davor gab es immer wieder heftige Auseinandersetzungen zwischen den Eltern. Benjamin übernahm von sich aus bereits früh immer wieder Fürsorgefunktionen für seine kleineren Geschwister. Es wurde eine Familienintensivbetreuung gestartet, im Rahmen derer meine Kollegin in Erwachsenengesprächen mit der Mutter arbeitete und ich in einem Einzelbetreuungssetting mit Benjamin. Die Betreuung von Benjamin lief eineinhalb Jahre. In diesem Rahmen habe ich mit Benjamin u. a. therapeutisches Klettern durchgeführt.

Entwicklungen im Rahmen der Einzelbetreuung

Mutter und Kind wurden zu Beginn der Einzelbetreuung über die Möglichkeit des therapeutischen Kletterns informiert und waren beide sofort dafür, dass Benjamin dies ausprobieren solle. Benjamin ist sportlich interessiert, doch es fällt ihm sehr schwer, anderen Menschen zu vertrauen. Daher wurde ein ausführliches gegenseitiges Kennenlernen in der Beratungsstelle an den Beginn der Einzelbetreuung gestellt. Mit der Mutter wurde in diesem Zeitraum Benjamins Anamnese erhoben sowie die aktuelle Situation exploriert. Die Interessen und Problembereiche von Benjamin wurden in den Einzelbetreuungsstunden spielerisch herausgefiltert. Darauf begründet wurde entschieden, dass therapeutisches Klettern bei Benjamin sinnvoll erscheint, dass jedoch, bevor mit dem Seilklettern begonnen wird, durch Bouldern eine Annäherung an das Thema Klettern stattfinden solle. Ziel war es, dass Benjamin durch gemeinsame Erlebnisse ein gewisses Maß an Vertrauen aufbauen konnte. Benjamin konnte an der Boulderwand in spielerischer Form lernen, Problemlösungsstrategien zu entwickeln, den Umgang mit Frustrationen üben, sein Selbstvertrauen stärken und Vertrauen in sich, seine Fähigkeiten und in mich als Bezugsperson aufbauen.
Nach mehreren Wochen wurde Benjamin langsam ans Seilklettern herangeführt. Zuerst stand die Materialkunde im Vordergrund. Ich habe bewusst viel Zeit dafür aufgewendet, Benjamin das benötigte Material ausführlich zu erklären und darzustellen, wie das Sichern und das Ablassen mit dem Seil funktioniert. Dieses langsame Vorgehen sollte ihm Sicherheit vermitteln, dass das Seil ihn ganz bestimmt halten kann, dass das Seil sogar sehr schwere Lasten (z. B. mehrere Autos) tragen könnte und dass ich ihn mit dem Sicherungsgerät sicher halten werde. Auch die Position beim Hineinsetzen und Ablassen erklärte ich ihm ausführlich. Um das Vertrauen zu stärken, war es Benjamins Aufgabe, zuerst lediglich 1,5 m hochzuklettern. Dann ließ ich ihn sich ins Seil setzen und schaukeln. Dies machte Benjamin sofort Spaß, er schaukelte zuerst vorsichtig, setzte sich dann jedoch mit Selbstvertrauen ins Seil und schaukelte kraftvoll und ausgiebig.

Nach einigen Wochen lud ich seine Mutter ein, an einer therapeutischen Klettereinheit teilzunehmen. Sie wurde von mir in die Technik des Sicherns eingeführt. Nach einer Übungsphase sicherte sie Benjamin, während ich nachsicherte. Es dürfte sowohl für Benjamin als auch für seine Mutter ein sehr beeindruckendes Erlebnis des Haltens und Gehaltenwerdens gewesen sein. Die Mutter beschrieb mir gegenüber in der Nachbesprechung, dass sie sich während des Sicherns stark gefühlt habe und für ihr Kind da sein konnte. Benjamin gab mir in der Nachbesprechung zu verstehen, dass er sich von seiner Mutter gut gehalten gefühlt hatte und es geschafft hatte darauf zu vertrauen, dass sie in dieser Situation gut für ihn da sei. Die Erlebnisse dieser Einheit fanden immer wieder Eingang in die Betreuungsstunden und es wurde auch ausführlich mit der Mutter thematisiert, welche symbolische Bedeutung diese gemeinsame Erfahrung auch für die Zukunft haben könnte.

Ergebnisse bzw. Veränderungen

Im Verlauf der eineinhalb Jahre therapeutischen Kletterns konnten schließlich einige Erfolge erzielt werden: Benjamin konnte schrittweise seinen Selbstwert steigern und er schaffte es besser, mit Frustrationen umzugehen. Ich arbeitete mit ihm daran, dass er seine Emotionen differenzierter wahrnehmen und als bewältigbar erleben kann. Zudem konnte Benjamins Vertrauen in andere Personen gestärkt werden und er konnte v. a. auf positive Erlebnisse mit seiner Mutter zurückgreifen. Ferner konnte er langsam auch ein besseres Vertrauen in seine eigenen Fähigkeiten aufbauen.

10.7 Psychotherapeutin in freier Praxis

Anne-Claire Kowald

In diesem Artikel werde ich meine therapeutische Arbeit erläutern, wie ich als Psychotherapeutin das therapeutische Klettern in einen psychotherapeutischen Prozess integriere. Wie kann man sich den Ablauf eines solchen therapeutischen Prozesses vorstellen?

Die integrative Therapie – die Therapierichtung, nach der ich arbeite – ist keine klassische Gesprächspsychotherapie, sondern versteht sich als Humantherapie (Leib-Therapie) und betrachtet den Menschen differenziell und als Ganzes. Sie bezieht sich auf den Menschen als Körper-Seele-Geist-Wesen in seinem Lebenskontext (soziales und ökologisches Umfeld) und Lebenskontinuum (seiner Vergangenheit, Gegenwart und Zukunft; Petzold 2003). Das therapeutische Klettern setze ich innerhalb einer psychotherapeutischen Behandlung als Methode bzw. Intervention ein, wobei bei entsprechender Indikation auch das Arbeiten mit künstlerischen Medien (Malen, Zeichnen, Gestalten usw.) oder bewegungstherapeutische Übungen angewendet werden.

Die Frage »Couch oder Klettern?« (siehe meine Homepage www.psychotherapie-kowald.at) beantworte ich mittlerweile mit »Couch *und* Klettern«. Meine

147591-Kowald - Therapet. Klettern - 978-3-608-42968-8 - Falzbogen: 163

persönlichen Lebenserfahrungen, wie z. B. Erlebnisse in der Natur, die Wirkung von Sport auf meine Psyche oder auch die Selbsterfahrungsprozesse aus meinem Psychotherapiestudium (Integrative Therapie) haben zur Entwicklung meines persönlichen therapeutischen Ansatzes wesentlich beigetragen. Die sich im Lauf der Jahre bewiesen habenden Methoden, Techniken und Interventionen sollen möglichst den ganzen Menschen als Körper-Seele-Geist-Wesen mit einbeziehen. Veränderungen im Verhalten, Denken oder Fühlen können v. a. dann sehr wirksam sein, wenn sie über eigens gewonnene Erfahrungen, Erlebnisse oder Erkenntnisse erworben wurden. Diesen Schwerpunkt – erlebnistherapeutische Prozesse – durch das therapeutische Klettern in die Therapie einfließen zu lassen, stellt den Menschen in seinem ganzheitlichen Sein und Erleben, also körperlich, emotional, kognitiv und sozial in den Vordergrund meiner Arbeit.

Zum besseren Verständnis dieser Zusammenhänge sollen nun folgende Erläuterungen beitragen: Leidet ein Mensch an einer Depression, so zeigt sich dies meist nicht nur in seinem Inneren durch Gefühle und Gedanken von Lustlosigkeit, Hoffnungslosigkeit oder Antriebslosigkeit, sondern auch in seiner Haltung, seinen Bewegungen, seiner körperlichen Unbeweglichkeit, einem flachen Atemmuster oder einem niedrigen Muskeltonus. Jede Bewegung wirkt schwer und mühsam. Für Depressionen besteht in der integrativen Therapie eine klare Indikation zu übungszentrierter und erlebnisaktivierender Arbeit (Petzold 2003).

In ganz ähnlicher Weise könnte man die kognitiven, emotionalen, körperlichen und sozialen Phänomene bei Menschen mit Angsterkrankungen beschreiben. Bei diesen Menschen zeigt sich die Angst auch in ihrer Leiblichkeit, in ihrer Zurücknahme, ihrem körperlichen und psychischen »Zusammengehaltensein«, dem Hochziehen und Anspannen der Schultern und des Nackens, einer flachen Atmung, unsicheren Bewegungen, im wiederkehrenden Schwitzen oder Schwindel.

Ein Lebensstil in Bewegung und Aktivität lässt positive Empfindungen, Stimmungen, Gedanken und Gefühle eher aufkommen, als wenn der Mensch in Unbeweglichkeit verharrt. Daher ist die Erarbeitung eines »bewegungsaktiven Lebensstils«, ein sehr bedeutsamer Schritt für psychosomatische Symptomatiken oder Erkrankungen wie Depressionen, Angstzustände oder Zwänge.

Mein **therapeutischer Ansatz** setzt sich daher aus mehreren Faktoren zusammen: Nach einer ausführlichen Anamnese und einigen Sitzungen in der Praxis wird ein Behandlungsplan erstellt. Bisher haben sich **2 zentrale Behandlungsstrategien** herauskristallisiert:

- Bei schwereren Störungen (Traumata) oder massiven Problematiken (hoher Leidensdruck) wird in der 1. Phase der Therapie an der Bewusstwerdung (Bewusstseinsarbeit) der Themen und ihren multikausalen Ursachen, an der Aufarbeitung und Integration früher Schädigungen oder Mängel sowie an der

emotionalen Differenzierung und Nachsozialisation gearbeitet. Das therapeutische Klettern wird erst in einer späteren Phase der Therapie eingesetzt, wenn es um die kreative Erlebnisaktivierung, um ressourcenorientierte Persönlichkeitsentfaltung, um alternative Handlungsmöglichkeiten sowie um Solidaritätserfahrungen geht.
- Bei Kindern und Jugendlichen bzw. wenn das Therapieziel vordergründig erlebnisorientiert und aktivierend sein soll, plane ich nach einer ausführlichen Anamnese abwechselnd die Therapieeinheiten in der Praxis und in der Kletterhalle.

Mit dem therapeutischen Klettern wähle ich eine **ressourcen- und erlebnisaktivierende Interventionsmethode**. Die integrative Therapie bietet hier einerseits die Möglichkeit des »bottom-up approach« (Orth u. Petzold 2009; ▶ Kap. 1.6.2). Dies bedeutet, über körperliche Aktivierung durch das therapeutische Klettern eine gesundheitsfördernde Beeinflussung der emotionalen, kognitiven und sozialen Bereiche der Klienten anzuregen. Die Erfahrung zu machen, eine Kletterwand emporzusteigen und vielleicht sogar das Top der Route zu erreichen, erfüllt die meisten Menschen mit Stolz und Freude. Eine körperliche Aktivität (das Klettern), ermöglicht somit positive Gefühle und mit Stolz erfüllte Gedanken.

Andererseits ist die zweite Möglichkeit, die v. a. bei Angstpatienten eine große Rolle spielt, die des »top-down approach« (Orth u. Petzold 2009; ▶ Kap. 1.6.2). Dies bedeutet eine Beeinflussung des Körpers und leiblicher Befindlichkeiten über die Vorstellungswelt, Imaginationsübungen oder durch mentales Training. Eine negative Einstellung zu sich selbst und seinen Fähigkeiten (»*Das schaffe ich nie!*«) kann zu permanenten Verspannungen führen und das Erleben körperlicher Belastungen zur Folge haben. Die Umstellung eines solchen Denkens (»*Ich weiß nicht, ob ich diese Route hinaufklettern kann, aber ich möchte es zumindest probieren!*« oder »*Ich glaube an mich und vertraue meinen Fähigkeiten*«) kann Veränderungen im Handeln (derjenige versucht dann zumindest, ob er es schaffen kann), in der Bewegung, im Muskeltonus und somit im Erleben seiner selbst bewirken.

In den Einheiten des therapeutischen Kletterns werden die Möglichkeiten der Bottom-up-Technik und der Top-down-Technik kombiniert eingesetzt. Die Klienten klettern langsam und bewusst an der Kletterwand, richten ihre Aufmerksamkeit auf die Wahrnehmungen des Körpers, der Gefühle und Gedanken und erleben so eine Entspannung des Geistes (sie konzentrieren sich nur auf das Klettern) sowie Selbstwirksamkeit (sie können sehen, wie hoch sie geklettert sind). Gleichzeitig können sie sich während des Kletterns vorstellen, wie sie jede Bewegung ruhig und konzentriert machen, wie ihr Atem sie/sich beruhigt oder wie sie ihr Ziel erreichen (mentales Training).

Im Folgenden möchte ich nun meinen Ansatz des therapeutischen Kletterns anhand eines Fallbeispiels ausführlicher darlegen.

147591-Kowald - Therapet. Klettern - 978-3-608-42968-8 - Falzbogen: 164

Fallbeispiel

Jahrelange Höhenangst (Teil 1)

Herr C. hat seit seinem 30. Lebensjahr, seit 20 Jahren, *Höhenangst*. Seine Ängste betreffen vorwiegend ausgesetzte Wegpassagen bei Wanderungen (mit einem Abgrund auf einer Seite), hohe Türme und Seilbahnen. Die Ängste beginnen meistens schon in seiner Vorstellung, bevor er überhaupt noch einen Schritt in Richtung einer angstauslösenden Situation/Stelle gegangen ist. Herr C. stellt sich vor Beginn einer Wanderung und vermehrt dann auch währenddessen gewisse »Katastrophenszenarien« vor, wie z. B. dass er aufgrund körperlichen Unwohlseins wie Schwindel und Kreislaufproblemen abstürzen könnte. Herr C. hatte im Laufe der Jahre 2 Methoden entwickelt, um seine Ängste zu vermeiden. Erstens nahm er nur mehr sehr reduziert an solchen Wanderungen teil, und wenn dann überraschenderweise doch eine ausgesetzte Passage kam, versuchte er diese Stelle möglichst schnell zu überwinden.

»Die Aufarbeitung mit meinen Ängsten wurde durch Frau Kowald langsam und ohne Überforderung meiner Psyche begonnen. Was anfangs mit vielen ›theoretischen‹ Sitzungen (in der Praxis) begonnen hat, wurde später durch praktische Klettereinheiten (in der Kletterhalle) begleitet«, so Herr C. Er beschreibt die ersten Einheiten des therapeutischen Kletterns wie folgt: *»Dabei war immer das Ziel mich nicht in die Angst hineinkommen zu lassen. Es wurden die Bereiche orange und rot definiert. Orange war der Bereich, der mich ein wenig Unwohlsein spüren lässt und rot war der Bereich, wo ich bereits starke körperliche Auswirkungen gespürt habe. Beim Klettern kam ich am Anfang nicht weit hinauf und das war nicht demotivierend, da von Anfang an klar war, dass ich mich nur bis zum orangenen Bereich bewegen muss. Es wurde von Sitzung zu Sitzung immer besser und der Umgang mit der Angst wurde spürbar angenehmer. Ich kam immer später in den orangen Bereich.«*

Mein therapeutisches Vorgehen mit Patienten, die an einer Angststörung leiden, sieht im Groben folgendermaßen aus. (»Im Groben« deshalb, weil ich mit jedem Patienten den therapeutischen Prozess individuell gestalte.)

Nachdem ich ihnen **Störungskonzepte** erläutere (z. B. den »Teufelskreis« bei Angstanfällen nach Margraf u. Schneider 2009 oder das Konzept der positiven Rückkopplung nach Ehlers u. Margraf 1989) sowie ein Erklärungsmodell für den Zusammenhang zwischen Stressoren und Panikanfällen erkläre, ist der nächste Schritt, dass sie lernen ihre Ängste wahrzunehmen, bevor sie in Panik geraten. Deshalb führe ich beim therapeutischen Klettern das **Lernzonen-Modell** ein (Herr C. nennt dies den grünen, den orangen und den roten Bereich). Die Klienten sollen lernen, sowohl ihre körperlichen Symptome (Schwitzen, erhöhte Herzfrequenz, Schwindel usw.) als auch ihre Gedanken und Gefühle (Unsicherheit, steigende Nervosität) bewusst wahrzunehmen, sobald diese aufkommen. Anfangs spreche ich beim therapeutischen Klettern ein sog. **Angstverbot** aus. Die Klienten sollen möglichst darauf achten, in ihrer Komfortzone (grüner Bereich) zu bleiben und nur kurz in der Lernzone (oranger Bereich) zu verweilen. Durch das langsame Steigern der Höhe kann sich ein Vertrauen in das Material, in sich selbst und in meine Sicherungskompetenzen entwickeln. Des Weiteren findet durch die **Konfrontation mit der Höhe eine systematische Desensibilisierung** statt, die auch bewirkt, dass die Höhenangst geringer wird.

Parallel dazu arbeite ich in den »**theoretischen Sitzungen**«, wie Herr C. sie nennt, an der Bewusstwerdung der ungesunden Denk- und Verhaltensmuster und ihrer Ursachen sowie an der Entwicklung der Selbstwahrnehmung, wie z. B. der Gedanken, Gefühle, Bedürfnisse, Körperempfindungen, individuellen Stressoren usw. sowie an neuen Lösungs- und Bewältigungsstrategien.

Fallbeispiel

Jahrelange Höhenangst (Teil 2)

Herr C. beschreibt die Aspekte, die ihm geholfen haben, seine Höhenangst zu reduzieren, wie folgt: *»Wahrscheinlich einerseits, da ich mich durch die Gesprächstherapie immer mit diesen Themen auseinandergesetzt habe. Andererseits weil das schrittweise Annähern an die Höhen auch meine Psyche trainiert hat und ich irgendwann erfuhr, dass die ganzen Vorstellungen irrationale, eintrainierte Muster waren. Meine Psyche erkannte zusehends, dass man sich auch in der Höhe wohlfühlen kann.«*

Haben die Klienten ein gewisses Maß an persönlicher Stärkung, an Vertrauen und Sicherheit erlangt, arbeite ich bei Angstpatienten weiter mit dem »**Sturztraining**«. Wir beginnen damit, dass ich das Sicherungsseil etwas lockerer lasse und der Klient sich mehrmals hineinsetzt. Nach und nach wird mehr lockeres Seil gelassen, sodass sich die Sturzhöhe und -dauer etwas verlängert.

Fallbeispiel

Jahrelange Höhenangst (Teil 3)

Herr C. dazu: *»Auch das absichtliche Reinfallen in den Klettergurt hat einiges an Überwindung gekostet und mein Vertrauen weiter gestärkt.«* Er hat inzwischen sein Ziel, seine Höhenangst auf ein Minimum zu reduzieren, erreicht. Herr C. formuliert seine Erfahrungen so:

»Mittlerweile bin ich so weit, dass ich einen Kletterkurs absolviert habe und meine Höhenängste auf ein Minimum zurückgegangen sind. Ebenfalls habe ich festgestellt, dass sehr viele Menschen von Höhenangst betroffen sind und ich habe bereits die Möglichkeit, mein erlerntes Wissen an eine Person weiterzugeben. Das hat dazu geführt, dass mein Vertrauen in die Höhe weiter gestärkt wurde.

Als nächsten Schritt habe ich mich in einen Waldseilpark getraut, um zu sehen, wie ich dort auf die Höhe reagiere. Da dieser Waldseilpark mit einem sehr guten Sicherheitssystem ausgestattet ist, war mein Vertrauensvorschuss schon einmal sehr groß. Nach einer Einweisung habe ich den Parcours mit ca. 40 Übungen begonnen. Da die Höhe schrittweise gesteigert wurde, konnte ich mich langsam an die Höhe gewöhnen. An manchen Stellen kam ich kurz in den orangen Bereich, aber es war nie Panik im Spiel, sondern eher Freude und Neugierde.

147591-Kowald - Therapet. Klettern - 978-3-608-42968-8 - Falzbogen: 165

Es ist ein schönes Gefühl, wieder in einen gesunden Angstzustand zurückgefunden zu haben.
Ängste sind wichtig, da sie vor Gefahren schützen, aber Vorstellungen können einem die Lebensqualität verschlechtern.«

10.8 Erlebnispädagogik – integrative Feriencamps

Martin Gumpold

10.8.1 Einleitung

In meiner Tätigkeit als Trainer, Erlebnispädagoge und Sportwissenschaftler hat das Klettern einen sehr zentralen Stellenwert bekommen. Für mich ist das Klettern nicht nur eine Bewegung und Sportart. Vielmehr ist Klettern zu einer zentralen Säule meiner Identität geworden, die mich in all ihren Facetten fasziniert und in den Bann zieht. Diese Faszination, die das Klettern auf mich ausübt, und die Summe an Erfahrungen auf körperlicher und mentaler Ebene ermöglichen es mir, diese wunderbare Bewegung anderen Menschen nahezubringen und sie mit ihnen zu teilen. Die Vielzahl an Eindrücken und Empfindungen, die Menschen haben, wenn sie das erste Mal Klettern gehen, ist eine Chance, eine Entwicklung in der Persönlichkeit eines Menschen in Gang zu setzen, neue Sichtweisen auf die Dinge zu bekommen oder Muster aufzudecken und in weiterer Folge bewusst zu durchbrechen.

10.8.2 Integrative Feriencamps

Im Rahmen meiner Arbeit als Erlebnispädagoge komme ich immer wieder mit Kindern und Jugendlichen in Kontakt, bei denen das Symptom ADHS diagnostiziert wurde. Diese Kinder und Jugendlichen im Alter zwischen 8 und 14 Jahren sind Teilnehmer an den integrativen Feriencamps, die ich seit 8 Jahren organisiere. In den ersten 3 Jahren waren wir in einem Gästehaus inkl. Vollpension untergebracht. Seit nunmehr 5 Jahren finden die integrativen Camps auf einer Almhütte in der Obersteiermark statt.

Die Camps werden jeweils frei ausgeschrieben. Geworben wird mit Flyern und im Internet mit der klaren Botschaft, dass es uns ein großes Anliegen ist, Kindern mit besonderen Bedürfnissen die Chance auf ein Feriencamp zu ermöglichen. Dazu muss noch ergänzt werden, dass sich ein Großteil der Teilnehmer aufgrund persönlicher Empfehlungen anmeldet. In einer Gruppe von maximal 15 Teilnehmern gibt es 2–3 Plätze für Kinder und Jugendliche mit besonderen Bedürfnissen. Neben der intensiven Auseinandersetzung mit kindlichen Bedürfnissen wie körperlicher Bewegung, kreativem Handeln, unbeschwertem Spaß, gemeinsamem Kochen und Essen, Schlafen, Wärme, dem Sein in der Natur usw. ist das Klettern am Felsen und auf Bäumen ein wesentlicher Bestandteil einer solchen Camp-Woche.

Beim Klettern mit Kindern und Jugendlichen mit ADHS ist es mir wichtig, die **persönlichen und die sozialen Anteile der jungen Menschen anzusprechen.** Dies sind für mich:
- an die körperlichen und mentalen Grenzen gehen zu können
- individuelle Stärken einzusetzen
- Konzentrationsfähigkeit zu fördern und aufrechtzuerhalten
- Ziele setzen und erreichen
- sich in der Bewegung wahrzunehmen
- Spielregeln einzuhalten
- Verantwortung zu übernehmen (z. B. beim Partner-Check)
- Vertrauen zu schenken
- Empathie zu zeigen
- Unterstützung zu geben und zu nehmen

Man kann sich leicht vorstellen, dass diese Bewegungsform nicht nur auf körperlicher Ebene stark wirkt, sondern auch auf psychischer, wodurch die Problembereiche der Kinder angesprochen und aus den Schubladen geholt werden und ein breites Lernfeld geboten wird.

Fallbeispiel

Klettern in einem Felsklettergarten mit einer Kindergruppe

Für das Klettern im Rahmen erlebnispädagogischer Aktivitäten (12 Teilnehmer, davon 2 mit ADHS) hat sich das Klettern am Toprope-Seil als die geeignete Methode herauskristallisiert, da bereits hier die Herausforderungen für die Teilnehmer sehr groß sind und die Gefahr von Unfällen und Verletzungen auf ein Minimum reduziert werden kann.
Folgende wesentliche **Voraussetzungen** sollte ein Klettergarten erfüllen, wenn man mit einer Kindergruppe dort klettert:
- Er sollte sich in einer ruhigen Umgebung befinden.
- Er sollte viel Raum und Fläche am Wandfuß aufweisen, Rückzugsräume für die Teilnehmer bieten und somit andere Aktivitäten zulassen.
- Er sollte ausreichend Kletterrouten in den für die Gruppe passenden Schwierigkeitsgraden (die Grade 3–5 haben sich für Anfänger bewährt) aufweisen, damit immer alle beschäftigt werden können.
- Es sollten den Sicherheitsstandards entsprechende, redundante Toprope-Umlenkungen vorhanden sein.

Brüchige Felsbereiche sollten möglichst vermieden werden, da herabstürzende Steine stets eine große Gefahr für die Personen am Boden darstellen und somit auch für den Kletterer, der ja vom Boden aus gesichert wird.

147591-Kowald - Therapet. Klettern - 978-3-608-42968-8 - Falzbogen: 166

10.8.3 Ein kurzer Überblick über einen Klettertag

Nach dem **Frühstück** bekommen die Kinder ihre persönliche **Ausrüstung**, d.h. Sitz- oder Komplettgurt (Kinder mit Übergewicht oder sehr schmaler Hüfte), Helm und Kletterschuhe. Im nächsten Schritt werden die **Teams** eingeteilt und die **Spiel- und Kletterregeln** für den Tag besprochen. Sehr gerne machen wir, bevor wir mit dem Klettern starten, ein Aufwärmspiel, bei dem viel gelaufen wird. Einmal ordentlich zu laufen und Energie loszuwerden hilft vielen Kindern, sich danach in Ruhe zu konzentrieren. Bei der Auswahl solcher Spiele fragen wir meist die Kinder, denn die wissen am besten, was gerade »in« ist.

Im Klettergarten können die Kinder dann nach einer **Auffrischung in der Sicherungstechnik** in den **Dreierteams** klettern. Hier gibt es die einfache Regel, dass man so oft sichert, wie man klettert. Den Kindern ist es freigestellt, welche Routen sie wie oft klettern und wann sie eine Pause machen. Der Bedarf an **Pausen** ist bei Kindern sehr unterschiedlich – darauf sollte eingegangen werden, da es hilft, die Konzentration während des Sicherns und Kletterns aufrechtzuerhalten. Dann kann es durchaus sein, dass sich die Kletterteams mischen, oder die Dreierteams schaffen es, gemeinsam Pause zu machen. In den Zeiten, in denen gegessen wird, ist für die gesamte Gruppe Ruhezeit.

Beim Klettern selbst geben wir nicht vor, wie geklettert werden soll; wir versuchen lediglich zu inspirieren und dazu einzuladen etwas auszuprobieren. Beispielsweise versuchen sich die Kinder gerne beim Klettern mit verbundenen Augen am Seil, nur nach Gespür und mit Anweisungen vom Bodenpersonal. Für ADHS-Kinder ist blindes Klettern eine sehr interessante Erfahrung, weil der auf Reize sofort anspringende Sehsinn ausgeblendet ist. Um das Spüren noch zu verstärken, sollte das Barfußklettern ausprobiert werden.

Auf genaue Details bezüglich der Sicherheit beim Klettern (Partner-Check, Sicherungstechnik, Knotenkunde, Handhabung der persönlichen Sicherheitsausrüstung, usw.) wird hier nicht weiter eingegangen (► Kap. 2 u. ► Kap. 5.3.4). Speziell für ADHS-Kinder ist wichtig, dass sie einer genauen Beobachtung durch den Betreuer unterliegen.

Es ist generell zu empfehlen, dass immer in Dreierteams geklettert wird, wobei ADHS-Kinder eher mit pflichtbewussten bzw. erfahreneren Kindern in einem Team sein sollten.

Die Gründe für Entscheidungen zur Teameinteilung sollten den Kindern offengelegt werden. Jeweils 2 Kinder in einem Team sichern und kontrollieren sich dabei gegenseitig, ob sie alle Sicherheitsvorschriften einhalten. Das 3. Kind klettert. Neben dem Rollentausch in der Gruppe ist auch ein Wechsel bei den Kletterrouten sinnvoll.

Als Betreuer achte ich darauf, dass ein **Klettertag die Kinder nicht überfordert**. Wir klettern nur so lange, wie es den Kindern möglich ist, ihre Konzentration aufrechtzuerhalten und ihre eigenen Herausforderungen und Grenzen wahrzunehmen bzw. wie sie Spaß an der Bewegung haben. Pausen sind für alle Kinder und auch die Betreuer sehr wichtig und müssen bei Bedarf jederzeit möglich sein. Sie repräsentieren beim Klettern die **Entspannungsphasen.** Da ADHS-Kinder Pausen selten einfordern, kann es durchaus sein, dass wir diese festlegen müssen. Das Partnersichern ist dabei nicht als Entspannungsphase zu sehen. Es erfordert ebenfalls die volle Konzentration und Aufmerksamkeit des Handelnden und wird von den Kindern meist als genauso anstrengend empfunden wie das Klettern selbst.

Krisen, die bei uns immer wieder vorgekommen sind, waren z. B., dass ein Kind von einem ADHS-Kind nicht gesichert werden möchte oder dass ein Kind jemanden bestimmten nicht sichern möchte. Es kann auch vorkommen, dass Kinder ihre **physischen und psychischen Belastungsgrenzen** überschreiten, weil sie Probleme in ihrer Selbstwahrnehmung haben. Auftretende Krisen müssen sofort und mit viel Feingefühl begleitet werden; man sollte sie auch nach der Aktion in der Reflexion nochmals aufgreifen.

Eine **Reflexion des Kletterns** haben wir meist folgendermaßen aufgebaut: Nachdem die Kinder das Klettern beendet haben, lege ich ein offenes Seil in einem Kreis aus und die Gruppe stellt sich rund um diesen Seilkreis auf. In das Seil knüpft jeder den gelernten Knoten, die Achterschlaufe. Diese geknotete Schlaufe hängen dann die Teilnehmer mit einem Karabiner in ihren Gurt ein. Es entsteht ein **Seilkreis**, in dem alle miteinander verbunden sind – ein Symbol dafür, dass die ganze Gruppe gemeinsam diesen Tag verbracht hat und man beim Klettern auch auf seine Partner, die einen sichern, angewiesen ist. In diesem Seilkreis könnte die Nachbesprechung zum Klettern Folgendes zum Inhalt haben:

Reflexion

- *»Was müssen wir beachten, wenn wir klettern gehen?«*
- *»Was bedeutet für mich: Hilfe nehmen, Hilfe geben?«*
- *»Wo brauche ich Vertrauen, wo übernehme ich Verantwortung?«*
- *»Was ist wichtig für mich, damit ich mich sicher fühlen kann?«*
- Bewusste Körperwahrnehmung: *»Was ist in meinem Körper während des Kletterns abgelaufen? Wie geht es meinem Körper jetzt nach dem Klettern?«*
- *»Wie zufrieden bin ich mit mir selbst – beim Klettern und beim Sichern?«*
- *»Wo bin ich an meine persönlichen Grenzen gekommen?«*
- *»Hatte ich Höhenangst?«*
- Klettern als Metapher für die eigene Situation erkennen.
- Aussichten auffangen: *»Will ich wieder klettern gehen? Hat mir das Klettern neue Erfahrungen gebracht?«*
- Transferfragen: *»Können diese neuen Erfahrungen auch in anderen Lebensbereichen hilfreich für mich sein?«*

147591-Kowald - Therapet. Klettern - 978-3-608-42968-8 - Falzbogen: 167

Nach der Reflexion wird **gemeinsam zusammengepackt** und der Klettergarten wieder so verlassen wie er vorgefunden wurde.

Zusammengefasst kamen wir zu folgendem Ergebnis: Klettern hat ein **hohes Aufforderungspotenzial.** Das bedeutet, dass die Kinder in der Regel selbst die Initiative ergreifen, also aus Eigenmotivation heraus agieren. Das Besondere ist auch, dass **Unaufmerksamkeit unmittelbare Konsequenzen hat** (z. B. das Fallen ins Sicherungsseil) und somit das Klettern eine ideale Intervention darstellt, die Konzentration und Aufmerksamkeit zu fördern (Prünte 2007, S. 30). Wir haben auch die Erfahrungen gemacht, dass der extreme **Bewegungsdrang** und die **Impulsivität** durch Klettern vermindert werden können. **Eigenverantwortung** wird beim Sichern des Kletterpartners vermittelt und **Selbstkontrolle** und in der Folge auch das **Selbstbewusstsein** werden gestärkt, wovon die Kinder, die in ihrem Alltag häufig Ablehnung und Misserfolg erfahren, profitieren. Klettern kann somit als eine effektive Ergänzung zu einem multimodalen Ansatz in der Unterstützung von ADHS-Kindern gesehen werden.

Zusätzlich ist es hilfreich, beim erlebnispädagogischen Klettern mit ADHS-Kindern Folgendes zu beachten:

Praxistipps

Sicherheit: Es ist auffällig, dass es ADHS-Kindern und Jugendlichen oft sehr schwer fällt, sich im Moment der Aktion an die vereinbarten Spielregeln zu erinnern und sie in weiterer Folge zu beachten, obwohl sie bei Befragung diese Regeln meist benennen können. Beim Klettern ist aber ein großes Maß an Sicherheitsregeln nötig, auf die bei der Durchführung nicht verzichtet werden kann. Auch wenn es sich um Kinder handelt, die Defizite in der Aufmerksamkeit haben, ist es unerlässlich, dass sie über die Sicherheitsregeln Bescheid wissen und sich auch daran halten. Dies ist eine große Herausforderung – für den Kletterlehrer und für das Kind.
Hinzu kommt, dass durch das impulsive Handeln von ADHS-Kindern, ohne Voraussicht und Planung, sich die Unfallgefahr sowohl im Alltag als auch bei allen Freizeitaktivitäten erheblich erhöht. Die Unfallgefahr ist bei ADHS-Kindern 4-mal so groß und in die Unfälle sind in ihren Auswirkungen 3-mal so schwer wie in der Normalpopulation (vgl. Grützmacher, zit. nach Skrodzki 2005, S. 6–12). Dem muss sich ein Erlebnispädagoge in ganz besonderer Weise bewusst sein.
Einfacher und strukturierter Ablauf: Aus meiner Erfahrung ist es besonders hilfreich, für einen klar und möglichst einfach strukturierten Ablauf zu sorgen, der allen Teilnehmern bekannt ist. Der Wechsel zwischen Aktivitäts- und Ruhephasen (Begrüßungsritual, anfangs immer ein lebhaftes Spiel, Entspannungsübungen, Bewegungsübungen, Konzentrationsspielen, bedingt freies Spiel, Verabschiedungsritual) sollte berücksichtigt werden.
Ausrüstung: Helme, Gurte, Sicherungsgeräte, Kletterschuhe – die Kinder und Jugendlichen bekommen ihre Ausrüstung noch im Quartier und sind den ganzen Tag dafür verantwortlich.

Dreierteams zusammenstellen: Es werden jeweils Dreierteams gebildet, wobei es den Kindern freigestellt ist, mit wem sie sich zusammentun. Die Kinder bekommen von uns jedoch folgende Hinweise:

- Es ist darauf zu achten, dass alle Gruppenmitglieder ungefähr das gleiche Körpergewicht haben.
- Man sucht sich bewusst Partner des Vertrauens aus, von denen man gesichert werden möchte.
- Persönliche Stärken und Erfahrungen bezüglich Klettern und Sichern sollen gleichmäßig auf die Dreierteams verteilt sein.
- Streithähne lassen wir immer in unterschiedlichen Dreiergruppen klettern.

Spiel- und Kletterregeln: Für einen Klettertag erarbeiten wir diese gemeinsam mit den Teilnehmern und vereinbaren einen mündlichen Vertrag mit ihnen. Auf den Partner-Check legen wir, wie immer beim Klettern, besonders viel Wert. Er ist ein wichtiges Ritual und ein Startsignal für vollste Konzentration und Aufmerksamkeit dem Kletterer gegenüber.
Zusätzlich zu den allgemein bekannten Kletterregeln seien hier einige für Kinder sehr wichtige Regeln aufgelistet:

- Achte auf deine Ausrüstung und gehe verantwortungsvoll damit um.
- Trage immer deinen Helm.
- Drehe oder drücke niemals an den Karabinern am Fels herum.
- Greife beim Klettern nicht in Bohrhakenlaschen oder Seile.
- Mache vor dem Losklettern den Partner-Check und lasse dich von einem der Betreuer kontrollieren.
- Wenn der Gurt ausgezogen wird (z. B. WC), dann lasse den Gurt nach dem Wieder-Anziehen von einem der Betreuer kontrollieren, bevor du wieder loskletterst oder sicherst.
- Sicherer und Reservesicherer widmen ihre volle Aufmerksamkeit dem Kletterer an ihrem Seil.
- Sichernde Personen werden nicht gestört. Sprich die Sicherer erst an, wenn der Kletterer wieder am Boden ist.
- Kommunikationsregeln: Kletterer und Sicherer sprechen sich immer mit Namen an, wenn sie miteinander reden, damit man weiß, wer mit wem kommuniziert. Als Kletterer informierst du den Sicherer jedes Mal, bevor du loskletterst und bevor du dich fürs Abseilen ins Seil setzt.
- Bevor du dich als Kletterer abseilen lässt, achte darauf, dass das Seil unter Spannung ist und der Sicherer bereit ist. Als Sicherer beginnst du erst mit dem Abseilen des Kletterers, wenn dieser mit dem ganzen Körpergewicht im Seil hängt.
- Achte auf die Umwelt und hinterlasse die Natur so, wie du sie vorgefunden hast, oder noch sauberer.

Spielregeln und Regelverletzungen: Die Einhaltung der Spielregeln ist uns ein großes Anliegen. Bei ihrer Missachtung müssen die Teilnehmer mit den zuvor verein-

147591-Kowald - Therapet. Klettern - 978-3-608-42968-8 - Falzbogen: 168

barten Konsequenzen leben, wie z. B. damit, dass sie erst nach einer längeren Entspannungspause wieder klettern bzw. sichern dürfen, oder damit, dass sie von sich aus versuchen müssen, den Fehler zu erkennen, um ihn dann in einer Runde klar und deutlich der gesamten Gruppe mitzuteilen. Solche Rituale werden von uns dann mit Lob und Wertschätzung abgeschlossen.
Bei Regelverletzungen, Unaufmerksamkeit etc. wird die betreffende Person sofort darauf hingewiesen, allerdings unterstützt es die betreffenden Teilnehmer meist, wenn keine vorschnelle Kritik vergeben wird. Im Sinne einer Deeskalation ist es viel hilfreicher, nach einem aufgetretenen Konflikt nicht sofort darüber zu reden, sondern erst einmal Pause zu machen und Ruhe einkehren zu lassen.
Rückmeldungen und Lob: Sehr wichtig sind mir das positive Rückmelden und Loben in Bezug auf die erbrachten Leistungen der Teilnehmer sowie die Wertschätzung sozialer Handlungen. Dadurch verbessern sich auch die Beziehungen zu den jungen Menschen. Kritik und Lob sollten immer klar getrennt sein – sowohl sachlich als auch emotional.

10.9 Sport- und Bewegungstherapie mit Personen mit MS

Claudia Kern

10.9.1 Geschichte und Organisation

»*Es waren einmal 10 Personen mit MS, die auszogen, eine Kletterwand zu erobern …*« So fängt die Geschichte von **MS on the Rocks** an.

MS steht für Multiple Sklerose, die häufigste entzündliche, neurologische Erkrankung im jungen Erwachsenenalter. Trotz intensiver Forschung ist die Genese unklar und diese schubförmige oder chronisch progrediente Krankheit bis heute nicht heilbar. Die heterogene Symptomatik zeigt sich auf der motorischen und psychosozialen Ebene. Obwohl medikamentöse Therapien den Progressionsverlauf der Erkrankung verlangsamen können, spielen funktionelle Beeinträchtigungen und kognitive Einschränkungen eine große Rolle (Wiendl u. Kieseier 2010; Paulig u. Schröder-Dumke 2010). Eine Vielzahl an Studien zeigt den positiven Einfluss von Bewegung auf die Primär- und Sekundärsymptomatik (Dalgas et al. 2008; Waschbisch et al. 2009; Motl 2010; Velikonja et al. 2011). Gezielte sportliche Aktivität nimmt bei der MS eine Schlüsselrolle zur Verbesserung der psychischen Verfassung und Lebensqualität ein (Turner et al. 2009). Neben der Fatigue, die etwa 40 % der Personen mit MS beeinträchtigt, kommt es häufig zu Depressionen, Aufmerksamkeits- und Konzentrationsstörungen (Bakshi 2003; Wiendl u. Kieseier 2010; Velikonja 2011). Gerade in diesen Bereichen kann die Klettertherapie ansetzen (Schnitzler 2009, Kern et al. 2012).

Rollstuhlfahrer oder Fußgänger, sie alle sollen klettern? Die Idee entstand 2005 im Rahmen einer Diplomarbeit an der Fakultät für Sport- und Gesundheitswissenschaft der Technischen Universität München (TUM). Es war ein Pilotprojekt, bei dem anfangs völlig ungewiss war, ob es funktioniert. Aber nach Abschluss der 6 Trainingseinheiten der Diplomarbeit war die Begeisterung der 10 Teilnehmer und Therapeuten so groß, dass eine langfristige Lösung für eine regelmäßige Klettertherapie gefunden werden musste. Die über Interviews und Fragebögen gewonnen Daten zeigten eine signifikante Verbesserung der Lebensqualität und Befindlichkeit der Teilnehmer, wie z. B. in den Faktoren **Beweglichkeit, Aktivierheit, Trainiertheit und Gesundheit** des Fragebogens »Wahrgenommene Körperliche Verfassung« (WKV; Kleinert 2006). Aber auch Selbstsicherheit, Stimmungslage und soziale Interaktion verbesserten sich deutlich (Kern et al. 2006).

Es gelang, die MS-Klettergruppe im Kuratorium für Prävention und Rehabilitation der Technischen Universität München e. V. zu verankern. Seit dieser Zeit trainieren die Teilnehmer 1-mal wöchentlich samstags für 2 Stunden an der Kletterwand in der Leichtathletikhalle der TUM. Es entstand ein neues Setting, in dem Sportler neben Patienten trainieren und beide Gruppen voneinander profitieren können. Gewöhnlich wird das therapeutische Klettern in Rehabilitationszentren oder Kliniken durchgeführt. Diese spezielle Situation an der Sportfakultät erweitert den Horizont beider Gruppen, verbessert die gegenseitige Akzeptanz und liefert so ein Stück Normalität im sonst häufig therapiebetonten Alltag der Menschen mit MS. Der Samstag erlaubt es auch den z. T. noch berufstätigen Personen mit MS, am TK teilzunehmen. Es bleibt genügend Raum für Ruhephasen vom Alltag sowie Zeit für Familie und Freunde. Bestärkt durch die eigene Leistung im Klettern, bekommen auch andere Aktivitäten wieder mehr Platz im Leben.

Durch Medienberichte und Mundpropaganda spricht sich diese neuartige Therapieform schnell herum. Aus den anfänglich 10 Teilnehmern sind mittlerweile 3 Gruppen mit maximal 18 Teilnehmern pro Gruppe entstanden – Tendenz steigend. Von der Anfangsgruppe aus der Diplomarbeit ist nach 9 Jahren ungefähr noch die Hälfte der Teilnehmer aktiv. Die Teilnehmer berichten von einer gestiegenen Aktivität und Lebensqualität, das spiegelt sich im erweiterten Sozialleben und der regelmäßigen Teilnahme am Klettern. Das zeigt auch die große Motivation und Compliance, die gerade bei chronischen Erkrankungen besonders wichtig ist. Die Faszination, an einer steilen Wand die eigenen Ängste und Grenzen zu überwinden und die Wirkung der Kletterbewegung auf den eigenen Körper zu spüren, begeistert Gesunde wie Kranke. Jeder, der selbst klettert, weiß, wie viel Spaß und Freude diese Bewegungsform macht. Nur unter diesen Bedingungen kann eine langfristige Bindung an körperliche Aktivität entstehen – ein wichtiges Therapieziel.

147591-Kowald - Therapet. Klettern - 978-3-608-42968-8 - Falzbogen: 169

Mit der Möglichkeit, diese Gruppe an der TUM einzugliedern, haben sich die Startschwierigkeiten bezüglich Organisation und Betreuung deutlich reduziert. Die Gruppe wurde von Anfang an von 2 ausgebildeten Diplom-Sportwissenschaftlern mit dem Schwerpunkt Prävention/Rehabilitation und Zusatzqualifikation im Klettern geleitet. Die mittlerweile 9-jährige Erfahrung hat gezeigt, dass ein Therapeut in diesem Setting bis zu 4 Patienten (je nach Schweregrad der Erkrankung) optimal betreuen kann. Zusätzlich können Studenten in ihrer Ausbildung, hier mit dem Schwerpunkt Prävention/Rehabilitation oder Gesundheit und Bewegung, mit einbezogen werden. 2 Stunden effektive Trainingszeit und ca. 30 Minuten Vorbereitung (bestehend aus Ankommen, Gurt anziehen, soziale Interaktion, Toilettengang usw.) sind notwendig. Ein Training 1- bis 2-mal pro Woche ist sinnvoll. Die Kletterwand und ein Teil des Materials werden über die TUM zur Verfügung gestellt. Das senkt die Kosten. Nicht alle Personen mit MS sind noch berufstätig und können sich eine zusätzliche, kostenpflichtige Aktivität leisten. Anfangs unterstützte die Deutsche Multiple Sklerose Gesellschaft (DMSG) Bayern mit einer Anschubfinanzierung die Etablierung der Gruppe. So sind auch immer wieder gemeinsame Projekte mit oder zugunsten der DMSG entstanden. Heute sind die Teilnehmer der Gruppe stolz, der DMSG etwas zurückgeben zu können. Gemeinschaftlich wird z. B. einmal im Jahr eine Veranstaltung durchgeführt, die Global Dinner Party, auf der Spenden für die DMSG gesammelt werden.

Therapeutisches Klettern mit Personen mit MS?

Im Kuratorium klettern die Personen mit MS an einer ca. 13 m hohen Wand Toprope (Seilsicherung von oben) und werden mit einem Vollautomaten (Eddy, Grigri) von einem Therapeuten gesichert. Ein gegenseitiges Sichern der Betroffenen ist in diesem Gruppensetting aufgrund der hohen Verantwortung und der vorhandenen neurologischen Defizite wie Standunsicherheiten, Sensibilitätsstörungen, Kraftverlust je nach Tagesform zu groß (das muss jedoch nicht unbedingt auf jeden Einzelnen zutreffen). Das Klettern mit Seilsicherung bietet den Aspekt der Höhe und erlaubt somit die Überwindung von Ängsten, eine Stärkung des Selbstbewusstseins (»*Trotz Rollstuhl schaffe ich es, die 13 m der Kletterroute zu bewältigen!*«) und Vertrauensbildung in den Partner. Der Vollautomat ermöglicht es dem Sicherer, auch einmal beide Hände zur Unterstützung frei zu haben.

Gesichert wird in 3 Stufen: 1 = klassische Toprope-Sicherung mit »lockerem« Seil, 2 = straffe Sicherung mit wenig Zug, 3 = straffe Sicherung mit Zug. Die zusätzliche Hilfe über einen straffen Seilzug ermöglicht es, bei unüberwindbaren Stellen mit dem Anheben des Beines durch die Hand unterstützend tätig zu sein. Ein Wechsel zwischen den einzelnen Stufen kann fließend erfolgen, der Therapeut passt seine Sicherungsstufe jeweils an den körperlichen Zustand und die Zielsetzung des Patienten an. Durch die Art des Sicherns und das Ansagen von Griffen/Tritten kann er auch von unten maßgeblich auf die »Kletterleistung« des

Patienten einwirken. Das lässt sich auch zum Überwinden psychischer Barrieren (z. B. Angst, Unsicherheit) gezielt nutzen. Das Ziel ist nicht unbedingt das Durchklettern der gesamten Route, sondern den Bewegungsspielraum und die psychischen Herausforderungen im Klettern optimal und individuell für den Patienten einzusetzen – auch wenn die Freude beim Erreichen des Routenendes immens ist. Im Vordergrund steht neben der eigenen Leistung das gemeinsame Sporterlebnis, auch wenn die Defizite der Krankheit und die Tagesform das individuelle Trainingsziel bestimmen. Das therapeutische Klettern ist für MS-Betroffene immer eine Ergänzung zur klassischen Therapie.

Optimal ist es, wenn die Routen individuell für die Gruppe geschraubt oder zumindest zusätzliche Griffe oder Tritte angebracht werden können. Kanten sind ideal bei einer Spastik, Verschneidungen bei einer Stützproblematik, leichte Überhänge dienen der vermehrten Rumpf- und Armaktivität und können entsprechend der Symptomatik eingesetzt werden. Hilfsmittel können kreativ und individuell genutzt werden. Ein Handschuh kann der ataktischen Hand mehr Halt an einem Griff geben, ein Brustgurt und »Rückholseil« am Ende des Gurtes sind hilfreich bei sehr schwacher Rumpfmuskulatur, ängstlichen Patienten oder mangelnder kognitiver Kontrolle.

Die Belastungsdosierung kann über verschiedene Parameter gesteuert werden:

- die Wandneigung (Reibungsplatte, Vertikal, Überhang)
- den Griff-Tritt-Abstand (Er ist bestimmend für Bewegungsamplitude, Reichweite und Hubarbeit.)
- die Griff-Tritt-Position (erzeugt zusätzliche Drehmomente beim Abweichen von Griff/Tritt aus der Vertikalen)
- die Griffart/-position (Ristgriff, Untergriff, Seitgriff, Stützgriff, Innengriff, Sloper)
- die Trittart/-position (Kante, Reibung)
- die Belastungsdauer und -dichte

Auch die differenzierte Belastung von Rumpf, oberer und unterer Extremität lässt sich entsprechend der individuellen Situation nutzen. Ein Rückweg muss dank Seilsicherung nicht eingeplant werden, sodass sich der Kletterer voll und ganz auf seine Bewegung konzentrieren kann. Im Alltag ist die Einplanung von Kraftreserven, gerade bei Menschen mit MS, für den Rückweg sehr wichtig. Das schränkt sonst viele Aktivitäten ein und begünstigt den sozialen Rückzug. Ein Herantasten an die Höhe oder ein Sturztraining zur Überwindung von Ängsten kann ebenso eingesetzt werden wie ein Gespräch mit Zielformulierung und Zielerreichung in einer Einheit oder einer Route. Der Fokus liegt immer auf der individuellen Problematik. Je nach Qualifikation der Therapeuten können spezielle psychotherapeutische Verfahren oder Aspekte gezielt zum Einsatz kommen.

147591-Kowald - Therapeut. Klettern - 978-3-608-42968-8 - Falzbogen: 170

Fallbeispiel

Weit mehr können, als sich selbst zu trauen

Die Konzentration ist Barbara, 47 Jahre alt, deutlich anzusehen. Stück für Stück kämpft sie sich die senkrechte Wand hoch. An der Schlüsselstelle dieser Route startet sie jetzt schon ihren 3. Versuch – und scheitert wieder. Doch Aufgeben gibt es für sie nicht. Und tatsächlich schafft sie es. Mit viel Willenskraft und Durchhaltevermögen erreicht sie das Ende der Wand. Das ist schon ein kleines Wunder, denn ihre beiden Beine sind fast steif und lassen sich nur schwer heben. Ihr Ziel zu erreichen, bedeutet für sie eine große Selbstbestätigung. Dieses Gefühl nimmt sie mit in ihren Alltag und es hilft ihr beim Umgang mit der Krankheit.

Barbara lebt seit 1985 mit der Diagnose MS und braucht zum Gehen 2 Stöcke oder einen Rollator. Ihre Symptome sind Gleichgewichtsstörungen, eine Gangataxie verbunden mit Unsicherheiten und Stürzen, Konzentrationsstörungen, Fatigue und Spastik. Bewegung war für sie im Alltag nie besonders wichtig. Das führte mit der Krankheit dazu, dass sie weniger am sozialen Leben teilnahm, inaktiver wurde und sich zurückzog. Das Vertrauen in sich und ihr Selbstwert sanken. Die negativen Aspekte ihrer Krankheit beeinflussen einen großen Teil ihres Lebens.

Vor 4 Jahren lernte sie im Rahmen einer neuen Studie zum therapeutischen Klettern an der TUM das Klettern kennen. Untersucht wurden in dieser Studie die Auswirkungen des therapeutischen Kletterns auf motorische und psychosoziale Aspekte. Die Ergebnisse der Studie werden gerade ausgewertet. Als Barbara anfing zu klettern, schaffte sie mit viel Energie 8 m in einer leichten Route der Schwierigkeitsstufe UIAA 3.

Ihr **Ziel** war es, eine senkrechte Route allein zu bewältigen. Der Erfolg kam nach etwa 2 Monaten regelmäßigen Trainings, als sie es das erste Mal ohne fremde Hilfe bis ganz nach oben schaffte. Sie spürte, dass sie Ihre Kraft sinnvoller einteilte und sich wieder mehr zutraute. Das motivierte sie für neue Projekte, nicht nur an der Wand. Nach Ende der Studie wollte sie unbedingt weitermachen. Seitdem ist sie Mitglied bei **MS on the Rocks** und trifft sich zusätzlich mit einer kleinen Gruppe 1-mal pro Woche in einer Münchener Kletterhalle.

Barbara hat die Erfahrung gemacht, dass sie **im Alltag viel motivierter** geworden ist (*»Du willst klettern und kommst nicht aus der Badewanne!«*), sich auch wieder **mehr zutraut** (*»Ich habe gar nicht gemerkt, wie ich auf einmal auf Zehenspitzen stand, um etwas aus dem Schrank zu holen. Das habe ich Jahre nicht mehr gemacht!«*), ihr **Selbstwert** ist größer geworden. Das deckt sich mit den Ergebnissen der Studie. Neben einer signifikanten Verbesserung der Fatigue zeichnet sich auch eine **Steigerung der Selbstwertschätzung und der Selbstwirksamkeit** in den Daten der Studie ab. Barbara ist insgesamt stabiler geworden und die Gewichtsverlagerung beim Gehen fällt ihr leichter, obwohl die Krankheit voranschreitet. Auch hat sie wesentlich mehr Spaß an Bewegung (*»Ich war nie eine Sportskanone und hätte mir nicht zugetraut zu klettern. Nicht nur Klettern, generell mache ich einfach mehr, lasse mich nicht nur ›bedienen‹!«*). Sie hat für sich **aktive Coping-Strategien** entwickelt, was sich positiv auf ihre Lebensqualität auswirkt. Wenn man sie fragt, ob ihr das Klettern etwas bringt, so berichtet sie:

»Ich bewege mich lieber, besser, mehr. Immer neue Herausforderungen (barfuß oder blind zu klettern), die man bewältigt, machen stolz – ein gutes Gefühl. Klettern ist an und für sich schon nicht eine übliche Sportart, und dann mache ich das, wo ich doch MS habe! Obwohl es mir jetzt seit 2 Jahren schlechter geht, insbesondere das Gehen, macht das Klettern einfach immer noch Spaß und ich bin nicht schlechter geworden.«

Die Wahrnehmungen und Aussagen der Teilnehmer von **MS on the Rocks** sind sehr unterschiedlich. Einige stürzen im Alltag weniger und fühlen sich deutlich stabiler und sicherer beim Gehen, Stehen oder Straßenbahnfahren. Für einige sind es schlichtweg der Spaß und die Freude an der Bewegung, die zählen. Andere haben wieder mehr Selbstvertrauen, Kraft, Mut und Lebensfreude. Allen gemeinsam ist der aktive und offene Umgang mit der Krankheit, der so sehr bei der Bewältigung der Krankheit hilft. Auf der ganz persönlichen Ebene verbessern sich das Selbstbewusstsein, der Kontakt zu anderen und die aktive Teilhabe am Leben – wichtige Faktoren der Lebensqualität. Beeindruckend sind neben den psychischen und physischen Veränderungen v. a. der große Zusammenhalt und die positive Ausstrahlung dieser Gruppe. Gespräche über das Klettern, das Trösten bei einer Verschlechterung sowie Tipps für den Umgang mit der MS gehören ebenso zum Alltag wie die Unterstützung jedes Einzelnen an der Kletterwand.

Weitere Informationen

- Kuratorium für Prävention und Rehabilitation der TUM e.V.: www.ktu.vo.tum.de
- MS on the Rocks: www.ms-ontherocks.de

10.10 Freizeit- und Bildungswerk in Herzogsägmühle

Stefan Jenuwein

10.10.1 Was ist Herzogsägmühle?

Herzogsägmühle – das oberbayerische Diakoniedorf – ist **Ort zum Leben** für Kinder, Jugendliche und Erwachsene mit Problemen, Krankheiten oder Behinderungen. Sie erfahren hier qualifizierte und differenzierte Hilfe zur persönlichen, sozialen und beruflichen Entwicklung oder Heimat und Pflege im Alter im Rahmen einer offenen Dorfgemeinschaft. Alle sind eingebunden im 900 Einwohner zählenden Dorf, dessen Angebote auch für Bürgerinnen und Bürger aus der Region offen sind und in den Nachbargemeinden vorgehalten werden.

147591-Kowald - Therapet. Klettern - 978-3-608-42968-8 - Falzbogen: 171

Mit 1.500 Mitarbeitenden ist Herzogsägmühle einer der größten Arbeitgeber und somit ein wichtiger Wirtschaftsfaktor in der Region. Es gliedert sich in viele kleinere Einheiten, von denen die wichtigsten die Bereiche

- Menschen in besonderen Lebenslagen,
- Menschen mit seelischer oder Suchterkrankung sowie
- Kinder, Jugendliche und Familien

sind. 3 Schulen und die Möglichkeit, in den Fach- und Ausbildungsbetrieben derzeit ca. 40 Ausbildungsberufe erlernen zu können, runden das Angebot ab.

Seit mehr als 20 Jahren gibt es das **Freizeit- und Bildungswerk**, das von Anfang an allen Herzogsägmühlern, also sowohl den Klienten als auch den Mitarbeitenden samt ihren Familien, vielseitige, offene Angebote macht.

10.10.2 Geschichte des Kletterns in Herzogsägmühle

Seit 1994 gibt es eine offene Klettergruppe. Angeboten vom Autor als Mitarbeiter im Freizeit- und Bildungswerk, wird jeden Freitagnachmittag an der Kletterwand des Deutschen Alpenvereins (DAV) Peiting in der Herzogsägmühler Berufsschulturnhalle geklettert. Sie ist allerdings für Therapiebedürfnisse als zu schwierig einzustufen und tagsüber zu Schulzeiten nicht nutzbar. Nur körperlich fitte Personen können dort mit Freude klettern. Bis zu 25 Personen, davon etwa 5–20 Klienten, treffen sich regelmäßig. In der Sommerzeit und wenn es trocken ist, fährt die Gruppe auch in die umliegenden Klettergärten in Oberammergau und Füssen.

Für die 60 Plätze der medizinischen Rehabilitation des Bereiches »Menschen mit seelischer Erkrankung« leitet der Autor den **Rehasport** als therapeutisches Angebot. Dieses wurde 2009 von ihm neu konzipiert und in ein therapeutisches Kletterangebot verändert. Derzeit gibt es jeweils max. 9 Plätze in der Anfängergruppe und in der Fortgeschrittenengruppe. Möglich wurde dies erst durch die Nutzung der Kletterhalle des DAV im Nachbarort. Sie verfügt in 5 Sicherungslinien über eine Neigungsverstellung, die es ermöglicht – bildlich gesprochen – auch schwächere Personen beim Klettern »auf die Füße zu stellen« und sie eben nicht »an die Finger zu hängen«. Die Eingangsschwierigkeit lässt sich also so weit erleichtern, dass Anfänger und körperlich weniger sportliche Personen damit sehr gut zurechtkommen.

Weil Klettern bei diesen Rahmenbedingungen ausgezeichnete therapeutische und pädagogische Möglichkeiten bietet, wird diese Halle durch den Verfasser zudem für die Klassen der Herzogsägmühler **Hauptschule zur Erziehungshilfe** genutzt. Mit derzeit ca. 60 Kletterern wöchentlich kann man durchaus behaupten, dass Klettern in Herzogsägmühle boomt.

10.10.3 Therapeutisches Kletterangebot

Näher eingehen möchte ich auf das therapeutische Kletterangebot im Rahmen der **1-jährigen medizinischen Rehabilitation für Menschen mit seelischer Erkrankung**. Der Kostenträger schreibt ein Bewegungsangebot vor. Allerdings ist für diese Personen ein gemeinsames Gruppensportangebot nur schwer anzubieten. Zu groß sind die Unterschiede bezüglich ihrer sportlich-motorischen Vorerfahrungen, der Diagnosen, der Schwere ihrer Erkrankung, ihrer sozialen Kompetenz und nicht zuletzt ihrer Erwartung an das Angebot und der damit verbundenen Motivation, daran teilzunehmen. Seit 2009 gibt es deshalb das **therapeutische Klettern.** Damit ist es in idealer Weise möglich, im Gruppenverband und doch sehr individuell sporttherapeutisch zu arbeiten. Die Teilnehmer werden über die Reha-Besprechung zugeteilt. In der medizinischen Rehabilitation befinden sich zu ca. 70 % Personen mit Psychosen, zu ca. 15 % mit bipolarer Störung. Weitere vorkommende psychische Erkrankungen sind Depressionen, Borderline-Störung u. a. Es steht jeweils ein ganzer Vormittag oder Nachmittag fürs Klettern zur Verfügung.

10.10.4 Organisation und Ablauf des therapeutischen Kletterns

Um den Teilnehmern schon zu Beginn Sicherheit zu geben, ist der Ablauf wie ein **Ritual** immer gleich. Die Gruppe startet mit der **Einführungsrunde:**

- Befindlichkeiten werden abgeklärt.
- Man berichtet darüber, was vom letzten Klettern noch nachklingt.
- Persönliche Ziele der Klettereinheit werden benannt.

Dann schließen sich ein allgemeines **Warming-up** und die **Bildung der Dreierteams** mit Kletterer, Sicherer und Hintersicherer an, wobei die Rollen ständig durchgewechselt werden. Das Klettern beginnt mit leichten Routen. Wir nennen das »Kletterlesebrille aufsetzen« und »Klettersysteme hochfahren«. Zwischendurch erfolgt immer wieder ein **persönliches Coaching der Teilnehmer**, auch in Einzelgesprächen. Zur **Halbzeit** wird **Zwischenbilanz** gezogen in gemeinsamer Feedback-Runde, und es werden **persönliche Ziele für die 2. Kletterhälfte festgelegt** bzw. nachjustiert. Beendet wird die Einheit mit einem **Abschluss-Feedback** in gemeinsamer Runde. Alle Runden zeichnen sich durch eine sehr große Offenheit und Vertrauen aus.

Grundsätzlich wird versucht, die Teilnehmer von Anfang an selbst ausprobieren zu lassen. So erhalten sie beispielsweise zu Beginn der 1. Einheit keine Erklärung zu den Klettergurten oder anderem Material. Sie sollen sich stattdessen zu dritt zusammenfinden und in der Auseinandersetzung mit der Thematik gemeinsam die **beste Lösung** finden, welches Material sie wie verwenden und wie sie sich selbst organisieren würden, um zu dritt sicher klettern zu können. Ihre Lösung stellen sie den anderen vor und bewerten diese selbst hinsichtlich des Aspekts »*Würden wir so auch tatsächlich klettern?*« Die Idee dahinter ist, die angehenden Kletterer von Anfang an in die **Lernverantwortung** zu nehmen.

Nachdem jetzt alle schon einmal das Klettermaterial in Händen hatten und es ausprobieren konnten, sind die Teilnehmer sehr viel aufmerksamer und es ist nun deutlich leichter, in kleinen Einheiten zu erklären, wie sicheres Klettern durchgeführt werden muss. Die richtige Handhabung kann anschließend Schritt

147591-Kowald - Therapeut. Klettern - 978-3-608-42968-8 - Falzbogen: 172

für Schritt sehr viel besser gezeigt und geübt werden. Erst dann kommen die ersten Kletterversuche. Immer ist **Sicherheit** in allen Klettereinheiten **oberstes Gebot**!

Ein sehr wichtiger Aspekt ist die **Förderung der Kooperation und Gemeinschaft** beim Klettern. Nach einer Kletterroute findet grundsätzlich ein gegenseitiges respektvolles Abklatschen statt. Dabei bedankt sich der Kletterer bei seinem Sicherer und Hintersicherer für die Aufmerksamkeit und die Zeit, die sie ihm gewährt haben: »*Danke fürs Sichern!*« Sichererer und Hintersicherer drücken ihren Respekt vor der Leistung des Kletterers aus: »*Super geklettert!*«

Eine weitere Besonderheit ist das **Tutoring**. Erfahrene Teilnehmer werden angehalten, die Unerfahrenen zu unterstützen. Für die Anfängergruppe wird ein fortgeschrittener Kletterer ausgewählt, der zusammen mit dem Therapeuten das Angebot begleitet. So kommt es für die Persönlichkeitsentwicklung des fortgeschrittenen Kletterers zu einem wirksamen Rollentausch.

10.10.5 Feedback zum therapeutischen Klettern

Am Ende des Kletterangebotes wird ein **Feedback-Bogen** ausgefüllt. Derzeit liegen von 64 Personen bearbeitete Fragebögen vor. Einen Teil der Fragen konnte mit freiem Text beantwortet werden. Für diesen liegt noch keine Auswertung vor. Zahlenwerte konnten in einer Skala von »1 = nicht zutreffend« bis »10 = stark zutreffend« angegeben werden. Im Folgenden werden in Klammern jeweils die Mittelwerte genannt.

Die Teilnehmer waren im Schnitt 8,2-mal beim therapeutischen Klettern. Sie geben an, die persönlichen Ziele gut erreicht zu haben (7,23). Der körperliche Zustand (5,84), der psychische Zustand (5,81) und die Kontaktfähigkeit (5,52) haben sich durch das Klettern verbessert. Sehr zufrieden waren sie mit der Organisation des Kletterns (9,09), hielten die Therapeuten für sehr kompetent und souverän (9,30), die Kletterhalle für ideal (8,86) und das Angebot für sehr wichtig im Rahmen der Rehabilitation (8,67).

Fallbeispiel

Dennis, 25 Jahre

Diagnosen

Schwere Depressionen, selbstunsichere Persönlichkeitsstörung, Morbus Crohn (Chronische Darmentzündung).

Die Klettertherapie

»An der Klettertherapie wollte ich teilnehmen, weil ich schon früher 2 Male klettern gewesen bin und ich eigentlich ganz gerne Sport betreibe. Außerdem haben mir die meisten anderen Therapien nicht wirklich geholfen. Dass die Klettertherapie aber so einen positiven Effekt auf mich haben würde, konnte ich mir damals wirklich nicht vorstellen. Seitdem habe ich in den folgenden Punkten extreme Fortschritte gemacht …«

Schritt für Schritt denken

»In den letzten knapp 2 Jahren habe ich es geschafft, dass ich mir nicht mehr Gedanken mache, was wohl in 5 Jahren sein wird. Anfangs fiel es mir auch beim Klettern schwer, habe es dann aber anwenden können und auch auf das Leben übertragen. Das ging aber nicht durch zwanghaftes Anwenden im Leben, sondern hat sich durch ständiges Training im Klettern automatisch auf mein Verhalten im Leben ausgewirkt.«

Vertrauen aufbauen

»Ich habe durch das Klettern gelernt, Vertrauen sowohl in das Material als auch in meine Mitkletterer zu haben. Aufgrund meiner Vorgeschichte fiel es mir schwer, anderen Menschen zu vertrauen. Durch das Klettern habe ich gelernt, mich auch anderen anzuvertrauen und Freundschaften zu schließen.«

Selbstvertrauen/Selbstwertgefühl

»Durch das Klettern habe ich auch mein Selbstvertrauen steigern können. Da ich sehr oft zum Klettern mitgegangen bin, bin ich immer besser geworden und das hat mir gezeigt, dass ich doch was kann. Außerdem habe ich sehr schnell Verantwortung übernehmen können, da ich in der Anfängergruppe dann als Begleiter/Tutor mit dabei war. Dadurch stieg mein Selbstwertgefühl. Ich konnte mich so annehmen wie ich war, und die suizidalen Gedanken wurden dadurch weniger.«

Fokussierung auf eine Sache

»Das war v.a. wichtig für mein Gedankenkreisen. Normalerweise gehen mir immer mehrere Gedanken gleichzeitig durch den Kopf, was dann oft zu einer Überforderung und zu Schlafstörung geführt hat. Vor allem beim Klettern konnte ich das Gedankenkreisen unterbrechen und das hielt dann auch 1 oder 2 Tage an.«

Umgang mit Rückschlägen

»Sowohl beim Klettern als auch im Leben gab es bei mir immer wieder Rückschläge. Im Sommer 2012 war ich sogar kurz davor, meine Kletterschuhe an den Nagel zu hängen. Zu der Zeit hatte ich eine schwere depressive Phase und ich konnte mich nicht mehr auf das Klettern konzentrieren. In der Sommerpause habe ich dann aber gemerkt, dass mir das Klettern fehlt, und habe danach mit dem Klettern weitergemacht. Und plötzlich habe ich extreme Fortschritte gemacht. Und das hat mir gezeigt, dass man sich von Rückschlägen nicht einschüchtern lassen soll, sondern diese reflektieren und dann einfach den nächsten Schritt machen. Dies konnte ich sehr gut auf mein Leben übertragen und kann sagen, dass ich inzwischen um Welten besser mit Rückschlägen umgehen kann.«

»Auf die Frage ›Was bringt mir das Klettern‹ kann ich nur sagen, dass ich ohne das Klettern lange noch nicht psychisch so stabil wäre, wie ich es heute bin. Das Wichtige bei mir war halt, dass ich einfach drangeblieben bin, auch wenn es mir psychisch total mies ging.«

147591-Kowald - Therapet. Klettern - 978-3-608-42968-8 - Falzbogen: 173

Literatur

Literatur zu Abschnitt 10.1

Doll N, Mollenhauer A. Klettertherapie in der Psychiatrischen Pflege am Universitätsklinikum Tübingen. Landespflegepreis Baden-Württemberg 2009.

Doll N, Mollenhauer A, Renz P. Halt im Leben finden – Kletter-Patienten mit unterschiedlichen Diagnosen profitieren von dieser außergewöhnlichen Therapieform. ApothekenUmschau 2013; 2.

Mollenhauer A, Doll N, Renz P, Luntz J. Therapeutisches Klettern in der Akutpsychiatrie. Pflegewissenschaft 2011; 9: 453–61.

Schnitzler E. Loslassen, um weiterzukommen – Praxisbericht: Therapeutisches Klettern in der psychosomatischen Rehabilitation. Rehabilitation 2009; 48(1): 51–8.

Literatur zu Abschnitt 10.2

Brus L. Auswirkungen der erlebnispädagogischen Maßnahme Klettern auf Drogenabhängige in der stationären Langzeittherapie. Diplomarbeit. Köln: Deutsche Sporthochschule 1998.

Csíkszentmihály M. Beyond boredom and anxiety: experiencing flow in work and play. San Francisco: Jossey-Bass 1975.

Deffner C. Klettern macht stark. Förderung der kindlichen Selbstkonzeptentwicklung durch Klettern. Motorik 2009; 32: 159–164.

Heckmair B, Michl W. Erleben und lernen: Einstieg in die Erlebnispädagogik. Berlin: Luchterhand 1993.

Heitkamp H, Mayer F, Böhm S. Effekte eines Klettertrainings im Vergleich zu isokinetischem Krafttraining auf die wirbelsäulenstabilisierende Muskulatur. Aktuelle Rheumatologie 1999 24: 40–6.

Hölter G. Bewegungstherapie bei psychischen Erkrankungen. Köln: Deutscher Ärzte-Verlag 2011.

Kämmerling K. Kajak als erlebnispädagogische Maßnahme in der stationären Langzeitbehandlung Drogenabhängiger. Diplomarbeit. Köln: Deutsche Sporthochschule 1996.

Kernn M. Friluftsliv in der Drogentherapie Veränderungen psychosozialer Befindlichkeiten in Abhängigkeit von Naturerleben und Gruppenkohäsion. Diplomarbeit. Köln: Deutsche Sporthochschule 2009.

Kuhlmann T, Schneider W. Therapeutisches Konzept zur medizinischen Rehabilitation (Entwöhnungsbehandlung) Alkohol- und Medikamentenabhängiger. Bergisch Gladbach 2012. http://www.psk-bg.de/uploads/media/Reha_-_Alkoholentwoehnung.pdf (Zugriffsdatum: 26.8.2014).

Michl W. Erlebnispädagogik. Stuttgart: UTB 2009.

Niggehoff S. Klettern als erlebnispädagogisches Medium in der Entwöhnungsbehandlung Drogenabhängiger. Praxis der Psychomotorik 2003; 3: 191–5.

Reiter M. Untersuchung zu Erwartungen und Zielen an das therapeutische Klettern bei Patienten mit Angst- und Zwangsstörungen. Diplomarbeit. München: Technische Universität 2013.

Rheinberg F. Intrinsische Motivation und Flow-Erleben. Potsdam: Universität Potsdam 2004.

Schnitzler E. Loslassen um weiterzukommen- Praxisbericht: Therapeutisches Klettern in der psychosomatischen Rehabilitation. Rehabilitation 2009; 48(1): 51–8.

Stoll O, Schmidt C. Differenzielle Effekte von primärpräventiver, sportlicher Aktivität auf Ängstlichkeit, psychosomatische Beschwerden, Selbstwirksamkeit, soziale Unterstützung und Körperkonzept. Bewegungstherapie und Gesundheitssport 2004; 20: 12–7.

Literatur zu Abschnitt 10.7

Ehlers A, Margraf J. The psychophysiological model of panic. In: Emmelkamp PMG et al. Fresh perspectives on anxiety disorders. Amsterdam: Swets; 1–29.

Margraf J, Schneider S. Lehrbuch der Verhaltenstherapie, Bd. 1 und 2. Heidelberg: Springer 2009.

Petzold HG. Integrative Therapie, Bd. I, II und III. Paderborn: Junfermann 2003.

Literatur zu Abschnitt 10.8

Grützmacher H. Unfallgefährdung bei Aufmerksamkeits- und Hyperaktivitätsstörung. Dt Ärztebl 2001; 98(34/35): A2195–7.

Prünte K. Klettern – ein erfolgreicher Therapieansatz bei ADS/ADHS. e&l – erleben und lernen 2007; 14(6): 30.

Skrodzki K. ADHS, Psychomotorik contra Medikation? Motorik 2005; 28(1): 2–13.

Literatur zu Abschnitt 10.9

Bakshi R. Fatigue associated with multiple sclerosis: diagnosis, impact and management. Mult Scler 2003; 9(3): 219–27.

Buechter R, Fechtelpeter D. Climbing for preventing and treating health problems: a systematic review of randomized controlled trials. Ger Med Sci 2011; 9: Doc19 (e-pub ahead of print). doi 10.3205/000142 (Zugriffsdatum: 28.7.2014).

Dalgas U, Stenager E, Ingemann-Hansen T. Multiple Sclerosis and physical exercise: recommendations for the application of resistance-, endurance- and combined-training. Mult Scler 2008; 14(1): 35–53.

Grzybowski C. Therapeutisches Klettern – kaum erforscht und dennoch zunehmend eingesetzt. Sportverletz Sportschaden 2011; 25(2): 87–92.

Kern C, Bühlmeyer K, Käser T et al. Multiple sclerosis and therapeutic climbing: an interventional long term pilot study indicates first beneficial effects. 11th European College of Sport Science Congress, 5–8 July 2006, Lausanne/CH. Abstract; 608, Poster.

Kern C, Tusker F, Bischoff C, Oberhoffer R. Sports climbing once a week improves balance, fatigue and cognitive function in multiple sclerosis (MS). 17th European College of Sport Science Congress, 4–7 July 2012, Bruges/BEL. Abstract; 472, Vortrag.

Kleinert J. Adjektivliste zur Erfassung der Wahrgenommenen Körperlichen Verfassung (WKV): Skalenkonstruktion und erste psychometrische Befunde. Z Sportpsychologie 2006; 13(4): 156–64.

Motl RW. Physical activity and irreversible disability in multiple sclerosis. Exerc Sport Sci Rev 2010; 38(4): 186–91.

Paulig M, Schröder-Dumke D. Multiple Sklerose. Eschborn: Govi 2010.

147591-Kowald - Therapet. Klettern - 978-3-608-42968-8 - Falzbogen: 174

Schnitzler EE. Loslassen um weiterzukommen – Praxisbericht: Therapeutisches Klettern in der psychosomatischen Rehabilitation. Rehabilitation 2009; 48: 51–8.

Turner AP, Kivlahan DR, Haselkorn JK. Exercise and quality of life among people with multiple sclerosis: looking beyond physical functioning to mental health and participation in life. Arch Phys Med Rehabil 2009; 9(30): 420–8.

Velikonja O, Curic K, Ozura A, Jazbec SS. Influence of sports climbing and yoga on spasticity, cognitive function, mood and fatigue in patients with multiple sclerosis. Clin Neurol Neurosurg 2011; 112(17): 597–601.

Waschbisch A, Tallner A, Pfeifer K, Maurer M. Multiple sclerosis and exercise: effects of physical activity on the immune system. Nervenarzt 2009; 80(6): 688–92.

Wiendl H, Kieseier BC. Multiple Sklerose. Stuttgart: Kohlhammer 2010.

Anhang

Ausbildungen des Instituts für Therapeutisches Klettern – ITK

Das ITK bietet seit 2005 Aus- und Fortbildungen im Bereich therapeutisches Klettern an. Wir haben uns neben Physiotherapie und Ergotherapie auf den Bereich »Psychotherapie und Pädagogik« spezialisiert. Dabei hat es sich bewährt, ein breites Spektrum an beruflichem Hintergrund der Teilnehmern zu ermöglichen: Erlebnispädagogen, Sozialpädagogen, Heilpädagogen, Lehrer, Sport- und Bewegungstherapeuten, Psychologen, Psychotherapeuten, Ärzte, psychiatrische Kranken- und Gesundheitspfleger, Kletterlehrer, die in einem pädagogischen/therapeutischen Kontext tätig sind und weitere. Unsere Ausbildungen werden in Deutschland, Österreich und der Schweiz angeboten. Für weitere Infos und zur Anmeldung besuchen Sie unsere Homepage: www.therapieklettern.com

Kontakt:
Institut für Therapeutisches Klettern (ITK)
Hofkirchenstraße 3
A-5020 Salzburg
E-Mail: office@therapieklettern.com
Tel.: +43 (0)69914 12 14 11

147591-Kowald - Therapet. Klettern - 978-3-608-42968-8 - Falzbogen: 175

Sachverzeichnis

F

G

H

I

J

K

147591-Kowald - Therapet. Klettern - 978-3-608-42968-8 - Falzbogen: 176

S

T

V

W

Y

Z

147591-Kowald - Therapet. Klettern - 978-3-608-42968-8 - Falzbogen: 177